전문응급구조학 총론

전문응급구조학 총론

FOURTH EDITION

PARAMEDIC CARE

VOLUME 1 | INTRODUCTION TO PARAMEDICINE

PRINCIPLES & PRACTICE

BLEDSOE | PORTER | CHERRY 저

전국응급구조과교수협의회 역

Pearson

도서출판 대학서림

역자서문

1995년 우리나라 응급의료체계의 출범과 함께 11개 대학에서 시작된 1급응급구조사 교육이 벌써 20년째로 접어 들었다. 사회적인 관심과 더불어 그동안 응급구조학과가 개설된 대학이 40여개로 늘어났고 학부과정에 이어 석사 및 박사과정의 개설 등 교육의 양적, 질적 성장의 기틀을 마련해 가고 있다.

응급구조사가 응급환자의 생명을 지키는 전문인으로서 현장에서 전문적 처치를 적극적으로 수행하기 위해서는 응급의학에 대한 전문적 지식과 술기에 대한 습득은 물론 오늘날 확대되는 새로운 영역에서의 역할에 대한 이해와 도전 또한 중요한 부분으로 대두되고 있다.

본 역서는 Brady사의 'Paramedic Care'를 번역한 것으로 초창기 1급응급구조사를 위한 교재가 전무했던 우리나라에 1998년 '전문응급처치학'으로 첫 출간되었고 그 후 2000년에 개정되어 상,하권으로 출판되었으며 2007년 다시 분야별로 전문응급처치총론, 환자평가, 전문손상응급처치학, 내과전문응급처치학, 특수상황에서의 전문응급처치학의 5개 영역으로 그 내용이 보강되어 개정 출판되어 그동안 응급구조학을 전공하는 학생들의 전공서적으로 뿐만 아니라 1급응급구조사 국가고시의 가이드라인을 제공하였으며 현장에서 근무하는 응급의료종사자들에게는 병원전단계의 응급의료에 관한 개념과 전문지식을 제공하는데 큰 기여를 하였다.

이번 역서는 2013년 개정된 PARAMEDIC CARE–PRINCIPLES & PRACTICE 4판의 번역서로 총 7개 영역으로 세분화하여 응급의료의 최신지견과 현대의 응급구조학의 새로운 영역이 보강되었다. 그중 제1권인 본 서는 전문응급구조학 총론으로 응급의료체계, 응급구조사의 역할과 책임, 응급구조사의 법적문제, 윤리, 응급의료서비스 연구 등을 다루고 있어 전문직 응급구조사로서 알아야 할 병원전 응급의료분야의 폭넓은 전문지식을 제공할 수 있는 교재가 될 것으로 기대한다. 다만 본 교재가 미국의 응급의료시스템을 다루고 있기 때문에 우리나라의 시스템과 상이한 부분을 그대로 번역한 점을 밝혀두며 선진국 응급의료시스템의 이해를 통해 우리나라 응급의료시스템의 발전을 위한 기초지식으로 활용하기 바란다.

그동안 바쁜 일정에도 원고번역에 애써주신 교수님들, 교재의 특성상 용어선정 등 논의가 필요한 부분이 많아 여러번 어려운 걸음을 마다하지 않고 열과 성의를 다해주신 문준동, 박정미, 신동민 교수님과 초창기 많은 어려움이 있었음에도 불구하고 교재발간에 물심양면으로 도움을 주신 대학서림 윤진영 회장님을 비롯한 편집부 직원 여러분들께 진심으로 감사의 말씀을 드린다.

2014년 3월
역자 대표 최혜경

전문응급구조학 총론 편찬위원

편찬위원장 ● 최혜경

편 찬 위 원 ● 문준동 · 박정미 · 신동민 · 최혜경
(가나다 순)

번 역 진 ● 고재문(제주한라대학교)
(가나다 순)

김정현(마산대학교)

김효식(제주한라대학교)

문준동(공주대학교)

박정미(경일대학교)

백홍석(대전대학교)

신동민(한국교통대학교)

엄태환(을지대학교)

오용교(서영대학교)

조진만(대전보건대)

최혜경(을지대학교)

차례

제 1장 ● 전문응급구조학의 개요 1

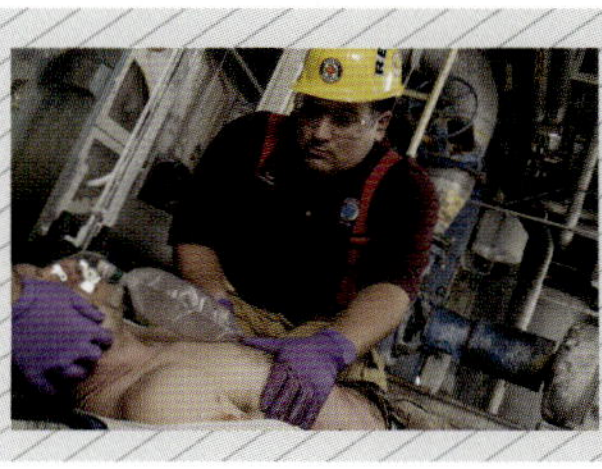

제 2장 ● 응급의료체계 13

제 3장 ● 파라메딕의 역할 및 책임 43

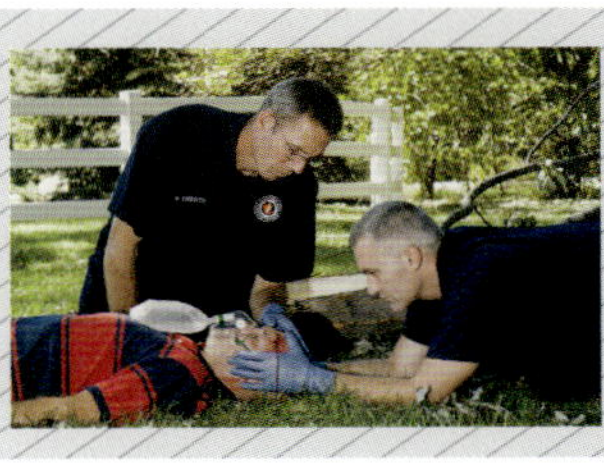

제 4장 ● 응급의료인력의 안전과 건강 59

제 7장 ● 병원전처치의 의료/법적 문제 123

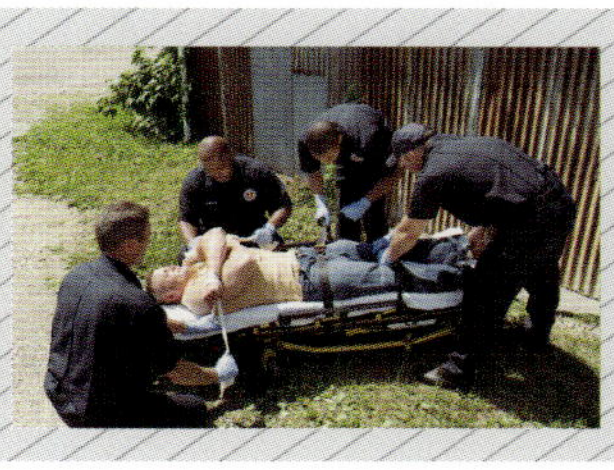

제 8장 ● 응급구조학 윤리 149

제 9장 ● 응급의료체계 통신 165

제 10장 ● 기록 191

들어가기 전에(PREFACE TO VOLUME 1)

현대 응급의료는 과학적 원칙 및 실습에 기초한다. 오늘날의 응급구조사는 응급의료의 모든 면에 있어 풍부한 지식을 보유하고 있어야 한다. 이는 응급의료 운용과 기초 의학에 대한 기본적인 이해에서 출발한다. 응급구조사 교육과정은 의학 모델을 따른다. 학습자는 기초 과학적 지식을 먼저 교육받는다. 이후 임상 과학 교육을 통해 기초 과학 지식을 확장한다.

응급구조학 총론은 응급구조사가 되려는 학습자에게 전문 병원전 치료와 응급의료 운용의 기본 원칙을 제공한다. 1~4장은 개인 건강과 질병 및 손상 방지를 중점으로 응급의료체계와 응급구조사의 역할 및 책임을 설명한다. 이후의 장에서는 응급의료 연구와 증거중심의학의 중요성, 공공 의료에서 응급의료가 수행하는 역할, 응급의료에서의 의료/법적 문제, 응급구조학에서의 윤리를 다룬다. 마지막에는 응급의료체계통신과 환자처치기록에 대하여 설명한다.

단원 개요

제 1장 전문응급구조학의 개요: 응급구조학과 학생들에게 응급구조학의 전반적인 내용을 소개하는 장으로 응급구조사의 전문가 의식과 확대되는 역할을 설명한다.

제 2장 응급의료체계: 응급의료의 역사를 돌아보고 현대의 응급의료를 소개하는 장으로 응급의료체계의 설계 및 운용, 병원전 치료에 있어서 의료 지도의 중요성을 강조한다.

제 3장 파라메딕의 역할 및 책임: 현대 응급구조사의 기대치와 책임에 대한 논의를 하며 응급구조사의 전문가 의식을 강조한다.

제 4장 응급의료인력의 안전과 건강: 응급의료에서의 응급구조사의 생존에 중요한 내용을 설명한다. 업무 수행과 관련된 손상 방지, 질병으로부터의 보호, 안전, 체력과 영양의 중요성, 죽음에 대처하는 방법, 응급의료에서의 스트레스의 역할과 중요한 대응 전략을 설명한다.

제 5장 응급의료서비스 연구: 응급의료에서 연구의 중요성과 증거 증상 의료 행위가 지니는 중요성은 논의한다. 임상 연구의 윤리적 고려사항을 강조한다. 또한 연구 논문을 읽고 평가하는 법과 연구에 참여하는 방법을 설명한다.

제 6장 공중보건: 공공 의료, 시민 교육, 질병 및 손상 방지 분야에서 더욱 중요해지는 응급의료의 역할을 논의한다.

제 7장 병원전처치의 의료/법적 문제: 법과 응급의료에 대해 상세히 설명한다. 법과 법체계에 대한 개괄과 함께 법체계가 응급구조사에게 미치는 영향을 논의한다. 또한 어떻게 응급구조사가 의료 과실의 법적 책임을 면할 수 있는지를 제시한다.

제 8장 응급구조학에서의 윤리: 의료 윤리의 기본을 설명하고, 응급의료가 더욱 전문화됨에

따라 응급구조사가 마주하는 윤리적 딜레마는 늘어나고 있다. 응급구조학과 학생들의 윤리적 문제에 부딪혔을 때 현명한 결정을 내릴 수 있도록 의료 윤리에 대하여 설명한다.

제 9장 응급의료체계 통신: 응급의료 출동의 모든 단계와 연결되는 핵심 요소인 통신 체계에 대해 설명한다. 응급의료통신의 현황과 향후 고도화가 예상되는 응급의료의 통신 기술을 설명한다.

제 10장 기록: 서술적 작성 양식을 포함한 병원전처치기록(PCR) 작성법과 전자 파일로 저장된 환자 처치 기록의 구성 요소와 사용법을 설명한다.

ACKNOWLEDGMENTS

CHAPTER CONTRIBUTORS

We wish to acknowledge the remarkable talents of the following people who contributed to Volume 1. Individually, they worked with extraordinary commitment. Together, they form a team of highly dedicated professionals who have upheld the highest standards of EMS instruction.

Jeff Brosius, BS, NREMT-P (Ret.)
Denver, CO: Chapter 10

Paul E. Ganss, MS, *NREMT-P, NCEE*
EMS Education Program Director, University of Missouri–Kansas City School of Medicine, Kansas City, MO: Chapter 2

Kevin McGinnis, MPS, *EMT-P, Chief/CEO*
North East Mobile Health Services, Scarborough, ME: Chapter 9

Wes Ogilvie, JD, *MPA, LP*
Adjunct Faculty, University of Nevada School of Medicine, Austin, TX: Chapter 7

Michael O'Keefe, MS, NREMT-P
Assistant Director of Emergency Medicine Research, University of Vermont, Burlington, VT: Chapter 5

INSTRUCTOR REVIEWERS

The reviewers of this edition of ***Paramedic Care: Principles & Practice, Volume 1*** have provided many excellent suggestions and ideas for improving the text. The quality of the reviews has been outstanding, and the reviews have been a major aid in the preparation and revision of the manuscript. The assistance provided by these EMS experts is deeply appreciated.

Ronald R. Audette, NREMT-P
Vice President
Educational Resource Group LLC
East Providence, RI

Troy Breitag, BS, NREMT-P, Fire Lt.
Department Supervisor – Med/Fire Rescue
Lake Area Technical Institute
Watertown, SD

Joshua Chan, BA, NREMT-P
EMS Educator
Cuyuna Regional Medical Center
Crosby, MN

Thomas E. Ezell, III, NREMT-P, CCEMT-P, CHpT
Fire/Rescue Captain (Ret.)
James City County Fire Department
Williamsburg, VA

Sean P. Haaverson, AA, NR/CCEMT-P
EMS Faculty
Central New Mexico Community College
Albuquerque, NM

L. Kelly Kirk, III, AAS, BS, EMT-P
Director of Distance Education
Randolph Community College
Asheboro, NC

Paul Salway, CCEMT-P, NREMT-P
Firefighter/EMT-P
South Portland Fire Department
South Portland, ME

R. Thomy Windham, BS
Director
Pee Dee Regional Community Training Center
Florence, SC

We also wish to express appreciation to the following EMS professionals who reviewed the third edition of Paramedic Care: Principles & Practice. Their suggestions and perspectives helped to make this program a successful teaching tool.

Mike Dymes, NREMT-P
EMS Program Director
Durham Technical Community College
Durham, NC

Wes Hamilton, RN, BSN, CCRN, CFRN, CTRN, NREMT-P, FP-C
Clinical Educator
Clinical Care Services Division
Air-Evac Lifeteam
West Plains, MO

Sean Kivlehan, EMT-P
St. Vincent's Hospital, Manhattan
New York, NY

Darren P. Lacroix, AAS, EMT-P
Del Mar College
Emergency Medical Service Professions
Corpus Christi, TX

Mike McEvoy, PhD, REMT-P, RN, CCRN
EMS Coordinator
Saratoga County, NY

Greg Mullen, MS, NREMT-P
National EMS Academy
Lafayette, LA

Deborah L. Petty, BS, EMT-P I/C
Training Officer
St. Charles County Ambulance District
St. Peter's, MO

B. Jeanine Riner, MHSA, BS, RRT, NREMT-P
GA Office of EMS and Trauma
Atlanta, GA

Michael D. Smith, LP
Kilgore College
Longview, TX

Allen Walls
Department of Fire & EMS
Colerain Township, OH

Brian J. Wilson, BA, NREMT-P
Education Director
Texas Tech School of Medicine
El Paso, TX

PHOTO ACKNOWLEDGMENTS

All photographs not credited adjacent to the photograph or in the photo credit section below were photographed on assignment for Brady/Pearson Education.

ORGANIZATIONS

We wish to thank the following organizations for their valuable assistance in creating the photo program for this edition:

Canandaigua Emergency Squad
Canandaigua, NY

Flower Mound Fire Department
Flower Mound, TX

Children's Hospital St. Louis/BJC Health Care
St. Louis, MO

Christian Hospital/BJC Health Care
St. Charles, MO

MedicWest Ambulance
Las Vegas, NV

Tyco Health Care/Nellcor Puritan Bennet
Pleasanton, CA

Wolfe Tory Medical
Salt Lake City, UT

MODELS

Thanks to the following people from the Flower Mound Fire Department, Flower Mound, Texas, who provided locations and/or portrayed patients and EMS providers in our photographs.

FAO/Paramedic Wade Woody

FF/Paramedic Tim Mackling

FF/Paramedic Matthew Daniel

FF/Paramedic Jon Rea

FF/Paramedic Waylon Palmer

FF/EMT Jesse Palmer

Captain/EMT Billy McWhorter

저자에 대해

BRYAN E. BLEDSOE, DO, FACEP, FAAEM, EMT-P

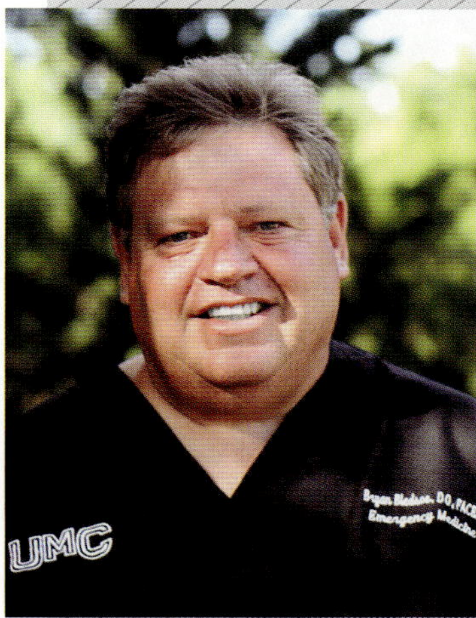

브라이언 블레드소는 응급의학의사이자 연구원, 그리고 EMS의 저자이다. 현재 그는 네바다 주립 의학 대학교(University of Nevada School of Medicine)에서 응급의학과 교수이자 EMS 협력 프로그램의 감독으로 재직하고 있고, 라스베가스의 남부 네바다 University Medical Center의 응급의학의사이다. 그는 응급의학전문의자격을 취득하였다. 의과 대학에 입학하기 전에 블라드소 박사는 EMT, 파라메딕(Paramedic), 파라메딕 강사로 일한 경력이 있었다. 그는 1974년에 EMT 교육과 1976년 파라메딕 교육을 마치고 6년간 텍사스 포트워스에서 현장 파라메딕으로 일하였다. 1979년 그는 University of North Texas Health Sciences Center의 교수진으로 들어가 대학에서 EMT와 파라메딕 교육 프로그램을 운영하였다.

블라드소 박사는 응급의료학과 EMS에 대한 연구를 활발히 진행 중이다. 그는 주, 국내 및 국제 세미나에서 인기가 높은 연설가로 알려졌고, 여러 EMS 저널을 쓴 경력이 있다. 또한 미국 특수작전 사령부(USSOCOM)와 라스베가스 네바다 주립 의학 대학교(University of Nevada)에서 다양한 교육 시도를 하고 있다. 블레드소 박사는 여러 EMS 교과서의 저자로서 100만 부 이상 팔리기도 했다. 지난 2008년 미국 대학 긴급 의료센터(American College of Emergency Physician)에서 40주년 기념으로 "응급의료학의 영웅"이라는 칭호를 받고, 2008년 11월 남성 건강 잡지(Men's Health magazine)에서는 20주년 기념으로 "건강과 fitness의 영웅"이라는 칭호를 받기도 했다. 그는 미국 매체에서 자주 인터뷰를 받고 있기도 하다. 블레드소 박사는 결혼하였고, 텍사스 주 미들로디언과 네바다 주 라스베가스를 오가며 생활하고 있다.

ROBERT S. PORTER, MA, EMT-P

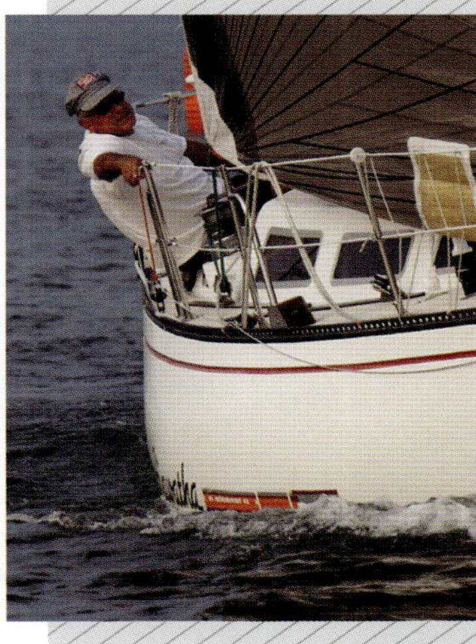

로버트 포터는 38년간 응급의료를 가르치고 있으며, 메디슨 카운티(뉴욕) 응급의료(Madison County Emergency Medical Services)에서 전문소생술 강사로 재직하고 있다. 포터 씨는 위스콘신 출신으로 위스콘신 대학(University of Wisconsin)에서 교육학 학사 학위를 받았다. 그는 1978년 Northeast Wisconsin Technical Institute에서 파라메딕 교육과 과정을 마치고 1990년 센트럴 미시건 대학에서 보건 교육학 석사 학위를 받았다.

포터 씨는 1973년부터 EMT, EMS 강사 및 관리자로 지냈었고 1978년 EMT 파라메딕의 국가 자격을 받았다. 그는 기본인명소생 및 전문소생술을 위스콘신, 미시건, 루이지애나, 펜실베이니아, 뉴욕에서 가르친 바가 있다. 포터 씨는 국가에서 최초로 지방 파라메딕 프로그램을 개설하였고, 대학에 2년 과정의 파라메딕 프로그램을 만들었다. 포터 씨는 10년 이상 동안 미국 의학 협회(American Medical Association)에서 파라메딕 프로그램 승인 사이트 평가원으로 지냈고 전 미국 EMT 협회-EMT 강사와 조정자 단체(National Association of EMTs—Society of EMT Instructor/Coordinators)의 장으로 지냈다. 또한 포터 씨는 오논다가 카운티 보안관 항공 의료서비스 부서, 에어원(Onondaga County Sheriff's Department air medical service, AirOne)에서 15년간 항공 파라메딕으로 재직했다. 그는 Brady의 응급구조학의 이론과 실제(Paramedic Care: Principles & Practice), 응급구조학 각론(Essentials of Paramedic Care), 중급 응급처치의 이론과 실제(Intermediate Emergency Care: Principles & Practice), 전략적 응급처치(Tactical Emergency Care)와 대량 살상 무기: 응급처치(Weapons of Mass Destruction: Emergency Care), 그리고 서적과 관련된 워크북의 저자이다.

RICHARD A. CHERRY, MS, EMT-P

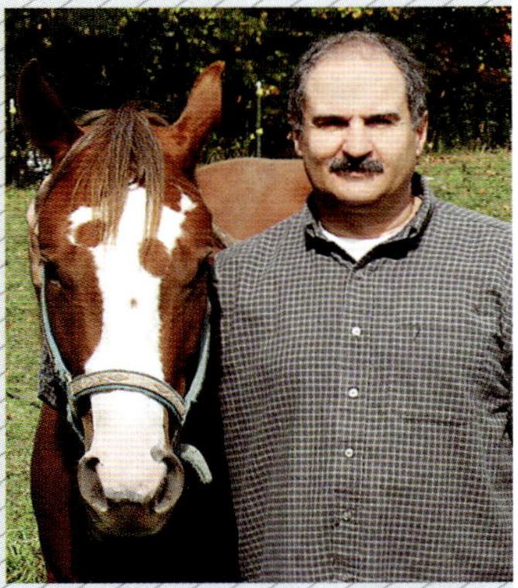

리처드 체리는 리버풀, 뉴욕, 시라쿠스의 교외 지역의 북부 오논다가 자원 구급차 운전사(NOVA)의 훈련 책임자이다. 그는 업스테이트 의과대학(Upstate Medical University) 응급의학과에서 파라메딕 훈련책임자와 응급의학 전문의 실습 부감독, 의학 시뮬레이션 기술 담당자, 그리고 응급의학과 임상 조교수로 지내다 최근 은퇴하였다. 그는 수년 간 교직에 섰고, 응급 현장에서 지낸 경험이 있다. 체리 씨는 버팔로에서 태어나 1972년에 성 보나베투라 대학(St. Bonaventure University)에서 학사 학위를 취득하였다. 그 후 그는 10년간 고등학교 교사로 지내며 1977년 오스웨고 주립 대학(Oswego State University)에서 교육학 박사 학위를 받았다. 그는 뉴욕의 영구 교사 자격을 가지고 있다.

체리 씨는 1974년 드위트 자원 소방서(DeWitt Volunteer Fire Department)와 응급의료 현장에서 15년 이상 소방대원과 응급의료요원으로 사회를 위해 봉사하였다. 그는 1977년에 처음으로 EMT 코스를 받고 2년 후 ALS 제공자가 되었다. 그는 1985년 파라메딕 자격증을 취득하고 지역 최초의 파라메딕의 한명이 되었다.

체리 씨는 브래디 출판사를 위해 여러 책을 출간하였다. 가장 잘 알려진 것으로는 전문응급구조학의 이론과 실제(Paramedic Care: Principles& Practice), 전문응급구조학 각론(Essentials of Paramedic Care), 중급 응급처치학: 이론과 실제(Intermediate Emergency Care: Principles & Practice)와 EMT 교육: 상식적으로 접근하기(EMT Teaching: A Common Sense Approach)가 있다. 그는 많은 주, 국립, 국제 EMS 회의에 발표를 한 바가 있다. 그와 그의 아내 수는 뉴욕의 웨스트 먼로의 개인 소유지에서 특수 아동을 위한 여름 승마 캠프를 운영하고 있다. 그는 기독교 밴드에서 기타를 치기도 한다.

chapter

1 전문응급구조학의 개요

Introduction to Paramedicine

Bryan Bledsoe, DO, FACEP, FAAEM, EMT-P

단원 표준

총론 (응급의료체계)

학습 역량

응급의료체계, 응급구조사의 안전과 안녕, 의료법적 및 윤리적 쟁점에 대한 지식을 통합함으로써 응급의료인력, 환자, 지역사회의 보건을 증진한다.

학습 목표

최종 목표

전문응급구조를 시행하는 직업의 특성에 대해 논의할 수 있어야 한다.

수행 목표

최종 목표를 달성하기 위해 다음 사항은 필수적이다.

1. 핵심 용어를 숙지한다.
2. 응급의료체계 내에서 파라메딕(Paramedic)의 역할과 비교하여 응급의료반응자(EMR), 응급구조사(EMT), 상급응급구조사(AEMT)의 역할을 비교 대조한다.
3. 파라메딕이 병원전 의료서비스를 수행하기 위해 필요한 조건을 서술한다.
4. 공공의료, 보건 및 안전에 있어 파라메딕의 역할을 서술한다.
5. 파라메딕의 특징에 대해 서술한다.
6. 파라메딕이 전문직으로 인정받게 된 배경을 설명한다.
7. 파라메딕 직무를 나열한다.

핵심 용어

상급응급구조사(Advanced Emergency Medical Technician (AEMT))
중환자 이송(critical care transport)
응급의료반응자(Emergency Medical Responder (EMR))
응급의료체계(Emergency Medical Services (EMS) system)
응급구조사(Emergency Medical Technician(EMT))
국가 응급의료서비스 교육표준: 파라메딕 교육지침서(National Emergency Medical Services Education Standards: Paramedic Instructional Guidelines)
파라메딕(Paramedic)
전문응급구조학(paramedicine)

사례 연구

마커스 워드(65세)는 변호사 은퇴 기념으로 라스베가스로 일주일간 여행을 떠난다. 라스베가스 거리의 한 카지노 타운에서 하루를 지내면서 훌륭한 식사와 쇼 관람 등을 하며 즐거운 밤을 보낸다. 마커스는 블랙잭 테이블에 앉아 담배에 불을 붙인다. 딜러가 카드를 섞는 동안 마커스는 갑자기 몸이 더워지는 것을 느끼고 친구인 레이에게 “여기 조금 덥지 않아?”라고 물어본다. 곧바로 마커스는 아무말 없이 셔츠의 깃 부분을 잡다가 바닥에 쓰러진다. 처음에 레이는 마커스가 의자에서 미끄러진 것이라고 생각한다. 하지만 상황의 심각성을 바로 파악한 레이는 소리를 지르며 도움을 요청한다. 딜러는 응급 호출버튼을 눌렀고, 곧바로 보안요원이 도착한다. 신속한 평가를 한 보안요원은 환자를 카지노 밖의 음료대로 옮기고 119에 신고한다. 보안요원은 심폐소생술을 실시하고 자동제세동기(AED)를 즉시 적용한다. 자동제세동기는 심실세동을 감지하고 제세동 쇼크를 준다. 이에 마커스는 몸을 움직이기 시작하고 곧 두 눈을 뜬다. 보안요원이 산소를 투여하자 119 파라메딕과 소방대원이 현장에 도착한다.

파라메딕은 마커스를 평가하고 심전도 검사를 시작한다. 심전도는 지속적으로 급성 전방 ST분절 상승 심근경색(STEMI)을 보인다. 심전도 모니터는 병원 응급실과 STEMI 대기팀에게 환자의 상태를 전송한다. 심전도를 확인한 심장전문의는 “코드 STEMI”를 지시하고 이에 STEMI 대기팀이 준비를 한다. 파라메딕은 정맥주사를 통해 환자에게 니트로글리세린과 325g의 아스피린을 투여한다. 구급차에 실린 환자는 지정된 병원으로 이송된다. 응급실에 이송된 환자는 심장전문의와 응급의학과의사에 의해 신속히 평가를 받는다. 심장전문의는 환자를 심혈관 조영실로 즉시 이동시킨다.

환자가 심혈관 조영실에 도착하자 의료진은 검사를 시작한다. 환자는 침상위로 올려지고간호사는 환자의 서혜부를 면도하고 소독제를 바른다. 마취전문의는 진정제를 투여하면서 환자의 활력징후를 지켜본다. 심장전문의는 신속히 환자의 대퇴동맥으로 카테터를 삽입하여 대동맥을 지나 심장으로 밀어 올린다. 조영제를 주입하자 환자의 관상동맥이 모니터에 바로 나타난다. 예상대로 좌측 전하방 관상동맥의 일부가 막혀있었다. 심장전문의는 손상된 동맥으로 풍선도관을 삽입하고 심장의 손상된 부위의 혈류를 회복시킨다. 이러한 조치는 심실자극 및 조기심실수축을 유발하지만 곧 사그라지고, 심장전문의는 스텐트를 위치시켜 막힌 동맥을 열어준다. 조영제가 추가로 투여되고 스텐트를 통하는 혈류의 상태가 원활하고 치료를 요하는 다른 병변부위는 없었다. 관상동맥질병 집중치료실(CCU)로 입원한 환자는 회복하였고 사흘 뒤에 비행기를 타고 캘리포니아주 어바인으로 돌아간다.

응급의료체계와 응급환자처치가 효과적으로 연결되어 작동하지 않았다면 환자는 생존이 힘들었을 것이다. 환자가 블랙잭 테이블에서 쓰러졌을 때 3분 안에 제세동 조치가 취해졌다. 환자의 심근경색은 ST분절 상승으로 병원전 응급의료종사자에 의해 즉각적으로 파악 및 처치되었고, 이는 병원으로 보고되어 STEMI 대기팀이 준비를 할 수 있게 했다. 병원에서 환자의 도착 시점에서부터 손상된 동맥으로의 혈류가 회복되기까지는 31분 밖에 소요되지 않았다.

어바인에서 마커스는 자신의 건강을 더욱 신경쓰기로 결심하고 상당한 변화를 보이고 있다. 그는 담배를 끊었고 운동 식이조절를 시작했다. 그는 주기적으로 지역의 심장전문의로부터 진료를 받는다. 마커스 부부는 식단을 대대적으로 바꾸었다. 마커스의 예후는 좋은 상태이고 은퇴 후 남겨진 시기를 즐기며 건강하게 보낼 수 있다. 심정지를 겪은 지 한달 뒤에 마커스는 자동제세동기를 구매하고, 이를 자신이 다니는 운동센터에 기증한다. 또한 그는 응급의료체계에 대해 새로운 이해와 감사하는 마음을 갖게 되었다.

개요

파라메딕이 되기로 한 여러분의 결정을 축하한다. 길지만 보상이 따르는 노력을 시작하기 전, 21세기에 파라메딕의 일이 요하는 것을 이해하는 것은 중요하다. 파라메딕은 병원전 처치 제공자 가운데 가장 높은 수준이며 병원전 처치팀의 지도자이다. 관련 의료종사자(의사와 간호사를 제외한 보건의료인)의 한 구성원으로서 파라메딕은 사회에서 높은 존경을 받는다(그림 1-1●).

응급의료서비스(emergency medical services; EMS)는 지난 30년 간 눈부신 발전을 했다. 이에 따라 파라메딕의 역할과 책임도 발전해왔다. 얼마 전까지 구급차는 병원으로 신속한 수평적 이동을 제공하는 차량에 불과했었다. 오늘날, 최신의 장비와 기술로 무장한 현대 구급차는 바로 움직이는 응급실이다. 21세기의 파라메딕은 이해심과 동정심 그리고 효과적인 병원전 응급처치를 제공하는 고도로 훈련된 건강관리전문가이다.

직무기술

파라메딕은 가장 높은 수준의 병원전 처치제공자이고 병원전 구급팀 지도자의 역할을 수행한다. 미국에서는 응급의료종사자가 네 개의 등급으로 분류된다.

- *응급의료반응자(EMR):* **응급의료반응자**(emergency medical responder; EMR)의 주임무는 응급의료체계 내의 중환자에게 즉각적인 응급처치를 제공하는 것이다. 응급의료반응자는 응급처치를 제공하고 현장 및 이송시 상급응급구조사를 보조하기 위해 필요한 제반 지식 및 기술을 숙지한다. 응급의료반응자는 반드시 공인된 응급의료반응자 교육 프로그램을 이수해야 한다.

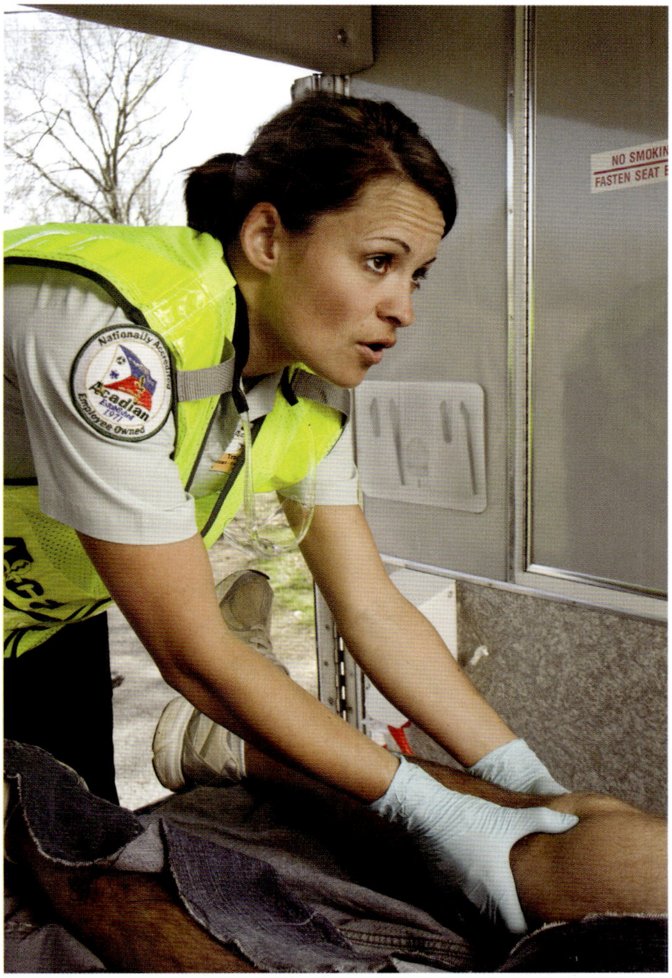

●**그림 1-1** 21세기 파라메딕은 고도의 훈련을 받은 전문가이다.

내용 요약

▶ 응급의료종사자의 등급
- 응급의료반응자(EMR)
- 응급구조사(EMT)
- 상급응급구조사(AEMT)
- 파라메딕(Paramedic)

▶ 파라메딕은 가장 높은 수준의 병원전 처치제공자이며 병원전 구급팀의 지도자 역할을 수행한다.

- *응급구조사(EMT):* **응급구조사**(emergency medical technician; EMT)의 주 임무는 응급의료체계 내의 중환자에게 기본적인 응급처치 및 이송을 제공하는 것이다. 응급구조사는 환자처치 및 이송에 필요한 제반 지식 및 기술을 숙지한다. 기본적인 장비를 사용하는 처치를 실시하는 응급구조사는 병원전 응급처치과정에서 중요한 고리 역할을 한다. 응급구조사는 반드시 공인된 응급구조사 교육 프로그램을 이수해야 한다

- *상급응급구조사(AEMT):* **상급응급구조사**(advanced emergency medical technician; AEMT)의 주 임무는 응급의료체계 내의 중환자에게 기본 및 제한된 전문응급처치 및 이송을 제공하는 것이다. 상급응급구조사는 환자의 처치 및 이송에 필요한 제반 지식 및 기술을 숙지한다. 또한 상급응급구조사는 기본 및 전문 장비를 사용하는 처치를 시행한다. 상급응급구조사는 반드시 공인된 EMT 교육 프로그램을 이수해야 한다.

- *파라메딕(Paramedic):* **파라메딕**(paramedic)의 첫 번째 임무는 병원전 상황에서 응급처치를 제공하는 것이다. 파라메딕으로서 여러분은 현장에서 환자에게 응급의학 전문의의 처치 범위까지 전문 훈련과 장비를 사용하게 될 것이다. 그러나 여러분은 정확한 독립적인 판단을 내릴 수 있어야 한다. 적시에 이렇게 하는 능력은 필수적이고 환자에게는 삶과 죽음의 차이를 뜻할 수 있다. 파라메딕으로서 기능을 하기 위해서-의료지도와 함께 병원전 의학과 의술을 실행하기 위해서-여러분은 적절한 자격이나 신임의 사전 요건을 충족시켜야 한다. 자격이나 신임의 사전 요건은 일반적으로 주나 지역 기관에 의해 주어진다. 모든 파라메딕은 자격을 취득하고 등록을 하거나 자신이 일하는 지역의 적절한 기관에 의한 신임을 받아야 한다. 파라메딕은 응급의료체계 지도의사의 지시와 자격하에서만 기능할 수 있다. 이렇기 때문에 적절한 자격이나 신임에 더하여 파라메딕은 병원전 전문응급처치를 시행하기 전에 지도의사에 의해 승인을 받아야 한다. 파라

내용 요약

▶ 파라메딕의 부각되는 역할

- 시민교육
- 건강증진
- 질병 및 손상예방

메딕은 일반인이나 전문가에 의해 기대되는 지식, 기술, 그리고 태도를 지녀야 한다.

현대의 파라메딕

파라메딕의 역할과 책임은 종류가 다양하고 공공의료, 보건 및 안전에 관한 원칙을 포괄한다. 응급의료서비스 연구가 확대됨에 따라 질병 및 손상예방이 급성 질병에 대한 치료나 공공안전 의무 못지 않게 중요해지고 있다(그림 1-2●).

파라메딕의 주 임무는 병원전 혹은 병원 환경에서 응급처치를 제공하는 것이다. 파라메딕은 전문기술 및 장비를 통해 응급외과의의 치료를 현장환자에게 확대한다. 하지만 파라메딕은 자신만의 정확한 판단을 내릴 수도 있어야 한다. 정확한 판단을 적시에 내리는 것은 환자의 생사를 좌우할 만큼 중요하다. 파라메딕으로서 의료지도하에 병원전 응급처치를 제공하기 위해서는 관련 자격증 발행기관이나 공인기관이 제시하는 자격요건을 충족해야 한다. 파라메딕의 인증은 주로 국가나 지방기관이 관할한다. 모든 파라메딕은 반드시 인증 및 등록 절차를 마치거나 근무하는 지역당국의 인증을 받아야 한다.

파라메딕은 응급의료체계의 지도의사의 지시에 따라서 역할을 수행할 수 있다. 그렇기 때문에 파라메딕이 병원전 전문처치를 제공하기 위해서는 인증 및 자격증 뿐만 아니라 관할 응급의료체계 지도의사의 승인이 필요하다. 파라메딕은 시민들이 요구하는 직업상 필요한 기대수준에 준하는 제반 지식, 기술, 태도를 갖춰야 한다.

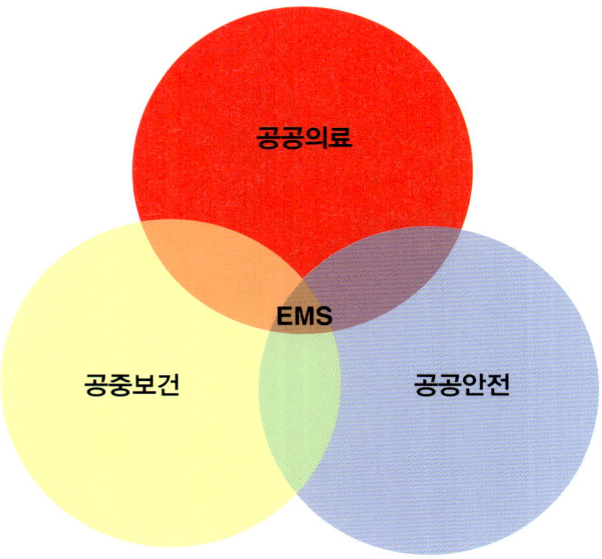

●**그림 1-2** 현대의 응급의료서비스는 공공의료, 공중보건 및 공공안전을 모두 포괄한다.

파라메딕은 환자처치 과정에서 매우 중요한 역할을 수행한다는 것을 인지해야 한다. 또한 파라메딕은 활동지역의 다양한 의료 및 보건자원 간의 연결 고리의 역할을 하는 경우가 많다. 미래에는 의료비 조정 혹은 감축에 대한 지속적인 요구가 예상된다. 그렇기 때문에 파라메딕은 의료시스템의 수문장 역할을 하게 될 수도 있다. 예를 들어, 파라메딕은 환자가 적절한 의료시설로(설령 그것이 병원응급실이 아닐지라도) 적시에 이송될 수 있도록 하는 역할을 하게 될 수 있다.

파라메딕은 합리적인 비용에 고품질의 환자처치를 제공할 수 있도록 항상 노력해야 한다. 동시에 파라메딕은 항상 환자의 지지자가 되어야 하며(환자의 지불 능력이나 보험 상태에 상관없이) 환자가 최선의 치료를 받을 수 있도록 해야 한다(그림 1-3●).

현대 파라메딕은 119 대원들이 수행했던 기존의 역할을 지속적으로 대체할 뿐만 아니라 새로운 차원의 임무도 부여 받게 될 것이다. 현재 부각되고 있는 파라메딕의 역할과 책임은 시민교육, 건강증진, 질병 및 손상예방 프로그램이다. 파라메딕의 서비스 범위가 계속 확대되면서 파라메딕은 처치와 개별 처치제공자에 대한 접근을 활성화하는 촉매제 역할을 할 것이다.

파라메딕은 응급의료체계의 의료지도의사, 소속기관, 시민, 동료 모두를 위해 일해야 하는 책임이 있다. (비록 다소 버거운 책임처럼 들릴 수 있지만) 항상 환자의 편에 서서 근무를 한다면 별다른 문제가 발생하지 않는다.

파라메딕의 특징

많은 다른 유형의 응급의료서비스(EMS) 체계가 있다. 파라메딕으로서 여러분은 소방, 민간이송업체, 시 서비스 제3의 분야, 병원, 경찰이나 기타 기관에서 일할 수 있다. 어떤 형태의 서비스 제공자이건, 여러분은 항상 변하는 응급현장

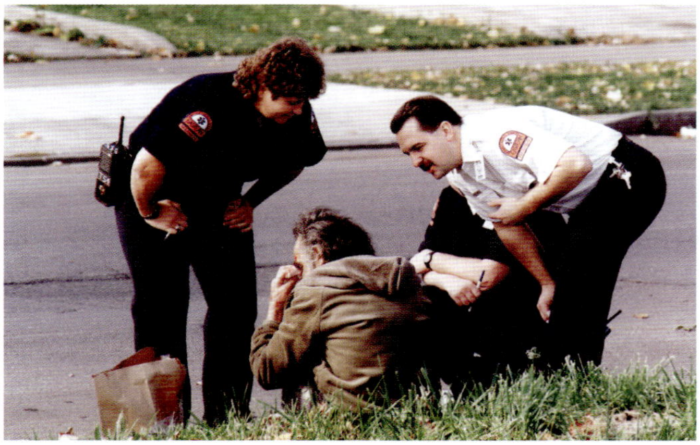

●**그림 1-3** 파라메딕은 환자의 지지자가 되어야 한다. *(© Craig Jackson/In the Dark Photography)*

법적 고려사항

어떤 모자를 쓰고 있습니까?

현대 파라메딕은 몇 가지 모자를 써야 한다. 많은 파라메딕은 소방관 혹은 경찰관으로서도 훈련을 받는다. 이러한 전문가들의 역할은 다르지만 임무의 상당 부분이 겹치고 있다. 파라메딕은 응급현장에서 구조작업, 교통통제, 진화, 그리고 다른 임무에 참여할 수 있다. 그러나 파라메딕의 역할로 기능할 때 1차 책임이 환자와 환자처치라는 점은 중요하다. 여러분은 환자의 지지자도 되어야 한다.

여러분이 여러 훈련을 받았다면 어느 정도의 혼란과 갈등을 일으킬 수 있다. 중독 환자를 처치하고 있는 경찰관/파라메딕으로서 훈련 받았다면 책임에 갈등을 느낄 수 있다. 그렇지만, 위에서 말한 대로, 파라메딕의 역할로 기능할 때의 1차 책임은 환자가 되어야 한다. 경찰관의 일반적인 법적 문제와 기타 임무는 현장의 다른 경찰관에 의해 처리되거나 환자처치와 이송이 끝난 후에 다루어져야 한다. 비슷하게, 여러 훈련을 받은 파라메딕은 환자사생활 및 비밀 보장에 관한 법(HIPAA)과 기타 의료 비밀보호법과 규정에 의해 보호받는 환자 정보를 알 수도 있다. 이와 같은 경우에 여러분은 경찰관이라는 사실에도 불구하고 법을 집행하는 동료들에게 환자의 특정 정보를 노출시키지 않을 수 있을 것이다.

여러 훈련을 받은 대원의 책임에 관련된 법은 주마다 다르다. 명심하라: 파라메딕의 역할을 수행할 때, 다른 모든 임무 보다 환자처치가 우선되어야 한다. 그리고 어떤 모자를 쓰고 있는지를 항상 기억하라.

의 요구에 부응하기 위해서 유연해야 한다.

파라메딕으로서 여러분은 도전과 책임을 수용할 수 있는 자신감 있는 지도자가 되어야 한다. 여러분은 환자의 최고 이익에 있어 뛰어난 판단을 해야 하고 신속한 행동을 위해 우선순위를 정할 수 있어야 한다. 여러분은 다양한 환자와의 신뢰감(rapport)을 발전시킬 수 있어야 한다. 예를 들어 여러분은 호전적인 환자와 안전하게 대화할 수 있어야 하고 다양한 문화배경을 지닌 집단의 구성원 그리고 이 집단의 다양한 연령층과 대화할 수 있어야 한다. 전반적으로, 여러분은 비구조적이고 지속적으로 변하는 환경에서 최적의 수준으로 독립적인 기능을 할 수 있어야 한다.

파라메딕: 진정한 보건 전문가

전문가로서 연륜이 짧은 것에도 불구하고 응급의료서비스 현장은 보건의료체계의 중요한 한 부분으로써 인식되고 있다. 이에 따라, 파라메딕은 보건의료팀 가운데 매우 존경 받는 구성원이다. 파라메딕으로서 여러분은 이 지위를 그냥 주어진 것으로 생각하면 안된다. 여러분은 보건의료전문가로서 인식되도록 항상 노력해야 한다.

여러분은 최초 파라메딕 과정의 완수를 끝이 아닌 전문인 교육의 시작으로 여겨야 한다. 여러분은 가능하다면 다양한 계속 교육 프로그램에 참여해야 한다. 드물게 사용되는 기술은 그 기술이 필요할 때를 대비해서 자주 검토하고 연습해야 한다. 대체적으로 기술이나 처치절차가 덜 사용되면 될수록, 그 기술이나 처치절차를 더 자주 연습해야 한다. 대부분 질 관리 계속교육 프로그램은 드물게 사용되는 기술이나 처치절차의 주기적인 검토와 연습을 계획하여 수행한다. 전문가의 발전은 끝없이 직장 생활 내내 추구되어야 한다. 따라서 여러분은 일상적인 동료교육에 참여해야 하고 전문가와 지역조직에서 활발한 역할을 맡아야 한다(그림 1-4●).

응급의료종사자가 진정한 의료전문인으로서 발돋움하는 데에는 병원전 의료교육표준의 향상이 있었다. 그 중에서 미국 교통부(DOT)가 2009년에 발표한 "***국가 응급의료서비스 교육표준: 파라메딕 교육지침서***(*National Emergency Medical Services Education Standards: Paramedic Instructional Guidelines*)"가 상당히 큰 역할을 했다. 응급의료교육을 더 높은 수준으로 끌어올린 교육지침서는 응급구조사 국가등록소(NREMT)

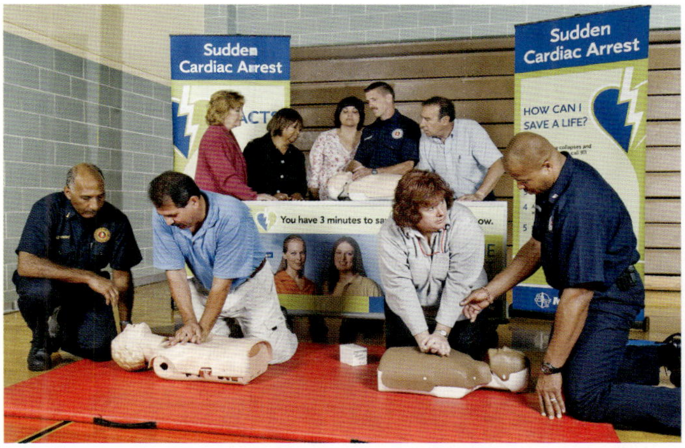

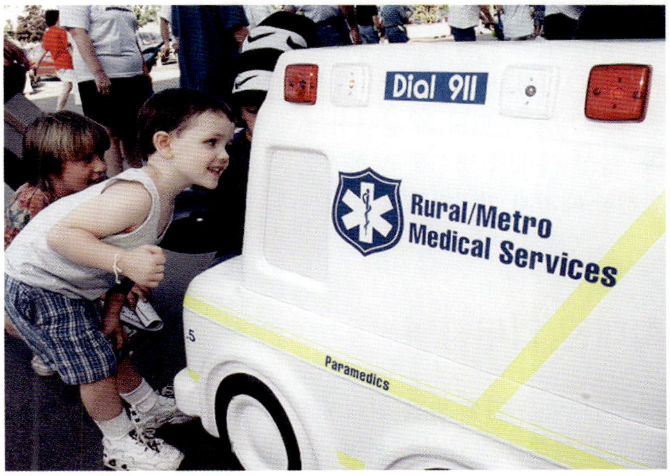

●그림 1-4 시민교육은 파라메딕의 중요한 역할 중 하나이다. *(Bottom Photo: © Craig Jackson/In the Dark Photography)*

내용 요약

▶ 파라메딕 병원전 응급처치 환경

- 중환자 이송
- 항공응급의료
- 전략적 응급의료서비스
- 일차 치료
- 산업 의학
- 스포츠 의학
- 교정시설
- 병원 응급실

▶ 병원전 처치의 많은 요소로 인해 파라메딕은 전형적인 119 구급차 이외의 다양한 환경에서 임무를 수행한다.

시행한 2004년의 응급의료서비스 현황 분석에 기반한다. 현재 해부학과 생리학은 파라메딕 교육의 필수과목으로 선정되었다. 파라메딕 교육과정은 필수응급처치에 기반이 되는 광범위한 의료지식을 요구한다. 특히 파라메딕 교육과정은 파라메딕이 현장에서 마주하는 다양한 질병 및 손상과정의 병태생리에 대한 깊이 있는 이해를 제공한다. 미국 교통부 응급의료서비스 교육지침서의 2009년 자료는 본 교과서의 기반이 되었다.

파라메딕으로서 여러분은 여러분의 직업과 관계된 주제에 대한 계획, 발전, 평가, 그리고 연구의 발표에 적극적으로 참여해야 한다. 수년 동안, 파라메딕 업무는 일화적 자료와 전통에 입각했다. 최근 20년 전부터 병원전 업무의 다양한 측면에 과학적인 방법을 적용하기 시작했다. 놀랍게도, 우리는 우리의 병원전 업무의 많은 부분을 지지해주는 과학적 자료가 거의 없음을 알았다. 이 연구 결과로, 많은 전통적인 응급의료서비스 치료가 폐기되거나 걸러졌다. 파라메딕 업무에 대한 대답 없는 많은 질문이 아직 있고, 이 질문은 건전한 과학적 연구에 의해서 대답될 수 있다.

보건의료전문가로서의 필수적인 측면은 전문가의 윤리와 예의범절 규약에 대한 수용과 준수이다. 윤리는 바르거나 훌륭한 행위의 기준인 반면에 예의범절은 보건의료전문가 사이의 행위에 종종 관련된다.

일반인은 파라메딕에 대해, 환자와 일반인의 이익이 항상 개인적, 회사 혹은 재정적 이익에 위에 있다는 것을 확신해야 한다. 여러분은 응급환자가 여러분의 일차 관심사라는 것을 잊지 말아야 한다. 응급환자는 연약하고 도움을 필요로 한다. 항상 이것을 명심하고 환자를 다른 보건의료전문가에게 인계할 때까지 지지자로서 봉사해야 한다.

확대된 업무영역

파라메딕은 매우 밝은 미래가 있다. 새로운 기술과 처치법은 문자 그대로 응급실을 환자에게 가져갈 수 있다. 파라메딕이 이러한 확대되는 역할에 기꺼이 가까이 다가서지 않는다면 다른 보건의료인이 그 역할을 맡게 될 것이다. 전형적인 119 출동차량 이외의 환경에서 여러분에게 일할 기회를 제공할 수 있는 병원전 처치의 다양한 측면이 있다. 이것들은 다음을 포함한다.:

- 중환자 이송
- 항공응급의료
- 전략적 응급의료서비스
- 일차 치료
- 산업 의학
- 스포츠 의학
- 교정 의학
- 병원 응급실

파라메딕은 독특한 교육과 독립적으로 생각하고 일하는 능력 때문에 이와 같은 비전통적인 임무로 들어서고 있다.

중환자 이송

1990년에 일어나기 시작한 보건의료기관 전문화의 결과로 한 보건의료기관에서 전문화된 처치를 위해 다른 의료기관으로 전원되고 있는 환자들이 증가하고 있다. 이 환자 가운데 많은 수는 심각한 질병이거나 표준 구급차에서 활용 가능한 것보다 더욱 정교한 장비와 처치를 요구한다. 이렇기 때문에 많은 응급의료체계에서는 이런 환자들의 전원을 위해 전문화된 중환자 이송(critical care transport) 차량을 발전시켜 왔다.

이러한 차량은 전문화된 지상 구급차, 항공기, 그리고 헬기를 포함한다. 많은 응급의료체계에서는 중환자 이송에 필요한 추가 공간을 제공하기 위해 트럭 차체에 탑재된 대형차량의 사용을 선택해 왔다(그림 1-5●). 이러한 차량 탑승자인 파라메딕은 중환자 치료 의학의 다양한 측면을 교육받아 왔다. 여기에는 전문기도관리, 환기관리, 수액 및 전해질 요법, 전문 약리학, 전문화된 환자감시, 대동맥내 풍선펌프의 적용, 그리고 보통 집중처치실에서 볼 수 있는 다른 기술이

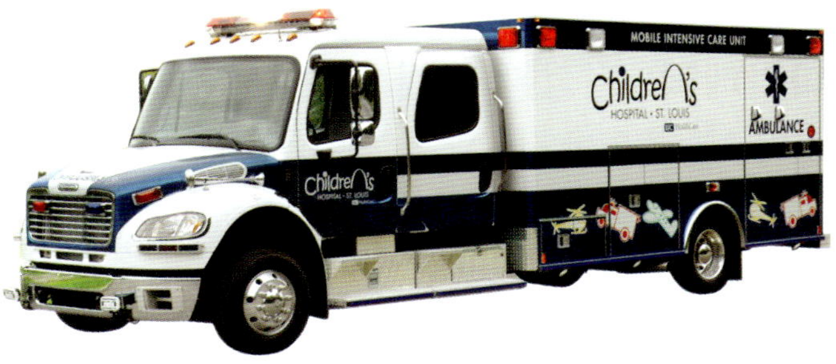

●그림 1-5 현대의 중환자 구급차는 중환자실에서 제공하는 거의 모든 치료기능을 제공한다.

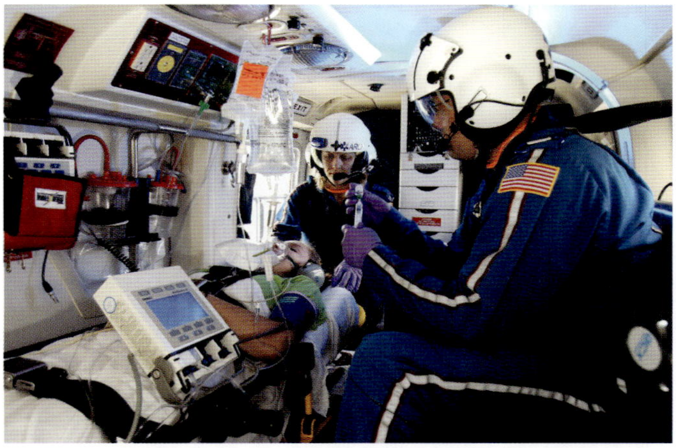

● **그림 1–6** 중환자 이송을 통해 중환자를 다른 의료시설로 안전하게 이송한다.

포함된다. 이것들은 병원 의료진의 입장을 곤란하게 하지 않고 심각한 환자를 치료시설 간에 이송하는데 안전하고 효과적인 방법을 제공한다(그림 1–6●).

항공응급의료

응급의료체계에 헬기가 사용된 지는 30년 정도가 되었고 (특히 농촌 산간지방에서) 중요한 역할을 수행하고 있다. 보통 응급의료헬기에는 두 명의 응급의료인과 파라메딕이 탑승하는 경우가 많다. 의료 헬기에 탑승한 파라메딕은 현장의 출동요청 및 병원간 이송에 출동한다. 의료 헬기의 파라메딕은 중환자 이송을 하는 파라메딕과 비슷한 의료기술을 숙지하고 있지만, 반드시 항공생리, 항공기작동, 항공안전, 여타 유사 분야에 대한 추가적인 교육을 받아야 한다(그림 1–7●).

전략적 응급의료서비스

지난 십 년 동안 응급의료종사자가 전략적 상황에 활용되는 경향이 있었다. 전략적 응급의료서비스의 목적은 특수임

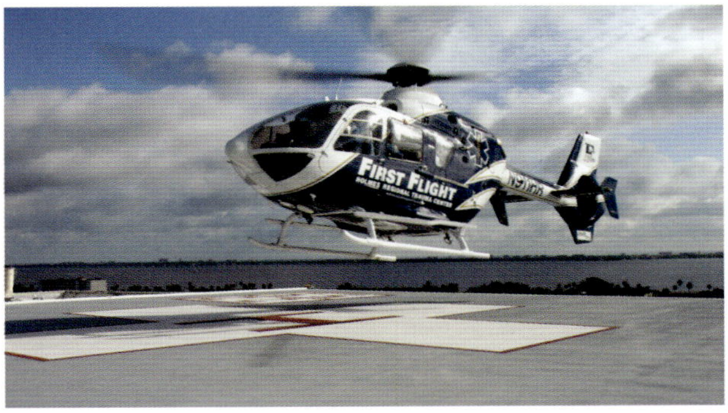

● **그림 1–7** 헬리콥터는 현대 응급의료체계에서 중요한 역할을 하고 있다. *(© REACH Air Medical Services)*

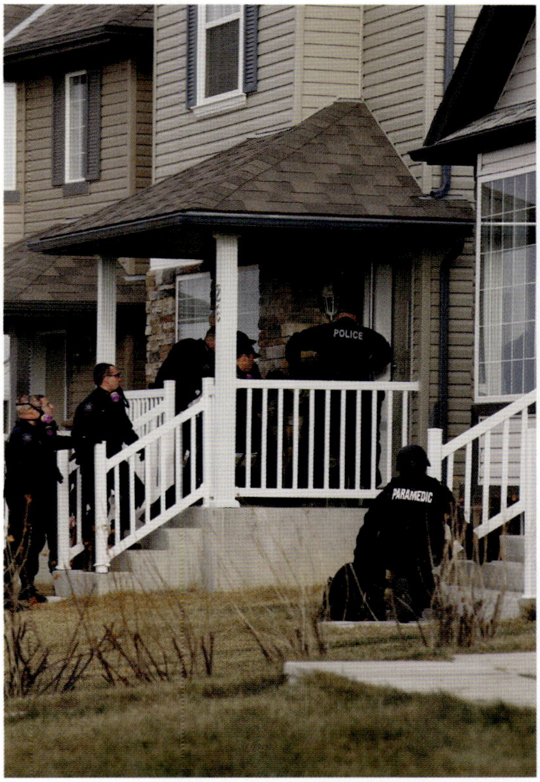

● **그림 1–8** 전략적 파라메딕은 위험한 상황에서 환자의 생명을 유지하는 처치를 제공해야 하는 경우가 많다. *(© Kevin Link)*

무를 수행하는 인력과 함께 시민의 안전을 향상시키는데 있다. 일부의 경우, 전략적 파라메딕은 경찰대원과 함께 교차훈련을 받고 무기를 소지한다. 전략적 파라메딕의 역할은(경우에 따라 위험한 환경에서) 환자가 응급의료체계로 안전하게 대피할 때까지 생명을 유지하는 처치를 제공하는 것이다. 전략적 응급의료서비스의 기술 및 적용 방식은(특히 특수작전을 포함한) 군사작전의 노하우를 기반으로 하고 있다(그림 1–8●).

일차 치료

오늘날 많은 수의 환자가 (예를 들어, 외과 진료소, 경미한 손상 질병을 치료하는 진료소, 외래환자 진료소와 같은) 병원 전에서 일차 치료를 저렴한 비용으로 제공받을 수 있다. 또한 재택 치료를 받는 환자도 많다. 경우에 따라 파라메딕은 지도의사와 연락을 취하면서 현장에서 병원이송 없이 환자를 처치 하기도 한다(예를 들어, 가벼운 열상을 처치하거나 붕대 혹은 위루관을 교체하는 경우가 그렇다). 일부 응급의료체계에서는 지역의 고위험 환자군을 주기적으로 평가하고 관리하기 위해 특수의료인력을 지정한다(그림 1–9●).

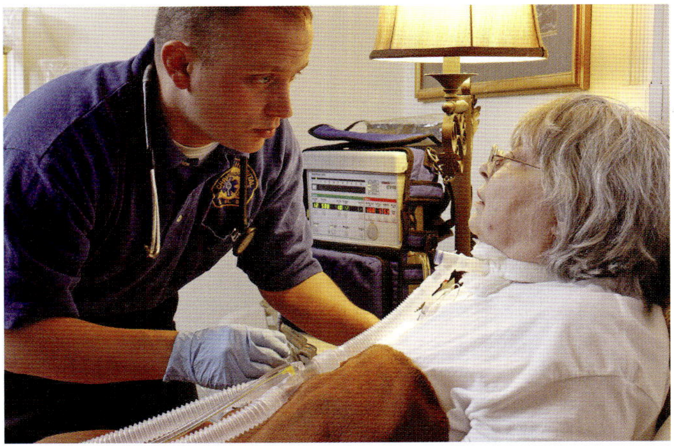

●**그림 1-9** 파라메딕은 (특히 고위험 환자를 중심으로) 지역사회 보건에 있어 중요한 역할을 맡는다.

산업 의료

파라메딕은 오랜 기간 공장, 영화 세트장, 그리고 비슷한 산업 현장에서 주요한 보건 의료 제공자였다. 파라메딕은 문제의 산업장을 위해 훈련을 받았고 안전조사, 사고예방, 근로자의 내과 검진, 그리고 백신과 면역을 포함하는 추가 임무를 종종 맡았다. 많은 산업체에서 경미한 처치를 위해 파라메딕을 고용한다. 현장에 파라메딕이 있다는 것은 고용인의 안전을 증대시키고 근무 손실 시간을 줄여 준다(그림 1-10●).

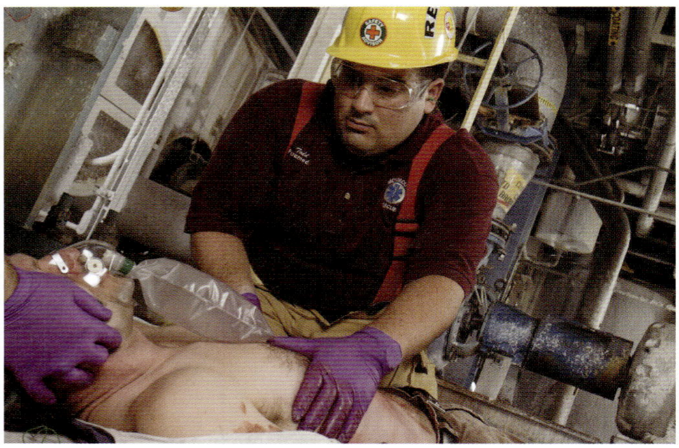

●**그림 1-10** 산업 현장의 파라메딕은 응급처치와 함께 몇 가지 중요한 의료서비스를 제공한다.

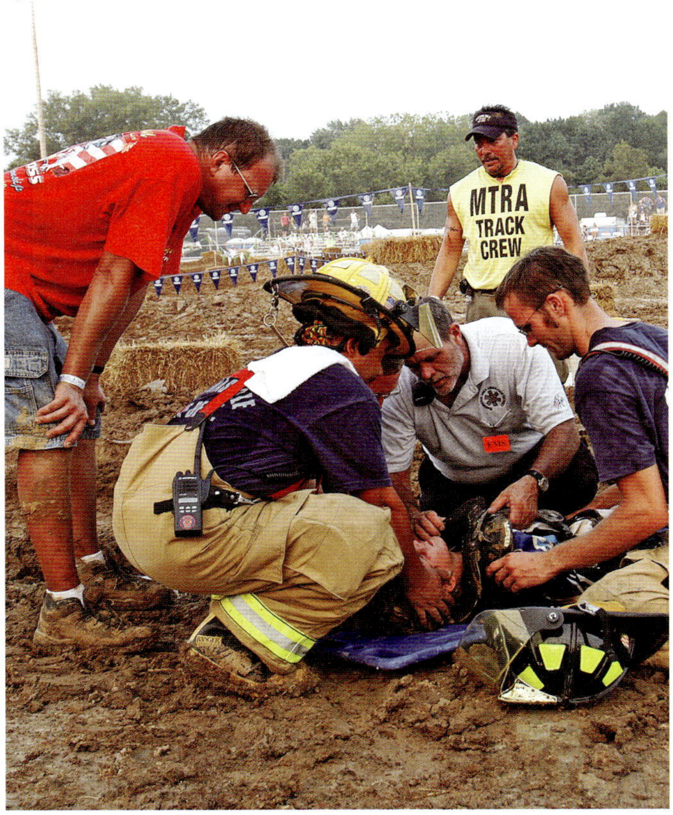

●**그림 1-11** 손상 및 응급상황은 스포츠 경기에서 자주 발생한다. 스포츠팀이나 시설에서는 파라메딕이 상시 대기하고 있는 경우가 많다. *(© Ray Kemp/Triple Zilch Productions)*

스포츠 의학

파라메딕의 확대된 업무의 영역에 있어 다른 분야는 스포츠 의학이다. 프로스포츠를 포함하는 많은 팀은 파라메딕이 운동 트레이너를 보완함을 알았다. 이러한 임무에서 파라메딕은 손상예방의 상당한 책임을 맡는다. 이들은 스포츠에서 문제가 되는 특정 손상을 다루는 훈련도 받는다. 예를 들어 풋볼 팀과 일하는 파라메딕은 선수들의 경기전 준비를 돕게 될 것이다. 경기가 있는 주에는 필요한 응급처치를 제공한다. 이들은 손상 혹은 질병 상태의 선수가 경기에 복귀할 수 있을 것인가를 코치진에게 조언할 수도 있다. 하키팀에서 일하는 파라메딕은 하키선수가 가능한 빨리 경기에 복귀하도록 경미한 열상 처치와 정형외과 처치를 종종 배운다(그림 1-11●).

교정 의학

많은 주와 연방정부에서는 수감시설에 파라메딕을 배치하고 있다. 감옥이나 교도소에서 파라메딕은 수감자의 약물 복용에 대한 초기평가를 하고 수감자의 의료필요를 감독한다. 파라메딕은 수용소 내 응급상황에 대한 대처를 담당하고 있다. 그렇기 때문에 파라메딕은 교정 및 유사 문제를 위한 훈련을 이수해야 한다. 또한 파라메딕은 미국 이민세관집행국(ICE)에서 중대한 역할을 맡고 있다. 파라메딕은 국경수비대와 세관직원과의 협력을 통해 국토보안유지를 도모하는 경우가 많다(그림 1-12●).

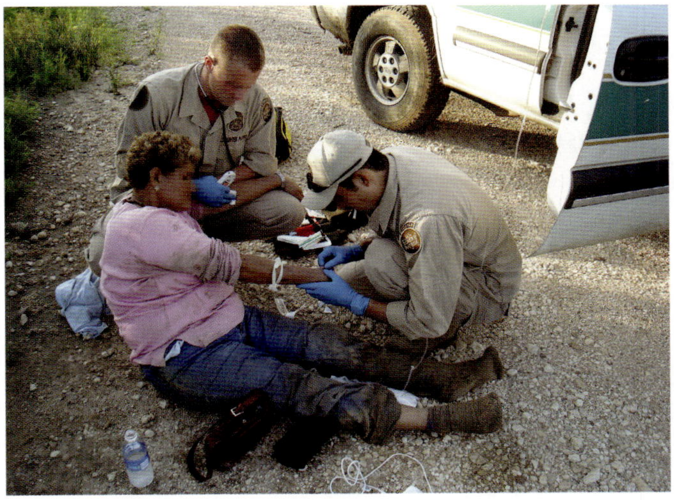

●그림 1-12 파라메딕은 국경수비대와의 협력을 통해 수비대원과 수감자에게 치료를 제공하기도 한다.*(Photo used by permission. Courtesy of the Office of Border Patrol, Field Communications Branch)*

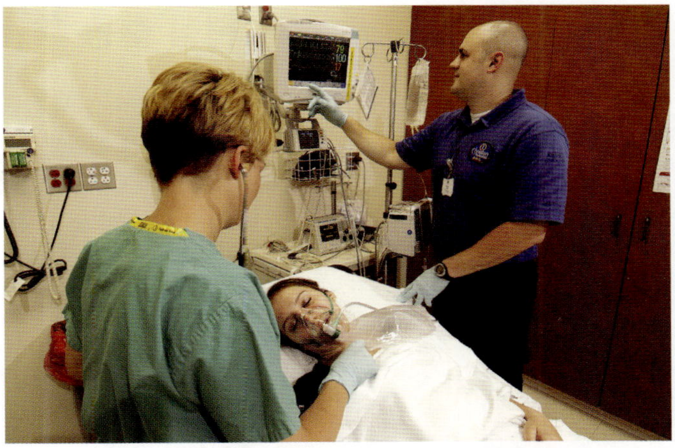

●그림 1-13 병원은 인력이 부족하고 상황이 긴박한 응급실과 외상센터에서 파라메딕의 역할에 의지하기 시작했다.

병원 응급실

응급실이나 경미한 치료를 제공하는 의료센터의 경우, 간호사 인력이 부족하기 때문에 파라메딕이 매우 큰 도움이 된다. 이러한 의료 환경에서 파라메딕의 역할은 현행 법에 따라 주마다 차이를 보인다. 경우에 따라 파라메딕은 간호사와 다름없는 임무를 수행한다. 또한 응급의료의 범위 내에서 간호사 및 다른 의료인력을 돕기도 하는 더욱 전문적인 역할을 맡기도 한다. 많은 수의 파라메딕은 상황이 긴박하게 돌아가는 응급실에서의 다양한 경험 및 작업을 즐겁게 받아들인다(그림 1-13●).

요약

응급의료는 비록 걸음마 단계에 있지만 현재 의료체계에서 중요도를 인정받고 있다. 오랜 시간 동안 전문의료인으로서 저평가되어온 파라메딕은 몇 년 전까지만 해도 기대할 수 없었던 기회를 얻고 있다. 파라메딕의 역할을 계속해서 확대되고 있기 때문에 응급의료에 대한 요구도 늘어날 것으로 보인다. 응급의료체계와 병원전 의료에는 흥분되는 시기이다. 21세기의 파라메딕은 보건의료에 괄목할 영향을 미칠 수 있다. 여러분은 환자와 상호작용하는 보건의료체계 내의 최초의 구성원이 될 것이다. 여러분과 응급의료체계의 다른 요원과 환자와의 상호작용 결과는 보건의료체계에 대한 여론에 전반적인 영향을 줄 것이다.

응급의료체계는 여러분이 개선시킬 수 있는 직업분야이다. 모든 출동과 모든 환자의 상호작용은 환자에게는 문자 그대로 삶과 죽음의 차이를 의미할 수 있다. 이렇게 훌륭한 책임이 있는 직업은 드물다.

현장 출동 후 결과 분석

휴가도 없이 2년 연속 도시 응급의료체계에서 근무 후, 드디어 당신과 절친한 2명의 파라메딕인 에일린과 디디는 얼마 동안 계획했던 여행을 갔다. 작은 비행기는 밝은 바다 한 가운데에 있는 작은 얼룩 모양의 땅에 착륙하면서 울퉁불퉁한 정지선에 스쳤다. 육지의 상태는 거칠어 에일린이 나가 떨어졌다. 상태를 더 악화시킨 것은 가방 두 개를 비행기에 싣지 않았던 일이다. 당신은 발권대리인에게 문의했으나 그는 "글쎄 비행기는 월요일에 오죠. 일요일에는 없어요." 당신의 꿈같은 휴가는 악몽으로 순식간에 변했다.

땡볕 아래서 45분간 택시를 기다린 끝에, 1963년 형 시보레가 나타났다. 운전기사는 당신에게 호텔이 45분 정도 거리에 있다고 말했다. 그는 당신의 가방을 트렁크에 던져 넣은 후 마닐라 줄로 트렁크를 묶고 재빠르게 출발했다. 당신과 친구는 택시가 꾸불꾸불한 길을 빠르게 달릴 때 거의 죽을 뻔했다. 당신은 이 섬주민들이 왼쪽 혹은 오른쪽 통행을 하는지를 기억하려고 애썼다. 당신은 운전기사의 운전에 비추어 판단할 수 없었다. 그 기사는 모든 이들을 아는 것 같았고 볼 때마다 경적을 울렸다. 요란스러운 섬 음악이 택시의 작은 스피커에서 지직거렸다. 친구 디디는 당신에게 기대며 토할 것 같다고 말했다.

갑자기 당신은 앞 도로에서 한 줄기 연기가 오르는 것을 보았다. 택시가 천천히 가면서사고현장이 드러났다. 자세히 보니 다른 택시가 교차로에서 스테이션 왜건을 들이받았음을 보았다. 서너 명이 땅에 누워있었고 아수라장이었다. 디디는 일어났다.

경험 많은 파라메딕 세 명은 택시에서 나와 바라보았다. 현장은 접근하기에 안전해 보였다. 불행하게도 사고는 심각한 손상을 입은 서너 명의 사람이 있었다. 구경꾼은 스테이션 왜건에 들어가 승객들을 질질 끌고 나왔다. 당신은 경추보호를 제공하는 조언을 하려했으나 그들은 전혀 주의를 기울이려 하지 않았다. 환자의 머리가 뒤로 젖혀져 땅에 끌릴 때 당신은 움찔했다.

오래지 않아 6명의 희생자는 큰 마그놀리아 나무 아래로 옮겨졌다. 한 여자는 크게 울면서 기도를 했다. 한 마리 개가 희생자들 사이를 서성거렸다. 구경꾼 가운데 한 사람이 "바로 곧" 온다고 말했다. 당신은 누군가 소방서에 연락을 했는지 물었다. 구경꾼은 당신 얼굴을 당황하며 쳐다 보면서 말했다. "왜 우리가 소방서에 연락을 하죠?" 그는 반문했다. "나는 불을 보지 못했는데요."

한 희생자는 심한 머리손상으로 거의 죽은 것 같았다. 다른 희생자는 살았으나 여러군데 손상을 입었다. 당신과 친구는 의료장비를 전혀 활용할 수 없는 상황에서 최선의 처치를 제공하려 했다. 오래지 않아 다가오는 경찰차의 날카로운 경적을 들었다. 경찰관은 차에서 나와 모자를 쓰는데 많은 시간을 허비했다. 한 경찰관은 사고차량으로 갔다. 다른 경찰관은 구경꾼의 한 사람과 열띤 논쟁이 진행될 마그놀리아 나무로 다가갔다. 당신과 친구를 제외한 누구도 희생자들에게 주의를 기울이지 않았다.

오래지 않아 다른 차가 멈추자 흥분하기 시작했다. 일종의 구급차 같았다. 양편에 큰 황색 십자가 있는 흰색 페인트를 칠한 오래된 밴이었다. 그들은 캔버스천 들것으로 척추고정도 없이 희생자를 싣기 시작했다. 당신과 친구는 환자평가와 처치 결과를 전달하려 했다. 현장 근무자들은 자신의 일을 계속했고 당신의 일에 무관심하고 무반응이었다. 당신이 말할 수 있는 것으로부터는 의학적 처치가 전혀 제공되지 않았다.

밴 안의 5명의 희생자와 함께 마지막 희생자가 실리자 근무자들은 밴의 앞에 있는 자신의 자리에 올라타고 병원으로 향했다. 날카로운 경적은 멀리 사라졌고 당신과 친구는 호텔로 갔다. 당신은 교통사고 희생자에 관한 내용을 찾으려고 지역신문을 매일 살펴보았으나 그 사고에 대한 얘기는 전혀 찾을 수 없었다.

비록 당신이 여전히 그 사고와 당신이 목격했던 엉망인 처치에 화가 났지만–그리고 마침내 당신의 가방이 도착했다–당신과 디디 그리고 에일린은 더 이상의 안좋은 일이 없이 훌륭한 휴가를 보냈다.

1. 저개발 국가에 존재하는 응급의료체계와 미국, 캐나다, 그리고 다른 선진국의 응급의료체계 및 파라메딕 사이의 넓은 격차에 대해 토론하시오. 이러한 차이의 인식은 당신 직업에 대한 당신의 태도에 어떤 영향을 미쳐야 합니까?

이 책 뒷부분에 제시된 해설을 참고한다.

복습 문제

1. 파라메딕은 응급의료체계(EMSS)의 누구의 지도와 자격범위에서만 기능할 수 있다:
a. 시도 위원회
b. 사장
c. 의료지도의사
d. 이사회

2. 파라메딕의 새로운 역할과 책임은 다음을 포함하고 있다:
a. 시민교육
b. 건강증진
c. 손상 및 질병 예방 프로그램 참여
d. 전부

3. 집단이나 전문가의 활동을 규제하는 규정, 기준, 그리고 기대하는 행위는 무엇인가:
a. 윤리
b. 도덕
c. 예법
d. 예의범절

4. 다음 중 전문가 정신의 한 측면은:
a. 단정한 외모
b. 환자비밀 유지
c. 계속교육 참가
d. 전부

5. 다음은 모두 파라메딕의 새롭고 비전통적인 역할이다. 예외는:
a. 일차 치료
b. 스포츠 의학
c. 가정의
d. 산업의학

이 책 뒷부분에 제시된 해답을 참고한다.

참고문헌

1. U.S. Department of Transportation/National Highway Traffic Safety Administration. *National EMS Scope of Practice Model.* Washington, DC: 2006.
2. Patterson, P. D., J. C. Probst, K. H. Leith, S. J. Corwin, and M. P. Powell. "Recruitment and Retention of Emergency Medical Technicians: A Qualitative Review." *J Allied Health* 34 (2005): 153–162.
3. U.S. Department of Transportation/National Highway Traffic Safety Administration. *National Emergency Medical Services Educational Standards: Paramedic Instruction Guidelines.* Washington, DC: 2009.
4. National Registry of Emergency Medcal Technicians. *2004 National EMS Practice Analysis.* Columbus, OH: 2004.
5. Cooper, S., B. Barrett, and S. Black, et al. "The Emerging Role of the Emergency Care Practitioner." *Emerg Med J* 21 (2004): 614–618.
6. Ball, L. "Setting the Scene for the Paramedic in Primary Care: A Review of the Literature." *Emerg Med J* 22 (2005): 896–900.

추가문헌

Bledsoe, B. E. "EMS Needs a Few More Cowboys." *Journal of Emergency Medical Services (JEMS)* 28(12) (2003): 112–113.

Bledsoe, B. E. "Where Are the Wise Men?" *Emergency Medical Services (EMS)* 31(10) (2002): 172.

Bledsoe, B. E. and R. W. Benner,. *Critical Care Paramedic.* Upper Saddle River, NJ: Pearson/Prentice Hall, 2006.

Grayson, S. *En Route: A Paramedic's Stories of Life, Death, and Everything in Between.* New York, NY: Kaplan Publishing, 2009.

Page, J. O. *Simple Advice.* Carlsbad, CA: JEMS Publishing, 2002.

Page, J. O. *The Magic of 3 A.M.: Essays on the Art and Science of Emergency Medical Services.* Carlsbad, CA: JEMS Publishing, 2002.

Page, J. O. *The Paramedics.* Morristown, NJ: Backdraft Publications, 1979.

Perry, M. *Population 485: Meeting Your Neighbors One Siren at a Time.* New York, NY: Harper-Collins, 2002.

chapter

2 응급의료체계

EMS System

Bryan Bledsoe, DO, FACEP, FAAEM, EMT-P
Paul Ganss, MS, NREMT-P

단원 표준

총론 (응급의료체계)

학습 역량

응급의료체계, 응급구조사의 안전과 안녕, 의료법적 및 윤리적 쟁점에 대한 지식을 통합함으로써 응급의료인력, 환자, 지역사회의 보건을 증진한다.

학습 목표

최종 목표

응급의료체계의 특성, 구성요소, 기능에 대해 논의할 수 있다.

수행 목표

최종 목표를 달성하기 위해 다음 사항은 필수적이다.

1. 핵심 용어를 숙지한다.
2. 응급의료체계의 병원전/병원 구성요소를 설명한다.
3. 다양한 시나리오를 기반으로 병원전 응급 상황에 대한 응급의료체계 대응 방식을 설명한다.
4. 응급의료체계의 주요 역사적 사건을 연관 지어 현대응급의료체계 발달을 설명한다.
5. 각 주의 응급의료체계 기술평가 프로그램을 통해 10개의 응급의료체계 구성요소를 설명한다.
6. 응급의료체계에 방향성을 제시하는 비전 및 문서를 논의한다.
7. 의학 연구소의 보고서인 "중요한 기로에 놓인 응급의료서비스"에서 설명된 응급의료체계가 직면한 문제점을 논의한다.
8. 미국 응급의료체계에 대한 다양한 접근법과 구성 체계를 설명하는 여러 예시를 든다.
9. 심정지의 생존사슬과 응급 환자의 최상의 처치에 있어 응급의료체계의 역할을 설명한다.
10. 응급의료의 교육 및 실무에 대한 기록의 목적을 설명한다.
11. 지역/주 단위 응급의료체계의 전형적인 구성요소를 논의한다.
12. 응급의료서비스에 있어 지도의사의 목적 및 책임을 설명한다.
13. 직/간접의료지도의 예시를 든다.
14. 응급구조사 국가단체와 몇몇 응급의료 전문조직의 목적을 설명한다
15. 응급의료서비스 실무와 관련된 전문 의료저널을 확인한다.
16. 구급차에 대한 연방 세부 규정KKK-A-1822의 의도를 설명한다.
17. 병원 시설역량에 따라 병원등급을 분류하는 목적을 설명한다.
18. 효과적인 지속적 질개선 프로그램의 목적 및 구성요소를 설명한다.

19. 응급의료서비스에서 응급구조사가 환자 안전을 증진하는 방법을 설명한다.
20. 응급의료체계에서의 연구의 역할을 설명한다.

핵심 용어

인가(accreditation)
전문소생술(advanced life support(ALS))
기본소생술(basic life support (BLS))
목격자(bystander)
자격(certification)
생존의 사슬(chain of survival)
임상지침(clinical protocols)
미국토안보부(Department of Homeland Security)
응급의료통신관리자(emergency medical dispatcher(EMD))
윤리(ethics)
증거중심의학(evidence-based medicine(EBM))
항공응급의료(helicopter EMS (HEMS))
상호운용성(interoperability)
중도개입의사(intervener physician)
면허(licensure)
지도의사(medical director)
의료감독(medical oversight)
국가고속도로교통안전국(National Highway Traffic Safety Administration(NHTSA))
국가사고관리체계(National Incident Management System(NIMS))
국가교통안전위원회(National Transportation Safety Board (NTSB))
간접의료지도(off-line medical oversight)
직접의료지도(on-line medical direction)
온타리오 병원전 전문소생연구 (Ontario Prehospital Advanced Life Support Study(OPALS))
동료 평가(peer review)
도착전 지시(prearrival instruction)
전문직(profession)
전문성(professionalism)
전향적 의료감독(prospective medical oversight)
질개선(quality improvement(QI))
상호자격인증(reciprocity)
등록(registration)
연구(research)
후향적 의료감독(retrospective medical oversight)
증거의 원칙(rules of evidence)
실무의 범위(scope of practice)
정규처방(standing orders)
교육의 적기(teachable moment)
단계별 대응(tiered response)
외상(trauma)
외상센터(trauma centers)

사례 연구

날씨가 화창하고 아름다운 독립 기념일이다. 당신은 가족과 함께 콘서트 및 불꽃놀이 쇼를 보러 고속도로를 운전 중이다. 목적지 도착 한 시간 전쯤에 앞에 있던 BMW 차량의 타이어가 펑크 나면서 중앙선을 지나 몇 그루 소나무에 부딪히는 사고가 발생하는 것을 목격한다. 차를 갓길에 세운다. 노련한 응급구조사로서 당신은 현장 안전을 확인한 뒤 사고 현장으로 진입한다. 차량 내부의 탑승자 공간에서는 그 어떤 움직임도 발견되지 않는다.

당신의 딸이 자신의 휴대폰으로 119 구급 요청을 한다. 응급의료통신관리자는 사고 현장을 확인하고 해당 지역의 119 콜 센터로 전화를 넘긴다. 응급통신센터는 적절한 정보를 수집하여 지역 의용소방대와 전문소생술 구급차를 현장으로 보낸다. 당신이 환자에게 접근하는 동안, 당신의 딸은 지속적으로 상황과 환자에 대한 정보를 보고하고 응급의료통신관리자는 이를 출동하고 있는 구급대원에게 전달한다.

지역 의용소방원과 구조팀은 7분 후에 현장에 도착한다. 당신은 현장에 도착한 대원들에게 구두로 상황 보고를 한다. 구조팀은 현장 안전을 확인한 다음 사고 차량으로 접근하여 4명의 환자가 있다는 것을 확인한다. 2명(이 중 한 명은 2세 소아임)은 우선 순위 1의 환자인 반면 나머지 2명의 우선 순위는 3이다. 1차 평가를 바탕으로 소방위 C. J. 그린리는 의료 헬기와 추가적인 전문소생팀을 요청한다. 약 2분 뒤, 소방차가 현장에 도착한다. 이들은 교통을 정리하고 헬기 착륙 지점을 확보한다.

모든 응급의료제공자가 현장에 모이자, 2세 소아 환자는 전문소아센터인 소아병원에 이송할 것을 결정한다. 그 다음으로 우선 순위가 높은 환자는 지상 이송을 통해 가장 가까운 1급 외상센터로 옮길 것이다. 가장 손상 정도가 경미한 환자는 지상 이송을 통해 지역 병원으로 옮겨질 것이다. 하나의 팀으로써 소방 대원과 구급 대원은 환자를 구출하고 고정 장비에 환자를 고정하여 이송 준비를 마친다.

첫 번째 전문소생팀이 현장에 도착한지 약 22분이 지나자, 모든 환자는 구출이 되었고 필요한 수준의 치료가 제공되는 의료시설로 이송 중에 있다. 사고 발생 후 31분 만에, 즉 소아 외상센터에 도착한지 15

분만에 2세 소아 환자는 수술실로 이송되어 파열된 간과 비장에 대한 수술을 받는다. 다른 환자 또한 목적지인 병원 시설에서 적절한 치료를 받고 있다.

개요

응급의료체계는 전문 인력, 장비, 자원의 종합적인 네트워크이다. 적정 지역의 필요를 충족하기 위해 응급의료체계는 전체가 통일된 방식으로 기능해야 한다. 일반적으로 응급의료체계는 병원전과 병원내 요소로 구성된다. 병원전 구성요소는 다음과 같다.

- 응급처치와 심폐소생술 훈련을 받은 지역사회의 구성원
- 일반인이 응급의료통신관리자에 신고하고 응급의료서비스 제공자가 서로 의사소통을 주고 받게 하는 통신 체계
- 응급구조사를 포함한 응급의료서비스 제공자
- 소방/구조, 위험물 제거 서비스
- 법 집행관
- 전력, 가스 업체와 같은 공공사업체
- 지역 독극물통제센터와 같은 자원센터

병원내 구성요소는 다음을 포함한다.

- 응급실 간호사
- 중간의료전문인력(진료보조사나 전문간호사)
- 응급의학의사와 특수분야 전문의
- 방사선과 및 호흡기 치료와 같은 보조 서비스
- 외상 혹은 심장전문의와 같은 특수분야 전문의
- 사회복지사
- 정신보건서비스 제공자
- 재활 서비스

전형적인 응급의료는 일반인의 참여로부터 시작한다. 즉 가족, 지인, 목격자를 포함한 **주변 사람**은 응급통신센터에 전화로 구급 요청을 한다. 응급통신센터는 사고와 관련한 핵심 정보를 수집하여 가장 가까이에 있는 적정 인력 및 장비를 확보한 구급팀을 호출하여 현장으로 보내는 역할을 한다. 많은 응급의료체계에서 응급통신센터는 구급팀이 현장에 도착하

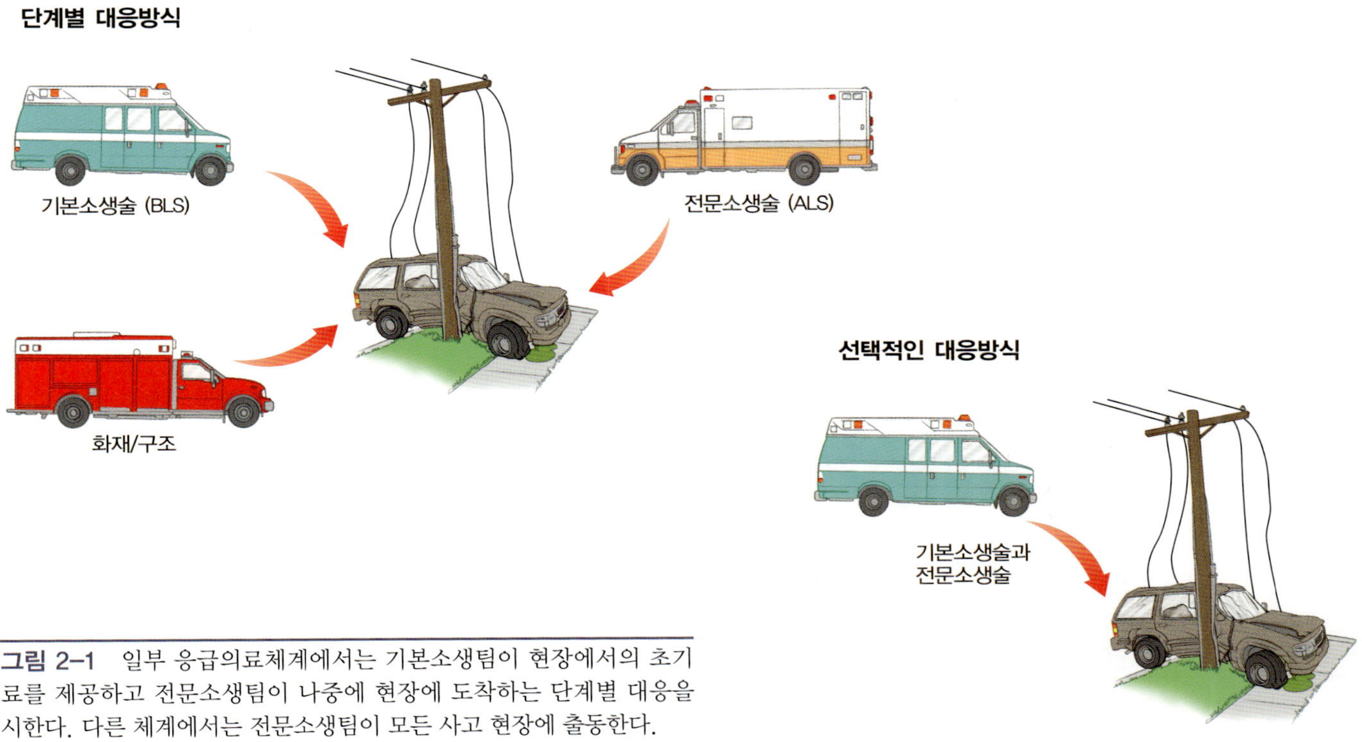

그림 2-1 일부 응급의료체계에서는 기본소생팀이 현장에서의 초기 치료를 제공하고 전문소생팀이 나중에 현장에 도착하는 단계별 대응을 실시한다. 다른 체계에서는 전문소생팀이 모든 사고 현장에 출동한다.

기 전에 적절한 사전지시를 제공한다.

보통 최초로 현장에 도착하는 응급의료제공자는 경찰 대원, 소방 대원, 수상인명구조원, 교사, 응급의료반응자 교육 프로그램을 통해 기본 응급처치교육을 받은 지역 일반인이다.

두 번째 응급의료제공자는 관련된 응급의료체계의 유형에 따라 달라진다. 대부분의 경우, 응급통신센터는 **기본소생술**(basic life support; BLS) 또는 **전문소생술**(advanced life support; ALS) 구급차를 현장에 출동시킨다. 반면 **단계별 대응**(tiered response)을 통해 동일한 사고 현장에 여러 수준의 응급의료제공자를 보내는 경우도 있다. 또한 요구되는 치료의 수준에 상관없이 전문소생 인력이 모든 사고 현장으로 출동하는 경우도 있다(그림 2-1●).

응급처치가 실시되면 응급의료제공자는 환자 이송의 우선순위를 최대한 빨리 결정해야 한다. 이러한 결정은 필요한 치료의 유형, 이송 시간, 지역 지침에 기초한다. 소아, 외상, 화상 센터 등과 같은 특수 센터가 지정된 응급의료체계에서는 가장 가까운 병원보다는 특정 의료시설로 이송해야 할 필요가 있을 때가 있다.

환자를 받는 의료시설에는 응급실 간호사나 의사가 환자 처치의 책임을 진다. 필요한 경우 외과의나 다른 분야 전문의를 호출할 수도 있다.

응급의료서비스의 역사

현대 응급의료를 이해하기 위해서는 역사적 배경을 아는 것이 중요하다. 응급의료 역사에 있어 가장 큰 발전은 최근 40년 동안에 이루어졌다(표 2-1).

발달 초기

고대

응급의학의 역사는 오래 전으로 거슬러 올라간다. 사실 "착한 사마리아인"이 손상을 입고 길가에 누워있는 행인에게 치료를 제공한 성서 속의 시간까지 시간을 되돌려야 할 수도 있다.

4,000~5,000년 전쯤에 메소포타미아 지역(남서 아시아)의 한문명이었던 수메르의 서기는 토기판에 의료기록을 새겨놓았다. 현대의 응급의료체계의 지침과 유사한 내용이 적힌 토기판은 환자의 상태에 대한 설명을 기반으로 의료제공자가 단계별로 따라야 하는 지침을 제공하였다. 토기판은 또한 환자의 치료를 위해 필요한 약제를 만드는 법과 약을 투여해야 하는 시기도 설명하였다. 이러한 최초의 지침과 현대의 지침과의 가장 큰 차이는 신체검진의 유무이다.

1862년 이집트 학자인 에드윈 스미스는 기원전 1,500년으

표 2-1 | 응급의료의 역사

1797	나폴레옹의 수석의는 전장에서 부상을 입은 장병의 환자 분류 및 이송을 위해 병원전의료체계를 고안하고 수행.
1860년대	신시내티와 뉴욕시에서 민간 구급서비스가 시작.
1891	프리드리히 마스 박사가 최초로 인체에 대한 흉부압박을 의미하는 것을 수행함.
1915	알바니에서 세르비아 군이 퇴각하는 동안 최초로 의료용 항공이송이 사용됨.
1920	버지니아주 로어노크와 뉴저지 해안 등지에 최초의 자원자 구조대가 조직됨.
1947	클라우드 베크는 최초로 제세동기를 개발하여 최초로 제세동기로 생명을 구함.
1958	피터 사파르 박사는 구강 환기의 효과를 증명함
1960	심폐소생술의 효과가 증명됨.
1965	J. 프랭크 팬드리지가 구급차를 휴대용 제세동기를 갖춘 관상동맥 치료 차량으로 전환하고, 병원전 소생술로 인한 장기 생존률이 50%인 10건을 기록함.
1966	국립 과학회와 국립 연구위원회에서 *"사고성 사망과 장애: 현대 사회에서 무시된 질환"*이라는 제목의 보고서를 발표함.
1966	고속도로 안전법(1966년)으로 교통부 산하에 응급의료서비스 프로그램이 설립됨.
1967	미국의학회에서 생명의 별 특허를 냄.
1968	AT & T는 119을 새로운 국가 응급전화 번호로 지정함.
1970	응급구조사 국가 등록기관이 설립됨.
1972	NBC TV 쇼에서 응급(Emergency !)이라는 드라마 최초 방영됨.
1972	보건, 교육, 복지부는 미국 5개 주의 응급의료서비스 시범 프로그램에 1,600만 달러를 배정함.

(계속)

표 2-1 | 응급의료의 역사

1973	응급의료서비스 체계법은 지역 응급의료체계의 발전을 위한 연방지침을 추가하고 발전기금을 마련함. 응급의료서비스 체계의 15개 구성요소를 법으로 규정함.
1975	국립응급구조사협회(NAEMT)가 설립됨.
1979	현장용 체외형자동제세동기(AEDs)가 시판됨.
1981	옴니버스 예산 조정법은 응급의료체계 기금을 주(state)의 예방의료 및 의료서비스 정액교부금에 통합시키고 응급의료서비스 체계법의 기금을 폐지함.
1981	병원전외상소생술(PHTLS)이 개발됨.
1981	이전에는 기본외상소생술(BTLS)로 명명되었던 국제외상소생술(ITLS)이 개발됨.
1984	공중보건법으로 소아응급의료(EMSC)프로그램이 제공되어 중증소아환자에 더한 효과적인 치료를 위한 기금을 마련함.
1985	국립 연구위원회가 "미국에서의 손상: 공공 보건의 지속적인 문제"라는 제목의 보고서를 발표하면서 사고사망과 장애를 다루는 과정의 문제점을 설명함.
1988	국가 고속도로 교통안전위원회가 응급의료체계의 10가지 주요 구성요소를 7 준으로 주의 응급의료체계의 기술 평가 프로그램을 시작함.
1990	외상처치체계 및 개발법은 포괄적 외상체계의 개발을 장려하고 주의 외상체계 계획, 실행, 평가를 위한 기금을 제공함.
1993	소아 환자의 응급의료적 요구를 다루는응급의료체계의 역량 부족을 지적하는 의학 연구소의 보고서(소아 환자를 위한 응급의료서비스)가 발표됨.
1995	의회에서 외상처치체계 및 개발법의 기금에 대한 재승인이 되지 않음.
1999	클린턴 전 대통령은 911을 국가응급전화번호로 지정하는 법안에 서명을 함.
2003	건강보험 휴대 및 책임법(HIPAA)이 발효되면서 가입자 비밀 정보의 흐름에 대한 효과적이고 엄격한 규제가 시작됨.
2006	국립 고속도로 안전청에서 21세기에 맞는 미국 응급의료체계의 발전을 위해 응급의료서비스: 미래를 위한 의제라는 보고서를 발표함.

로 거슬러 올라가는 파피루스 문서를 구매하였다. 문서에는 머리부터 발끝까지의 순서와 중증도 순으로 정렬된 데이터를 담은 48건의 의료 기록이 담겨있었다. 이는 현대의 환자 평가와 매우 유사하다. 각각의 의료 기록은 제목, 치료자에 대한 특수한 지침, 환자 결과에 대한 예측 등 구체적 양식으로 되어있다. "손상의 책"이라 적힌 의료 기록부의 한 부분은 골절이나 탈구와 같은 손상의 치료를 설명하였다. 이는 밴드 및 부목 처치에 필요한 재료의 설명과 손상 부위를 세척하는데 필요한 수액과 봉합선에 대한 정보를 담고 있다. 비슷한 시기에 메소포타미아 지역의 또다른 문명인 바빌론의 함무라비왕은 그림으로 기록된 282개의 법적 사례를 묶어 "함무라비법"을 편찬했다. 민·형사 문제를 다루는 함무라비 법은 위반사항에 대한 강력한 처벌(탈리오 법칙)을 규정한다. 이는 "눈에는 눈"식의 처벌 방식과 유사하다.

의료비와 처벌을 규정한 함무라비 법전의 한 부분은 환자의 사회 계층에 기초한다. 예를 들어, 외과의가 평민에게 성공적인 수술을 한 경우 부유한 환자의 절반에 해당하는 수술비를 내면 된다. 외과의가 부유 계층의 환자를 사망하게 만든다면, 처벌로 외과의의 손목이 절단된다. 반면 노예가 치료 중 사망하는 경우, 다른 노예로 교체를 해주기만 하면 된다.

응급의료체계는 발달 수준에 비해 시작은 미미했다. 초기에 병원전 치료에는 오직 환자 이송만 제공되었다. 서기 900년 즈음, 앵글로 색슨은 마차에 달린 해먹을 사용해 환자를 이송했다. 1,100년 노르만 족은 2마리의 말 사이에 묶은 짚을 통해 환자를 이송했다. 1487년 말라가의 포위작전에서 구급차가 최초로 사용되었다. 스페인의 이사자벨라 여왕은 부상을 당한 병사의 이송을 위해 마차의 사용을 지시했다. 여왕의 손자인 찰스 5세는 1553년에 메츠 포위작전에서 야전 구급차를 다시 한번 사용하였다고 보고되었다.

나폴레옹 전쟁

나폴레옹의 프랑스 제국과 여타 유럽 국가간의 전쟁(1803~1815) 당시, 부상자의 구출을 위해 구급차가 자주 사용되었다. 나폴레옹의 수석 외과의 중 한 명이었던군 외과의 도미니크 장 라레가 구급차에 대한 아이디어를 고안했다. 라레는 너무나도 많은 전장 부상자들이 오랫동안 치료되지 않은 채 방치되고 병원에 이송되기 전에 대부분이 사망한다는 사실에 가슴 아파했다. 이에 라레는 전장에서 부상당한 병사를 이송할 수 있게 하는 가벼운 운반 장비를 개발한다. 이러한 운반 장비는전장에서 프랑스 군의 공중 포대와 함께 배치되었기 때문에 "구급차 볼란테" 혹은 "라레의 비행하는 구급차"이라 불렸다. 구급차 볼란테는 천막으로 덮은 마차와 별반 차이는 없었지만, 라레는 환자 분류 기준과 환자 이송을 모두 사용한 최초의 병원전 의료체계를 구축한 사람으로 인정받는다. 또한 라레는 구급차에 최초로 의료 전문인력을 탑승시킨 사람이다. 의료용으로 항공기가 처음 사용된 것은 확인할 방법이 없지만, 1870년에 프러시안 군이 파리를 포위한 당시 부상자의 구출을 위해 열기구가 사용된 기록이 있다. 1915년 세르비안군이 알바니아에서 퇴각하던 당시, 아무런 개조도 하지 않은 프랑스 전투기를 부상된 병사의 이송을 위해 사용한 적이 있었다.

19세기 미국

미국의 구급차는 19세기 초에 개발되기 시작했다. 1861년 남북 전쟁 당시 외과의 조나단 레터맨은 전투 부대의 치료 체계를 재편하고, 전장의 사상자를 구출하기 위해 구급차의 사용을 시작했다. 1864년 아브라함 링컨 전 대통령은 통일된 군용 구급차 운용 계획을 골자로 한 법에 서명을 하였다. 이 법은 구급차 이송을 다른 이송 서비스에서 별도로 분리하고 의료 지휘소의 산하로 둔다.

1861~1865년에는 클라라 바튼이라는 간호사가 미국 동부 연안의 남북 전쟁터에서 부상자와 환자를 위한 치료를 체계화했다. 군 상관의 만류에도 불구하고 바튼은 간단한 의료 조치가 없어 고통에 빠져있고 심지어 사망하는 일이 잦은 최전선으로 자진해서 떠났다. 바튼은 환자 중증도분류와 전장으로부터 떨어져있는 민가, 마구간, 교회 등으로의 환자 이송을 체계화함으로써 구급차 볼란테의 개념을 계승했다.

남북 전쟁에서 구급차의 효과가 입증되면서 몇몇 지역사회와 병원은 민간용 구급차 서비스를 개발하기 시작한다. 최초의 민간용 구급차는 남북 내전 이전인 1860년 오하이오주 신시내티에서 커머셜 뱅크에 의해 사용되었다. 1869년, 뉴욕 맨하탄의 벨르뷰 시립병원은 구급차 서비스를 시작했다. 당시 병원에서 사용된 구급차는 다양한 병동에서 불려 나온 인턴을 탑승시킨 특수 제작 마차였다. 1899년 시카고의 마이클 리스 병원은 엔진으로 구동되는 구급차를 운용하기 시작하였다.

20세기

1차 대전부터 2차 대전까지

1차 세계대전 당시 환자의 구조 시간이 평균 18시간이었기 때문에 장병의 사망률이 높았다. 그 결과 2차 세계대전에서 당시 처치의 정도(수준)에 따른 환자 이송체계가 조직되었다. 전장용 구급차는 부상을 당한 장병을 최전선에서 구출해 내 중증도에 따른 치료를 받게 했다. 하지만 치료 시설은 전장으로부터 그리고 각자로부터 멀리 떨어져 있기 때문에 환자 치료에 차질이 빚어지는 경우가 많았다. 많은 경우, 손상 발생후 결정적 외과 치료를 받을 때까지는 수일이 걸리는 것이 다반사였다.

1차 세계대전 이후 민간용 구급차는 상당히 발전했다. 일부 병원에서는 실험적으로 인턴을 구급차에 탑승시켰다. 1926년, 피닉스 소방서는 "흡입기" 서비스를 시작했고, 공식적인 의료서비스의 첫 삽을 떴다. 1928년, 진정한 구급팀인 로어노크 생명 구조대가 버지니아 주 로어노크에서 창립이 되었다. 하지만 1929년 미국은 흔히 대공황이라고 불리는 심각한 경제 위기에 빠지고, 대공황의 여파는 미국의 2차 세계대전 참전 때까지 지속되었다. 이 시기 동안 민간용 구급차에는 별다른 변화가 없었다.

2차 세계대전의 영향

1941년 12월 7일, 진주만 폭격 이후 미국은 2차 세계대전에 참전한다. 전쟁의 필요로 인해 많은 수의 병원 기반 구급차 서비스가 중단되었다. 많은 시정부는 구급차 서비스를 지역 경찰 및 소방대로 관할권을 넘겼다. 불행하게도 구급 대원의 훈련 및 치료법 교육에 대한 자격 요건이 전혀 없었다. 사실 구급차 서비스를 수행하는 일은 처벌로 인식될 만큼 귀찮은 일이었고 많은 구조대에서 최대한 빨리 구급차 서비스를 중단시켰다.

2차 세계대전 이후

2차 세계대전이 끝나고 미국에는 번영의 시기가 찾아왔다. 덩달아 향상되는 의료 보건 수준으로 인해 삶의 질도 높아졌다. 하지만 2차 세계대전이 끝난 지 얼마 되지 않아 미국은 한국 전쟁에 참전한다.

1950년대

한국은 산지가 많은 국가로 고속도로 및 여타 도로가 체계화되지 않았다. 이 때문에 미군은 최전선의 부상자를 그리 멀지 않은 곳에 위치한 육군 이동 외과 병원으로 이송하기 위해 헬기를 사용하기 시작했다. 이를 통해 부상당한 장병은 신속히 외과 병원으로 이송되어 손상 발생 후 단시간 안에 응급 치료와 외과 수술을 받을 수 있었다. 이러한 체계 덕분에 전장의 사망률이 상당히 개선되었다.

이와 비슷하게 1950년대 후반 미국은 또 다른 전쟁인 월남전에 참전한다. 이번에는 동남 아시아의 밀림에서 전투가

벌어졌다. 한국과 마찬가지로 베트남은 도로 체계가 부실했고 밀림으로 인해 부상자의 이송 속도가 더뎠다. 그렇기 때문에 미군은 전방에 위치한 외과 병원으로 부상자를 이송하기 위해 헬기를 사용했다. 베트남에서는 많은 경우 환자 이송이 손상 발생 후 10~20분 내에 이뤄졌다(그림 2-2●). (보통 24~48시간 안에 처리 가능한) 고정후 이송이 가능해진 환자는 전투기에 태워 필리핀의 클라크 공군 기지로 이송이 되어 추가적인 치료를 받았다. 의료 절차의 개선과 더불어 결정적 치료까지의 시간을 단축하는 것은 사망률 감소에 매우 큰 역할을 했다. 이러한 전략은 또한 미국 외상처치체계의 발달에 초석이 되었다.

응급의학의 몇 가지 중요한 의학적 발전은 1950년대에 나타났다. 1956년, 의사인 피터 사파르와 제임스 엘람은 입대입 소생법을 처음으로 개발했다. 1959년 최초의 이동식 제세동기가 볼티모어의 존스 홉킨스 병원에서 사용되었다. 1960년 심폐소생술이 개선되었고 인명소생의 효과가 입증되었다.

1960년대

미국 역사를 되돌아보면 외상처치가 가장 발달했던 시기는 전쟁 도중이었다. 하지만1960년대 후반까지 미국에는 (전장에서 육군과 해군 장병에게 제공되는 수준으로) 효과적인 민간용 병원전 응급처치를 제공하는 지역이 거의 없었다. 응급의료는 병원 응급실에서 시작되는 것으로 보는 것이 지배적인 시각이었다. 구조법은 단순했고, 구급차 탑승자의 교육 및 훈련 상태는 심각하게 낮은 편이었고, 장비도 변변찮았다. 경찰 및 소방대원 그리고 응급의료제공자는 서로 소통할 무선통신 수단도 없는 경우도 허다했다. 당시에는 제대로 된 의료지도를 받기 힘들었고, 의사와 응급의료제공자가 만날 수 있는 곳은 환자를 병원으로 이송했을 때뿐이었다.

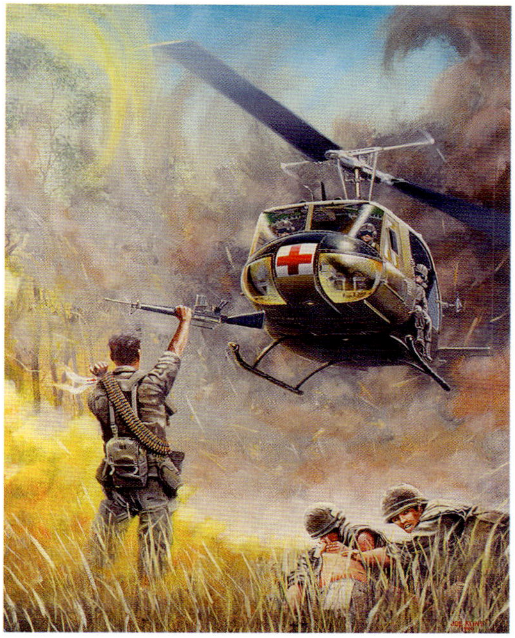

●그림 2-2 "Dustoff"라 불리는 이송의료 헬기는 월남전에서 많은 인명을 살리는데 큰 역할을 했다. *(Dust off © Joe Kline Aviation Art)*

내용 요약

▶ 1973년 응급의료체계법 15항 응급의료체계의 구성요소

- 인력
- 훈련
- 통신
- 이송
- 응급의료시설
- 중환자치료시설
- 공공 안전청
- 소비자 참여
- 치료 접근성
- 환자 전원
- 표준화된 기록 관리
- 대중 홍보 및 교육
- 체계 검토 및 평가
- 재난관리계획
- 상호부조

결국 추가적 의료서비스에 대한 요구와 비용 문제로 인해 교외 지역에서 장의사가 운용하는 구급차는 밀려나기 시작했고, 지역 경찰서와 소방서에서 구급차 서비스를 맡게 되었다. 많은 시골지역에서 응급의료서비스 독립 단체로 구성된 자원자 구급차 서비스가 생겨났다. 도시에서는 병원 기반의 응급의료체계에 대한 늘어나는 요구로 인해 도시, 농촌, 지역 차원으로 운영되는 자체적인 의료서비스가 발달하게 되었다. 하지만 서비스 기관 간의 통신 체계가 열악했기 때문에 너무나도 단순한 응급 전화조차 응급 구조팀간의 대응을 조율하는 것도 불가능했다. 1966년 국립 과학회와 국립 연구위원회의 보고서인 "사고성 사망 및 장애: 현대 사회의 간과된 문제"는 이라는 제목으로 이 문제를 조명하여 많은 관심을 유발했다. 백서라고 불린 이 보고서는 병원전 응급처치의 문제점을 상세히 꼬집었다. 백서는 응급의료체계의 발전, 병원전 응급의료제공자, 구급차 및 구급차 내부 장비의 개선을 위한 지침을 제안했다. 백서에서 제기된 문제점은 다음과 같다.

- 병원전 처치에 대한 기준과 통일된 법규의 부족
- 장비가 열악한 구급차
- 질이 낮은 구급차
- 구급차와 병원 간의 열악한 통신
- 구급차 인력의 훈련 부족
- 병원 응급실 의사 및 간호사 인력 부족

지금 우리가 알고 있는 민간 응급의료체계는 1960년대부터 본격적으로 형태를 갖추기 시작했다. 1960년 LA 소방대는 의료 인력을 모든 소방차, 사다리차, 구조 업체와 연계시켰다. 이는 응급의료 개념을 포괄하는 최초의 대형 소방서 중 하나로 자리 잡았다.

내용 요약

▶ 1988 NHTSA "10개의 체계 구성요소"

- 규제 및 정책
- 자원 관리
- 인적 자원 및 훈련
- 이송
- 시설
- 통신
- 외상 체계
- 대중 홍보 및 교육
- 의료지도
- 평가

1966년 고속도로 안전법은 미국 전역에 응급의료체계 지침을 공표했다. 같은 해 의학 박사 J. 프랭크 팬트리지는 북 아일랜드의 벨파스트에서 이동 관상동맥 치료팀을 조직하였다. 휴대용 제세동기를 사용하면서 팬트리지 박사는 심정지 환자를 치료했고 이중 절반인 5명이 장기적으로 생존하였다. 1969년 의학 박사 유진 나겔은 플로리다 주 마이애미에서 최초의 파라메딕 훈련 프로그램을 시작했다.

1970년대

1970년대는 응급의료체계가 본격적으로 꽃을 피는 시기였다. 응급구조사 국가등록 기관은 1970년에 설립되었다. 흥미롭게도 응급의료체계는 할리우드에 의해 탄력을 받았다. 1972년 1월 15일 NBC에서 TV쇼 Emergency!의 방영이 시작되었다. Emergency!는 할리우드의 거장 잭 웹 감독이 제작한 TV쇼로 LA 카운티 소방서의 응급구조사 2명이 출연하고 캘리포니아 남부의 새로운 응급구조사 프로그램이 소개된다(그림 2-3●). 이 TV쇼는 병원전 치료의 개념에 대한 대중의 관심을 끌어올렸고, 현대 응급의료체계의 발전에 상당한 기여를 했다.

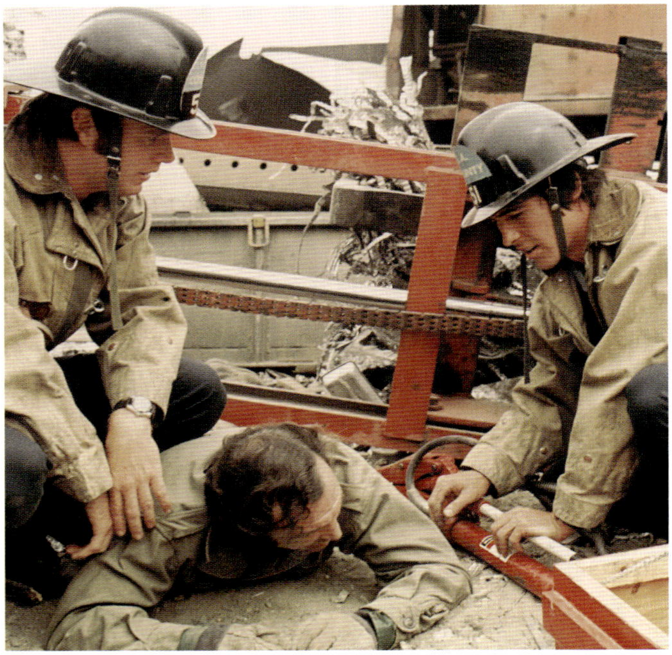

●그림 2-3 쇼 Emergency!는 응급의료체계에 대중의 관심을 집중시키는데 큰 역할을 했다. *(Larry Barbier/NBCU Photo Bank via AP Images)*

1973년 의회는 외상 치료의 제공에 연관된 일련의 프로젝트에 대한 기금을 마련하는 응급의료서비스 체계법을 통과시켰다. 이 법은 1974~1981년 사이에지역 응급의료체계가 발달하는데 큰 기여를 했다. 총 3억 달러의 재원이 응급의료체계 기획, 운용, 확장, 연구의 실효성을 평가하는데 사용되었다. 해당 기금의 수혜 자격을 얻기 위해서는 응급의료체계가 다음의 15개 구성요소(인력, 훈련, 통신, 이송, 응급의료시설, 중환자 치료시설, 공공 안전청, 소비자 참여, 치료 접근성, 환자 전원, 표준화된 기록 관리, 대중 홍보 및 교육, 체계 검토 및 평가, 재난관리계획, 상호부조)를 포함해야 한다. 응급의료서비스 체계법의 광범위한 기준 중에서 불행하게도 법을 구상한 입안자는 두 가지 핵심 구성요소(체계 재정과 의료지도)을 빠뜨렸다. 1980년대 연방정부의 재정 지원이 감소하면서, 많은 응급의료체계는 경제난에 빠졌다. 이로 인해 응급의료서비스 체계법은 1976년과 1979년에 수정이 되었고, 7년간 총 2억1,500만 달러가 출연되어 지역 응급의료체계를 설립했다. 하지만 여전히 많은 응급의료체계가 의료지도없이 운영되고 있었다.

1980년대

1981년 총괄 예산 조정법이 통과되어 응급의료체계에 대한 재원이 대폭 삭감되었다. 남게 된 기금은 예방 의학과 의료서비스관련 정액교부금으로 책정되었다. 국가고속도로교통안전국(NHTSA)은 보건사회복지부의 노력을 지속하려 하였으나, 응급의료체계의 다른 책무와 추가적 재원의 부재로 인해 지속적인 발전의 추진력이 사라졌다.

1988년 주의 응급의료체계 기술평가 프로그램은 국가고속도로교통안전국에 의해 설립되었다. 이 프로그램은 모든 응급의료체계에 필요한 요소를 정의한다. 이는 다음을 포함한다.

- ***규제 및 정책:*** 각 주는 지역 응급의료체계를 관장하는 법, 규제, 정책, 절차를 구축해야 한다. 또한 각 지역 관할 지역에서 선도적인 역할을 해야 한다.
- ***자원 관리:*** 각 주는 응급의료체계 자원의 중앙 관리를 통해 모든 환자가 적절한 응급 치료에 대한 동등한 접근을 할 수 있게 한다.
- ***인적 자원 및 훈련:*** 공인된 강사가 표준화된 응급의료체계 교과 과정을 통해 교육을 하고, 병원전 환경에서 환자를 이송하는 모든 의료 인력은 적절한 훈련을 받아야 한다.
- ***이송:*** 환자는 지상 구급차나 의료항공기를 통해 안전하게

이송되어야 한다.

- *시설:* 모든 중상 환자는 적절한 의료시설로 적시에 이송되어야 한다.
- *통신:* 응급의료체계에 대한 공공신고체계가 확립되어야 한다. 응급의료통신관리자, 구급차 인력, 병원 직원간의 통신이 가능해야 한다.
- *외상 체계:* 각 주는 외상 환자를 위한 외상센터(trauma centers)와 재활 프로그램을 포함한 특수 치료체계를 개발해야 한다. 환자를 적절한 의료시설에 배정 및 이송하는 체계 또한 확립해야 한다.
- *대중 홍보 및 교육:* 응급의료제공자는 일반인 교육프로그램에 참여해야 한다. 일반인 교육프로그램의 초점은 손상 예방과 응급의료체계에 대한 적절한 신고에 맞춰져 있다.
- *의료지도:* 각 응급의료체계는 의사를 지도의사로 지정해야 한다. 의사는 의사가 아닌 의료서비스 제공자에게 의료처치법을 위임하고 전반적인 환자 처치과정을 감독한다.
- *평가:* 각 주는 응급의료체계의 지속적 평가 및 거선을 위해 질개선(quality improvement; QI) 체계를 확립해야 한다.

항공응급의료(Helicopter EMS; HEMS)는 1980년대 초기에 개발되기 시작했다. 하나의 병원이나 여러 병원 집단에서 응급의료용 전용헬기를 사용하였다. 초창기에 항공응급의료서비스는 오직 간호사만 참여했다. 하지만 항공응급의료서비스가 고도화되면서 응급구조사가 간호사와 함께 탑승하기 시작했다. 항공응급의료는 일차적으로 중증 손상 환자를 현장에서 병원으로 혹은 병원간에 이동할 때 주로 사용되었다.

1990년대

응급의료체계의 추가적인 개선은 1990년대에 나타났다. 1990년 의회는 외상 처치체계 및 개발법을 통과시켰다. 해당 법은 외상체계 설계, 개발, 실행 및 평가를 위한 재정 지원을 제공하였다.

1993년 의료 학회는 소아를 위한 응급의료서비스를 발표하였다. 이 문서를 통해 미국 소아 응급의료체계의 문제점이 지적되었다. 연방 재원의 작은 부분이 소아 환자를 위한 응급의료서비스 프로그램으로 사용되었다.

1995년 의회는 외상치료체계 및 개발법을 재승인하지 않고, 외상체계를 위한 재정지원 부담은 주정부 차원으로 내려왔다. 이로 인해 미국 전역의 외상 처치체계의 다양성이 상당히 증대되었다.

1990년대 말에는 응급의료체계 및 관행이 자리를 잡아가기 시작했다. 바로 이 시기에 응급의료체계의 자체평가 작업이 시작되었다. 연구원과 시스템은 환자 결과(사망률 및 장애율, 질환 및 사망)를 여러 응급의료체계 관행과 연결시키기 시작했다. 놀랍게도 직관적으로 보기에 환자에게 유익해 보였던 일부 업무는 과학적 근거가 부실한것으로 드러났다. 병원전 업무와 환자 결과에 대한 대규모 연구 중 하나는 캐나타 온타리오 주의 여러 지역에서 진행된 온타리오 병원전 전문소생연구(Ontario Prehospital Advanced Life Support (OPALS) study)였다.

미래를 위한 응급의료체계 의제

국가고속도로교통안전국(National Highway Traffic Safety Administration; NHTSA)은 1996년 미래를 위한 응급의료체계 의제라는 보고서를 발표한다. 해당 보고서는 지난 30년 동안의 응급의료체계에서 얻을 교훈을 분석하고 미국 응급의료체계의 미래 비전을 제시한다. 보고서는 응급의료체계에 영향력있는 기관, 조직, 개인이 빠르게 진화하는 (진행형인) 응급의료체계 속에서 각자의 역할을 평가하는 중요함 시점에 등장했다. 국가고속드로교통안전국은 미 교통부와 보건 자원 및 서비스국, 모자 보건청의 산하에 있다.

미래를 위한 응급의료체계 의제는 전통적 의료시설 범위 밖의 응급처치와 관련이 있는 응급의료체계의 요소에 집중된다. 이 의제는 응급의료체계가 일부에 속하는 전체 의료체계에서 일어나는 변화를 반영한다. 보고서는 미래의 응급의료체계는 전체 의료체계에 통합되는 지역사회 기반의 의료관리 체계가 될 것이라고 예측한다. 미래의 응급의료체계는 질환 및 손상 위험요소를 발견하고, 급성질환 및 손상의 치료와 후속 조치를 제공하고, 만성질환을 더욱 효과적으로 치료하고 지역사회의 보건 상태를 유지할 수 있다. 응급의료체계는 지역사회의 보건 증진을 위해 다른 유형의 의료 종사자와 공공 보건 및 안전 기관과 함께 통합될 것이다. 이를 통해 의료 보건 자원이 한층 더 효율적으로 사용될 것이다. 전반적으로 응급의료체계는 일반인의 응급의료적 사회 안전망 기능을 한다. 이러한 비전을 실현하기 위해 미래를 위한 응급의료체계 의제는 다음의 14가지 핵심 요소를 지속적으로 개발해야 한다.

- 의료서비스의 통합
- 응급의료체계 연구
- 법적인 제도 정비
- 시스템 재원 마련
- 인적 자원
- 의료지도

- 교육체계
- 일반인교육
- 신고체계
- 통신체계
- 임상처치
- 정보체계
- 평가

미래를 위한 응급의료체계의 의제를 통한 권고 사항의 상당수는 실현이 된 반면, 아직 해결이 되지 않은 부분도 많다. 그럼에도 불구하고 이 보고서는 지역사회의 보건 증진과 응급의료체계를 통한 효과적인 보건 증진을 위해 힘쓰는 응급의료제공자, 보건의료 조직 및 기관, 정부 기관, 정책 입안자에게 지침서의 역할을 하고 있다. 이러한 기관 및 인력은 접근이 안정적이고, 효과적이고, 지속적 평가가 가능하고, 의료체계와 통합이 되는 응급의료서비스를 일반인에게 제공하는데 필요한 자원에 투자를 해야 한다.

21세기

미국은 2001년 9월 11일 테러 공격에 의해 상당히 변했다(그림 2-4●). 9/11 테러로 인해 발생한 여러 가지 일 중, 다시 돌아본 공공안전체계는 많은 문제를 내포하고 있었다. 조지 W. 부시 전 대통령은 **국토안보부**(Department of Homeland Security)를 설립하면서 국토 보호를 담당하는 다양한 기관의 협력을 도모했다. 이와 동시에 **국가사고관리체계**(National Incident Management System; NIMS)와 테러 공격 및 여타 안보 위협에 대한 대응 전략을 수립하였다.

2005년, 두 차례의 충격적인 허리케인(카트리나와 리타)가 걸프 연안에 위치한 몇몇 주를 강타하면서 대량 인명 및 재산 손실이 발생하였다. 일부의 경우, 응급대응이 이상적으로 이뤄질 수 없는 상황도 있었다. 재난 피해가 발생한 이후 추가적인 수정을 통해 연방비상재난관리청(FEMA)을 비롯한 여타 정부 조직은 시스템 개선을 단행했다. 2008년의 경기 침체로 인해 수많은 시정부는 응급의료체계와 소방업무에 대한 예산을 감축했다. 경기 침체의 대부분이 그렇듯이 응급의료체계와 병원 응급실의 경우 환자는 늘어나는데 예산이 줄어드는 상황을 맞이하게 되었다.

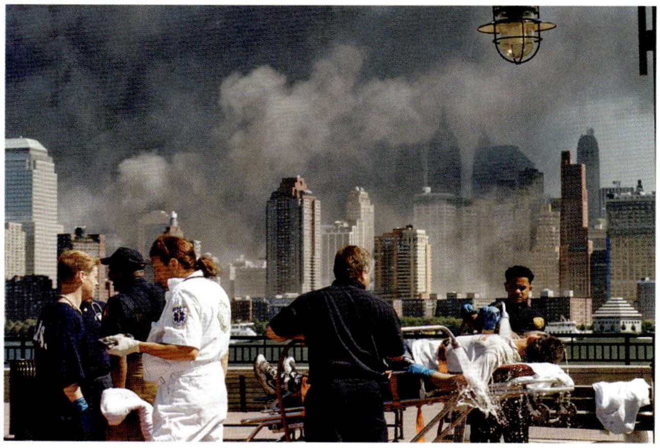

●그림 2-4 2001년 9월 11일 뉴욕시와 워싱턴 DC에 가해진 테러 공격은 응급의료체계의 판도를 바꾸어 놓았다. (© *Reuters*)

기로에 선 응급의료체계

2006년 미국 의학학술원 산하단체는 미국 응급의료서비스의 상태에 대한 또 다른 평가서를 발표한다. "중대한 기로에 선 응급의료체계"라는 제목의 평가서는 많은 응급의료서비스 실무에 있어 중요한 것이었다. 이 연구는 연방정부 차원에서 심각한 문제가 자리잡고 있다는 점을 발견했다. 응급의료 분야의 발전에도 불구하고 범상치 않은 규모의 문제가 남아있었다. 연방 정책 차원에서 응급의료에 대한 정부의 리더십은 분열되었고 정책의 일관성은 떨어졌다. 현재의 조직과 비교해 보면, 병원전/병원 기반의 응급 및 외상처치의 책임성은 주정부와 지방자치단체 차원에서 분산되어 있었다. 주정부와 지방자치단체 차원에서도 연방정부에서처럼 분열의 조짐이 명백히 드러났다. 게다가 현재의 의료전달체계는 여러 핵심영역에서 고전을 면치 못하고 있다.

- ***조정능력의 부족:*** 응급의료체계는 매우 분열되어있고, 의료인력간의 조정능력도 상당히 낮은 수준이다. 같은 지역에 위치한 응급의료 체제의 여러 기관은 운용에 있어 결속력이 떨어진다. 한 관할 구역내의 응급의료서비스 기관은 통신 상태가 열악하여 소통을 잘 하지 못하고 있다. 많은 경우에, 응급의료체계와 여타 공공안전기관은 서로 통신 수단이 호환되지 않거나 다른 주파수를 사용하기 때문에 소통을 하지 못한다.
- ***지역 내 이송의 제한:*** 지역 내의 환자이송관리 상태는 열악하고, 환자는 수용을 하기에 적정 환경을 갖춘 의료시설로 이송되지 않을 수 있다. 응급의료제공자와 병원 직원간의 통신과 전달 과정은 비효과적이고 중요한 정보가 누락되는 경우가 많다.
- ***출동 시간의 격차:*** 응급출동에 대응하는 구급차의 속도는 너무 차이가 난다. 일부의 경우에는, 지리적인 요인에 의해 차이가 난다. 예를 들어 인구 밀도가 높은 중심지의 경우 구급차가 이동해야하는 거리가 짧음에도 불구하고 교통 정체나 다른 문제로 인해 출동시간이 지연될 수 있다.

반면, 교외 지역은 이동 거리가 길고 지형도 평탄하지 않을 수 있다. 또한 응급의료체계의 조직 및 관리의 부실, 119 응급 전화통신센터와 응급의료 직원 간의 통신 문제, 가용 자원에 따른 출동 우선순위로 인해 상황이 더욱 악화될 수 있다.

- ***처치 수준의 불확실성:*** 미국에서 제공되는 응급의료서비스의 수준은 (응급의료제공자의 훈련 및 자격에 대한 국가적 표준이 없고, 관련 교육 기관에 대한 공인 체계도 없고, 응급의료체계의 성과에 대한 책임성 여부도 검증되지 않기 때문에) 거의 확인된 바가 없다. 반면에 대부분 미국인들은 그들의 지역사회가 유능한 응급의료서비스를 제공한다고 가정한다. 일반인은 이것이 사실인지 아닌지 알 길이 없다.
- ***재난에 대한 준비 부족:*** 응급의료제공자는 재난이 발생하는 경우 가장 먼저 대응하지만, 지역사회의 대응팀 중에 가장 준비 태세가 미약하다. 대부분의 응급의료제공자는 테러 공격, 자연 재해, 기타 공공 보건 응급 상황에 대한 재난대응 훈련을 받은 경우가 거의 없다. 국토 보안에 책정된 막대한 양의 연방정부 기금에도 불구하고 그 중에 매우 적은 부분이 응급의료출동에 할당된다. 또한 재난대응 계획을 수립하는 과정에서 응급의료서비스의 입지는 매우 제한적이다.
- ***전문직의 정체성 분열:*** 응급의료체계는 응급의료와 공공 안전을 모두 포함하는 특수 전문직이다. 하지만 공공 안전기관 중 응급의료는 경찰과 소방 서비스에 밀려 부차적인 공공 서비스로 간주된다. 의료 분야에서 응급의료제공자는 의사나 간호사와 같은 다른 의료 전문직에 비해 사회적 인정을 덜 받는 경향이 있다. 교육, 훈련, 및 임금의 개선에도 불구하고 응급의료제공자는 경찰, 소방대원, 간호사와 같은 비슷한 직군의 종사자보다 낮은 대접을 받는 경우가 많다. 또한 응급의료체계, 공공 안전, 일반 의료의 종사자 간의 문화적 차이로 인해 이러한 서비스 간의 분열이 더욱 커지고 있다.
- ***제한된 증거기반:*** 현재 응급의료체계에서 실시되고 있는 여러 처치에 대한 증거기반은 제한적이다. 응급의료체계를 위한 전략은 종종 병원전 환경과는 다른 조건에서 변화 및 수정되어왔기 때문에 현장에서의 효과가 의심스러운 경우가 많고 환자에게 되려 해로운 경우도 있다. 예를 들어 현장에서 소아 환자의 현장 기관내삽관을 실시하는 것은 자주 사용되는 응급처치법이지만 긍정적인 기능보다는 해로운 결과를 초래하는 경우가 많은 것으로 드러났다. 최근의 일부 연구로 인해 응급의료체계의 증거기반이 확대되고는 있지만, 연방정부의 연구 지원의 제한과 해당 연구의 산발적인 특성과 연구를 위한 정보가 고지된 동의를 얻어내는 것이 힘들다는 점 등 병원전 연구의 본질적인 어려움으로 인해 수많은 문제들이 여전히 해결되지 않은 체 남아있다.

내용 요약

▶ 응급의료서비스의 유형
- 소방 서비스
- 제3 서비스
- 사설 서비스
- 병원 서비스
- 자원봉사 서비스

▶ 서비스 전달 유형에 상관없이, 모든 응급구조 활동은 반드시 긴밀한 협력 체계 속에서 진행되어야 한다.

응급의학에 대한 국가 보고서

미국응급의학회(ACEP)는 2006년 중대 기로에 선 응급의료체계와 비슷한 내용의 연구를 발표했다. 응급의학에 대한 국가 보고서: 주별 응급의료체계의 환경 평가라는 제목의 보고서를 통해 미국 응급의료체계의 모든 부분에 걸쳐 존재하는 심각한 문제가 지적되었다. 이 보고서는 병원 응급실의 문제를 주로 다루었지만 응급의료체계의 문제 또한 지적하였다. 전반적으로 이 보고서는 미국의 응급의료서비스는 너무 과부하 되어서 응급처치의 질이 저하되었다고 강조한다. 다양하게 파악되는 원인 중에는 불충분한 재정 지원, 환자 과밀, 대안 치료시설의 부족, 의료의 신뢰도 문제, 불법 이민의 영향 등이 있다. 각 주는 보고된 응급처치의 기준을 반영하여 글자로 등급을 매겨왔다.

항공응급의료

2001년 응급의료 전용헬기를 위한 연방정부의 배상 제도가 개선되면서 전국의 응급의료 헬기의 수는 몇 년 만에300대에서 거의 900대로 확대되었다. 헬기의 수가 증가하면서 헬기 사고 및 남용 횟수 또한 증가했다. 2008년 응급의료 헬기로 인한 기록적인 수의 사상자가 발생했다. 그 결과 **국가교통안전위원회**(National Transportation Safety Board; NTSB)에서 2009년에 공청회를 열었고 후에 응급의료 헬기 산업의 대대적인 개혁이 제안되었다.

현대 응급의료체계

현대 응급의료체계는 여러 다양한 형태의 운용의 혼합이다. 현대 응급의료체계는 매우 효과적으로 일반의료체계와 그리고 조금 낮은 수준이지만 공공안전체계와도 잘 통합되어 있다. 연방정부의 감독에도 불구하고 응급의료서비스의 제공은 일차적으로 지방 정부의 책임이다. 미국의 지역적 차이로 인해, 미국 전역 응급의료체계의 제공 방법에는 다소 차이가 있다. 정부 기관은 응급의료체계를 다음과 같이 다양한 서비스 유형 중에서 선택하여 운용하고 있다.

- 소방 서비스
- 제 3 서비스
- 사설 서비스(영리 혹은 비영리)
- 병원 기반 서비스
- 자원봉사 서비스
- 위의 요소를 혼합한 형태

서비스 유형에 상관없이 9/11 테러를 통해 모든 응급 구조 작업은 긴밀한 협력 및 조율을 통해 진행되어야 한다는 교훈을 확인했다. 폭발적으로 성장하는 응급의료서비스 기술로 인해 의료 인력간의 효과적인 협업이 가능해졌고 응급의료체계의 많은 부분이 상당히 간소화되었다.

생존의 사슬

일반적으로 응급처치는 응급 상황이 발생한 시점부터 시작된다. 하지만 최근에 응급처치는 사실 응급상황 이전부터 시작된다는 것이 밝혀졌다. 그렇기 때문에 응급의료관련 전문가는 응급질환 및 사고를 감소시키는 예방적 방법을 숙지하고 있어야 한다. 또한 응급의료제공자는 자택에 거주 중인 고위험군 환자를 주기적으로 방문하면서 건강상태 및 필요를 평가하는 것과 같은 혁신적 조치도 포함이 되어야 한다.

이러한 예방적 활동 외에도, 응급의료체계는 응급상황 발생시 시작하고 치료가 끝난 환자가 정상적인 일상으로 돌아올 때 종료되는 치료과정의 연속선의 일부이다. 이러한 연속적 과정을 **생존의 사슬**(chain of survival)이라고 부른다. 미국 심장학회의 정의에 따라 생존의 사슬은 심정지 환자의 생존율에 가장 많은 영향을 미치는 5가지 요소로 구성된다. 이는 (1) 즉각적 인지 및 응급의료체계의 신고 (2) 조기 심폐소생술 (3) 조기 제세동 (4) 효과적인 전문소생술 (5) 심정지 이후의 통합적 치료를 포함한다. 다음은 응급 환자에 대한 최상의 치료의 핵심이다.

- 목격자처치
- 응급 전화상담
- 응급출동
- 병원전 치료
- 이송
- 응급실 치료
- 결정적 치료
- 재활

이러한 연속적 과정이 달성되기 위해서는 응급의료체계의 몇몇 구성요소가 반드시 갖춰져야 한다.

면허 및 자격수준

앞에서 설명한 것처럼 국가 응급의료체계 실무범위는 응급의료서비스 면허증을 4가지 등급으로 나누어 정의하고 있다.

- 응급의료반응자(EMR)
- 응급구조사(EMT)
- 상급응급구조사(AEMT)
- 파라메딕(Paramedic)

각 등급은 고유한 역할, 기술 및 제반 지식을 요구한다. 2009년 각 등급의 응급구조사를 위한 국가 응급의료 교육 지침서가 개발 및 발표되었다. 이러한 지침서는 기존의 응급의료서비스 교육을 위해 발행되었던 교재와 다양한 교과과정을 대체한다. 이러한 교육 지침서는 암기식 교육과는 다르게 응급의료 교육자가 가르치는 특정 학생 집단의 특성에 맞게 교육 내용을 조절할 수 있게 하는 장점이 있다. 국가 응급의료 핵심 내용, 국가 응급의료자격증, 국가 응급의료 교육 프로그램 인증, 국가 응급의료의료행위의 범위와 국가 응급의료 교육 표준들은 미국 전역의 병원전 응급의료제공자의 역량을 강화하는 기반이 되었고 서로 보완적인 체계를 구축하게 되었다.

교육

양질의 응급의료서비스를 위한 기본 원칙 중 하나는 응급의료제공자를 위한 확실한 교육 프로그램을 제공하는 것이다. 지난 20년 동안 응급의료체계 교육은 상당히 발전되었다. 학위 보유한 교육자의 수가 증가하였고, 응급의료서비스는 학계에서도 더욱 인정을 받고 있다. 이러한 괄목할만한 발전에도 불구하고, 미국 전역의 응급의료 교육 프로그램 간에는 상당한 차이가 있다.

미래를 위한 응급의료체계 의제에 반응하여 응급의료 교육에 대한 지침을 제시하는 많은 문서가 발표되었다. 이들 중 첫 번째는 2005년 국가고속도로교통안전국에 의해 발표된 국가 응급의료체계 핵심 내용이었다. 이 문서에는 응급의료제공자에서 요구되는 제반 지식, 기술, 역량을 정의하고 있다. 또한 2005년에는 응급의료제공자의 미래 역할을 정의한 국가 응급의료체계 의료행위의 범위라는 문서가 잇따라 발표되었다. 이 일치된 문서는 다른 관련 보건 전문인에게는 일반적인 응급의료전문인 면허체계 구축과 **의료행위의 범위**(scope of practice)를 규정하는 법, 규칙, 규제를 설정하는데 주정부 차원에서 지침 제공의 필요성을 역설했다. 국가 응급의료체계 의료행위의 범위를 최대한 따르는 주정부는 국가적 응급의료제공자의 명칭과 역량의 일관성을 증대시키고 면허의 상호성을 촉진하고 전문직업상 이동성을 개선하고, 응급의료서비스의 이름을 인식시키고 응급의료서비스에 대한 일반인의 이해를 향상시키려고 노력하였다. 일부 주에서는 국가 응급의료서비스의료행위의 범위 모델을 전체적으로 채택하는 경우도 있었고, 해당 모델의 일부만 차용하는 주도 있었다.

지역 및 주정부 기관

응급의료서비스의 효율적인 공급은 가용 자원을 최대한 활용하는 체계적 접근법과 팀워크를 필요로 한다. 미국의 응급의료체계는 지역적 차이를 보이겠지만, 최선의 환자 치료를 보장하는 핵심적 요소는 공통적인 필수 부분이다.

지역 및 주정부차원에서 포괄적인 응급의료체계 개발의 첫 단계는 행정 감독기관의 설립이다. 이 기관은 지방 응급의료체계의 자원 관리, 운용 지침의 개발, 표준 및 지침의 개발을 담당한다. 감독 기관 산하에는 기획위원회가 빈번하게 설치된다. 기획위원회는 응급의학의사, 응급간호사협회, 소방협회, 주정부 및 지역 경찰, 소비자를 포함한 지역사회 대표자로 구성된다. 기획위원회는 예산을 계획하고 응급의료서비스 기관의 관리가 가능한 행정 직원을 선발한다.

설립 이후 행정 감독 기관은 응급의료체계 내에서 기능을 하고 주정부의 현행 요건에 맞는 정책을 개발한다. 또한 행정 감독 기관은 응급의료체계의 효과를 평가하고 환자를 항상 최우선으로 고려할 수 있게 하는 질관리 또는 질개선 프로그램을 운영한다. 주정부 응급의료서비스 기관은 주로 정부 예산을 지역 시스템에 할당하면서 병원전 업무 관련법의 발효, 현장 의료 전문가의 면허 및 자격, 주정부의 응급의료서비스관련법의 집행, 지역 자문 위원회의 지정 등을 담당한다.

기본적으로 응급의료체계는 체계내에서 일련의 체계로 구성된다. 이러한 여러 체계를 통합하고 모든 참여자의 협력을 도모하면서 최상의 응급처치의 수준을 제공하도록 돕는다.

의료감독

응급의료체계에서는 항상 **지도의사**(medical director)를 보유해야 한다. 지도의사는 응급의료체계의 모든 임상적 및 환자 치료적 요소를 관리하는데 있어 법적인 책임을 지는 의사이다. 지도의사는 응급의료체계의 양심이라고 볼 수 있고, 양질의 환자 치료의 최초 지지자가 되어야 한다. 의사가 아닌 병원전 의료인력에 의한 처치는 지도의사의 위임된 처치라고 간주된다. 병원전 응급의료제공자는 자신의 직속 상관이 누구인지에 상관없이 지도의사의 위임된 대리인으로 기능한다.

다음은 응급의료체계에서 지도의사의 역할이다.

- 응급의료인력의 교육 및 훈련
- 인력 및 장비 선정 과정에 참여
- 전문 응급의료인력과의 협력을 통한 임상지침의 개발
- 질개선 및 문제해결 과정에 참여
- 환자 치료에 직접적인 방향 제시
- 응급의료체계와 다른 보건의료기관과의 교류
- 의료적 지역사회 내에서 대변자
- 양질의 환자 치료를 지향하는 응급의료체계의 의료적 양심을 유지

위의 역할 외에도 지도의사는 응급의료체계 내부의 모든 의료적 문제에 대한 최종적인 권한을 가지고 있다. 전통적인 **의료감독**(medical oversight)은 직접의료지도와 간접의료지도로 구분되었다. 최근에는 직접의료지도가 줄어드는 대신 간접의료지도가 강화되는 추세에 있다.

직접의료지도

직접의료지도(on-line medical direction)는 지도의사로 지정된 의사가 병원전 의료인에게 통신이나 전화를 통해 의료지도를 내리는 것이다(그림 2-5●). 의료지도는 이동 중환자치료간호사(MICN), 의사 진료보조사(PA), 응급구조사에게 전달될 수 있다. 어떠한 상황이라도 직접의료지도의 모든 책임은 지도의사에게 있다.

직접의료지도는 환자에게 몇가지 혜택을 제공한다. 이는 응급의료 인력에게 특수 환자처치에 대한 직접적이고 즉각적인 의료 상담을 제공할 수 있다. 직접의료지도는 12 유도 심전도와 같은 핵심 환자정보의 전송을 가능케 한다. 전송된 환자의 생리적 정보는 직접의료지도 하는 의사에게 현장에 있거나 이송 중인 환자를 위한 중요한 의료 결정을 내리는데 핵심적인 진단 정보를 제공한다. 대부분의 응급의료체계는 직접의료 상담 내용을 기록하는 장비를 갖추고 있다. 이러한 기록 정보는 **동료평가**(peer review)나 다른 지속적 질개선 활동에 사용될 수 있다.

응급 사고현장에서는 병원전 응급처치의 경험과 노하우가 풍부한 응급의료전문인이 책임자가 되어야 한다. 직접의료지도가 없는데, 현장에서 조직 체계와 관계가 없는 의사나 **중도개입의사**(intervener physician)가 있는 경우, 파라메딕은 환자 치료의 의무를 의사에게 넘겨준다. 하지만 이를 위해 의사가 먼저 자신의 신분을 밝히고 환자 치료에 대한 의지를 보여야 하며, 지역응급의료체계의 규정에 따라 의료 개입을 문서로 기록해야 한다. 의사의 치료가 기존 지침과 다를 경우, 중도

내용 요약

▶ 응급의료의 4가지 T

- 분류(Triage)
- 처치(Treatment)
- 이송(Transport)
- 병원간 전원(Transfer)

개입의사는 구급차를 타고 환자와 함께 병원으로 동행해야 한다.

중도개입의사가 현장에 있지만 직접의료지도가 있는 경우에는 직접의료지도 의사의 지침을 따라야 한다. 의견 불일치가 있는 경우 응급구조사는 반드시 직접의료지도를 준수해야 한다.

간접의료지도

간접의료지도(off-line medical oversight)는 응급 전화가 발생하기 전에 이미 체계의 지도의사에 의해 규정되어있는 의료 정책, 절차, 실무 등을 의미한다. 간접의료지도는 인력 및 장비의 선정, 교육 및 훈련, 지침 개발 등에 대한 지침과 같은 전향적 의료감독(prospective medical oversight)을 포함한다. 의료 장비 선정에 참여하는 것은 의료감독의 중요한 부분이다. 간접의료지도는 또한 감시, 동료평가, 분쟁 해결, 질관리 과정과 같은 후향적 의료감독(retrospective medical oversight)을 포함한다.

임상지침(clinical protocols)은 지도의사의 책임하에 응급의료체계의 모든 의료 구성요소의 정책 및 절차를 포함한다. 많은 응급의료체계에서 지역 커뮤니티의 의사로 구성된 위원회를 통해 의료 지침을 개발한다. 응급의료체계 지침은 책임성의 기준뿐만 아니라 일반적인 환자 문제, 동일한 수준의 의료서비스에 대한 표준화된 접근법을 제공한다. 이러한 지침을 기초로 치료가 수행된 경우, 필요하다면 지도의사는 직접 병원전의료 제공자에게 환자의 불편 사항을 해석하고, 평가 결과를 이해하고, 적절한 치료를 제공하는데 큰 도움을 줄 수 있다. 지침은 응급처치를 네 가지 영문 철자 T로 요약한다.

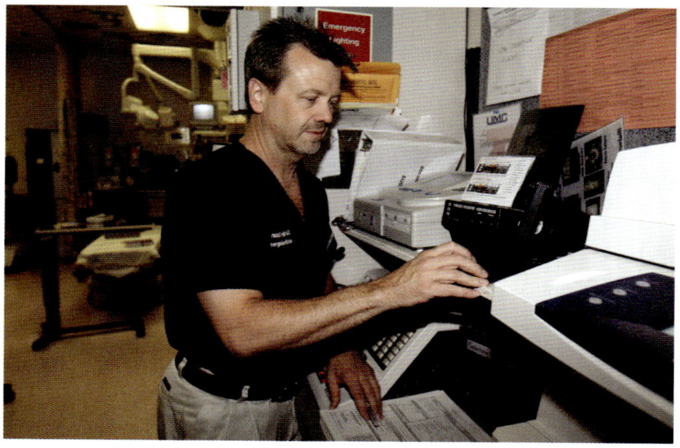

● **그림 2–5** 의료 감독자는 현장의 응급의료 인력에게 온라인 상으로 지침 사항을 전달한다. (*© Dr. Bryan E. Bledsoe*)

- ***분류(Triage):*** 가용 자원이 환자의 필요에 맞게 어떻게 할당되어야 하는 지와 같은 응급의료체계에서 환자의 처치흐름에 대한 지침
- ***처치(Treatment):*** 의료지도의 직접적인 지시 및 정규처방(standing orders)이라 불리는 사전 승인된 지침에 따른 절차에 의해 수행되는 처치를 확인하는 지침
- ***이송(Transport):*** 환자 손상 또는 질환의 특성, 환자의 상태, 필요한 치료 수준, 예상되는 이송 시간에 기초한 이동 수단(항공 혹은 지상 이송)에 대한 지침
- ***병원간 전원(Transfer):*** 환자가 가장 적절한 결정적 치료를 제공하는 의료시설로 입원할 수 있도록 하는 지침

지침은 또한 소생술 거부(DNR), 치료 거부 환자, 성적 학대, 아동 학대, 또는 노인 학대, 심폐소생술의 종료, 중도개입의사에 대한 적절한 대응법과 같은 특수 상황에 대한 규정을 말한다. 비록 지침이 현장 절차를 표준화하였더라도 응급구조사가 특수 상황에 적절히 대처할 수 있도록 융통성도 허용되어야 한다.

대중 홍보 및 교육

일반인은 응급의료체계에서 간혹 간과되기도 하지만 매우 중요한 구성요소이다. 응급의료체계는 응급 상황의 인지, 응급의료체계에 신고, 기본소생술 등 일반인 교육에 대한 계획이 마련되어야 한다. 그렇기 때문에 일반인 교육은 응급의료체계 내 역할에서 차지하는 비중이 점점 높아지고 있다. 앞서 설명한대로 환자 교육은 자전거 안전 프로그램, 영아 자동차 좌석 프로그램, 기타 유사 전략 등과 같은 활동을 통해 응급상황이 발생하기 전에 예방적 차원에서 실시되어야 한다(그림 2–6●). 또한 환자는 응급 사고가 발생한 이후 충고나 라이프스타일의 변화를 더 잘 수용하게 된다는 것이 밝혀졌다. 이러한 현상은 교육의 적기라고 한다. 교육의 적기는 미리 계획된 교육의 기회는 아니지만 환자가 교육적 정보를 이해하고 수용할만한 상황에 관련 정보를 제공하고 교육할 수 있는 순간을 의미한다. 응급의료에서의 일반인 교육은 롤모델링, 지역사회 참여, 리더십, 예방의 형태로 제공될 수 있다.

응급의료체계의 일반인 교육의 가장 핵심적인 구성요소 중 하나는 일반인이 응급상황 발생시 이를 곧바로 감지하고 응급의료체계에 신고하는 방법을 알게 하는 것이다. 응급상황에 대한 즉각적인 인지는 인명을 구한다. 예를 들어 미국심장학회의 추산에 따르면 환자가 병원에 도달하기 전에 연간 300,000건 이상의 심정지가 발생한다. 이러한 유형의 심정지는 대부분 심장질환의 증상이 시작된지 2시간 안에 발생하기

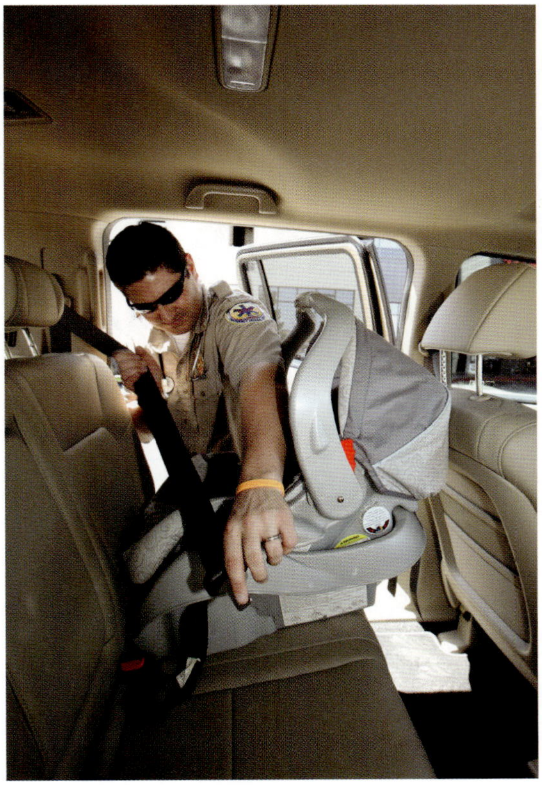

●그림 2-6 질병 및 손상 방지에 대한 일반인 교육은 21세기 응급의료체계에서 중요한 역할이 되었다 *(© Dr. Bryan E. Bledsoe)*

때문에 "급사"라 불린다. 심장질환의 증상이 발생했을 때 뒤늦게 신고를 하는 환자가 많다. 환자와 주변인들이 응급 상황을 구분하고 제때에 신고를 하는 법을 배운 경우 급사를 상당수 예방할 수 있다.

일반인 교육의 두 번째 구성요소는 응급의료체계에 신고하는 것이다. 일반인들은 응급 상황시 응급의료체계를 활성화시켜 치명적인 결과를 초래할만한 상황을 방지할 수 있어야 한다. 119이든 지역 7자리 지역 번호이든 응급전화번호는 널리 홍보가 되어야 하고, 일반인들은 응급 상황실에 필요한 정보를 제공하는 방법을 숙지해야 한다.

마지막으로 응급상황의 인지 및 응급의료체계 신고에 더해 일반인들은 심각한 외상 발생 이후 심폐소생술이나 지혈과 같은 기본소생술을 제공할 수 있어야 한다. 신속한 응급처치와 특히 심정지로 인한 환자 사망률 간에는 상관성이 있다는 연구 결과가 매우 많다. 일반인들이 기본소생술 및 조기 제세동법을 훈련받았고 조기 전문소생팀이 있는 경우, 많은 수의 환자가 성공적으로 소생된다는 사실은 많은 지역사회에서 검증이 되었다. 미국심장학회의 추산에 따르면 목격자 심폐소생술 프로그램 및 신속한 전문소생술의 실행으로 매년 수천명의 생명을 살리고 있다. 일반 가정 및 공공 장소에서 체외형 자동제세동기가 광범위하게 보급되어 있기 때문에, 조기 제세동은 매우 일반적이고 성공적으로 이루어지고 있다. 심정지 환자의 소생률은 효율적인 응급의료체계와 일반인의 높은 참여의식에 의해 좌우된다.

통신

통신 네트워크는 지역 응급의료체계의 핵심이다(그림 2-7●). 위급한 응급의료상황에 대한 체계적인 대응을 위해 응급의료체계의 구성요소를 효과적으로 조율하기 위해서는 포괄적이고 유연한 통신 계획이 필요하다. 이는 다음과 같은 요소를 필수로 한다.

- *일반인의 신고:* 119과 같이 널리 홍보가 되고 통용되는 전화번호는 일반인에게 응급 서비스 요청에 대한 직접 신고를 하도록 한다. 지역마다 상이한 번호가 혼재하면 응급출동 시간을 지연시켜 치명적인 결과를 초래할 위험이 높다. 강화된 응급 911서비스(E911)는 발신자 위치 자동 확인, 소방서, 경찰서, 응급의료체계와 같은 관련 응급 서비스로의 즉각적인 전화 연결, 즉각적인 철회 기능을 제공한다. 비록 효과적인 발신자 위치 확인을 위한 전략이 개발되었다 하더라도 최근 들어 휴대폰이나 (VOIP와 같은) 인터넷 기반 전화기의 폭발적인 증가로 인해 발신자 위치 확인이 어려워졌다.

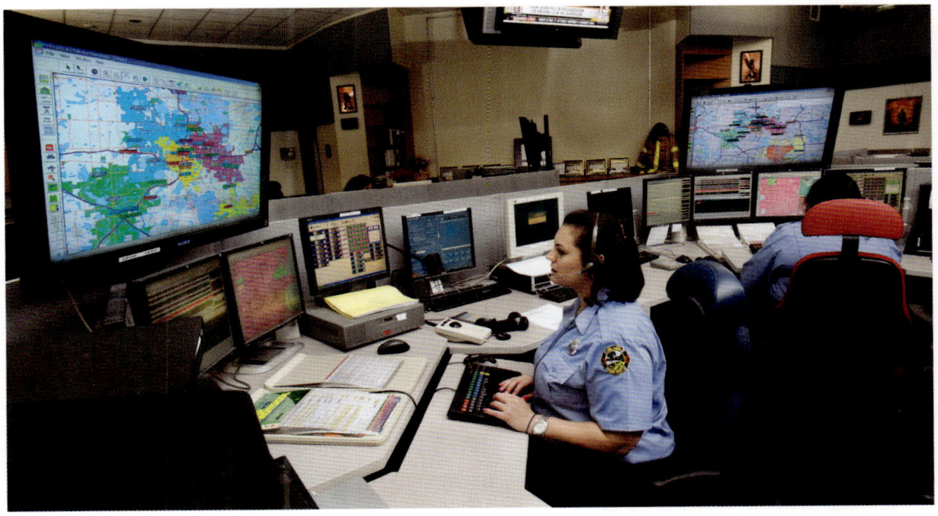

●그림 2-7 응급의료 통신센터는 현대 응급의료체계의 핵심이다.

- ***단일 통제센터:*** 지리적으로 넓은 지역에서 모든 응급의료 차량과 소통하고 지침을 내리는 단 하나의 통제센터를 구축하는 것을 권장한다. 모든 공공 서비스 기관에서 응급 상황에 대응하기 위한 자원을 십분 활용하기 위해 동일한 통신 센터를 통해 출동하는 것이 이상적이다.
- ***운용 가능한 통신 능력:*** 이를 통해 응급의료통신센터는 응급의료체계반응의 전반적인 관리를 하고 추후 출동에 대한 응급의료체계의 평가를 할 수 있다. 응급팀은 상호 부조시 혹은 재난구조 작업시 서로간의 그리고 타 기관과 통신할 수 있다. 또한 병원도 해당 지역의 타 병원과 특수 역량을 평가하기 위해 통신할 수 있다.
- ***의료통신 능력:*** 응급의료제공자는 환자를 수용하는 의료 시설과 통신할 수 있어야 하고, 많은 지역에서 심전도 정보와 환자 정보를 병원이나 의사에게 전송한다. 신기술로 인해 환자 정보가 확보되는 동시에 원하는 곳으로 실시간 전송될 수 있게 되었다.
- ***통신 하드웨어:*** 북미 지역의 통신 인프라는 크게 변화되었다. 인터넷의 사용은 우리가 정보를 주고 받는 방식을 완전히 바꾸어놓았다. 휴대폰의 획기적인 발전 또한 통신 체계에 큰 변화를 불러왔다. 응급의료체계의 통신은 전형적인 라디오 통신을 포함한 모든 인터넷 및 휴대폰 기술 활용한다. 현재 대부분의 구급차는 노트북 컴퓨터, GPS, 차량 추적 시스템이 탑재되어있다. 2001년 9/11 테러로 인해 연방정부 차원에서 국가 응급상황 및 공공안전 통신 체계의 최신화가 강조되었다. 지도와 관련해 중요한 행정 지침은 다른 관할 구역 및 체계의 인력 간의 효율적인 소통을 의미하는 상호운용성(interoperability)의 확보였다.
- ***통신 소프트웨어:*** 이는 시스템 내 통신 및 소통에 필요한 무선 주파수, 많은 경우에 구급차의 위치를 추적하는 위성 및 고성능 컴퓨터 프로그램을 포함한다. 통신 절차, 미국연방통신위원회(Federal Communication Commission; FCC)표준 및 현지 지침에 의거한 정책은 현대 응급의료 서비스에 대단히 중요하다. 응급의료체계에는 효율적이고 효과적인 통신 네트워크가 구축되어야 한다. 모든 지역사회의 필요를 충족할 수 있는 이상적인 단일 통신 체계는 구축하기 힘들기 때문에 각 지역의 통신 체계는 단순하고 유연하고 실용적인 구조로 설계되어야 한다.

응급의료통신관리자(EMD)

응급의료통신관리자(emergency medical dispatcher; EMD)의 활동은 응급의료체계의 효율적인 운용에 있어 매우 중요하다(그림 2-8●). 응급의료통신관리자는 현장에 구급차를 보낼

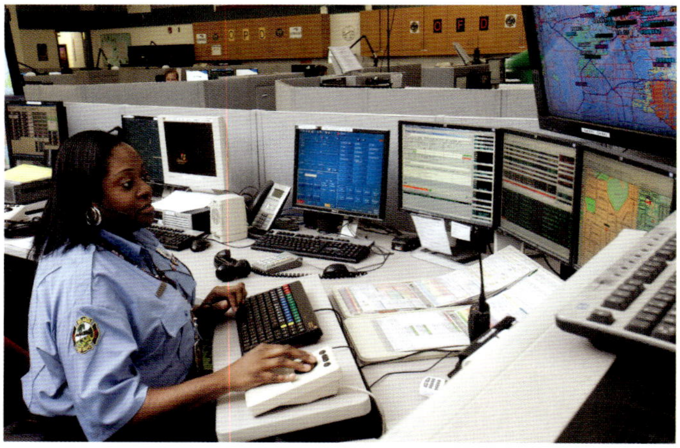

●그림 2-8 현대 응급의료통신관리자는 응급의료체계에 중요한 역할을 하고 제공되는 응급처치의 질에 큰 영향을 미친다.

뿐만 아니라 응급의료체계의 자원이 지속적으로 동원될 수 있는 준비가 되어있는지를 확인한다.

응급의료통신관리자는 의료 및 기술적 교육이 필요하다. 이에는 기본 통신 기술, 의료적 조사(질문), 도착전 지시의 제공, 자원 배치의 우선 순위 판단 등이 포함된다. 이러한 교육 과정은 표준화되고 정부 기관의 인증을 받아야 한다.

응급의료통신관리

응급의료체계의 중추 신경계라 볼 수 있는 응급의료통신관리는 환자에게 적절한 치료를 제공하고 지도하도록 지도의사와 응급의료서비스 기관의 완전한 통제 아래 진행되어야 한다. 응급의료통신관리 계획은 질문 지침, 응급출동 형태, 응급의료체계 상태 관리, 응급팀 도착 전 지시에 대한 계획을 수립해야 한다. "출동지시 우선 순위"라 불리는 또 다른 관리법은 솔트 레이크 시티 소방서에서 최초로 사용되었다. 의료적으로 승인된 일련의 지침의 사용을 통해 응급의료통신관리자는 구조요청을 하는 발신자에게 의료적인 질문을 하고, 증상의 우선 순위를 분류하고, 적절한 응급출동을 판단하고, 응급팀이 현장에 도착하기 전에 생명을 구하기 위한 적절한 도착전 지시를 실시한다.

1974년 피닉스 소방서는 전문 의료 훈련을 받은 응급의료통신관리자에 의해 개발된 응급팀 현장 도착전 지시(prearrival instruction) 프로그램을 도입한다. 프로그램을 통해 발신자는 통신관리자의 도움을 받으면서 응급팀이 현장으로 출동하는 동안 생명을 유지하는 응급처치를 실시한다. 1985년 시애틀 응급의료체계는 응급신고 전화 발신자가 심폐소생술을 성공적으로 수행하게 하는 프로그램을 시작했다. 일각에서는 병원전 교육 프로그램이 책임 소지의 증가로 이어졌다고 주장한다. 그럼에도 불구하고 응급의료서비스를 제공하지 않음으

로 인해 증가하는 책임 소지가 해당 서비스를 제공하면서 발생할 수 있는 위험보다 훨씬 클 것이다.

효과적인 응급의료통신관리체계는 응급 상황이 발생한지 몇 분안에 현장으로 최초 반응팀을 보낸다. 미국심장협회의 보고에 따르면 기본소생술이 이루어지지 않는 채 응급출동시간이 4분을 경과할 경우 뇌소생은 효과가 없다고 보고하였다. 많은 조사 결과 제세동 취치는 환자가 쓰러진 후 4분안에 제공이 될 때 가장 효과적이라고 하였다. 환자가 쓰러진지 4분이 경과한 뒤 응급팀이 도착하는 경우라 하더라도, 제세동전에 적어도 90초 동안의 심폐소생술이 제공되었다면 환자 결과는 개선될 수 있다. 지난 몇 년 동안 응급출동시간은 8분이라 간주되어 왔지만, 최근 연구에 따르면 8분의 출동 시간은 환자 결과의 개선에 큰 영향이 없는 것으로 밝혀졌다. 4분 이내의 출동 시간은 심정지 환자의 소생률을 증진하는데 중요하다. 하지만 4분 이내로 응급출동을 지속적으로 제공하는 응급의료체계는 드물다. 응급의료체계를 위한 최선의 응급출동시간을 결정하고 이를 달성하기 위한 방법을 위한 추가적인 연구가 필요하다.

교육 및 자격

응급의료제공자를 위한 응급의료 교육 프로그램은 초기 교육과 보수교육으로 구분된다. 초기 교육은 병원전 응급의료 제공자를 위한 기본 과정이다. 초기 교육은 권장된 표준을 충족하거나 상회하는 표준 과정을 완수하게 한다. (앞서 설명한대로 응급의료체계의 다양한 차원에 맞는 교육 과정 대신에 국가 응급의료서비스 교육 지침서를 통해 교육자는 교육 전략에 있어 더 많은 재량을 발휘할 수 있다.) 보수교육 프로그램은 재인증을 위한 재교육 과정과 주기적인 연수 훈련 과정을 포함한다. 모든 교육 프로그램은 의료지도와 전체 과정을 총괄하는 지도의사를 지정해야한다. 응급의료기관은 교육 프로그램을 위한 재정을 확보해야 한다.

초기 교육

응급구조사의 초기 교육은 미국 교통부에 의해 발간된 국가 응급의료서비스 교육 지침을 따르는 교육과정을 이수함으로써 완수할 수 있다. 해당 지침은 최소한의 교육 내용을 선정하고 미국 전역의 응급구조사 교육 프로그램을 위한 표준을 설정한다. 교육 지침 사항은 다음과 같은 세 가지 구체적인 분야에 대한 지침을 제공한다.

- ***인지적 분야:*** 사실, 정보, 지식으로 구성
- ***정서적 분야:*** 확보된 정보에 대한 정서, 태도, 가치를 부여하는 것
- ***정신운동 분야:*** 실험실 및 임상적 환경에 있는 학습자가 습득하는 경험적 기술로 구성

모든 응급구조사 교육 프로그램을 공인하려는 국가적인 노력이 있다. 이러한 프로그램의 인증(accreditation) 과정은 모든 응급구조사 교육 프로그램이 교수진, 시설, 장비, 의료감독, 임상적 제휴, 재정 확보에 대한 최소한의 지침 사항을 충족할 수 있도록 보장한다. 응급의료체계의 주요 인증기관은 보건의료프로그램 인증위원회(CAAHEP)의 독립체인 응급의료전문인 교육프로그램 인증위원회(CoAEMSP)이다. 일부 주는 자체 교육프로그램의 자격 과정을 운영하고 있다.

보수 교육

초기 교육프로그램을 완전 이수한 응급구조사는 응급의료의 최근 변화에 항상 발맞추어야한다. 이를 위해 보수교육이 필수적이다. 응급구조사에게 필요한 보수교육은 여러 가지 형태로 제공된다. 이에는 전통적인 강의법과 미리 구성된 교육프로그램뿐만 아니라 웹기반 교육프로그램, 인터넷 동영상, 비디오, 다른 유사한 교육서비스 제공 모델 등 혁신적인 전략도 포함한다. 대부분의 보수교육 프로그램은 감독 기관에 의한 공인 및 승인을 받아야 한다. 일부 주는 자체 교육과정인증체계를 갖추고 있지만, 보수교육에 대한 국가 승인기관은 응급의료서비스를 위한 지속교육 조정위원회(CECBEMS)이다.

보수교육은 의무이고 초기 응급구조사 교육 프로그램 못지 않게 중요하다. 응급의료는 비교적 역사가 짧은 전문직(profession)이고 정보와 기술의 변화 속도가 매우 빠르다. 더욱 중요한 점은 보수교육을 통해 응급의료의 변화에 뒤떨어지지 않고 환자에게 최선의 치료를 제공할 수 있다는 것이다. 최고의 응급구조사는 양질의 보수교육을 찾고 이수한다.

면허/자격

초기 교육이 끝나면 응급구조사는 응급의료체계에 특정 주법 체계에 따라 공식적인 자격 또는 면허를 취득한다. 자격(certification)은 기관이나 협회에서 내부 자격요건을 충족한 개인에게 자격을 인정하는 절차이다. 많은 주에서 응급구조사자격 제도를 실시하고 있다. 주정부의 허가를 받은 응급구조사는 지도의사의 직접적인 감독 아래 정해진 응급의료체계에서의 활동을 허가받는다.

면허(licensure)는 직업적 규제의 과정이다. 면허 제도를 통해 주로 주립기관인 국가기관은 공공 안전을 위한 특정 거래나 직업에 관여할 허가를 제공한다. 일부 주는 응급구조사의 자격 대신 면허를 선택한다. (자격 혹은 등록된 전문가보다 면허를 받은 전문가가 더 지위가 높다는 근거없는 통념이 있

다. 하지만 자격을 주정부가 특정 거래를 하거나 특정 직업에 종사할 수 있는 권리를 부여하는 것으로 면허와 별다른 차이가 없다.)

면허든 자격이든 응급구조사는 주정부에 의해 부여된 권한을 특권이자 개인의 책무로 인식해야 한다. 응급구조사는 보수교육을 통해 바람직한 지위를 유지하고, 대중의 신뢰를 잃지 않도록 전문적인 업무를 보여주고 특권을 보호하는데 적극적인 역할을 해야 한다. 응급구조사는 타인이 자신의 책무를 대신할 수 있다는 생각을 해서는 안 된다.

등록(registration)은 응급구조사의 이름과 핵심 정보를 특정 기록 양식에 기입하는 과정이다. 응급구조사의 등록을 통해 주정부는 해당 응급구조사의 초기 자격 및 재인증 절차를 추적 관리할 수 있다. 거의 모든 주정부는 응급구조사의 등록을 추적 관리가 가능한 응급의료협회를 보유하고 있다. 일부 주에서는 전문소생술 제공자만을 관리하는 반면, 다른 주에서는 응급의료반응자, 응급구조사, 상급응급구조사, 파라메딕의 등록까지 관리한다.

상호자격인증(reciprocity) 제도는 다른 기관에 의해 동일한 수준의 자격이나 면허를 받은 사람에게 자동으로 자격이나 면허를 인정해주는 과정이다. 예를 들어 일부 주정부는 다른 주정부에서 자격을 받은 응급구조사의 자격을 인정해준다. 주의 특성에 따라 자동적으로 자격 인정이 되지 않는 경우도 있다. 이러한 경우 주정부는 동등한 수준이나 법적 인정 기준을 통해 자격이나 면허를 교부한다. 다른 주에서는 응급구조사가 받은 초기교육이 해당 주의 자격 요건에 충족하면, 자격이나 면허를 받을 수 있는 시험에 응시하거나 활동에 참가할 권한이 주어진다.

응급구조사 국가등록기관

응급구조사 국가등록기관(NREMT)은 오하이오주 콜럼버스에 소재한 비영리 단체로 다양한 수준의 응급구조사를 위한 표준 시험을 준비 및 운영한다. 응급구조사 국가등록기관은 일반 등록과 격년 등록의 자격 요건을 설정하고 응급처치 역량의 최소한의 기준을 설정하는 단체이다. 이러한 서비스를 통해 응급구조사 국가등록기관은 한 주에서 다른 주로 이동하는 응급구조사의 자격을 인정하게 해주는 주요한 자격인증 수단이 된다. 또한 응급구조사 국가등록기관은 응급의료제공자의 전문적 기준을 개발하는 것을 목표로 응급의료교육 프로그램을 평가 및 개발을 지원한다.

현재 대부분의 주에서 응급구조사 국가등록기관은 응급의료서비스표준에 의거해 응급구조사 국가 시험이 실시되고 있다. 몇몇 주에서는 규정된 자격 및 면허체계가 응급구조사 국가등록기관의 체계와 차이가 있기 때문에 지역 자체의 시험을 개발한다. 응급구조사 국가등록기관의 국가 등록시험을 사용하는 주는 대규모 응시자를 대상으로 하는 것으로 시험 출제 비용을 아끼고 국가 표준시험이라는 공신력을 확보할 수 있다.

전문직 단체

응급의료체계의 공공 이미지는 전문직 단체에 의해 형성된다. 전문직 단체의 회원 가입은 직업상 변화의 흐름에서 뒤쳐지지 않고 미국의 다른 지역의 회원과 교류를 하는 기회를 누리는 효과적인 방법이다. 이러한 교류는 좋은 의견과 아이디어를 공유하는 논의의 장이 된다. 국가 응급의료 전문직 단체는 다음 단체를 포함한다.

- 국가응급구조사협회(NAEMT)
- 국가수색구조협회(NASAR)
- 국가응급의료서비스 교육자협회(NAEMSE)
- 국가응급의료서비스 의사협회(NAEMSP)
- 국제항공 중환자처치응급구조사협회(IAFCCP)
- 국가응급의료서비스 관리협회(NEMSMA)
- 국가응급의료서비스 코디네이터 위원회(NCSEMSTC)

위의 단체 외에도 대부분의 주에는 주정부 혹은 지방 자치정부 차원의 정보 및 보조를 제공하는 응급의료서비스단체를 가지고 있다. 앞선 예시는 응급구조사, 응급의학의사, 간호사의 권익을 보호하는 기관의 일부에 해당한다. 이 기관들은 교육 프로그램, 응급의료 교육프로그램의 개발, 활동 정책 및 절차의 개발과 응급의료체계의 중재를 지원하는 조직이다. 그들은 일반인과 전문인의 의견을 반영하여 응급의료 전달체계에서 일반인의 관심이 반영되게 하도록 하는 지침을 제공해준다. 이러한 기관은 의료 커뮤니티 내의 응급의료서비스의 입지를 높이는 수단을 제공하고, 응급의료제공자의 일치된 목소리를 대변하도록 돕는다.

응급의료 전문 저널 및 잡지

매일 변화하는 응급의료 산업의 변화를 응급구조사가 놓치지 않고 따라갈 수 있게 하는 다양한 전문 저널이 있다. 전문 저널은 보수교육 교재를 위한 풍부한 출처와 응급의료 전문 인력이 기사를 작성 및 개제할 수 있는 기회를 제공한다. 다음은 응급의료체계의 환자 치료에 대한 기사가 주기적으로 실리는 저널의 일부 목록이다.

- Academic Emergency Medicine
- American Journal of Emergency Medicine

- Annals of Emergency Medicine
- Emergency Medical Services
- EMS World
- Journal of Emergency Medical Services (JEMS)
- Journal of Pediatric Emergency Medicine
- Journal of Trauma: Injury, Infection and Critical Care
- Prehospital Emergency Care

인터넷

인터넷은 세계를 변화시켰고 응급의료체계에도 확실히 큰 변화를 가져왔다. 응급의료제공자를 위한 전문 웹사이트의 수가 급증했다. 전문 잡지 중 다수는 최신 소식 및 정보로 상시 업데이트 되는 웹사이트를 소개한다. 양질의 인증되는 보수교육 프로그램을 소개하는 웹사이트의 수도 많다. 응급의료서비스의 초기 교육 또한 웹 상으로 교육 정보가 제공되는 경향이 있다. 그렇기 때문에 학습자는 자신이 속한 지역에서 초기교육이나 보수교육을 받을 수 있다. 흥미롭게도 일부 응급의료체계 기반의 사회 커뮤니티도 형성되고 있다. 이러한 커뮤니티를 통해 응급의료서비스에 대한 국제적인 논의 및 네트워킹이 형성되고 있으며 참여하는 응급의료제공자도 수없이 많다(그림 2-9●).

환자 이송

응급의료체계의 감독하에 이송되는 환자는 가능하면 가장 가까운 의료시설로 옮겨져야 한다. 의료감독은 환자의 필요와 서비스의 가용성에 따라 적절한 의료시설을 지정해야 한다. 경우에 따라서는 화상과 같이 특수 치료를 필요로 하는 환자는 가장 가까운 곳이 아닌 지정된 의료시설로 이송될 수도 있다. 또한 병원간 전원을 의뢰하는 동안 환자를 안정시키기 위해 가장 가까운 병원으로 이송하는 경우도 있다. 환자 이송에 대한 최종 결정은 직접의료지도에 의해 결정된다.

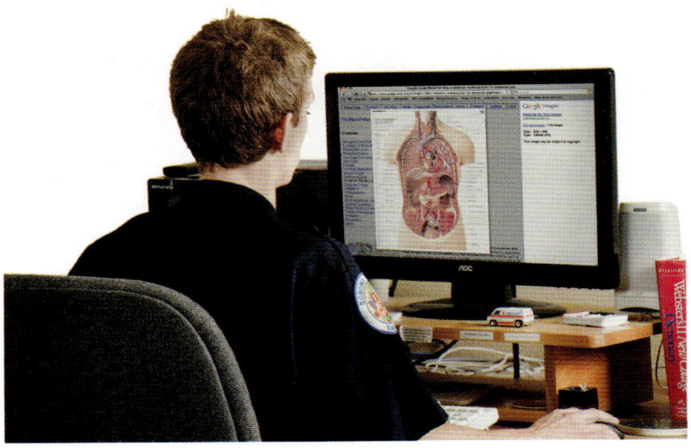

●그림 2-9 인터넷은 응급구조사가 자신이 있는 위치에 상관없이 양질의 보수교육을 받을 수 있게 한다.

환자는 지상 혹은 항공 수단을 통해 이송될 수 있다(그림 2-10●).

앞서 설명한 것처럼 의료 헬기는 한국 전쟁 당시 도입되어 월남전 때 확대 사용되었고 전장에서의 구조 활동이 성공을 거두자 민간 구급체계로 활용이 확대되었다. 1970년 군 안전교통지원프로그램(MAST)이 구축되었다. 이는 미 전역의 35개 헬기 수송 프로젝트를 통해 군헬기의 유용성과 응급구조사가 민간 응급상황에서 효과적으로 투입되는지 여부를 테스트했다.

현재 외상처치체계는 경찰, 자치도시, 병원, 사설, 군헬기를 통해 환자를 이송한다. 보통 이송 거리가 200마일이 넘는 경우 고정날개 항공기가 사용된다(그림 2-11●).

모든 이송수단은 허가를 받고 지역 및 지자체 정부의 요건을 충족해야 한다. 장비 목록은 체계의 표준과 일치해야 한다. 응급용과 비응급용 구급차 모두에게 요구되는 장비 및 기술에 대한 다양한 국가 및 지역 표준이 있다. 장비와 비품의

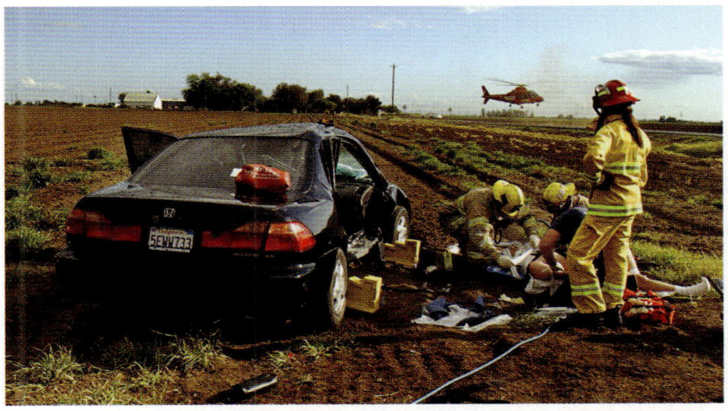

●그림 2-10 환자는 지상 혹은 항공 수단을 통해 이송될 수 있다. 의료 헬기는 1950년대 한국 전쟁시 도입되었다. *(© REACH Air Medical Services)*

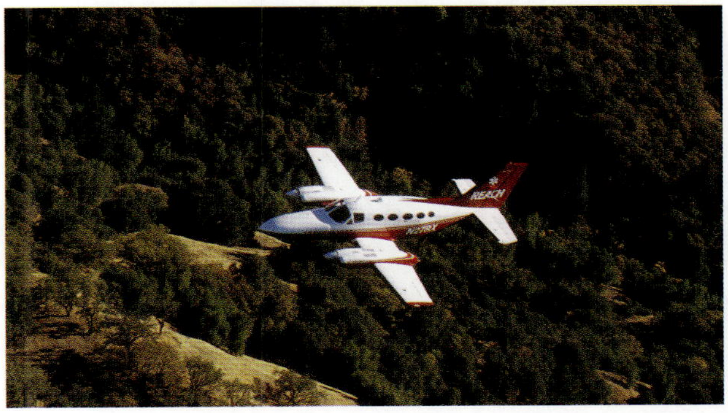

●그림 2-11 헬기를 포함한 고정날개 항공기는 현대 응급의료체계에서 중요한 역할을 한다. *(© REACH Air Medical Services)*

지역별 표준화는 재난 구조시 구조 기관간의 협력을 촉진하는 가장 효과적인 방법이다.

1974년 미교통부의 요청에 의해 미총무청(GSA)은 KKK-A-1822 구급차 연방 규격서를 개발하였다. KKK-A-1822는 결정적 치료를 제공하는 의료기관으로 환자를 이송하는 동안 환자에게 집중적 소생술을 제공하도록 하는 최초의 구급차 설계 표준화 작업이다. 이 법안은 다음과 같은 구급차의 기본 유형을 정의한다.

- ***유형 1(그림 2-12●):*** 전형적인 캡, 차대 위에 규격화된 차체를 올린 구급차 형태로 운전자 공간과 환자 공간 간의 연결 통로가 없다.
- ***유형 2(그림 2-13●):*** 표준 밴, 차체, 캡으로 된 일체형 구조이다. 대부분 천장이 높다.
- ***유형 3(그림 2-14●):*** 전방 캡과 일체형 차체로 구성된 특수 밴으로 운전자 공간과 환자 공간 간의 연결 통로가 있다.

허가된 구급차에는 국가고속도로교통안전국(NHTSA)에서 규정한 생명의 별 로고가 붙어있을 수 있다. 구급차라는 단어는 구급 차량의 전방에 적혀서 전방 차량의 백미러를 통해 분명히 보이게 해야한다.

최근 들어 구급차에는 특수구조용, 위험물 제거용, 추가적인 전문소생장비 등을 포함한 다양한 특수 장비를 구비하고 있다. 이로 인해 구급차의 최대 무게를 상회하기 때문에 내구성과 대형 저장 공간 및 작업 공간을 위해 중형 트럭 차대가 도입되었다(그림 2-15●). 또 다른 유형의 구급차는 연비 효율 및 안정성 강화를 위해 설계된 디젤 구급차이다(그림 2-16●).

구급차 표준은 계속해서 발전할 것이다. 최근 들어 미래 환경에 대한 우려로 인해 탄소 배출을 절감하는 구조로 차량이 설계되고 있다.

1980년 KKK-A-1822A법은 구형 경광등을 대체하는 저앰프 조명 시스템의 설계를 통해 구급차의 전기 체계를 개선하는 것을 목적으로 개정되었다. 개정법으로 인해 전기 시스템의 부하량이 감소시켰다. 1985년 또 다른 개정법인 KKK-

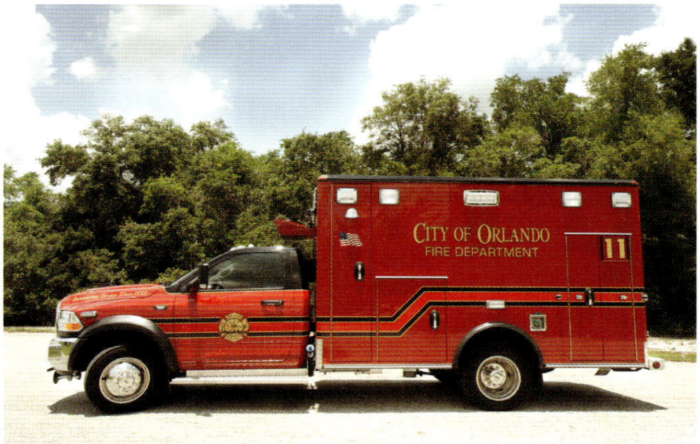

●**그림 2-12** 구급차 유형 1

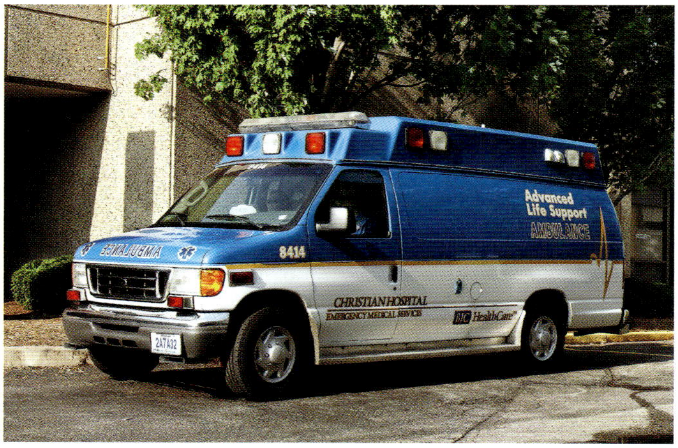

●**그림 2-13** 구급차 유형 2

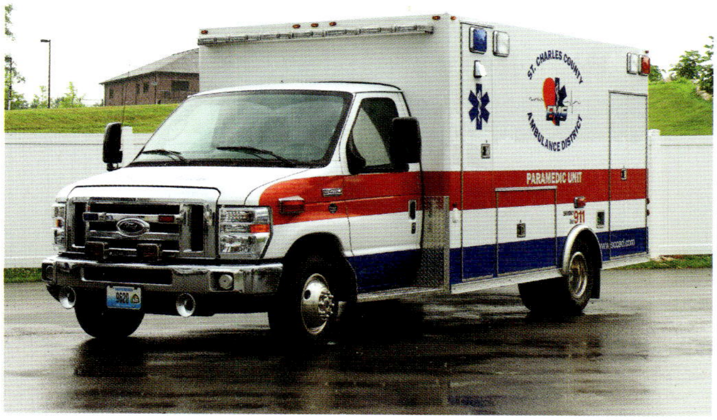

●**그림 2-14** 구급차 유형 3

A-1822B는 국가 직업안전 보건원(NIOSH)의 표준에 기초하여 구체적인 변화를 가져왔다. 이것은 차량 내부 사이렌 소음, 높은 엔진 온도와 매연 배출을 감소, 안전한 이송용 침대

법적 고려사항

응급실 폐쇄

수많은 이유로 인해 응급실이 폐쇄되고 구급차로 전환되었다. 이는 응급의료체계에 상당한 영향을 주었다. 모든 응급의료체계는 환자 치료의 수준이 저하되지 않게 이러한 상황에 잘 대응해야 한다.

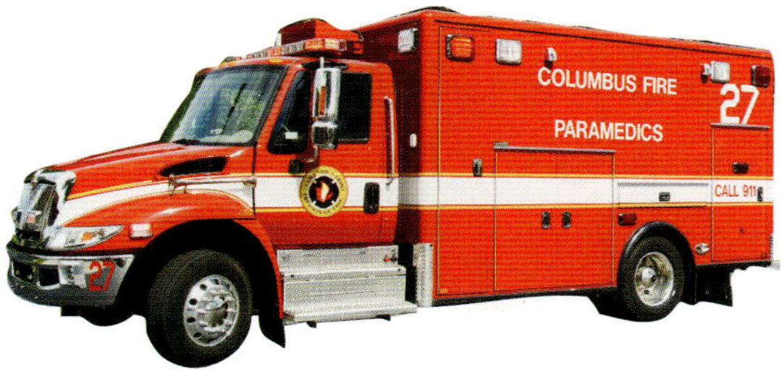

●그림 2-15 일부 응급의료체계에서는 상업용 일반 트럭 차대로 제작된 중형 구급차를 사용된다.

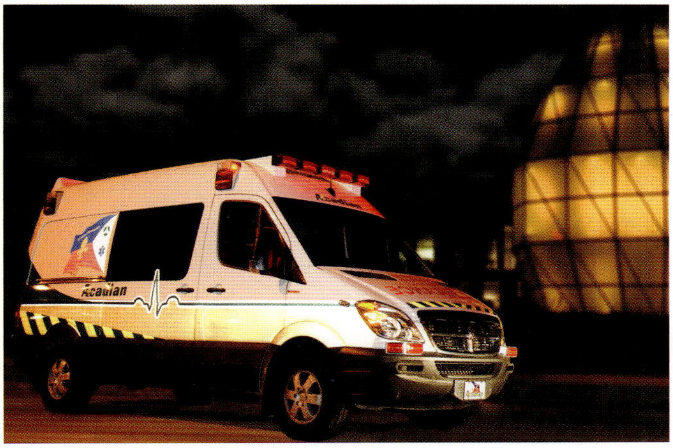

●그림 2-16 일체형 디젤 구급차는 비용, 연비, 경제성, 안정성 면에서 인기를 얻고 있다. *(© Acadian Ambulance Services)*

의 고정, 차축의 확장, 손에 들고 다니는 조명 기구, 지속시간을 개선한 배터리 장치, 산소실의 환기 시스템 등의 내용을 포함하였다. 2002년 KKK-A-1822E 개정법은 추가 탑승자 고정 장치, 차안 내부의 구석이 모나지 않도록 더욱 둥그렇게 설계하는 것, 바늘이나 위험이 될 수 있는 물건을 담는 용기의 안전한 확보를 위한 지침을 제공하였다. 2007년에 제정된 KKK-A-1822F 개정법은 전기 시스템, 신호, 안전성을 주로 다루었다.

1970년대 연방정부 예산으로 구매한 구급차는 모두 KKK 개정법 기준을 준수하도록 하였다. 하지만 70년대 이후 일부 주에서는 자체적인 기준을 마련하기도 하였다.

의료시설

모든 병원 시설이 동등한 수준의 응급 지원서비스를 제공하는 것은 아니다. 그렇다면 어떻게 환자를 적정 의료시설로 적시에 이송할 수 있는가? 응급의료체계는 응급 환자를 효과적으로 수용하고 치료할 수 있도록 준비 상태와 각 병원의 의료 역량 및 인력 확보 현황에 따라 병원을 몇 개의 유형으로 분류한다. 응급의료서비스조정자는 이러한 분류 체계를 통해 결정적 치료나 생명을 구하기 위한 처치의 필요를 재빨리 인지하여 환자에게 필요한 가장 적절한 의료시설을 결정한다.

본래 병원 분류 체계는 병원의 **외상**(trauma)처치역량을 확인하기 위해 개발되었다. 인증된 외상처치를 제공하는 병원은 외상센터로 지정된다. 분류 체계가 발달하면서 흉통 센터, 뇌졸중 센터, 다른 특수처치센터 등으로 분류 기준이 확대되었다.

일단 분류 체계가 수립되면, 지역별 응급 서비스는 모든 환자에게 적절한 의료시설로 합리적으로 이송되도록 도움을 제공해야 한다. 화상, 외상, 소아, 정신과, 분만전후, 심장질환, 척추질환, 독극물 센터들은 특수 환자를 위한 높은 수준의 치료를 제공하는 특수치료시설의 예이다(그림 2-17●). 광역응급의료체계는 특정 자원을 중재하고 적절하게 환자 배분을 할 수 있는 자원 병원을 지정해야 한다.

이상적으로 볼 때, 모든 의료시설은 다음과 같은 역량을 갖춰야 한다. 응급의학 의사가 상시 근무 중인 응급실, 외과 수술실, 혈액검사실 및 혈액 은행, 24시간 사용 가능한 영상의학실 및 중환자실이 포함한다. 의료시설은 응급의료체계에 헌신적으로 참여, 의료비 지불 능력에 구애 받지 않고 환자를 치료할 의지, 처치의 질 및 의료 책임을 보장하는 의료 감사 절차에 대한 것을 문서화해야 한다. 마지막으로 의료시설은 대량재난사고에 대한 대비 계획에 참여할 의지가 있어야 한다.

상호부조와 대량재해 대비

하나의 응급의료체계의 자원은 충분하지 않을 수 있다. 상호부조 합의는 필요할 경우 도움이 제공되어야 한다는 규정이다. 이러한 합의는 인접한 부서, 지자체, 체계, 주정부간에 이

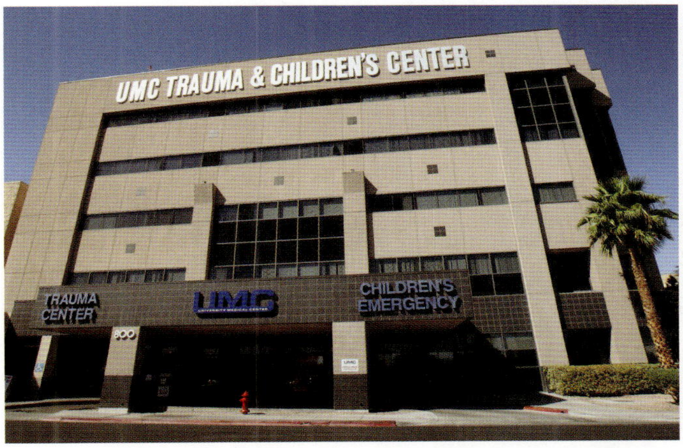

●그림 2-17 특수외상센터의 개설은 외상 사망률 및 장애율의 상당한 개선을 가져왔다. *(© Dr. Bryan E. Bledsoe)*

내용 요약

▶ 질개선을 위한 지침

- 리더십
- 정보 및 분석
- 전략적 질관리 계획
- 인력 개발 및 관리
- 응급의료서비스 과정 관리
- 응급의료체계 결과
- 환자 및 이해관계자의 만족도

▶ 소비자의 만족은 단순한 말이나 행동으로도 형성되거나 훼손될 수 있다.

루어진다. 응급의료기관 간의 협력은 지리적, 정치적, 역사적 경계를 초월해야 한다.

각 응급의료체계는 재난으로 인해 자원이 부족해지는 만일의 상황에 대비하여 재난대비계획을 갖춰야 한다. 여기에는 사고지휘체계의 지휘자 파악과 기존 상호부조 합의의 존재를 확인하고 조정하는 중앙 관리기관이 있어야 한다. 재난대비계획은 응급의료체계의 구성요소를 통합하고 융통성 있는 통신체계를 포함해야 한다. 주기적인 훈련을 통해 대비 계획의 효과와 실용성을 검증해야 한다. 통신 및 통제체계는 인력, 장비, 운용 지침 면에서 크게 수정하지 않고 주요 의료사고에 대해 체계적으로 대응할 수 있는 능력이 있어야 한다.

질보장과 질개선

응급의료체계는 환자의 필요를 최우선 사항으로 설계되어야 한다. 응급의료서비스의 품질은 항상 최상 수준으로 유지되어야 하는데, 완벽하게 최상 수준의 처치를 제공하였다고 생각해서는 안된다. 질보장 및 질개선 프로그램이 효과적으로 운용되기 위해서는 역동적이고 포괄적이어야 한다. 응급의료체계는 지역사회의 기대치와 실무의 표준을 지속적으로 확인하고, 기꺼이 그에 해당하는 업무 내용을 실행, 변경, 또는 제거해야 한다.

1997년 국가 고속도로교통안전국은 응급의료체계의 질관리에 대한 리더십 가이드라인을 발간한다. 가이드라인을 다음과 같은 구성요소를 기반으로 한다.

- 리더십
- 정보 및 분석
- 전략적 질관리 계획
- 인력 개발 및 관리
- 응급의료서비스 과정 관리
- 응급의료체계 결과
- 환자 및 이해관계자의 만족도

법적 고려사항

9/11 테러와 그 이후

2001년 9월 11일 미국 본토에 테러 공격이 발생한 이후로 재난대응 체계 및 응급의료체계에는 더욱 다양하고 새로운 책무가 추가되었다. 모든 응급의료제공자는 원인에 상관없이 재난에 대비해야 한다. 생물화학적 인자는 응급의료제공자에게 상당한 위험 요소가 된다. 사전 대비 및 교육은 재난이 발생했을 때 생존을 위한 핵심요소다.

많은 응급의료체계는 현행 질보장 프로그램을 운용하는 반면, 질개선 프로그램으로 한 단계 더 높은 차원으로 끌어올리는 응급의료체계도 있다. 질보장 프로그램은 주로 환자에게 제공되는 치료의 지속적 감시 및 측정을 유지하기 위해 설계된다. 질보장 프로그램은 마치 제조업체에서 조립 라인의 끝에서 완성품의 상태를 확인하듯 응급의료체계의 결과에 대한 분석을 거쳐야 한다. 질보장 프로그램은 모든 조치가 끝난 이후 치료의 효과를 문서로 기록한다. 이는 문제 및 특정 개선점의 발견에 큰 도움이 된다. 질보장의 한계는 응급의료체계에서 개인의 행동을 다루고 정해진 성과의 측정 기준을 확인한다는 점이다. 이러한 성과의 측정은 임의로 정해진 기준을 따른다. 예를 들어 정맥주사 주입 성공률이 80% 이상이 된다는 것과 같은 기준은 상한선이 되는 경향이 있다. 응급의료체계의 응급구조사가 10개 중 8개 꼴로 정맥주사 주입에 성공할 경우, 더 이상 정맥주사 주입에 대한 평가를 시도하지 않을 수 있다는 것이다. 그러나 정맥주사 성공률이 80% 이하로 떨어지는 경우, 질보장 과정은 개인적 차원의 관찰을 할 뿐, 새로운 정맥 카테터의 변화로 인해 정맥주사 성공률이 저하된 원인을 파악하지 못한다. 따라서 질보장 과정은 정맥주사 성공률을 85%, 90%, 혹은 그 이상으로 높일 수 없을 수도 있다. 질보장 프로그램에 대한 일반적인 불만 사항은 문제점의 확인에만 초점이 맞춰져 있고 이로 인해 처벌적 교정에 그치게 된다는 점이다. 그렇기 때문에 병원전 인력은 질보장 프로그램을 부정적으로 보는 경우가 많다.

그 결과 다수의 응급의료체계에서는 좀 더 높은 차원의 질보장 프로그램인 지속적 질개선(CQI)을 채택하였다. 지속적 질개선 프로그램의 경우 최상의 의료서비스를 제공하기 위해 응급의료체계를 개선하려는 지속적인 작업이 진행된다. 지속적 질개선은 문제 해결적 방법론으로 볼 수 있다. 지속적 질개선 프로그램은 사실, 데이터, 세부 사항, 사실에 의한 관리를 기반으로 한다. 지속적 질개선의 통계적 접근은 그 속성상 전체적인 시각에서 응급의료제공자 개개인이 아닌 응급의료체계의 과정을 분석한다. 다시 말하자면 지속적 질개선은 "최상"의 시스템을 구축하는 반면 질보장 프로그램은 "충분히 좋은" 체계를 인정한다.

지속적 질개선 프로그램은 환자 치료의 개선으로 이어지는 전체 프로세스의 개선을 강조한다. 지속적 질개선의 역동적

과정은 계획, 실행, 확인, 행동의 4단계 주기를 포함한다. 이러한 과정 속에서 데이터가 분석되고 행동 계획에 수립된다. 실행 단계에서는 계획이 실행되고 확인 단계에서는 변화의 타당성을 평가하기 위한 추가적인 데이터가 수집된다. 마지막으로 행동 단계에서는 기존 단계의 결과를 다루기 위한 행동이 취해지고 이러한 프로세스는 반복된다. 이러한 프로세스는 응급의료체계의 개선이 지속적으로 이루어지도록 만든다. 일반적으로 응급의료체계의 품질은 크게 "충분히 좋은" 품질과 "최상의" 품질로 구분된다.

"당연시되는" 질

일반적으로 119 신고 전화에 응급의료체계가 신속 대응하는 것은 당연시되고 있다. 환자는 의료교육을 받지 않은 경우가 많기 때문에, 응급의료제공자는 항상 환자의 건강을 최우선으로 하고 최상의 **프로 의식**(professionalism)을 갖춰야 한다. 이로 인해 환자는 제공받는 치료가 안전하고, 적절하고, 최선의 처치임을 전제로 한다.

이러한 부분의 질개선은 지속적인 평가를 통해 이뤄질 수 있다. 임상 평가 및 개선 작업은 실행 단계 이전에 섬세한 검사를 거쳐야 하고, 실행 이후에도 검사 작업을 주기적으로 실시해야 한다. 예를 들어, 새로운 약물 투여, 과정, 절차를 고려한다면, 응급의료체계에서 이에 대한 사용을 허가하기에 앞

법적 고려사항

질개선: 위기 관리 전략

응급의료체계질개선 프로그램은 훌륭한 위기 관리 전략이 될 수 있다. 응급의료체계나 응급의료제공자 개인의 문제는 질개선 프로그램을 통해 환자 치료의 품질이 저하되기 전에 조기 발견 및 해결될 수 있다. 경험상 현행 질개선 프로그램을 사용하는 응급의료서비스의 경우, 법적인 소송이 발생할 확률이 줄어든다. 응급의료서비스 관련 법적 소송은 크게 네 가지 위험 유형인 고빈도/저위험, 고빈도/고위험, 저빈도/저위험, 저빈도/고위험으로 구분된다. 훌륭한 질개선 프로그램은 모든 고위험 사례 및 절차, 특히 저빈도 군에 대해 지속적으로 감시해야 한다.

응급의료체계의 고위험 소송 건은 심정지 환자, 억제를 해야 하는 환자, 응급 치료 거부 환자, 나중에 응급 치료 및 여타 서비스에 대한 불만 접수를 하는 환자를 포함한다. 고위험 절차는 기관내삽관, 약물 투여 등을 포함한다. 훌륭한 질개선 프로그램에서는 고위험 건수와 이러한 절차가 시스템 및 응급의료제공자 차원에서 지속적으로 감시 관리된다. 응급의료제공자가 이러한 건수를 적절하게 관리하지 않는 것으로 확인될 경우, 해당 인력은 추가 교육을 받도록 조치된다. 이와 유사하게, 시스템이 이러한 건수를 적절하게 관리하지 않는 것으로 확인될 경우, 시스템 수정을 통해 문제를 해결해야 한다. 그렇기 때문에 응급의료서비스질개선 프로그램을 처벌적 프로그램이 아니라 교육의 기회로 봐야한다. 제대로 사용될 경우 질개선 프로그램은 더 나은 응급구조사와 응급의료체계를 만든다.

서 미리 정해진 규칙을 따라야 한다. 이러한 규칙은 **증거주의**(rules of evidence)라 한다. 이는 의학 박사 조세프 P. 올네이트가 개발한 증거주의는 다음과 같은 지침 사항을 포함한다.

- ***변화를 위한 이론적 토대가 있어야 한다.*** 변화는 반드시 해부학, 생리학, 생화학, 그리고 다른기초의학적 설명을 기반으로 설명되어야 한다.
- ***지지할 만한 충분한 과학적 인체 연구가 있어야 한다.*** 환자 치료를 위해 의료장비나 약물이 사용된 경우 이에 대한 타당성을 검증하기 위해 적절한 인체 연구가 필요하다.
- ***임상적으로 중요해야 한다.*** 의료 장비, 약물, 절차는 환자에게 임상적으로 중요한 효과를 보여야 한다. 예를 들어, 자동제세동기와 같은 의료 장비는 환자의 생사를 결정지을 수 있지만, 반면에 들것의 린넨 색의 변경은 임상적 중요성이 전혀 없다.
- ***실용적이고, 경제적이고, 교육이 가능해야 한다.*** 일부 의료 장비는 지나치게 비싸고 병원전 응급 처치를 위해 주기적으로 사용하기에는 실용적이지 않다.

임상학적 혁신이나 개선이 이러한 지침 사항을 모두 충족하는 경우 이러한 엄격한 테스트를 통과한 의료 장비, 약물, 절차가 사용되도록 수정되어야 한다.

일반인들에 의해 "당연히" 기대 되는 질개선을 달성하는 또 다른 방법은 의료 인력에 대한 지속적인 교육이다. 응급구조사는 자료 읽기, 강의 수강, 의료시설로부터 응급처치에 대한 피드백 요구, 환자에 대한 추후 관리를 통해 응급처치 기술을 개발할 수 있다. 응급의료제공자가 동료의 환자 치료 보고서를 교차 평가하는 과정인 동료 평가(Peer review)는 응급구조사의 지식과 기술을 개발시키는 또 다른 방법이다.

윤리(ethics)는 특정 직업군 일원의 행동을 규제하는 규칙이나 표준이다. 모든 병원전 의료 제공자는 환자와 일반인에 대한 윤리적 의무를 지닌다(8장의 전문직 윤리를 참고). 일반인은 수준 높은 응급의료체계를 기대하기 때문에 응급의료제공자도 이에 부응하도록 만전의 노력을 기해야 한다.

응급의료서비스 질

비즈니스의 세계에서 서비스 품질은 "고객 만족"이라 불린다. 이는 고객 개개인이 설레어 하고 좋다고 느끼고 자주 이야기하는 품질을 의미한다. 고객 만족은 고객의 기대치를 뛰어넘고 감사의 편지를 보내게 만드는 부가적인 그 무언가이다. 환자의 만족은 다음과 같은 말을 통해 확인할 수 있다. "우리가 떠나기 전에 제 고양이에게 밥을 먹여주셨네요.", "제 이름을 기억하시고 간호사에게 소개를 해주셨다면서요?", "제 손을 잡아주셨어요.", "제가 필요로 할 때 제 친구

처럼 있어주셨어요."

환자의 만족도는 단순한 말 한마디나 행동에 의해 형성될 수도 감퇴될 수도 있다. 소통에서 있어 신체언어와 목소리 톤은 중요한 역할을 맡는다. 자신의 환자를 진심으로 대하는 응급구조사는 세밀하게 환자와 소통한다. 환자가 인지하는 이런 것들이 정맥주사, 척추 고정판, 심전도보다도 더욱 중요할 수 있다. 응급의료제공자의 존재의 궁극적 이유를 기억하는 것은 매우 중요하다. 응급의료제공자는 최상의 의료서비스 및 치료를 제공하는 데에 그 목적이 있다(그림 2-18●).

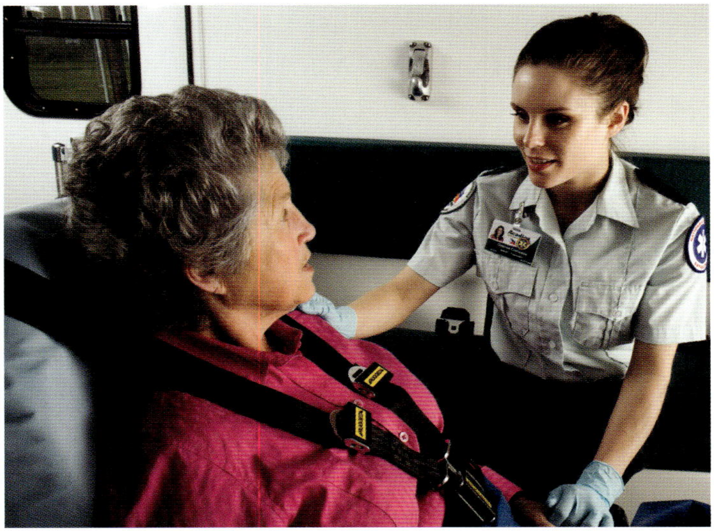

●그림 2-18 환자는 곧 고객이다. 응급의료제공자는 진심으로 성실하게 환자를 다뤄야 한다.

환자의 안전

의료의 기본 원칙은 '첫째, 해를 가하지 말라(primum non nocere)'이다. 어떠한 의료 행위이든 환자의 안전이 고려되어야 한다. 이는 응급의료서비스도 마찬가지이다. 의료체계가 더욱 복잡해지면서, 오류나 사고의 확률이 더욱 커지고 있다. 2008년 미국국립과학원 의학원은 오류는 인간의 속성: 더 안전한 의료체계 구축하기라는 보고서는 발간하였다. 보고서를 통해 의학원은 연간 44,000~98,000명의 미국인이 의료과실로 사망하는 것으로 추산했다. 응급의료서비스는 의료체계의 한 부분으로 의료 과실도 일어난다. 의료 과실의 원인은 다음과 같이 세 부분으로 확인된다.

- *술기에서의 실패:* 술기의 실패는 의료제공자가 의료술기 및 절차를 제대로 사용하지 못해서 발생한다. 이러한 실패는 제공자에게는 거의 자동적인 술기나 응급구조사의 일상적 처치가 중단되었을 때 발생하는 경우가 많다.
- *규칙에서의 실패:* 응급의료체계를 포함한 모든 의료체계는 안전성의 보장과 의료과실의 방지를 위해 규칙을 규정한다. 규칙의 실패는 의료서비스 제공자가 관련 규칙을 준수하지 않거나, 적절한 규칙을 잘못 적용하거나 잘못된 규칙을 적용하는 경우 발생한다.
- *지식에서의 실패:* 지식에서의 실패는 의료 과실의 세 가지 원인 중 가장 복잡한 경우이다. 지식에서의 실패는 불충분한 정보나 상황에 대한 잘못된 해석에 의해 주로 발생한다. 이러한 실패는 응급의료서비스 제공자가 스트레스나 압박을 받은 경우 발생한다. 또한 지식에서의 실패는 응급의료서비스 제공자가 자신의 판단이 "틀릴 리가 없다"고 믿는 경우 발생할 수 있다(나르시시즘적 특성).

의료 과실은 언제나 발생하지만, 응급의료실무에서 가장 잘 일어날 수 있는 고위험 영역은 다음과 같다.

- *인계:* 응급의료제공자가 병원의료인에게 환자 및 환자처치를 전달하는 것을 환자 인계라 한다. 환자 인계 시 환자의 필수 정보를 반드시 전달해야 한다. 응급의료제공자가 환자의 필수 정보를 보고하지 않고 병원의료인이 정보를 제공받지 못할 경우 오해가 생기고 의료 과실이 발생할 수 있다.
- *통신 문제:* 인계 작업과 마찬가지로 가족 일원, 다른 대응 요원, 병원 직원과의 소통에 실패할 경우 오해와 의료과실로 이어질 수 있다.
- *투약 문제:* 약물은 환자를 회복시킬 수도 있지만 또한 심각한 경우 사망시킬 수도 있다. 응급의료체계에서는 많은 종류의 약물이 사용되기 때문에, 항상 의료 과실의 위험이 존재한다. 자주 발생하는 의료 과실은 잘못된 약물의 투여, 적절한 약물의 잘못된 용량 투여, 약물 투여의 실패 등이 있다. 약물 투여 및 치료를 해야하는 응급구조사는 모두 자신의 책무를 정확하게 이해해야 한다.
- *기도 문제:* 병원전 기도관리는 기관내삽관으로 환자 결과가 개선되지 않는 경우가 많다는 일부 연구에 의해 효과의 의구심이 커지고 있다. 식도내 삽관과 같이 잘못된 기관내삽관을 인지하지 못하는 것은 응급의료체계에서 지속적인 문제로 지적되었고 의료과실 소송의 원인이 되어 왔다. 기도 관리는 완전히 숙련되고, 완벽하게 실시되고, 꼼꼼히 기록되어야 하는 의료 술기이다. 기도의 실패는 치명적인 결과를 초래할 수 있기 때문이다.
- *환자 낙상:* 물리적으로 환자를 떨어뜨리는 경우는 흔하고 응급의료 상황에만 국한되는 것은 아니다. 응급처치를 제공하던 중 환자가 떨어지는 경우가 종종 있다. 대부분 환자를 구급차로 싣거나 구급차에서 실어 내리는 도중 발생

한다.

- ***구급차 충돌:*** 지난 10년 동안 구급차 충돌 사고 건수는 놀랍게도 빠르게 증가했고 원인도 다양하게 나타났다. 미국 구급차의 대부분은 충돌에 강하지 않기 때문에 이에 대응하기 위한 전략이 개발되고 있다. 대부분의 구급차 충돌 사고는 규정된 지침 및 절차를 통해 방지될 수 있다.
- ***척추 고정:*** 척추 고정은 척추 손상의 결과가 환자의 생명에 큰 영향을 미치기 때문에 고위험 의료처치로 간주된다. 척추 고정의 문제를 돕기 위해 다양한 척추고정 지침 및 실무가 마련되었다.
- ***사망 발표:*** 응급구조사가 사망한 것처럼 보이는 환자 혹은 치명적인 손상이 분명한 환자를 만나게 되는 것은 흔하다. 하지만 응급구조사는 문제 발생 이후 수분 뒤에 도착하게 되고 초기평가로 환자의 문제에 대해 정확하게 보지 못할 수 있다. 응급구조사가 환자가 사망했다고 발표했으나 나중에 사망하지 않고 살아나는 경우가 많이 있다. 이러한 의료과실은 언론의 집중 포화를 받게 된다. 응급의료체계는 정확한 사망 진단을 보장하는 지침 및 실무를 마련해야 한다.

의료과실 예방은응급의료체계의 중요한 부분이다. 이를 달성하기 위해 필요한 몇 가지 실무가 있다. 그 중 하나는 의료과실을 유발할 수 있는 응급의료체계의 환경적 문제를 다루는 것이다. 이러한 문제를 최소화하기 위해 응급의료체계는 분명한 의료 지침을 수립하고 모든 응급의료제공자가 이를 완전히 숙지하고 있어야 한다. 처치를 수행할 때는 처치가 안전하게 수행될 수 있도록 조명 상태가 적절해야 한다. 치료를 방해하는 요소는 최소화해야 한다. 약제의 표준화와 체계화, 약제의 포장은 응급의료와 일반의료의 주요 문제점인 약제 투여의 과실을 최소화 할 수 있다.

환경학적인 전략 외에 응급구조사는 반드시 의료 과실 방지에 힘써야 한다. 응급구조사가 항상 하고자 하는 계획을 재확인한다면 의료 과실은 최소화될 수 있다. 또한 응급구조사는 당연해 보이는 가정을 지속적으로 질문해야 한다. 환자의 상태와 필요한 치료에 대한 초기 가정은 환자의 상태를 계속 평가하면서 바뀔 수도 있다. (체크 리스트나 전자 기기를 통한 메모와 같은) 결정 및 수행을 돕는 도구는 의료 과실을 줄일 수 있다(이는 항공 업계에서 따온 전략이다). 또한 의문점이 발생할 때 단순히 도움을 요청하는 것만으로도 의료 과실을 효과적으로 감소시킬 수 있다. 직접의료지도의 주기적인 사용이 줄어드는 반면, 사실상 모든 응급의료체계는 질문에 대답을 해주는 지도의사를 지정하고 있다. "타임 아웃"이라고 불리는 업무는 의료 과실을 최소화하기 위해 (특히 의료 절차가 관여되었을 경우) 수술실에서 주기적으로 사용되고 있다. 실제 처치를 시작하기 전에 관여된 모든 의료진이 잠깐 모든 것을 멈추고 정확한 환자가 맞는지, 공급품은 확보되었는지, 인력을 충분한지 등 모든 것이 제대로 있는지를 확인한다. 이 방법은 특히 고위험 절차와 같은 응급의료의 특정 영역에 적용될 수 있다.

의료과실은 흔하게 발생하고 환자에게 분명한 위험으로 작용한다. 항공 조종사가 안전을 최대화하기 위한 전략을 사용하듯이, 응급구조사 또한 적극적으로 의료 과실을 최소화할 전략과 절차를 적극적으로 고용해야 한다. 최선의 전략 중 하나는 단순하게 이다; 의심되면 도움을 요청하라!

연구

도덕, 교육, 의료, 재정, 실용적 이유에서 공식적으로 진행되는 연구(research) 프로그램은 응급의료체계의 핵심 구성요소다. 미래의 응급의료서비스의 발전은 질연구의 유효성에 의해 크게 좌우된다. 응급의료체계의 절차, 기술, 장비에 대한 미래의 변화는 실무에 적용하기에 앞서 긍정적인 변화를 증명할 수 있도록 반드시 평가되어야 한다. 기존의 절차에 새롭고 개선된 아이디어나 새로운 최첨단 장비를 현재 추세에 도입하는 것은 반드시 과학적으로 평가되어야 한다. 불행하게도 오늘날 사용되는 많은 응급의료서비스 지침 및 절차는 유용성, 안정성, 환자에 대한 혜택 등에 대한 임상적 증거없이 발전하였다.

연구에 크게 의존하는 특정분야의 하나가 기금 마련이다. 응급처치에 있어 의료관리의 영향력이 확대되면서 응급의료체계는 응급처치의 효과 및 필요성을 과학적으로 검증해야 하는 상황에 놓였다. 처치심사협회나 정부기관의 배상의 제한으로 인해 양질의 응급의료서비스 연구의 필요성이 증가할 것이다. 기금 마련의 정당화와 응급의료체계의 미래를 보장하기 위해 결과 연구가 필수적으로 요구될 것이다(그림 2-19●).

미래의 응급의료체계 연구는 다음과 같은 문제를 반드시 다뤄야 한다: 어떤 병원전 중재가 사망률 및 질환율을 감소시키는가? 특정 분야 절차의 이익은 잠재적 위험보다 가치가 있는가? 복잡한 병원전 장비 및 절차의 비용효과 비율은 어떠한가? 현장에서 환자 안정이 가능한가? 아니면 응급구조사는 모든 경우에 환자를 즉각적으로 의료시설로 이송해야 하는가?

응급구조사는 데이터 수집, 평가와 연구의 해석에 있어 대단히 중요한 역할을 할 수 있다. 연구 프로젝트의 구성요소는 다음과 같다.

- 문제를 발견하고, 계획된 연구에 대한 이유를 설명하고,

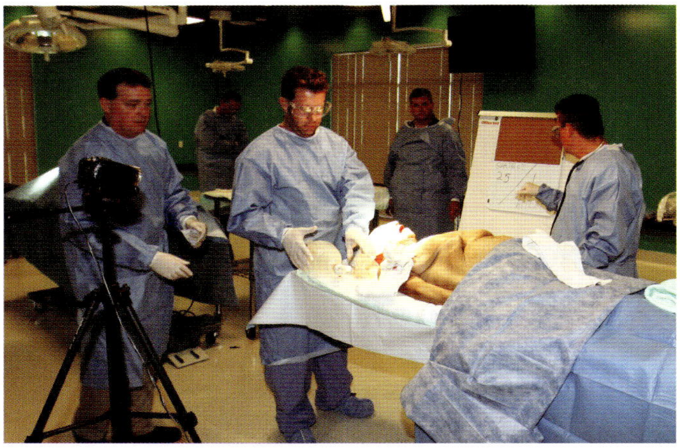

●**그림 2-19** 응급의료체계의 미래는 연구에 의해 추진될 것이고 응급구조사는 연구프로젝트에 가능한 많이 참여해야 한다. *(© Dr. Bryan E. Bledsoe)*

가설이나 정확한 연구질문을 한다.

- 해당 주제에 대해 발표된 지식의 총체를 확인한다.
- 해당 연구를 위한 최상의 연구설계를 선택하고, 모든 연구 계획의 개요를 명확히 하고, 모든 환자의 동의 문제를 검토하고, 적절한 조사 검토 과정을 통해 이를 검증한다.
- 연구를 시작하고 자료를 수집한다.
- 통계 적용을 통해 데이터를 분석하고 상관성을 찾는다.
- 원래의 가설이나 질문과 결과를 비교하여 평가하고 검토한다.
- 의학 저널에 개제하기 위해 간결하고 포괄적으로 연구 논문을 작성한다.

현재 응급의료 실무는 객관적이고 탄탄한 연구 프로그램을 통해 확보된 임상 데이터를 기반으로 증명되어야만 한다. 모든 응급구조사는 연구 기회를 발견하고, 공동심의 과정을 수행하고, 참여한 프로젝트의 결과를 발표할 의무를 공유한다. 병원전 처치 환경의 지도자로서 응급구조사는 연구 프로젝트의 개발 및 참여에 있어 본보기가 되어야 한다. 응급의료체계 연구에 대한 더욱 상세한 논의는 제 5장에서 확인하라.

증거중심의학

의학 분야에서는 **증거중심의학**(evidence-based medicine; EBM)이라 불리는 움직임이 형성되기 시작했다. 이러한 움직임은 응급의학 분야에서도 널리 수용되고 있다. 증거중심의학의 원칙이 응급의료체계에 적용되어야 한다는 것은 자연스러운 일이다. 응급의료서비스는 응급의학 실무의 연장선에 있기 때문이다. 증거중심의학은 완전히 새로운 개념이 아니다. 증거중심의학의 시작은 19세기 중반 및 그 이후로 거슬러 올라간다. 증거중심의학은 최근 영국에서 다시 시작되어 의료계에서 빠르게 확산되고 있다.

증거중심의학은 환자 개개인의 치료에 대한 결정을 내릴 때 양심적이고 명확하고 현명하게 과학적 증거를 사용하는 것이다. 증거중심의학은 체계적 연구를 통한 임상적 증거와 임상 전문가의 의견을 모두 통합하는 것이 필요하다. 그리하여 효과적인 증거중심의학을 수행하기 위해서 응급의료제공자는 병원전 처치에 능숙해야 하고 명확한 임상적 판단을 내려야 한다. 이러한 특성은 종합적인 초기 교육 프로그램과 임상 실습과 실무를 통해 개발될 수 있다.

더 높은 수준의 응급의료를 제공하기 위해 병원전 인력은 병원전 치료에 관한 현재 및 과거의 연구에 익숙해야 하고, 제반 지식을 실제 환자 개개인을 치료할 때 통합시킬 수 있어야 한다. 여기서 핵심 기술은 과학적 문헌을 읽고 해석하고 어떠한 정보가 유익한지를 판단하는 능력이다. (연구의 해석과 평가하는 방법에 대한 논의는 5장을 참고하라.)

외부적 임상 증거는 기존까지 통용되던 치료법 및 절차의 문제점을 밝혀내어 무효화시킬 수 있고 더욱 강력하고 효과적이고 더 안전한 방법으로 대체될 수도 있다. 훌륭한 응급구조사는 임상적 전문지식과 최상의 외적 증거를 모두 잘 활용할 줄 알아야 한다. 현대의 의료 환경에서는 임상적 경험이나 외적 증거 하나만으로는 충분하지 않다; 이 두 요소는 항상 균형이 맞아야 한다.

증거중심의학은 단순히 의학의 "요리책" 이라고 단순화하는 입장도 있다. 하지만 이는 사실이 아니다. 앞서 설명한대로 증거중심의학을 위해서는 응급구조사가 첫째로 임상적으로 노련해야 한다. 누구나 "요리책"과 같이 쉬운 지침 사항은 따를 수 있고 일정 수준의 환차 치료를 제공할 수는 있다. 하지만 훌륭한 환자처치를 제공하기 위해서는 외적 증거가 도움이 될 수는 있지만 응급구조사의 개인적 임상적 전문 지식은 절대로 대체할 수는 없다. 임상적 전문 지식은 각 환자를 위한 최상의 치료를 결정하는데 필수적이다.

지난 십 년 혹은 그 이상 동안 응급의료체계에서는 병원전 처치의 다양한 실무와 절차에 대한 연구를 하려는 경향이 있었다. 연구 결과, 쇼크방지용바지(PASG)와 같은 일부 치료용 장비는 실험을 잘 견뎌내지 못했다. 조기 제세동과 같은 일부 처치법은 병원전 심정지 발생 이후의 생존율에 긍정적인 영향을 미치는 것으로 확인되었다. 다른 시각에서 보면, 최고의 연구 데이터를 사용함으로써 환자에게 쇼크방지용바지와 같이 거의 도움이 되지 않은 업무를 포기할 수 있게 되었다. 이후 조기 제세동과 같이 목격자에 의한 제세동을 포함한 다양한 프로그램을 통해 수많은 생명을 살릴 수 있는 업무를 포함할 수 있었다. 증거중심의학은 가장 적은 비용으로 환자에게 최상의 치료를 보장할 수 있게 한다.

응급의료체계의 재정

미국에서는 응급의료체계의 구조가 상당히 다양하다. 응급의료체계는 병원, 소방 또는 경찰, 지자체, 민간기업, 자원봉사서비스, 혹은 위의 조합을 기반으로 운영될 수 있다. 응급의료체계의 재정 마련 방법도 완전히 시정부의 세금 보조를 받는 체계에서 완전히 기부금으로 운영되는 자원 봉사단체까지 천차만별이다.

응급의료체계의 재정 또한 다양한 자원을 통해 마련될 수 있다. 하지만 가장 일반적으로 사용되는 것은 행위 별 수가제로 노인의료보호(Medicare), 의료보조(Medicaid), 민간 보험 업체, 특수 서비스 계약, 의료비를 지불하는 환자 등으로부터 수익이 발생할 수 있다. 이러한 수입원의 대부분은 지불금이 환자가 아닌 누군가로부터 들어오기 때문에 제 3자 지불자라 불린다. 현재 대부분의 제3자 지불자는 환자가 이송되는 것을 의무로 하고 있다. 그렇지 않을 경우, 응급의료서비스는 출동에 대한 보상을 받지 못하게 된다. 보상금은 환자가 이송 시 받은 치료의 수준에 달려있다. 대부분의 경우에 3자 보상은 응급의료체계 운용 비용을 포함하는 경우가 거의 없다. 그렇기 때문에 운용을 위해 지역 세제 기관에 의해 보조를 받는 응급의료체계가 많다. 재정의 마련은 응급의료체계가 직면한 가장 큰 문제 중 하나로 남아있다.

요약

응급의료체계는 수천 년 동안 변화해왔다. 응급의료 분야의 혁신은 상당수가 전쟁의 결과로 얻은 교훈에서 기인한다. 현대의 응급의료체계는 대부분 연방법과 민간 재단의 투자의 산물이다.

포괄적인 응급의료체계에는 많은 구성요소가 있다. 응급의료체계는 공공 교육을 담당하는 응급구조사로부터 원활한 운용을 위해 구급차를 유지 관리하는 정비사까지; 당황한 신고자를 안심시키며 상황을 정리하는 응급의료통신관리자로부터 결정적 치료 및 재활을 통해 환자를 돌보는 응급실 의사, 외과의, 물리치료사까지 포괄하는 치료의 연장선을 제공한다. 이 중 어느 한 명이라도 중요도가 떨어지는 사람은 없다. 응급의료체계는 하나의 팀처럼 협력 운영되어야 한다.

응급의료체계는 환자를 최우선 순위로 설정한다. 각 응급의료체계에는 지역사회의 필요에 갖게 체계를 조직화하고 지도의사에게 환자 치료의 모든 문제에 대한 전권을 부여하는 행정 기관이 있다.

대부분의 응급의료체계는 119이라는 단일 응급 전화번호에 의해 활성화된다. 응급의료체계는 해당 지역의 모든 의료 응급 상황을 다루고 지역의 모든 통신 체계를 조율하는 중앙 통신 센터에 의존한다. 응급출동의 목표는 응급 상황 발생 이후 4분 이내에 기본소생술과 8분 이내에 전문소생술을 제공하는데 있다. 지상 및 항공 이송의 조정 작업은 통신 센터의 정해진 지침에 따른다.

상호 부조합의는 대량재해 사고시 치료의 연속성을 보장해준다. 재난 대비 계획은 정형화되어야 하고, 주기적으로 훈련해야 하고, 지속적으로 평가되어야 하고, 필요시 수정되어야 한다. 병원은 해당 지역에서 기본적이고 특수한 서비스를 제공할 수 있는 준비의 수준에 따라 분류된다. 응급의료제공자는 미국 교통부의 교육 지침에 따라 훈련을 받는다. 보수교육 프로그램은 응급의료제공자가 탁월한 의료서비스를 제공할 수 있도록 돕는다.

지속적인 질개선 프로그램은 응급의료체계의 성과를 문서로 기록한다. 최근의 연구는 과학적 평가를 통해 병원전의료제공자의 처치의 적절성 여부를 평가한다. 응급의료체계는 지역, 주정부, 정부의 지속적인 발전을 보장하는 탄탄한 재원 확보 계획으로 인해 크게 발전하고 있다.

현장 출동 후 결과 분석

가족과 불꽃 놀이를 보던 당신 가족은 불꽃 폭죽 중 하나가 뒤집어져 날아가더니 관중의 바로 위편에서 폭발하는 것을 본다. 혼비백산하는 관중이 부산하게 이리 저리 흩어지면서 11명의 부상자가 바닥에 누워있다. 다친 곳이 없는 당신과 가족은 현장으로부터 안전한 곳으로 이동한다.

다행히도 지역 소방서 및 구급대는 행사 현장에서 대기 중이다. 구급 대원은 즉시 응급의료통신관리자에게 연락하여 추가적인 지상 및 항공 이송 지원팀을 요청한다. 119 응급통신관리자는 지역의 재난대비 계획을 발동하고 적절한 경찰 및 소방 인력을 보낸다.

그 동안 현장의 응급의료제공자는 환자를 분류하고 있다. 사고 발생 후 5분이 지나자 환자의 분류 정보가 사고지휘자에게 보고된다. 총 7명의 성인 환자; 긴급 1명, 지연 3명, 비응급 3명으로 분류된다. 총 4명의 소아 환자; 지연 1명과 비응급 3명으로 분류된다.

최우선 순위 환자를 80마일 떨어져있는 지역 화상 센터로 헬기로 이송하는 데에는 그리 많은 시간이 소요되지 않는다. 현장에 구급차가 도착하고 나머지 환자를 실은 뒤 적절한 의료기관으로 이송한다. 이송 중에 응급의료제공자는 환자 치료를 위한 지역 의료지침을 따른다. 한 응급의료제공자는 무선 통신을 통해 나이가 가장 어린 소아 환자의 치료에 대한 의료지도를 받는다. 모든 구급팀은 적정 의료기관으로 무선 통신을 통해 환자의 최신 정보와 도착 예정 시간을 전달한다.

1. 이 시나리오에서 언급된 국가고속도로교통안전국(NHTSA)의 "10대 체계 구성요소"는 무엇인가?

2. 최우선 순위 환자가 현장에서 멀리 떨어진 병원으로 이송이 가능한 이유는 무엇인가?

3. 이 시나리오에서 응급의료통신관리자의 역할은 얼마나 중요했는가를 설명해 보자.

4. 사고의 평가를 통해 응급의료체계가 받은 수 있는 혜택은 무엇인가?

이 책 뒷부분에 제시된 해설을 참고한다.

복습 문제

1. 응급의료서비스 외상 처치는 다음 요소에 의해 발전될 수 있다.
- a. 연구 및 과학적 평가
- b. 분쟁
- c. 의료 협회
- d. 질개선 평가

2. 다음 중 1966년에 출간되어 병원전 응급처치의 문제점을 지적한 문서는 무엇인가?
- a. 국가 표준 교육 과정
- b. 사고성 사망 및 장애: 현대 사회의 무시된 질병
- c. 미래를 위한 응급의료체계 의제
- d. 통합예산총괄조정법

3. ______________은/는 1996년에 출간되어 국가 고속도로 교통 안전청의 지원을 받는다.
- a. 소아를 위한 응급의료서비스(EMS-C)
- b. 미래를 위한 응급의료체계 의제
- c. 백서
- d. OPALS

4. ______________은/는 2001년 9월 11일 테러의 공격으로 수립되었다.
- a. 국가 고속도로 교통 안전법
- b. 국토안전부
- c. 국가 사고 개선 및 경감
- d. 연방 응급 관리청

5. 응급의료체계의 간과된 하지만 대단히 중요한 요소는 ____________이다.
a. 질개선 과정
b. 일반인
c. 지도의사
d. 훈련 교관

6. 다음 보기 중 지역응급의료체계의 통신체계의 구성요소가 아닌 것은?
a. 일반인의신고
b. 단일통신센터
c. 현행통신능력
d. 의료지도
e. 통신 하드웨어와 소프트웨어

7. 응급의료체계의 효율적인 운용에 있어 중요한 ____________은/는 현장에 구급차를 보내고 응급의료체계의 자원이 상시 사용될 준비가 되도록 한다.
a. 응급의료무선통신 전문가
b. 응급 통신 운용자
c. 응급의료통신 관리자
d. 응급구조사 통신

8. 응급의료체계의 교육은 크게 ________ 교육과 ________ 교육으로 분류된다.
a. 병원전, 병원
b. 초기, 보수
c. 임상적, 현장
d. 초기, 병원

9. 다른 주나 기관에서 동급의 자격 및 허가를 받는 것을 ________이라 한다.
a. 등록
b. 상호자격인증
c. 규제
d. 교환

10. 다음 보기 중 응급의료체계에 대한 대중의 인식 형성을 돕는 전문 기관이 아닌 것은?
a. NASAR
b. NAEMSE
c. NAEMSP
d. NFPA

이 책 뒷부분에 제시된 해답을 참고한다.

참고문헌

1. Stout, J., P. E. Pepe, and V. N. Mosesso, Jr. "All Advanced-Life Support vs. Tiered Response Ambulance Systems." Prehosp Emerg Care 4 (2000): 1–6.
2. Skandalakis, P. N., P. Lainas, O. Zoras, et al. "To Afford the Wounded Speedy Assistance": Dominique Jean Larrey and Napoleon. World J Surg 30 (2006): 1392–1399.
3. Evans, G. D. "Clara Barton: Teacher, Nurse, Civil War Heroine, Founder of the American Red Cross." Int Hist Nurs J 7 (2003): 75–82.
4. Barkley, K. T. The Ambulance. Kiamisha Lake, NY: Load N Go Press, 1978.
5. Apel, O. F., Jr. and P. Apel. MASH: An Army Surgeon in Korea. Lexington, KY: University of Kentucky Press, 1998.
6. Allison, C. E. and D. D. Trunkey. "Battlefield Trauma, Traumatic Shock and Consequences: War-Related Advances in Critical Care." Crit Care Clin 25 (2009): 31–45, vii.
7. Elam, J. O., E. S. Brown, and J. D. Elder, Jr. "Artificial Respiration by Mouth-to-Mask Method: A Study of the Respiratory Gas Exchange of Paralyzed Patients Ventilated by Operator's Expired Air." NEJM 250 (1954): 749–754.
8. Safer, P., T. C. Brown, W. J. Holtey, and J. Wilder. "Ventilation and Circulation with Closed-Chest Cardiac Massage in Man." JAMA 176 (1961): 574–576.
9. National Academy of Sciences, National Research Council. Accidental Death and Disability: The Neglected Disease of Modern Society. Washington, DC: U.S. Department of Health, Education, and Welfare, 1966.
10. Pantridge, J. F. and J. F. Geddes. "A Mobile Intensive Care Unit in the Management of Myocardial Infarction." Lancet 290 (1967): 271–273.
11. Hirschman, J. C., S. R. Nussenfeld, and E. L. Nagel. "Mobile Physician Command: A New Dimension in Civilian Telemetry-Rescue Systems." JAMA 230 (1974): 255–258.
12. Page, J. O. The Paramedics. Morristown, NJ: Backdraft Publications, 1979.
13. Harvey, J. C. "The Emergency Medical Services Act of 1973." JAMA 230 (1974): 1139–1140.
14. Stiell, I. G., D. W. Spaite, G. A. Wells, et al. "The OPALS Study: Rationale and Methodology for Cardiac Arrest Patients." Ann Emerg Med 32 (1998): 180–190.
15. National Highway Traffic Safety Administration. The EMS Agenda for the Future. Washington, DC: National Highway Traffic Safety Administration, 1996. [Available at http://www.nhtsa.dot.gov/people/injury/ems/agenda/emsman.html]
16. Department of Homeland Security, Federal Emergency Management Agency (FEMA). About the National Incident Management System (NIMS). [Available at: http://www.fema.gov/emergency/nims/AboutNIMS.shtm]
17. Gausche, M., R. J. Lewis, S. J. Stratton, et al. "Ef-

fect of Out-of-Hospital Pediatric Endotracheal Intubation on Survival and Neurological Outcome: A Controlled Clinical Trial." JAMA 283 (2000): 783–790.

18. Institute of Medicine of the National Academies. Emergency Medical Services at the Crossroads. Washington, DC: National Academies Press, 2006.

19. American College of Emergency Physicians. The National Report Card on the State of Emergency Medicine. Irving, TX: American College of Emergency Physicians, 2006.

20. U.S. Department of Transportation/National Highway Traffic Safety Administration. National EMS Scope of Practice Model. Washington, DC, 2006.

21. U.S. Department of Transportation/National Highway Traffic Safety Administration. National Emergency Medical Services Educational Standards: Paramedic Instruction Guidelines. Washington, DC, 2009.

22. U.S. Department of Transportation/National Highway Traffic Safety Administration. National EMS Core Content. Washington, DC, 2005.

23. Munk, M. D., S. D. White, M. L. Perry, et al. "Physician Medical Direction and Clinical Performance at an Established Emergency Medical Services System." Prehosp Emerg Care 13 (2009): 185–192.

24. Jensen, J. L., D. A. Petrie, A. H. Travers, and PEP Project Team. "The Canadian Prehospital Evidence-Based Protocols Project: Knowledge Translation in Emergency Medical Services Care." Acad Emerg Med 16 (2009): 668–673.

25. Wilson, S., M. Cook, R. Morrell, et al. "Systematic Review of the Evidence Supporting the Use of Priority Dispatch of Emergency Ambulances." Prehosp Emerg Care 6 (2002): 42–49.

26. Pons, P. T., J. S. Haukoos, W. Bloodworth, et al. "Paramedic Response Time: Does It Affect Patient Survival?" Acad Emerg Med 12 (2005): 594–600.

27. Blackwell, T. H., J. A. Kline, J. J. Willis, and J. M. Hicks. "Lack of Association between Prehospital Response Times and Patient Outcomes." Prehosp Emerg Care 13 (2009): 144–150.

28. Dickinson, P., D. Hostler, T. E. Platt, and H. E. Wang. "Program Accreditation Effect on Paramedic Credentialing Examination Success Rate." Prehosp Emerg Care 10 (2006): 224–228.

29. Schneider, C., M. Gomez, and R. Lee. "Evaluation of Ground Ambulance, Rotor-Wing and Fixed-Wing Aircraft Services." Crit Care Clin 8 (1992): 533–564.

30. United States General Services Administration. Federal Specification for the Star-of-Life Ambulance: KKK-A-1822F. Washington, DC: General Services Administration, 2007.

31. Demetriades, D., M. Martin, A. Salim, et al. "Relationship between American College of Surgeons Trauma Center Designation and Mortality in Patients with Severe Trauma (Injury Severity Score >15)." J Am Coll Surg 202 (2006): 212–215.

32. Goldstone, J. "The Role of Quality Assurance versus Continuous Quality Improvement." J Vasc Surg 28 (1998): 378–380.

33. National Academies of Science, Institute of Medicine. To Err Is Human: Building a Safer Health System. Washington, DC: National Academies Press, 2000.

34. Banja, J. Medical Errors and Medical Narcissism. Sudbury, MA: Jones and Bartlett, 2005.

35. Yong, G., A. W. Dent, and T. J. Welland. "Handover from Paramedics: Observations and Emergency Department Clinical Perceptions." Emerg Med Australas 20 (2008): 149–155.

36. Davis, D. P., J. Peay, M. J. Sise, et al. "The Impact of Prehospital Endotracheal Intubation on Outcome in Moderate to Severe Traumatic Brain Injury." J Trauma 58 (2005): 933–939.

37. Sayre, M. R., L. J. White, L. H. Brown, et al. National EMS Research Agenda. Prehosp Emerg Care 6 (2002): S1–S43.

추가문헌

Bledsoe, B. E. "The Golden Hour: Fact or Fiction?" Emergency Medical Services (EMS) 31 (2002): 105.

Bledsoe, B. E. "Searching for the Evidence behind EMS." Emergency Medical Services (EMS) 31 (2003): 63–67.

National Academies of Emergency Dispatch. Emergency Telecommunicator Course Manual. Sudbury, MA: Jones and Bartlett Publishers, 2001.

Walz, B. Introduction to EMS Systems. Albany, NY: Delmar/Thompson Learning, 2002.

chapter

3 파라메딕의 역할 및 책임

Roles and Responsibilities of the Paramedic

Bryan Bledsoe, DO, FACEP, FAAEM, EMT-P

단원 표준

총론 (응급의료체계)

학습 역량

응급의료체계, 응급구조사의 안전과 안녕, 의료법적 및 윤리적 쟁점에 대한 지식을 통합함으로써 응급의료인력, 환자, 지역사회의 보건을 증진한다.

학습 목표

최종 목표

응급구조사의 역할 및 책임을 설명할 수 있다.

수행 목표

최종 목표를 달성하기 위해 다음 사항은 필수적이다.

1. 핵심 용어를 숙지한다.
2. 파라메딕의 각 주요 책임을 논의한다.
3. 파라메딕의 추가적인 책임에 대한 예시를 든다.
4. 전문가에게 기대되는 특성을 응급구조학 실무의 모든 과정에 통합시킨다.
5. 다양한 응급의료서비스 상황에 대한 윤리적 문제를 발견하고 해결한다.
6. 전문가로서 기대되는 파라메딕의 태도 및 특성을 보여주는 행동을 예로 든다.
7. 응급의료서비스에서 높은 수준의 전문성을 지향한다.

핵심 용어

보건의료전문가(allied health professions)
손상기전(mechanism of injury (MOI))
질병의 특성(nature of the illness (NOI))
응급구조학(paramedicine)
병태생리학(pathophysiology)
일차치료(primary care)

사례 연구

응급구조사가 위치한 도시의 중앙통신센터에 응급환자에 대한 신고가 접수되면, 환자의 이름, 주소, 도로 명이 컴퓨터 화면에 나타나고 응급의료통신관리자가 마우스로 클릭을 하면 위치에 대한 도시의 지도가 나타난다. 이러한 응급의료체계는 인공위성이 지속적으로 출동이 가능한 구조차량의 위치를 파악한다. 컴퓨터통신(computer aided dispatch; CAD)을 이용해서 신고현장에서 가장 가까운 응급팀에게 환자 정보와 함께 출동지시를 내리게 된다.

구급차량이 현장에 도착할 때까지 응급의료통신관리자는 신고자에게 심리적 안정을 제공하면서 환자에 대한 응급처치를 지시한다.

현장에 출동한 응급구조사는 66세 여자환자가 침대에 누워있으면서 구음장애와 우측 운동신경 제한이 있는 것을 확인하였다. 초기평가에서 환자는 지남력 장애가 있으나 기도는 유지되면서 자발적인 호흡이 있었고 목동맥 및 노동맥이 잘 촉지되었다.

응급구조사는 동료로 하여금 환자에게 산소를 공급하면서 이송준비를 하도록 지시하였다. 그리고 신속하게 뇌졸중 평가를 시행한 결과 뇌졸중이라는 판단을 하였고 들것을 이용하여 환자를 구급차로 이송하였다.

구급차 내에서는 보다 세부적인 환자평가를 시행하였고, 환자상태가 혈전용해제를 투여할 수 있는 병원으로 이송이 필요하다고 판단하여 해당 병원으로 환자상태 및 도착 예정시간을 통보하였다. 이송 중에는 활력징후 및 산소포화도를 지속적으로 측정하였고 심전도를 측정하였다.

18분 후에 병원응급실에 도착하였고, 대기 중이던 뇌졸중 팀 –응급의학과 의사와 신경과 의사, 방사선과 의사– 이 진료를 하였고, 뇌전산화 단층촬영 결과 뇌경색으로 진단이 되어 병원에 도착하여 1시간 이내에 혈전용해제가 투여되어 뇌경색에 따른 뇌손상을 최소화 할 수 있었다. 일주일 후 환자는 재활치료를 예약하고 퇴원하였으며 집에서 일주일에 2번씩 가정간호사가 환자상태를 점검하였다.

개요

지난 몇 년 동안 미국의 의료전달체계는 상당한 변화를 가져왔는데 여기에 대비한 응급의료서비스는 충분한 준비가 되어있지 않았다. 기술적인 발전이나 비용, 환자군의 성향 등이 변화의 원동력이 되었고, 이러한 변화는 파라메딕의 역할 및 책임도 10~15년 사이에 상당한 변화를 초래하였다.

오늘날 **응급구조학**(paramedicine)에서 시행하는 응급처치는 상당한 책임이 뒤따르고 있는데 정신적, 신체적, 정서적으로 준비되어 있어야 한다 파라메딕은 질환에 대한 **병태 생리학적**(pathophysiology) 지식과 최신 의료기술에 대해 깊은 지식을 겸비해야 한다. 파라메딕은 심각한 손상환자나 중증환자에 대하여 의료적 및 윤리적 결단을 내리면서 전문가적인 품위를 유지해야 한다. 파라메딕은 질 높은 응급처치뿐만 아니라 환자 및 환자의 가족들에게 심리적 배려도 해야 한다.

응급의료체계에서의 파라메딕은 고도의 숙련된 병원전 단계의 응급처치 제공자로써 파라메딕이 가지고 있는 지식이나 술기에 대하여 대부분 잘 알지도 못하는 환자들에게 의료서비스를 제공하고 있는데, 선천적으로 다른 사람들을 도와주는 일을 좋아하면서 이러한 직업에 대한 만족과 자부심을 가질 수 있는 성격의 소유자라면 파라메딕은 대단히 보람있는 직업이라 할 수 있을 것이다.

일차적 책임

파라메딕의 책임은 다양하다. 환자에 대한 응급처치 뿐만 아니라(그림 3-1●). 출동 전, 출동 시, 출동 후에도 다양한 책임감이 강조된다.

준비

출동하기 전에 파라메딕은 정신적, 신체적, 감정적으로 환자와 그들의 가족 및 다른 의료진들과 상대할 수 있도록 사전에 준비가 되어 있어야 한다. 이를 위해서는 심혈관계 적응훈련, 근육강화 및 지구력 훈련, 유연성을 증대시키는 이완운동, 요통 발생을 예방하면서 환자를 들어올리는 운동의 생체역학에 대한 이해 등이 필요하고, 더불어 스트레스의 영향과 이를 경감시키는 방법에 대한 훈련도 필요하다.

그리고 파라메딕은 항상 준비가 되어 있어야 한다. 자신이 운전하는 구급차 및 구급차내에 적재되어 있는 장비를 파악하고, 항상 유지 관리를 하여야 하며, 부족한 의약품이나 수액을 보충하고, 약품의 유효기간도 점검해야 한다. 또한 아래 사항에 대해서도 익숙해져야 한다.

- 모든 지역의 응급의료서비스 지침서, 정책 및 절차
- 통신과 관련된 장비 및 사용방법(라디오, 주파수, 통신 지침서)

- 유동 인구가 가장 많을 때 지역의 지리적 특성(혼잡한 시간대, 우회도로)파악
- 협력단체(인근의 응급의료체계, 인적, 물적자원 통합)

출동

응급상황에서 가장 중요한 우선순위는 자기자신의 안전이다. 출동과정에서 과속이나 신호위반에 따른 교통사고가 발생한다면 파라메딕은 환자에게 아무런 도움을 줄 수가 없다. 안전하게 출동하는 것이 자신과 동료, 주변 사람들의 위험을 줄일 수 있는 최선의 방법이기 때문에 기본적인 안전수칙을 준수하는 것이 필요하다. 안전띠를 착용하고 규정속도를 지켜야 하며 도로상황에 따른 위험요소에 대하여 경계를 해야 한다.

물론 현장에 안전하게 도착하는 것만큼 적절한 시간에 도착하는 것도 중요하다.

파라메딕은 출동장소에 대한 정확한 정보를 알아야 되고 출동과정에서 필요한 추가인력이나 장비에 대하여 미리 도움을 요청하는 것이 시간을 절약할 수 있는 방법이다. 필요한 정보와 경험을 통해서 현장상황에 대한 위험성 여부를 판단해야 하며 다음과 같은 상황이 발생했을 경우에는 출동 시부터 도움을 요청하는 것이 바람직하다.

- 대량환자 발생
- 차량충돌 사고
- 위험물질 노출
- 구조가 필요한 상황
- 난폭한 사람(환자 및 주민)
- 무기를 소지한 경우
- 이전의 난동 상황에 대한 사전 정보

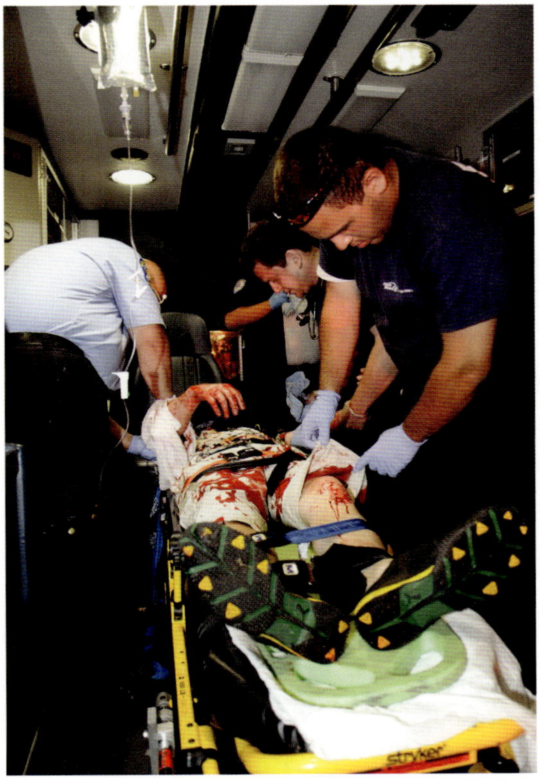

●그림 3-1 파라메딕이 손상환자에게 응급처치를 제공하고 있다. *(© Craig Jackson/In the Dark Photography)*

내용 요약

▶ 주요 책임
- 준비
- 출동
- 현장평가
- 환자평가
- 처치 및 관리
- 환자배치 및 이송
- 기록
- 청소 및 세척, 재정비, 평가

현장평가

현장평가에서는 자신의 동료나 환자, 주변사람들의 안전을 우선적으로 고려해야 한다. 화재나 연기, 교통상황, 주변 사람들, 성난 혹은 혼란스러운 환자 가족들, 불안정한 구조물이나 차량, 위험물질 등 위험요소가 있는지 확인해야 한다(그림 3-2●). 이러한 위험요소들이 해결되기 전에는 현장에 진입해서는 안 된다. 그리고 현장상황은 시간이 경과하면서 더욱 더 악화될 수 있기 때문에 이에 대한 대비를 철저히 해야 한다.

현장상황이 안전하다고 확인되어 사고현장에 진입한 경우에는 우선 환자 수를 파악해야 한다. 내과적 상황에서는 일반적으로 환자가 한 명일 경우가 많지만 일산화탄소 중독이나 유해물질에 노출된 경우에는 전 지역에서 환자유무를 확인해야 한다. 환자 수와 중증도가 파악되고 나면 추가적인 지원이나 전문지원단체의 도움을 요청한다.

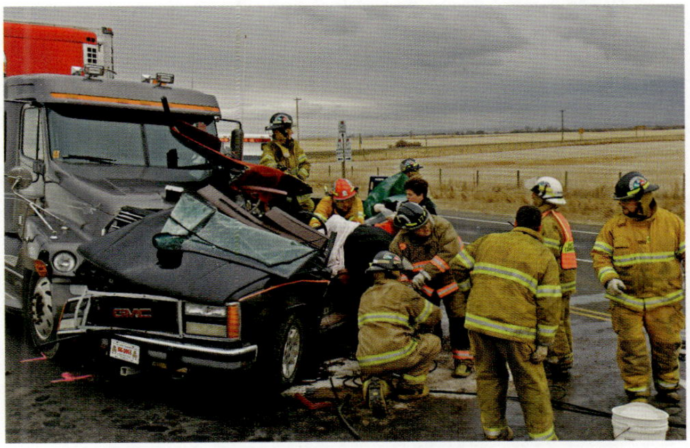

●그림 3-2 현장평가를 시행할 때는 항상 위험 요소가 있는지 확인해야 한다. *(© Kevin Link)*

사고 손상기전(mechanism of injury; MOI)과 질환의 특성(nature of the illness; NOI)을 확인하는 것도 중요하다. 외상환자의 경우에는 손상기전이 중요한데, 소아가 과속차량과 충돌하였다면 심각한 다발성 손상일 가능성이 높고, 칼에 의한 창상이나 총기사고의 경우에는 내부 장기손상에 따른 생명을 위협하는 내출혈 가능성이 높다. 그리고 충돌이나 폭발 지점에서 환자가 얼마나 떨어져 있었는가? 얼마나 높은 곳에서 떨어졌는가? 등도 손상의 중증도를 평가하는데 도움이 된다. 내과적 질환 환자는 현장에서의 단서가 질환을 추정하는데 결정적인 도움이 된다. 인슐린을 확인하거나 기관지 확장 흡입제 등을 발견한다면 오진 발생을 줄일 수 있고 신속한 처치를 하는데 도움이 될 것이다.

환자평가

파라메딕이 숙지해야 할 중요한 술기 중에 하나가 환자평가이다. 외상환자와 질환 환자에 따라 치료 단계에서 차이가 있을 수 있지만 환자평가의 기본적인 요소는 동일하다. 일차평가, 신체검진, 환자병력 청취, 반복적인 평가 등이 그것이다(제 3권에서 환자평가를 자세히 다룬다).

환자에 대한 일차평가는 일반적으로 수분 이내에 이루어지는데 이 과정에서 환자상태에 대한 추정 진단명을 찾아야 한다. 그리고 환자의 반응을 확인해야 한다. 의식은 명료한지, 말에 반응을 하는지, 통증에 반응을 하는지, 호흡은 유지되는지, 순환상태는 적절한지 등을 확인하여야 한다(그림 3-3●). 이 과정에서 생명을 위협하는 요소를 발견한다면 즉각적인 처치를 시행해야 한다.

일차평가 과정에서 환자를 현장에서 지속적으로 평가해야 하는지 아니면 즉시 병원으로 이송해야 할 것인지를 결정하는 것도 중요하다. 그 다음으로 신체검진을 시행하면서 환자나 주변 사람들로부터 병력을 청취하고, 이러한 사항을 이송 병원으로 통보한다. 또한 병원에 도착하여 응급의료진의 처치를 받을 때까지 환자상태를 수시로 평가하고, 그에 따른 적절한 처치를 지속적으로 시행하는 것도 파라메딕의 책임이다.

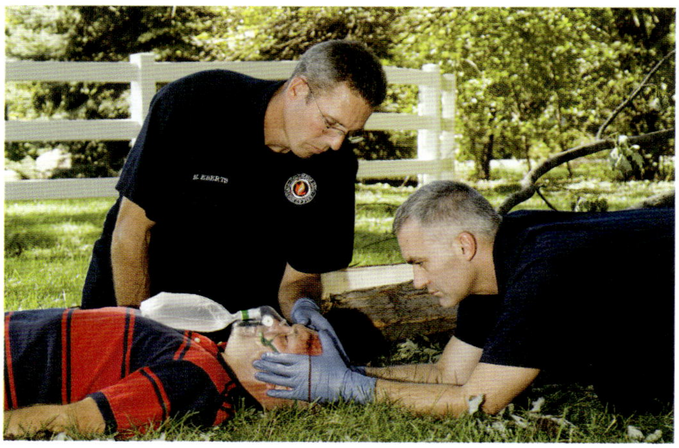

●그림 3-3 일차평가 동안 환자의 생명을 위협하는 문제를 확인하고 즉각적인 처치를 시행하여야 한다.

간단히 알아보는 병태생리학

응급의료서비스에서의 연구

매해가 지날 때마다 우리는 연구와 과학적 조사를 통해 응급의료서비스에 대해 더 많은 것을 알게 된다. 흥미롭게도 직관적으로 좋은 방법이라 생각했던 병원전 처치실무는 과학적 근거가 부족한 경우가 있다. 그렇기 때문에 응급의료서비스는 최신 과학이 반영되어 조정이 된다. 특히 조기 중재 치료의 중요성과 관련된 일부 사실이 명확해지고 있다. 전문소생술(파라메딕 수준)은 질환 과정 초기에 제공될 경우 가장 효과적으로 보인다. 모든 소생 조치보다 아스피린의 병원전 투여가 더욱 많은 생명을 살린다. 통증 제어나 지속적 양압환기(CPAP)와 같은 치료법은 예상했던 것보다 환자에게 더욱 많은 혜택을 제공한다. 응급의료체계가 발전하면서 사망자 수의 증가에 대한 강조는 감소되고 되고 질환 초기에 중재에 대한 강조점이 더 증가하게 될 것이다.

질병 또는 손상에 대한 인지

현장평가 및 환자에 대한 일차평가를 실시하면서 질병의 특성이나 손상의 심각성을 판단하는 것이 처치의 우선순위를 결정하는데 중요한 요소이다. 일반적으로 처치의 우선순위는 이송 우선순위를 기본으로 한다. 파라메딕이 근무하고 있는 지역에서 어떠한 중증도 분류법을 사용하건 관계없이 파라메딕은 중증도 분류법을 숙지해야 하고 이를 시행할 줄 알아야 한다. 그리고 이러한 분류방법은 표준화되어야 하며 같은 응급의료시스템의 모든 건강관리전문가들은 이를 이해하고 적절하게 사용할 수 있어야 한다.

환자관리

모든 응급의료체계에서는 환자처치에 대한 지침을 가지고 있으며 그 내용에 따르도록 규정하고 있다. 파라메딕도 이러한 지침에 따라야 하며 동일한 응급상황이 발생했을 때에는 파라메딕이 다르더라도 동일한 방법으로 처치가 시행되어야 한다. 이러한 지침은 환자상황에 따라 세분화되고, 해당 의료기관의 의료진과 의사소통이 가능하도록 되어 있어야 한다. 또한 응급상황에서는 어떻게 대처해야 하고, 어떤 조치를 해야 하고, 표준화된 방법이 안되는 경우에는 어떤 대안을 강구해야 하는지 등을 지시해야 한다.

환자관리에 있어서는 환자 이송방법과 이를 수행하는데 필요한 장비 및 인력 그리고 각자의 역할을 규정하고 있다. 따라서 파라메딕은 환자 이송과정에서 요추손상이 발생할 위험성이 높기 때문에 자신의 안전을 우선적으로 고려해야 하고 환자이송 시 추가인력이 필요한 경우에는 이를 요청하는 것이 바람직하다.

적절한 환자 배분

파라메딕은 응급의료체계와 지역지침의 범주 내에서 환자가 적절한 이송체계를 통해 최적의 의료시설로 이송될 수 있도록 해야 한다. 응급실이 만원인 경우가 늘어나기 때문에 많은 응급의료체계에서 환자상태에 따라 가장 적합한 의료시설로 환자를 이송할 수 있는 전략을 마련하고 있다. 환자에게 적절한 시설은 일반적인 병원 응급실이 아닌 경우도 있다. 병원의 의료역량, 의료인력의 확보, 기술, 이송관련 규약, 배상문제 등 환자의 배분에 영향을 미치는 요소가 다양하다.

환자 이송

환자를 이송해야 하는 경우에는 적절한 이송방법을 선택해야 하는데, 이송 소요시간과 이송거리가 중요한 요소가 된다. 예로서 환자가 응급상황이면서 이송병원까지 원거리인 경우에는 구급차보다 헬리콥터나 비행기를 이용하는 것이 바람직하다. 가능한 이송매체의 이용방법에 대한 정보를 가지고 있어야 하고 지역 응급의료체계에 맞는 지침을 준수하도록 한다.

병원선택

환자의 치료가 가능한 병원을 선정하는 것도 파라메딕의 책임이다. 이를 위해 응급구조사는 각 지역 병원에 대한 다음과 같은 정보를 파악하고 있어야 한다.

- 인력과 장비를 완전히 갖춘 응급실
- 외상환자 치료능력
- 매일 24시간 운영되는 수술실
- 수술 후 회복실과 외과 중환자실 운영
- 심장내과 전문의가 상시 대기 중이며 관상동맥 중재술이 가능한 시설
- 공식적으로 지정된 뇌졸중 센터
- 응급 혈액투석 역량
- 소아환자 및 신생아 간호시설을 포함한 치료 역량
- 고위험군 산모를 위한 산부인과 치료 역량
- 혈관조영검사, 전산화단층촬영 및 자기공명촬영 가능여부
- 신생아, 소아, 성인을 위한 특수 화상전문시설
- 급성 척수 및 두부손상 환자치료 역량

> **법적 고려사항**
>
> **의료전달체계에서의 게이트키퍼(gatekeeper)**
>
> 응급의료체계는 의료전달체계를 필요로 하는 사람들이 접하게 되는 최초의 과정이다. 그러므로 응급구조사는 대체적으로 의료전달체계에서의 게이트키퍼(gatekeeper)로써 역할을 담당하고 있다.
>
> 응급구조사의 역할 중 일부분은 환자의 상태에 따라 적절히 치료할 수 있는 시설로의 이송을 책임지는 일이다. 오늘날, 일부 병원들은 좀더 세분화, 전문화되었다. 즉, 어떤 병원에서는 특정한 의료서비스를 제공하는 반면에 다른 의료서비스는 제공하지 않는다. 예를 들면, 병원에 따라 심장질환, 뇌졸중, 화상을 전문으로 각각의 전문과목만을 치료하고 있다. 이러한 현상은 지역사회의 다양한 병원에서 특히 두드러진다. 따라서 응급구조사들은 자기가 근무하고 있는 지역의 병원의 능력을 필수적으로 파악하고 있어야 한다. 또한, 현재의 응급실은 혼잡하기 때문에 포화상태인 응급실에서 다른 병원으로 구급차를 이용하여 이송하는 것은 일반적인 일이다.
>
> 이러한 이유들 때문에, 지역 응급의료체계의 지침은 환자 상태에 따라 적절한 치료를 받을 수 있는 시설로 이송을 책임질 수 있도록 하여야 한다.

- 재활치료를 위한 의료인력 및 시설
- 임상실험 시설 및 서비스
- 독성물질제거 시설을 포함한 치료 전담의
- 고압산소치료 역량
- 이식치료를 위한 미세혈관 외과수술 역량
- 정신과 시설

의료기관은 제공 가능한 의료서비스의 수준에 따라 분류된다. 예를 들어, 미국 외과 학회는 외상센터를 등급별로 분류한다.

1급 외상센터: 1급 외상센터는 지역 자원 외상센터로 외상 치료 체계를 위한 3차 치료를 제공한다. 궁극적으로 1급 외상센터의 자원을 필요로 하는 모든 환자는 해당 센터에 대한 접근성을 확보해야 한다. 1급 외상센터는 리더십을 발휘하고 환자 손상의 모든 면을 다루는 치료를 제공하는 역량을 갖춰야 한다. 1급 외상센터는 충분한 자원과 인력을 갖추고 있어야 한다.

1급 외상센터는 많은 수의 인력과 환자 치료, 교육, 연구에 적절한 의료시설을 보유하고 있어야 한다. 대부분 1급 외상센터는 대학교 기반의 교육 서비스를 제공하는 병원이다. 하지만 이러한 자원을 보유한 다른 유형의 병원도 1급 외상센터로의 분류를 위해 고려될 수도 있다.

환자 치료 역량에 더해 1급 외상센터는 교육, 연구, 시스템 기획에서 선도적인 역할을 해야하는 의무가 있다. 이러한

의무는 현지에서 손상된 환자를 치료하는 모든 병원에 적용된다. 의료 교육 프로그램은 레지던시 프로그램 지원과 의사, 간호사, 병원전 의료 제공자를 위한 외상대학원 교육 과정을 포함한다. 교육은 전형적인 지속적인 내과, 외상, 중환자 치료 펠로우십, 프리셉터십, 인력 교류, 현지 사정에 맞는 접근법을 포함한 다양한 기전을 통해 성취된다. 이 책에서 정의된 연구 및 예방 프로그램은 1급 외상센터를 위해 대단히 중요하다.

2급 외상센터: 2급 외상센터는 손상 중증도에 상관없이 초기 결정적인 외상 치료를 제공하는 병원이다. 지리적 위치, 환자 수용력, 인력, 자원에 따라 2급 외상센터는 1급 외상센터 만큼 동일한 포괄적 치료를 제공하지 못할 수 있다. 그렇기 때문에 더욱 복잡한 손상을 입은 환자는 1급 외상센터로 이송될 수 있다(예를 들어, 전문적인 추가 외과적 중환자 치료를 요하는 환자의 경우 그렇다). 2급 외상센터는 지역사회에서 가장 수가 많기 때문에 외상 환자의 대부분을 관리한다.

2급 외상센터는 대학 기관일 수도 있고 도시, 근교, 교외 지역에 위치한 국립 혹은 사립 병원일 수 있다. 1급 외상센터가 없는 일부 지역의 경우 2급 외상센터가 의료 교육과 의료 체계의 선도 기관의 역할을 해야 한다.

3급 외상센터: 3급 외상센터는 1급이나 2급 응급 외상센터에 대한 즉각적 접근성이 없는 지역에서 사용된다. 3급 외상센터는 즉각적 평가, 소생 조치, 응급 수술, 고정 조치를 제공하고 결정적 외상 치료를 제공하는 의료시설로 환자를 보낼 수 있다. 3급 외상센터에는 반드시 일반 외과의가 있어야 한다. 3급 외상센터에서 손상 환자 치료를 계획하는 것은 환자의 병원 이전 합의와 표준화된 치료 지침을 필수로 한다. 일반적으로 3급 외상센터는 1급/2급 외상센터가 있는 도시 및 근교 지역에서는 적절한 의료시설이 아니다.

4급 외상센터: 4급 외상센터는 환자가 더 높은 수준의 치료가 제공되지 않는 원거리 지역에서 환자 이송 전에 전문 외상 처치술을 제공한다. 병원이라기보단 클리닉같은 4급 외상센터에는 의사가 있을 수도 혹은 없을 수도 있다. 하지만 4급 외상센터는 지리적으로 고립된 위치에 있기 때문에 사실상 주요 치료 제공 기관인 경우가 많다. 주어진 자원을 가지고 최적의 치료를 제공할 의지가 있는 4급 외상센터는 포괄적 외상 치료 체계의 중요한 일부로 인정받아야 한다. 3급 외상센터와 마찬가지로 소생 조치를 위한 치료 지침, 환자의 전원에 대한 지침, 데이터 보고 방식, 의료체계 성능 개선에 대한 참여는 대단히 중요한 부분이다.

4급 외상센터는 인근의 1급/2급/3급 외상센터와 우호적인 협력 관계를 유지해야 한다. 이러한 협력 관계는 현실적인 표준이 가용 자원에 기반해야하는 교외 지역의 외상 관리 체계의 발달에 대단히 중요하다. 교외 지역의 최적의 치료는 지침과 함께 기존의 전문 및 기관 자원을 효과적으로 사용함으로써 제공될 수 있고 교육, 자원 할당, 모든 유형의 의료 제공자를 적재적소에 배치하는 것으로 이어진다. 또한 4급 외상센터의 경우, 선도적인 역할을 하고 다른 의료 센터와의 제휴 관계를 유지할 수 있는 열성적인 의료 제공자의 참여를 유도하는 것이 중요하다.

공식 지정된 외상센터에 더해 특수 의료서비스를 제공하는 다른 유형의 의료시설이 있을 수 있다. 이는 화상 센터, 소아 센터, 정신 치료 센터, 주산기 센터, 심장 질환 센터, 척추 센터, 독성물 치료 센터를 포함한다.

환자를 가장 잘 치료하는 곳이 바로 최고의 환자 수용 시설이다. 대부분의 환자는 현장에서 가장 가까운 의료시설로의 이송을 요청한다. 하지만 건강 관리 기관(HMO)이나 공식 지정 의료 제공 단체와 같은 관리 의료 프로그램에 등록된 환자의 경우, 해당 기관이나 단체가 인증한 (반드시 가장 가까운 곳이 아닌) 의료시설로 이송할 것을 요청할 수도 있다. 또한 파라메딕의 근무 지역 밖에 있는 의료시설로 이송해달라고 요청하는 환자가 있을 수도 있다. 요청된 의료시설이 환자에게 적합한 곳이라고 하더라도 비슷한 수준의 병원이 더 가까이 있을 수도 있다. 파라메딕은 환자 치료에 책임이 있기 때문에 결국 이송지 선정에도 책임이 있다는 점을 기억한다. 확신이 들지 않을 경우에는 항상 직접 지도의사에게 연락을 통해 조언과 지원을 구한다.

다른 유형의 환자 배분

일부 지역에서는 파라메딕이 일차 처치(primary care)를 담당하는 경우가 있는데, 현장에서 잘 규정된 지침에서 따라 환자를 처치하고, 이후 2~3차 병원 응급실 이외에 일반병원으로 이송할 수 있다. 예를 들면, 소아가 녹슨 못에 찔린 상태에서 환자 아버지가 119에 신고를 하였다. 파라메딕이 현장에 출동해서 지혈을 하고, 환자를 평가한 결과, 전완부에 2인치 정도의 표재성 열상이 있어, 의료진과의 통신을 통해서 의료지도를 받은 후 환자를 적절히 치료할 수 있는 일반병원으로 이송하였다. 이러한 경우 환자 가족은 의료비 지출을 절감할 수 있으며, 2~3차 병원의 응급실에서는 중증환자를 보다 여유를 가지고 진료할 수 있다.

다른 유형으로는 환자를 현장에서 응급처치 후 집으로 귀가시키는 방법도 있다. 파라메딕이 현장에 출동하여 환자를 평가하고, 적절한 응급처치를 시행한 후 추가적인 조치가 필요하지 않다고 판단되는 경우에는 의사와 상의해서 병원으로 이송을 하지 않고, 해당과에 외래 진료를 예약하는 경우도 있다.

물론 이러한 상황이 일반적이지는 않지만 응급의료체계를 이용하는 사람이 점차적으로 늘어나고, 이에 따른 비용이 증가한다면 위와 같은 방향으로 발전이 필요할 수 있다

환자 전원

의료환경에 대한 규제는 일반인이나 의료인에게 의료비 절감을 위한 노력이 환자입장에서도 이익이 되는가라는 의문을 갖게 한다. 의료규제는 동일한 지역의 병원에서 중복적으로 사용하고 있는 장비와 의료서비스에 투자하는 것보다 전문화된 치료기능을 수행하도록 권고하고 있다.

때로는 환자를 한 병원에서 다른 병원으로 전원하는 것이 의료비용을 절감하는 측면에서는 이득이 있을지라도 환자 입장에서는 다를 수도 있다. 응급구조사가 환자이송을 의뢰 받은 경우 응급구조사는 환자처치와 치료에 대하여 인계하는 병원과 인수하는 병원의료진과 동일하게 책임감을 가져야 하고, 이송 도중에 환자상태가 악화될 것으로 예상되는 경우에는 담당의사와 상의하는 것이 필요하다.

병원에서 출발하기 전에 환자를 담당한 간호사나 의사에게 환자상태에 대한 설명과 함께 요약된 환자 기록지와 자료도 함께 요청해야 한다. 진단 검사결과가 준비되지 않은 경우에는 이송을 지연시키지 말고 우선 출발을 하면서 팩스나 이메일 등으로 환자에 대한 자료를 요청해야 한다.

법적 고려사항

환자의 정의

"과연 누구까지가 환자인가?"라는 것은 단순하지만 답하기가 쉽지 않은 질문이다. 예를 들어, 차량 충돌 사고 현장에 도착한 응급구조사는 3명의 사람이 서로 보험 정보를 공유하는 것을 본다. 3명 모두 손상의 발생을 부인하고 구조사의 도움을 거절한다. 법적으로 볼 때 이들은 응급의료체계의 환자에 해당하는가? 운전수 중 한 명이 음주 상태라면, 그는 환자인가? 현장에 있는 사람 중 한 명이 18세 남자친구와 함께 차에 타던 16세 여성이라면, 그녀를 환자로 봐도 좋은 것인가? 환자에 대한 정의는 명확히 정립이 되지 않는 문제이고, 대부분의 응급의료체계에서는 이에 대한 나름대로의 정의를 제시하고 있다. 예를 들어, 텍사스주의 지도의사에 의한 정의는 다음과 같다.

"환자는 응급의료체계와 접촉하고 추가적인 평가 혹은 치료를 요하는 불편 사항, 상황, 상태를 보이는 사람을 의미한다."

"판단의 기준은 이성적이고 신중한 의사의 몫이다."

"지정된 지도의사는 상기된 일반적 지침의 범주 내에서 환자를 지정하는 구체적 기준을 확립할 의무가 있다."

분명히 근무 지역에 따라 환자의 정의는 다를 수 있다. 하지만 응급의료체계는 환자의 정의를 분명히 하도록 되어 있고 응급의료 인력은 환자의 정의에 대한 현행 규정을 숙지해야 한다.

환자를 이송하면서 응급구조사가 중점적으로 관심을 가져야 할 대상은 환자이다. 이송중에 환자를 인수하는 병원의 의료진에게 도착예정시간(ETA)과 이송 중 변화된 환자상태에 대해서 연락을 취한다. 응급구조사가 병원에 도착하면 담당간호사나 응급의료진에게 이송 중에 변화된 환자 상태와 그에 따른 응급처치 내용을 이야기하고, 인계한 병원에서 가져온 환자에 대한 자료와 함께 이송기록지 사본을 같이 제출한다. 필요하다면 이송에 따른 경비계산서나 보험정보도 이때 같이 수집한다.

기록

환자상태에 대한 정확한 기록은 환자에 대한 자료, 연구자료 및 응급구조사가 소속된 응급의료체계의 질개선의 측면에서도 매우 중요한 자료가 된다. 환자에 대한 기록은 응급처치를 종료하는대로 바로 완전하게 작성되어야 한다. 이송 중에 메모하였던 간단한 기록이나 활력징후 등도 기록지에 모두 옮겨 적는다.

정확하고 완벽하게 작성된 기록지의 중요성은 아무리 강조해도 지나치지 않다.

기록은 사고현장에서부터 병원의료진에게 환자를 인계할 때까지 응급처치의 내용이 연속적으로 정확하게 기재되어야 하며, 기록지는 동시에 법적인 문제에 있어서도 분쟁발생의 소지를 줄여준다. 또한 기록지에 기록된 내용은 파라메딕의 주관적 소견이 아니고 파라메딕이 관찰한 객관적 사실이어야 한다. 예로서 "환자가 호흡할 때 술 냄새가 난다"고 기록해야지 "환자가 만취상태였다"는 기록은 적절하지 않다.

전자의 경우에는 논쟁의 여지가 없지만 후자는 증명할 방법이 없다. 최종 기록지는 간결하고 읽기 쉽도록 작성해야 하고 철자도 정확하게 표기해야 한다. 정확하게 작성한 기록은 환자를 인수하는 응급의료진으로 하여금 파라메딕이 시행한 환

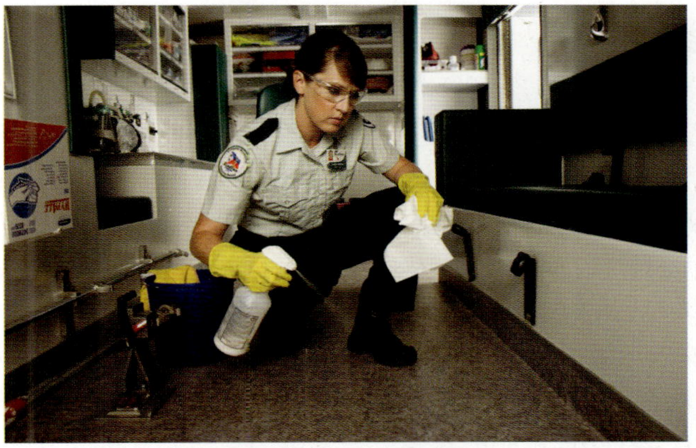

●**그림 3-4** 환자를 병원 응급실로 이송하는 것으로 파라메딕의 역할이 끝나는 것이 아니다. 기록, 구급차 및 응급장비 세척, 재정비 또한 출동만큼이나 중요한 임무이다.

내용 요약

▶ 추가적인 책임

- 지역사회와의 연계
- 1차 진료에 대한 지원
- 시민연계
- 자기 개발 및 전문성 개발

자에 대한 평가나 응급처치 내용을 쉽게 이해할 수 있도록 하며 환자의 예후를 판단하는데 도움을 줄 것이다. 그리고 추후 법적인 문제가 발생했을 경우에도 정확한 기록지는 파라메딕이 시행한 응급처치에 대해 쉽게 기억할 수 있게 해 준다.

응급의료서비스로의 복귀

환자상태에 따라 적절한 응급처치를 시행하면서, 병원으로 이송을 하고, 병원 도착 후 의료진에게 기록지와 함께 환자를 인계하고 나면 다음 업무를 위하여 근무지로 복귀할 준비를 해야 한다(그림 3-4●). 오염된 장비를 세척하고 사용한 일회용 물품을 버리고, 필요한 물품을 보충하고 필요하면 근무지로 복귀하면서 구급차 연료도 채워둔다.

또한 동료와 함께 업무수행 중에 발생한 문제점이나 상황들을 기억하면서 잘된 점이나 잘못된 부분에 대해 의견을 나누는 것이 앞으로 환자를 처치하는 능력을 향상시키는데 도움이 된다. 마지막으로 파라메딕 팀장은 파라메딕들 중에 심각한 스트레스로 인하여 도움이 필요한 사람이 있는지 확인하고 필요한 경우 도움을 제공한다.

추가적 책임

파라메딕 역할에는 응급상황에 대한 대응과 관련된 사항 이외에 추가적인 책임도 수행해야 한다. 이는 일반인들 대상 심폐소생술 교육, 응급의료서비스 설명 및 세미나, 응급처치 교육, 예방프로그램 기획, 전문성 개발활동 등이 포함된다. 파라메딕은 상기 모든 활동에 대해서 지역사회 내 보건활동의 발전을 위해 적극적인 역할을 수행할 수 있어야 한다.

행정

파라메딕은 응급의료체계가 최대한 효과적으로 운용될 수 있도록 행정업무에 임할 의무가 있다. 이는 근무지 배치임무, 기록 및 보고작업, 특별 프로젝트, 기관간의 연계 등을 포함한다. 근무지 배치임무는 구급차의 정비 및 세척을 포함한 전반적인 유지관리 작업을 포함한다. 응급의료체계와 소방서는 기본적으로 작은 커뮤니티이고 모든 구성원이 유지관리 작업의 책임을 공유해야 한다. 기록 작업은 응급의료체계가 조율된 상태에서 운용될 수 있게 하는 중요한 역할을 한다. 응급의료체계의 기록 및 문서화 작업은 대부분 전자화되기 때문에, 데이터 입력이 용이해지고 정보공유의 속도가 빨라졌다. 그 유형에 상관없이 기록데이터 유지 작업은 응급구조사의 핵심 임무이다.

지역사회와의 연계

병원전 의료제공자는 일반 주민들이 응급상황을 인지하고, 기본소생술 술기법, 응급의료체계에 적절하게 접근하는 방법을 교육시키는데 선도적인 역할을 수행해야 한다.

이와 같은 활동을 성공적으로 수행할 경우 귀중한 생명을 구할 수 있다. 교육프로그램 제공을 통해 미국심장학회의 "건강한 심장을 위한 생활" 캠페인과 같은 지역사회 내 건강 관련 활동을 장려할 수 있다. 안전벨트 인지 및 어린이 안전벨트의 적절한 사용법과 같은 응급의료체계의 손상방지 프로젝트는 장기적 장애 및 사망자 수를 줄이는 데 있어서 매우 중요한 역할을 한다.

지역사회에서 개발하여야 할 손상방지 프로젝트는 어떤 것들이 있는지를 결정하기 위해 응급의료체계는 종종 공식/비공식적으로 질병 및 손상에 대한 위험이 있는지 조사를 실시하는 경우가 많다. 예를 들어 6개월 동안 실행 보고서에 대한 검토작업을 실시한 응급의료체계에 대해 생각해보자. 이와 같은 조사활동을 통해 단일 군(郡) 내 여러 철도 건널목에서 10건의 차량충돌 사고가 발생했다는 사실을 발견할 수 있다. 그리고 이러한 상황에 대해 철도 건널목에서의 안전과 관련하여 공공 안전 캠페인을 펼치고 난 후, 응급의료인력은 교육 캠페인 개발, 촉진, 이행 활동을 지원해 줄 지역사회단체를 찾아 나서야 한다.

지역사회와의 연계로 인해 기대할 수 있는 이점으로는 응급의료체계를 부각시키고, 긍정적인 이미지를 형성하며 응급의료요원을 긍정적 역할모델로 제시하는 것 등이 있다. 또한 협력 프로그램을 통해 응급의료체계와 다른 의료 및 공공 안전기관의 통합을 증진할 수 있는 기회를 마련할 수 있다.

1차 치료에 대한 지원

향후 건강증진과 질병 및 손상방지가 응급의료체계의 중요한 활동요소가 될 것으로 전망된다. 일부 응급의료체계에서는 이미 예방 및 건강 프로그램을 개발하여 응급서비스에 대한 수요를 줄이기 위한 방향으로 자원을 지휘 감독하고 있다. 이론적 근거는 응급의료체계에 대한 부담을 경감시킴으로써 지역사회에 제공되는 서비스 비용을 줄이자는 것이다.

이러한 활동을 수행하기 위한 전략 중 하나가 비응급 환자의 병원 이송수단을 구체적으로 정하는 지침을 수립하는 것이다. 일부 응급의료체계에서는 이미 비응급 환자를 요양시설로 이송하거나 환자의 거주지에서 의사의 진료소까지 이송하는 경우 구급차 대신에 밴을 이용하고 있다. 비록 이 비용은 응급의료체계의 추가비용이지만 이러한 서비스는 응급의료장비에 대한 비용 및 응급의료인력의 수요를 줄일 수 있다. 결과적으로 전반적인 응급의료 운영비가 경감되고 자연스럽게 수익이 늘어나게 된다.

미국의 다수 지역에서 현재 사용되고 있는 또 다른 방법은 응급의료팀과 병원의료진이 협동하여 응급부분에 대한 대안을 제시하는 것이다. 이 협동팀이 환자를 단독 외래환자센터 및 진료소로 이송함으로써 궁극적으로 환자 치료 및 시스템 유지에 소요되는 비용을 줄이게 된다. 이와 같은 연계방법은 계속 개발되고 있다. 그러나 비용이 아니라 환자가 필요로 하는 바에 주안점을 두고 환자에게 적절한 응급진료를 제공하기 위해 특별한 주의를 기울여야 할 것이다.

응급의료서비스에서 시민참여

응급의료서비스에 시민이 참여함으로써, 내부의 질개선 및 문제해결에 대해 객관적인 시각으로 바라볼 수 있게 된다. 가능하다면 언제나 응급의료체계의 개발, 평가, 조정에 있어서 지역사회 구성원이 참여할 수 있도록 하여야 한다. 현행 체계에 새로운 서비스를 추가하거나 기존 서비스를 개선함에 있어서 지역사회 구성원은 필요항목을 수립하는 데 도움이 된다. 궁극적으로 지역사회 구성원은 응급의료체계의 "고객"이며 응급구조사는 그들이 필요로 하는 바를 우선 고려해야 한다.

자기 개발 및 전문성 개발

지속적인 교육 및 자격갱신을 통해서만 환자에 대해 양질의 치료가 지속적으로 제공되고 있다는 사실을 일반 대중에게 입증할 수 있다. 따라서 응급구조사는 공인된 자격증을 취득한 이후에도 자기개발 및 전문직 발전을 위한 활동을 계속해야 할 의무가 있다. 누구든 시간이 지나면 지식과 기술은 쇠퇴하게 된다는 것을 명심해야 한다. 경험적으로 응급출동 신고의 횟수가 줄어들수록 응급구조사는 훈련의 양을 증대시켜야 한다. 하지만 기존에 학습한 교육내용을 복습하고 새로운 내용을 받아들여야 하는 목표는 같다.

응급의료체계는 비교적 새로운 분야이기 때문에, 기술 및 정보의 변화가 빠르다. 따라서 응급구조사는 최신기술 및 정보를 습득하기 위해서는 의식적으로 노력을 기울여야 한다. 다양한 저널, 세미나, 컴퓨터 뉴스 그룹, 응급처치 교육과정, 학습 경험 등을 활용하면 도움이 된다. 이 점은 각 지방, 주(州), 국가적 차원에서 도움이 될만한 전문 응급의료서비스 기관에 대해서도 마찬가지이다. 응급구조사는 이 분야에 대한 관심을 유지하고 지속적으로 정보를 습득할 수 있는 유익한 기타 방법도 많이 있다. 업무에 관련된 사안들, 사례 분석 및 기타 질개선 활동, 멘토링 프로그램, 연구 프로젝트, 대량재해 대비훈련, 병원 내 교대 근무, 장비 인-서비스, 재교육 강습 과정, 자습활동 등에 참여함으로써 잠재적으로 경력을 성장시킬 수 있다.

이외에도 다른 직업선택의 길도 열려있다. 가령 경력을 갖춘 파라메딕은 관리직에 지원하므로써 관리능력을 신장시키거나 응급이송팀에서 근무하기 위해 중환자 교육과정을 수강할 수 도 있다. 응급구조사의 비전통적인 직업분야는 1차 진료현장 근무, 석유 시추선에서의 응급처치 제공, 산업장에서 산업안전에 대한 역할수행 등이 있다.

전문성

파라메딕은 보건의료전문가이다. 전문가라고 하면 특수한 지식 및 기술을 보유하고 있는 사람이라는 의미를 갖는다. 일반적으로 전문가는 초기 교육 및 지속적인 교육에 대한 요구조건 등을 포함한 자체 인증기준을 갖는다. 파라메딕으로서 받게 되는 훈련에 대해 초기 교육 요구조건을 만족시키는 경우, 전문가로서의 인증 및 면허를 발부 받는다. 응급의료 전문직은 모든 전문인력이 기준을 유지하여야 한다는 규정을 갖고 있다.

파라메딕의 경우, 이와 같은 규정은 일정기간 동안 계속되는 교육을 수반하는 정기적인 재인정의 형식으로 운영된다.

또한, "전문성"이라 함은 특정 직업에 종사하는 사람의 특성을 규정하는 행동 및 자질을 지칭한다. 보건의료전문가는 양질의 환자치료를 제공하고, 자신의 직무에 자긍심을 불러일으킬 수 있도록 행동해야 하며, 최고의 기준을 설정하고 이 기준을 충족시키기 위해 노력한다. 또한 이들은 능력이 닿는 한 최선을 다하여 직무를 수행함으로써 팀 구성원 및 일반 대중으로부터 존경과 신뢰를 받는다. 프로의 경지에 도달한다는 것은 쉽지 않은 일이다. 프로가 되려면 아마추어와는 확연히 구분되는 전문적 지식을 갖추어야 하기 때문이다.

직업 윤리

윤리라 함은 특정 집단 및 직업에 종사하는 구성원의 행동을 규제하는 규칙 및 기준을 의미한다. 의사들은 주로 환자를 위해 만들어진 표준 윤리지침을 오랜 기간 동안 준수해 왔다.

이 기준은 파라메딕, 호흡기치료사, 물리치료사 등을 비롯한 **보건의료전문직 종사자**(allied health professions)들에게도 마찬가지로 적용된다. 윤리는 법적인 구속력은 없지만 명예로운 행동을 위한 기준이므로 윤리적 기준을 준수하도록 하고 있다. 파라메딕은 보건의료인력으로서 마땅히 환자뿐만 아니라, 사회, 다른 보건의료전문가 및 자기 자신에 대한 의

제네바 선언

의업에 종사하는 일원으로서 인정받는 이 순간에 나의 일생을 인류의 봉사를 위해 목숨을 바칠 것임을 맹세하는 바이다. 나의 스승에게 마땅히 존경과 감사를 표할 것이며, 양심과 품위를 유지하면서 직업을 수행할 것이며, 환자의 건강을 가장 우선적으로 생각할 것이며, 나의 환자에 관한 모든 비밀을 절대로 존중할 것이며, 의료직의 숭고한 전통과 명예를 항상 지킬 것이며, 동료들을 형제처럼 여기고, 본인의 직무를 수행함에 있어 환자와 관련하여 종교, 국적, 인종, 정치적 입장이나, 사회적 신분을 초월하여 오직 환자에 대한 나의 의무를 다할 것이며, 인간생명에 대한 존중을 바탕에 두고 활동할 것이며, 어떠한 위협을 받더라도 인간애의 원칙에 위배되는 방식으로 본인의 의학적 지식을 활용하지 않을 것이다. 본인은 상기와 같은 약속을 본인의 자유의지에 따라 단연코 엄숙하게 지킬 것을 맹세한다.

● **그림 3–5** 제네바 선언.

응급구조사의 윤리 강령

파라메딕의 전문적 신분은 사회, 기타 의료전문가 및 응급구조사라는 의무를 받아들이고 이를 수행하려는 개별종사자의 자율적 의지에 의해 유지 및 강화된다. 응급구조사 혹은 파라메딕으로서 나는 다음과 같은 직업윤리 강령에 엄숙히 맹세한다.

응급구조사에게 주어진 근본적인 의무로써, 생명을 보존하고, 환자의 고통을 경감시키며, 건강을 증진시키고, 어떠한 해악도 끼치지 않으며, 응급처치의 질적 향상 및 유효성을 고양시킬 것이다.

응급구조사는 인간의 존엄성에 존경을 표하며, 국적, 인종, 신념, 피부색 및 사회적 지위에 관계없이 사람들이 필요로 하는 바에 따라 서비스를 제공한다.

응급구조사는 공공의 건강에 악영향을 미치는 일에는 전문적 지식 및 기술을 사용하지 않는다. 응급구조사는 법률에 의거하여 해당 정보를 누설하도록 요청을 받는 경우를 제외하고는 업무수행 중에 알게 된 정보에 대해 기밀을 유지하며 누설하지 않는다.

응급구조사는 지역사회에 시민으로써, 법률을 체계적으로 이해하고 준수하며, 시민의 의무를 성실히 수행한다. 또한 응급구조사는 전문가로써, 어려움에 처한 시민과 기타 의료전문가들과 더불어 모든 사람들에게 더욱 질적으로 우수한 응급처치를 제공하여야 하는 의무가 있다.

응급구조사는 전문적 능력을 유지하고, 기타 응급의료서비스 팀들의 전문적인 능력에 대해 관심을 기울여야 한다.

응급구조사는 전문적인 의료관행 및 교육의 기준을 명확히 한정하고 유지해야 할 책임이 있다. 또한 응급구조사는 종속적/독자적 기능에 관한 개별적인 전문조치 및 판단에 대하여 책임을 져야 하며, 응급구조사의 의료관행에 영향을 미치는 법률을 이해하고 준수해야 한다.

응급구조사는 응급구조사와 응급의료서비스 시스템에 영향을 미치는 법률 제정 문제에 대해 인지하고 참여해야 할 책임이 있다. 응급구조사는 직업에 대한 공신력을 반영하는 개인적인 윤리기준을 준수하여야 한다.

응급구조사 혹은 응급구조사 단체는 직업적 서비스에 대한 광고를 하는 경우에도 자기 직업의 존엄성을 잃지 않도록 해야 한다.

응급구조사는 응급구조사의 전문적 역량을 필요로 하는 응급의료서비스 임무를 부적격자에게 맡기지 않도록 하여 일반 시민을 보호하여야 하는 의무가 있다.

응급구조사는 동료, 간호사, 의사, 기타 응급의료서비스팀과 함께 원활하게 협력하는 동시에 신뢰 관계를 유지하여야 한다.

응급구조사는 비윤리적 절차에 관여하지 않고, 의료행위 부적격자 및 및 비윤리적 행위에 대해 관련 당국에 적절하고 전문적인 방법으로 신고해야 할 책임이 있다.

미국응급구조사협회

● **그림 3–6** 응급구조사의 윤리 강령 *(Written by: Charles B. Gillespie, M.D. Adopted by the National Association of Emergency Medical Technicians (NAEMT), 1978. Reprinted with permission by NAEMT)*

무를 인식하여야 한다.

1948년, 세계의사회는 "제네바 선언"(그림 3–5●)을 채택하였고, 1987년, 미국 응급구조사협회는 "EMT 윤리강령"(그림 3–6●)을 채택하였다. 이 문서에는 전문직 응급구조사의 응급의료서비스에 관한 원칙이 자세하게 기술되어 있다.

전문가적 태도

전문가는 일상의 업무 속에서 최선의 결과를 낳기 위해 맡은 바 직무에 전념해야 한다. 근무 시간 중에 의료전문가는 항상 환자를 최우선으로 생각하지만, 비전문가는 자기 자신을 최우선으로 생각한다. 진정한 전문가는 우수한 성과를 내는 것을 목표로 삼고, 결코 자신의 성과에 만족하여 안주하지 않는다. 전문가는 완전히 숙달될 때까지 기술을 연마하며 항상 기민하게 기술을 활용할 수 있도록 끊임없이 자신의 기술을 갈고 닦는다. 또한, 자신이 과거에 알았던 많은 것을 잊어버린 상태란 것을 자각하고, 새로운 정보를 배우기 위해서 재교육 과정에 진지한 마음가짐으로 참석한다. 반면, 비전문가는 자신이 보유한 기술력이 영원히 시들지 않을 것이라고 생각한다.

전문가는 자기 자신, 동료, 소속기관 및 시스템에 대해 높은 기준을 설정하는 반면, 비전문가는 최소한의 기준을 세워 이를 목표로 삼고 주위의 저항을 최소화하는 방식에 주로 의존한다. 전문가는 자신의 성과에 대해 비판적으로 분석하며, 항상 개선점을 찾지만, 비전문가는 자신을 보호할 생각을 하며, 자신의 단점을 감추고 다른 사람을 탓하려 한다. 전문가는 응급상황에 대응하기 전에 모든 의료장비를 점검하지만, 비전문가는 사전 점검을 하지도 않으면서 그저 모든 일이 저절로 잘 풀리고, 비품은 충분하고, 배터리는 충전이 되어 있고, 산소통의 산소량 수치도 적절할 것이라고 믿고 있다.

파라메딕은 임무수행 중이거나 비번일 때에도 전문가적인 태도로 행동하여야 하며 이에 대한 책임을 져야 한다. 당신이 근무하고 있는 지역사회는 당신의 행동으로 다른 파라메딕들과 응급구조사 직업을 총체적으로 판단하게 된다.

전문가적 태도는 보수의 문제가 아니라 마음가짐의 문제이다. 전문가적 태도는 돈으로 살 수도, 임대할 수도, 날조할 수도 없다. 비교적 짧은 역사에도 불구하고 응급의료서비스는 진정성 있는 직업으로 인정받고 있다.

전문직 성장을 이루려면 뼈를 깎는 노력을 기울여야 하며 특히 자기 자신의 기준과 타협하지 않는 개별 구성원들의 노력이 필요하다. 항상 효율성을 추구하고 전심전력을 다하여야 한다.

전문가의 속성

전문가를 정의하는 몇 가지 속성 및 특징이 있다. 다음은 진정한 파라메딕이 지녀야 할 속성을 설명하고 있다(표 3-1).

리더십

파라메딕 교육에서 리더십은 매우 중요한 요소이지만 자주 잊혀지는 부분이기도 하다. 파라메딕은 병원전 의료팀의 지도자 역할을 한다(그림 3-7●). 따라서 파라메딕은 자신의 성격과 개성에 맞는 지도자 자질을 갖추고 직무를 완수해야 한다. 바람직한 리더십의 유형은 다양하지만, 위대한 리더들이 공통적으로 갖고 있는 특성을 요약해 보면 다음과 같다.

- 자신감
- 신뢰감 형성
- 강한 정신력

내용 요약

▶ 전문가의 특징

- 리더십
- 진정성
- 공감대 형성
- 자발적 동기유발
- 전문가적 외양 및 개인위생
- 자신감
- 의사소통 능력
- 시간관리 능력
- 팀워크 기술
- 존중심
- 환자의 권익옹호
- 신중한 의료서비스 수행

표 3-1 | 보건의료 전문가의 속성
환자를 존중한다.
양질의 환자치료를 제공한다.
환자와 환자가족의 권익을 옹호한다.
직업에 대한 자긍심을 키운다.
높은수준의 표준과 양질의 서비스를 위해 헌신한다.
타인의 존경을 받는다.
통증과 고통을 최소화한다.
전문가 개인의 안전은 물론 환자의 안전을 최우선으로 한다.
전문가에 맞는 이미지와 행동을 유지한다.
시간을 효과적으로 관리한다.
팀 동료와 협력을 잘 한다.

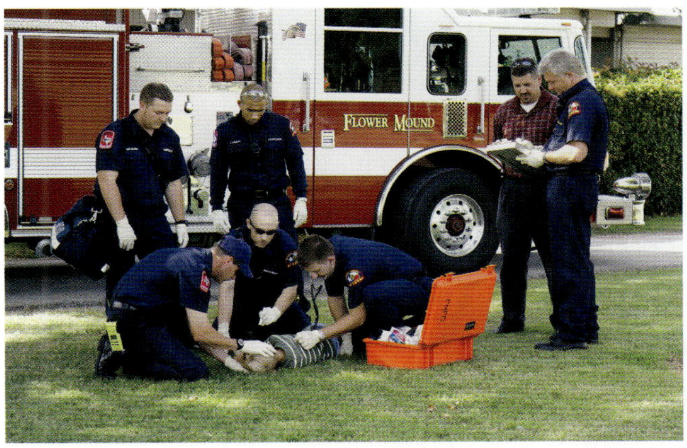

●그림 3-7 파라메딕은 응급의료체계의 지도자로서 환자, 행인, 기타 구급대원들과 전문적이고 효율적인 방식으로 협력한다.

- 상황 통제 능력
- 의사소통 능력
- 결단성
- 팀별 행동의 결과에 대한 책임을 기꺼이 수용하려는 마음

훌륭한 팀 지도자는 팀 구성원 각자의 능력 및 한계를 잘 알고 있다. 만일 지도자가 팀 구성원에게 능력을 초과하는 직무를 수행하도록 요구한다면 팀 구성원들은 자신들의 업무수행 능력이 아닌 지도자의 리더십에 의문을 품게 될 것이다.

진정성

파라메딕은 병원전 환자처치에 있어서 지도자적 역할을 수행해야 할 책임이 있다. 파라메딕으로서 당신은 응급의료서비스 및 보건의료체계를 대표하게 된다. 환자 및 의료팀들은 처음부터 파라메딕이 성실하고 믿을만한 사람이라고 신뢰하고 있다. 파라메딕에 대한 품행을 평가 받는데 가장 중요한 덕목은 바로 정직성이다. 파라메딕은 종종 환자의 집안에서 업무를 수행하기 때문에 환자의 지갑이나 차량에 놓아둔 보석 및 기타 소지품에 대해 책임을 지게 된다. 따라서 파라메딕은 환자로부터 신뢰를 받을 수 있는 사람이어야 한다. 정직하지 못한 행동을 하게 되면 가장 빨리 주변으로부터 신뢰를 잃게 된다.

파라메딕은 지도의사로부터 권한을 위임 받아 시스템의 지도자역할까지 수행할 수 있다. 의료 감독이 위치한 곳으로부터 먼 거리에서 응급처치 임무를 수행할 수 있기 때문에 현행 의료지침을 준수하고 환자에 대한 처치과정을 정확하게 기록하여 신뢰를 구축하도록 해야 한다.

공감대 형성

환자 및 환자의 가족과 효과적인 소통을 하는 것은 쉽지 않은 업무이다. 효과적인 의사소통의 가장 중요한 구성요소 중 하나는 공감대 형성이다. 타인과 공감대를 형성한다는 것은 타인이 처해있는 상황, 느낌, 타인의 의도를 당사자의 입장에서 이해하는 것이다. 전문가로 인정을 받기 위해서 파라메딕은 기분이 좋지 않은 날이라고 하더라도 타인과 진정으로 공감하기 위해 개인적 감정을 개입시켜서는 안 된다. 전문적인 방법으로 업무를 수행해야 하는 파라메딕은 다음과 같은 방식으로 타인과의 공감대를 형성해야 한다.

- 타인을 격려하고 용기를 복돋움.
- 환자 및 환자 가족의 감정을 이해하고 있다는 것을 보여줌.
- 타인을 존중하는 태도를 보인다.
- 침착하고 동정심을 발휘하며 도움을 주고자 함.

자발적 동기유발

파라메딕이 임무를 수행하는 환경은 감독자가 없는 경우가 많기 때문에 스스로에게 동기를 부여하고 바람직한 직업윤리의 기준을 지키는 능력은 파라메딕에게 달려 있다. 다음은 바람직한 직업윤리의 예이다.:

- 요청 및 지시가 없이도 주어진 임무를 수행한다.
- 직접적인 관리감독 없이 모든 의무 및 주어진 업무를 완수한다.
- 모든 문서 작업을 적시에 정확하게 완료한다.
- 지속적으로 질개선을 위해 노력하고 있다는 것을 보여준다.
- 바람직한 방식으로 건설적인 피드백을 수용한다.
- 학습 기회를 활용한다.

자발적 동기유발은 더 나은 성과를 내기 위한 내적 동기이다. 환자를 적절하게 치료하는 것만으로는 부족하며, 파라메딕은 환자에게 제공하는 응급의료서비스의 질을 높이기 위해 애써야 한다.

외양 및 개인위생

우리 사회는 보건의료전문가에 대해 높은 기대치를 갖고 있다. 파라메딕이 사고현장에 도착하는 순간부터 어떻게 사람들에게 보여지는가에 따라 사회로부터 평가를 받게 된다. 제대로 된 복장과 개인위생이 매우 중요하다. 만약 당신이 보건의료 제공자처럼 보이지 않을 경우 환자도 분명 같은 생각을 할 것이다. 파라메딕이 지저분한 외관을 하고 있다면, 환자도 파라메딕이 제공하는 의료서비스 역시 지저분할 것이라고 생각할 것이다. 파라메딕은 환자 앞에서 속어, 비어, 욕설 등 상스러운 언어를 사용해서도 안 된다. 그러한 언어를 사용할 경우 오히려 환자와의 관계가 더욱 멀어지게 될 것이다. 파라메딕의 용모와 행동은 환자에게 신뢰감을 주고 자신감을 형성하는데 대단히 중요한 역할을 한다.

파라메딕은 항상 깔끔한 용모를 갖추어야 한다. 머리카락은 옷깃을 가리지 않을 정도여야 한다. 가능하다면 얼굴 쪽 머리카락은 말끔히 정리해야 한다. 유니폼 셔츠 속에 옅은 색깔의 셔츠를 받쳐 입어도 되지만, 맨 위의 칼라 단추를 제외하고는 단추를 전부 잘 잠가야 한다. 결혼반지를 제외한 보석류, 시계, 여성들이 착용하는 귀걸이 등은 모두 전문가적인 용모를 갖추는데 있어서 방해 요인이 된다. 보호용 장갑을 찢어지게 하는 긴 손톱은 정리를 한다.

자신감

파라메딕이 스스로의 능력에 대해서 자신감을 가지는 것이

매우 중요하다. 파라메딕이 자기 확신과 자신감이 결여되어 있다는 것을 환자 및 환자 가족이 알게 되는 순간부터 그들은 파라메딕을 신뢰하지 않게 될 것이다. 자신감 결여는 다수의 경우 법정 소송의 근거자료가 된다. 자신감을 얻기 위한 가장 손쉬운 방법은 스스로의 강점과 한계에 대해 정확하게 판단을 내리고 약점을 개선할 수 있는 방법을 모색하는 것이다. 또한 자신감을 갖는 것과 거만하게 구는 것은 엄연히 다르다는 것을 명심해야 한다. 스스로에게 자신감을 갖고 있는 파라메딕이라도 혼자서 처리하기 힘든 복잡한 상황에 처하게 되면 도움을 요청한다.

의사소통

의사소통이란 생각, 메시지, 정보를 교환하는 과정을 의미한다. 의사소통 기술은 응급의료서비스에서 보통 과소평가되고 있는 분야이다. 환자를 병원에 입원시키기 전 단계에서 응급처치 서비스를 제공하려면, 다른 응급의료서비스 제공자, 다른 공공기관의 구조요원, 환자, 환자 가족, 행인들과 지속적으로 의사소통을 해야 한다.

효율적으로 의사소통을 하기 위해 파라메딕은 환자에 관한 모든 정보를 분명하고 간결한 방식으로 제시하여야 한다. 환자정보를 명확하게 말하고, 적극적으로 경청하며, 알아보기 쉽게 기록하는 것이 매우 중요하다. 또한 환자의 눈높이에 맞춰 대화를 하는 것도 중요하다. 예를 들면 의사와 대화를 할 때 열상을 "booboo(가벼운 찰과상을 의미하는 유아어)"라고 말하지 않는 것처럼, 응급구조사는 소아 손상환자에게 치료과정을 설명할 때 복잡한 의학용어를 사용해서는 안 된다.

다양한 상황에 맞추어 의사소통을 조금씩 바꾸어 적용할 수 있는 것도 매우 중요하다. 가령, 수화 문자(수화법)를 배우거나, 의료분야에서 흔히 사용되는 외국어로 된 간단한 의학 관련 질문을 배우는 것도 향후 업무에 도움이 될 수 있다.

시간관리

시간관리 능력은 파라메딕에게 중요한 자질이다. 철저한 사전 계획을 통해 업무의 우선순위를 정하면서 시간을 최대한 효과적으로 활용하는 숙련된 파라메딕은 현장에서 업무를 가장 효과적으로 수행한다. 시간관리 능력이 뛰어난 응급구조사는 근무 교대와 회의에 대한 시간을 엄수하고 서류작업이나 유지 보수작업과 같은 임무를 예정에 맞게 혹은 예정보다 일찍 완수한다.

시간관리 방법에는 목록 작성, 업무 우선순위 설정, 회의나 약속 장소에 일찍 도착하기, 개인 일정표 관리하기 등이 있다. 이러한 방법을 통해 응급구조사는 시간을 더욱 효율적으로 사용하면서 스트레스를 줄일 수 있다.

팀워크 기술

파라메딕은 리더의 위치에 있다. 리더쉽이란 타인과 더불어 일하면서 팀워크를 이끌어 내는 능력을 의미한다. 팀워크를 조성하려면 환자 및 환자 가족으로부터 심하게 공격을 받고 있는 상황에서도 사람들을 다룰 수 있는 외교적 수완, 요령, 기술이 필요하다.

효과적인 회유와 설득을 위해 파라메딕은 자신의 이익보다도 환자 혹은 팀의 이익을 우선시 할 줄 알아야 한다. 타인의 말을 경청하고, 그들의 의견을 존중하고 열린 마음으로 대처하여, 변화되는 환경에 유연성 있는 태도를 보여야 한다. 팀의 훌륭한 리더는 모든 팀원의 지지를 받을 수 있어야 함을 알아야 한다.

신뢰 받는 리더의 조건은 다음과 같다 :

- 개인적 이해관계 보다 팀의 성공을 우선시 한다.
- 팀원들의 역할이나 의견을 절대 무시하지 않는다.
- 근무 중일 때나 비번일 때나 항상 팀원들에게 도움을 제공한다.
- 팀원들의 건의사항에 대해 항상 열린 마음으로 수용하고, 환자의 이익을 위해 기꺼이 변화하도록 노력한다.
- 모든 사람들과 열린 마음과 자세로 의사소통 한다.
- 무엇보다 환자, 다른 의료서비스 제공자, 자신이 근무하고 있는 지역사회를 존중한다.

존중심

타인을 존중한다는 것은 타인에 대해 경의를 표하고 배려하며 정한다는 것을 보여주고, 그러한 생각을 갖는 것을 말한다. 파라메딕은 모든 환자를 존중하고, 인종, 종교, 성별, 나이, 경제적 여건 등에 관계없이 모든 환자에 대해 최상의 의료서비스를 제공해야 한다. 파라메딕이 환자 및 환자 가족의 감정을 헤아리고, 정중하게 행동하며, 다루기 힘든 환자에 대해서도 스스로의 품격을 떨어뜨리는 말, 즉 욕설을 사용하지 않는다면, 이는 가장 간단한 방법으로 파라메딕이 상대방을 존중하고 있다는 것을 보여주는 것이다. 이처럼 환자 및 환자 가족을 존중하는 태도를 보임으로써, 파라메딕은 자신, 제공하는 의료서비스, 응급구조사 직업에 대해서 그들로부터 신뢰를 얻을 수 있다.

환자의 권익옹호

파라메딕은 환자를 위험으로부터 보호하며 환자의 권익을 옹호해야 한다. 예를 들면 파라메딕은 환자를 위한 응급처치에 개인적 편견(종교, 윤리, 정치, 사회, 법률 관련)으로 인해 적절한 응급처치를 제공하지 못하는 사태가 발생하지 않도록 해야 한다. 파라메딕 자신의 안전이 위협받는 경우를 제외하고는 항상 자신의 이익보다 환자가 필요로 하는 바를 우선시해야 한다. 또한 항상 환자치료 정보와 관련된 기밀사항은 비밀을 지켜야 한다(7장 "병원전 치료의 의료적 및 법적 문제", 8장 "응급의학 윤리" 참고).

신중한 의료서비스의 수행

전문가가 되기 위해 파라메딕은 자세한 부분까지 면밀한 주의를 기울이면서 환자에게 양질의 의료서비스를 제공해야 한다. 다음 내용은 신중하게 응급의료서비스를 제공하는 행동의 예시이다:

- 의료기술의 숙달 및 재교육
- 완벽한 장비점검 수행
- 신중하고 안전한 구급차 운행
- 정책, 절차, 지침 준수

파라메딕의 개인적인 수행과 태도에 대한 재검토는 모든 환자들이 적절한 환경에서 적합한 치료를 받았는지를 확인하는 중요한 척도가 된다. 대부분의 응급의료서비스 기관은 환자치료 확인 및 수정을 위해 지속적인 질개선(CQI)프로그램을 채택하거나 개발하고 있다.

지속적인 교육

자격증을 유지하는 것은 파라메딕의 의무이다. 대부분의 파라메딕들은 특정 분야의 응급의료서비스에 관한 지식 및 기술을 추가적으로 개발하기 위해 지속적인 교육프로그램을 활용하고 있다. 지속교육은 대부분 강의, 세미나, 학회, 시연회 등에 참석하는 것으로 이루어진다. 각 주, 지역의 응급의료체계는 자격증 갱신에 관하여 나름대로의 정책, 법규, 절차를 규정하고 있다. 파라메딕은 이와 같은 필수 조건을 충족시키지 않고서는 업무를 수행할 수 없다.

지속적으로 교육에 참여하면 최대한 많은 혜택을 제공한다. 지속적으로 교육을 많이 받는 것이 큰 도움이 된다. 가장 두드러진 혜택은 파라메딕 자신의 지식 및 기술이 향상된다는 것이다. 또 다른 중요한 혜택은 기술적으로 하루가 다르게 발전하는 의료장비 및 처치절차와 관련하여 끊임없이 발전되는 응급의료서비스 시스템의 흐름에 뒤떨어지지 않게 된다는 것이다.

마지막으로, 파라메딕이 습득한 술기를 실제로 연습을 해보아야 한다. 지속적인 교육프로그램을 통해서 자료를 재검토하고 환자치료와 관련하여 취약점을 다룰 수 있는 기회를 제공한다.

CHAPTER REVIEW

요약

파라메딕이 되기 위해서는 병원전 응급처치 단계에 있어서 주도적인 역할을 하는 사람으로써의 책임을 받아들여야만 한다. 응급구조사의 책임은 응급신고에 대한 긴급 대응 의무와 근무 시간 외 응급요청에 응할 채비를 갖춘 상태이어야 한다. 응급전화가 걸려올 경우 파라메딕은 응급요청에 출동할 준비가 되어 있어야 한다. 만일 이와 같은 준비를 하지 않고 있는 경우, 응급 요청에 적절하게 대응할 수가 없다.

파라메딕은 대부분의 시간을 응급처치 업무를 효과적으로 수행하기 위하여 준비를 하고 있어야 한다. 파라메딕은 이와 같은 현실을 받아들이고 이 활동적인 업무에 대해 만반의 준비를 갖추고 있다면, 응급구조사 교육을 계속해서 받을 준비가 되어 있는 것이다. 최고의 파라메딕은 양질의 서비스를 제공하기 위해 맡은바 직무에 최선을 다해야 하는 사람이라는 점을 명심하라.

현장 출동 후 결과 분석

1차 응급구조대는 흉통 및 호흡곤란을 호소하고 있는 환자가 발생했다는 응급신고를 받는다. 파라메딕과 동료는 즉시 현장으로 출동한다. 현장으로 출동하는 동안 응급의료통신관리자가 환자는 55세의 남성으로 자택 앞 차도에서 눈을 쓸다가 갑자기 흉통이 시작되었고 호흡곤란을 겪고 있다는 사실과 환자가 심장병력이 있으며, 주기적으로 여러가지 약물을 복용하고 있다는 것을 이야기 해준다.

약 7분 후 구급차는 현장에 도착한다. 파라메딕은 환자인 예이츠씨가 가슴을 움켜쥐고 현관에 앉아 있는 것을 발견한다. 환자의 부인과 아들이 옆에 서있다. 파라메딕과 동료가 구급차에서 내리는 순간 환자의 아들이 달려오면서 "서둘러요! 지금 당장 아버지를 병원으로 데려다 줘요!" 라고 외친다.

파라메딕이 환자상태에 대한 초기평가를 실시하고 있는 동안 환자의 아들은 "그냥 아빠를 병원으로 데려달라고요!"라고 계속해서 소리친다. 2분 정도가 지난 후 초기평가가 완료된다.

날씨가 춥기 때문에 파라메딕은 환자를 구급차 안으로 이동시키기로 결정한다. 구급차 안으로 환자를 이동시킨 후 응급구조사는 환자의 병력과 신체검사를 신속히 완료하고 환자에게 적절한 치료를 시작한다. 구급차 밖에 있는 환자 부인과 아들은 "지금 당장 병원으로 출발하지 않으면 고소할거야!"라고 외친다. 파라메딕 동료는 환자의 가족을 진정시키려 하지만 쉽지가 않다.

환자에게 산소호흡기를 설치해 주고 환자의 상태를 모니터에 연결한 뒤, 파라메딕은 구급차의 문을 열고 환자 가족에게 구급차에 동승하여 병원으로 함께 갈 것인지를 물어본다. 환자 부인은 그렇게 하겠다고 대답하면서 환자가 누워있는 구급차 내로 들어오려고 한다. 이 때 동료 파라메딕은 환자의 아내를 저지하면서 구급차에 동승하려면 앞에 있는 조수석에 승차해야 한다고 이야기 한다. 이에 환자 아내는 크게 소리치며 항의한다. 파라메딕은 동료에게 환자와 함께 구급차 내에 앉아 있도록 한 뒤, 구급차 밖으로 나와서 구급차 문을 닫는다. 파라메딕은 예이츠 부인에게 1차 응급구조대의 규정상 구급차 탑승 시 안전벨트를 착용해야 하는데 사용 가능한 좌석은 조수석 밖에 없다고 신속하고 차분하게 설명한다. 환자를 이송하는 동안 환자의 부인에게 환자상태에 대해 지속적으로 알려주겠다고 설명한 뒤에야 환자 부인은 마지못해 앞 좌석에 탑승한다.

병원으로 이송하는 동안 파라메딕은 정맥로를 확보하고, 환자에게 니트로글리세린과 아스피린을 투여하고, 심전도 검사를 여러 번 실시하고, 환자의 활력징후를 면밀하게 반복해서 확인한다. 몇 분이 지날 때마다 파라메딕은 고개를 들어 앞 좌석에 있는 환자 부인에게 환자의 상태를 알려준다. 병원 도착 10분 전쯤, 파라메딕은 병원응급실에 연락하여 의사의 조언과 도착 예정시간, 환자의 병력, 환자의 현재상태에 대한 정보를 제공한다.

병원에 도착하자 파라메딕은 동료와 함께 구급차에서 환자를 내린다. 잠시 환자와 그의 부인이 대화를 할 수 있도록 허용하고, 동료 파라메딕은 환자의 부인을 병원 대기실로 인도한다. 병원응급실에서 파라메딕은 병원의료진에게 구두로 환자상태를 보고하고 의료진을 도와 환자를 들 것으로 옮긴다. 그리고 나서, 파라메딕은 환자의 의료차트에 환자의 상태에 대해 기록해야 할 의무가 있는 응급실 직원에게 환자 응급처치 수행보고서를 제출한다. 응급 구조사는 예이츠 부인과 환자의 아들이 기다리고 있는 대기실로 간다. 파라메딕은 시간을 내어 이제 환자는 짐머 박사가 치료 중이고, 진찰이 끝나는 데로 병원직원이 나와 상황을 설명할 것이라고 말한다.

파라메딕과 동료는 병원 밖으로 나와 다음 출동에 대비하여 구급차량 및 장비를 준비한다. 들것을 정리하고 구급차량 및 장비를 재정비한다. 구급대로 돌아오는 길에 파라메딕과 동료는 예이츠 부인과 그녀의 아들을 상대하면서 겪은 어려움에 대해 토론한다.

1. 위 사례에서 알 수 있는 파라메딕의 핵심적인 책임은 무엇인가?
2. 이러한 응급신고에 정신 및 신체적으로 대비하기 위해 무엇을 해야 하는가?
3. 파라메딕과 동료는 전문가답게 행동하였는가? 그렇다면 어떻게 행동하였는지 설명해 보라.

이 책 뒷부분에 제시된 해설을 참고한다.

복습 문제

1. 응급처치를 하는 동안에는, ________이/가 최우선 순위임을 기억한다.
a. 환자 치료　　b. 개인 안전
c. 문서화　　d. 의료 지도

2. 손상을 유발한 힘은 ________을/를 정의한다.
a. 질병의 특성　　b. 주요 병인
c. 손상 기전　　d. 주요 질병

3. ________ 외상환자는 손상이 매우 경미하기 때문에 치료 대기를 할 수 있거나 이미 사망 상태여서 아무런 치료도 할 수 없는 경우이다.
a. 우선순위 1
b. 우선순위 2
c. 우선순위 3
d. 우선순위 4

4. ________ 외상센터는 최고수준의 외상치료를 제공한다.
   a. 1급　　b. 2급
   c. 3급　　d. 4급

5. 정확하게 완성된 환자 처치기록은 다음의 목적을 위해 필수적이다.
   a. 연구 자료
   b. 환자 정보 기록
   c. 응급의료체계의 질적 향상
   d. 위의 모두

6. 전통적으로 응급구조사의 업무에 포함되지 않는 것은?
   a. 1차 진료 환경에서의 업무
   b. 항해 중 응급처치 제공
   c. 산업장에서 직업안전 담당
   d. 위의 모두

7. ________이라는 용어는 특정분야 혹은 직업에서 실무자의 업무능력이나 자질을 의미한다.
   a. 면허　　b. 등록
   c. 전문가 의식　　d. 인증

8. ________은/는 특정 집단이나 직업 구성원의 행동을 관장하는 규칙 혹은 표준이다.
   a. 윤리　　b. 도덕
   c. 예절　　d. 지침

이 책 뒷부분에 제시된 해답을 참고한다.

참고문헌

1. U.S. Department of Transportation/National Highway Traffic Safety Administration. *National EMS Scope of Practice Model.* Washington, DC, 2006.
2. National Registry of Emergency Medical Technicians. 2004 National EMS Practice Analysis. Columbus, OH: National Registry of EMTs, 2005.
3. American College of Surgeons. *Verified Trauma Centers.* [Available at: http://www.facs.org/trauma/verified.html]
4. Feldman, M. J., J. L. Lukins, P. R. Verbeek, et al. "Use of Treat-and-Release Directives for Paramedics at a Mass Gathering." *Prehosp Emerg Care* 9 (2005): 213–217.
5. American College of Emergency Physicians. "Interfacility Transportation of the Critical Care Patient and Its Medical Direction." *Ann Emerg Med* 47 (2006): 305.
6. Harkins, S. "Documentation: Why Is It So Important?" *Emerg Med Serv* 31 (2002): 93–94.
7. Lerner, E. B., A. R. Fernandez, and M. N. Shah. "Do Emergency Medical Services Professionals Think They Should Participate in Disease Prevention?" *Prehosp Emerg Care* 13 (2009): 64–70.
8. Poliafico, F. "The Role of EMS in Public Access Defibrillation." *Emerg Med Serv* 32 (2003): 73.
9. Streger M. R. "Professionalism." *Emerg Med Serv* 32 (2003): 35.
10. Klugman, C. M. "Why EMS Needs Its Own Ethics. What's Good for Other Areas of Healthcare May Not Be Good for You." *Emerg Med Serv* 36 (2007): 114–122.
11. Touchstone, M. "Professional Development. Part 1: Becoming an EMS Leader." *Emerg Med Serv* 38 (2009): 59–60.
12. Bledsoe, B. E. "EMS Needs a Few More Cowboys." *JEMS* 28 (2003): 112–113.

추가문헌

Bailey, E. D. and T. Sweeney. "Considerations in Establishing Emergency Medical Services Response Time Goals." *Prehosp Emerg Care* 7 (2003): 397–399.

Bledsoe, B. E. "Searching for the Evidence behind EMS." *Emerg Med Serv* 31 (2003): 63–67.

Heightman, A. J. "EMS Workforce. A Comprehensive Listing of Certified EMS Providers by State and How the Workforce Has Changed Since 1993." *JEMS* 5 (2000): 108–112.

Jaslow, D. J., J. Ufberg, and R. Marsh. "Primary Injury Prevention in an Urban EMS System." *J Emerg Med* 25 (2003): 167–170.

National Academy of Sciences, National Research Council. *Accidental Death and Disability: The Neglected Disease of Modern Society.* Washington, DC: U.S. Department of Health, Education, and Welfare, 1966.

Page, J. O. *The Magic of 3 AM.* San Diego, CA: JEMS Publishing, 2002.

Page, J. O. *The Paramedics.* Morristown, NJ: Backdraft Publications, 1979. [No longer available for purchase except as a used book. Entire book can be viewed online at www.JEMS.com/Paramedics.]

Page, J. O. *Simple Advice.* San Diego, CA: JEMS Publishing, 2002.

Persse, D. E., C. B. Key, R. N. Bradley, et al. "Cardiac Arrest Survival as a Function of Ambulance Deployment Strategy in a Large Urban Emergency Medical Services System." *Resusc* 59 (2003): 97–104.

chapter 4

응급의료인력의 안전 및 건강

Workforce Safety and Wellness

Bryan Bledsoe, DO, FACEP, FAAEM, EMT-P

단원 표준

총론(응급의료인력의 안전 및 건강)

학습 역량

응급의료체계, 응급구조사의 안전과 안녕, 의료법적 및 윤리적 쟁점에 대한 지식을 통합함으로써 응급의료인력, 환자, 지역사회의 보건을 증진한다.

학습 목표

최종 목표

응급의료인력의 안전 및 건강을 증대시키는 행동을 할 수 있다.

수행 목표

최종 목표를 달성하기 위해 다음 사항은 필수적이다.

1. 핵심 용어를 숙지한다.
2. 다양한 상황에 따라 안전 및 건강에 대한 위험요소를 파악한다.
3. 응급의료인력의 손상 및 질병예방의 중요성을 설명한다.
4. 응급의료인력의 안전 및 건강에 있어 신체건강의 역할 및 요소를 설명한다.
5. 중독과 건강하지 않은 습관이 초래하는 결과를 설명한다.
6. 허리 손상의 위험을 최소화하는 근무 습관을 설명한다.
7. 다양한 상황에 따라 감염 통제를 위한 적절한 표준지침을 선택한다.
8. 죽음에 대해 환자, 환자 가족, 응급의료서비스 제공자가 보이는 반응을 논의한다.
9. 사망을 초래하는 상황에서 환자와 환자 가족 앞에서 전문가다운 모습을 잃지 말고 최대한 마음을 헤아리려는 노력을 한다.
10. 스트레스 요인을 포함한 스트레스의 병태생리, 스트레스 반응의 단계, 증상 및 징후, 스트레스원에 장기적인 노출로 발생하는 결과에 대해 설명한다.
11. 효과적인 스트레스 관리법을 설명한다.
12. 순환 근무제가 신체와 효과적인 기능을 할 수 있는 능력에 미치는 영향을 논의한다.
13. 정신과적 응급처치의 원칙을 설명한다.
14. 재난 시 정신보건서비스의 역할을 설명한다.
15. 다양한 상황에 따라 효과적인 대인관계와 도로안전 주의사항을 포함한 개인안전 조치를 취할 수 있다.

핵심 용어

고정 수면시간(anchor time)
소진(burnout)
서카디안리듬(circadian rhythms)
세척(cleaning)
소독(disinfection)
노출(exposure)
잠복기(incubation period)
전염병(infectious disease)
등척성 운동(isometric exercise)
등장성 운동(isotonic exercise)
병원체(pathogens)
개인보호장비(personal protective equipment; PPE)
표준주의지침(Standard Precautions)
멸균(sterilization)
스트레스(stress)
스트레스 원(stressor)

사례 연구

하워드는 큰 도심 지역의 15년간 근무해 온 베테랑 응급구조사이다. 처음 이 일을 시작했을 때 하워드는 응급의료에 대해 잘 안다고 생각했지만 수년 동안 현장에서 뛰면서 생각이 바뀌었다.

요즘 하워드는 인질사태 도중 총상을 당한 한 경관의 목숨을 살려서 큰 주목을 받고 있다. "그 사건으로 인해 저는 여러가지에 대해 다시 돌아보게 되었습니다. 2년 전 저는 경미한 심장 질병을 앓고 있었고 건강에 대한 경각심이 높아진 상태였습니다. 이후 웨이트 트레이닝과 달리기를 주기적으로 하면서 체력을 단련했기 때문에 총상을 입은 그 경관을 안전하게 이송할 수 있었던 게 아닌가 생각합니다.

저의 또 다른 습관은 항상 개인보호장비를 착용한다는 점입니다. 근무에 투입될 때는 항상 잊지 않고 철제 강화부츠를 신고 1회용 소독장갑을 꼭 챙깁니다. 황당한 사실은 여전히 감염관리에 대한 의식이 부족한 파라메딕이 많다는 점입니다. 혹시나 제 동료가 벤치에 바늘을 올려둔다면, 제가 곧바로 한 소리한다는 것을 모두 알 겁니다." 그는 말한다.

온화하고 평범하게 생긴 하워드는 그가 젊은 응급구조사들 사이에서 롤 모델이 되고 있다는 사실을 알고 있지 않다. 신참은 대단히 혼란스러운 상황이나 예민함, 끈기 및 온화함이 요구되는 상황 속에서 하워드가 평정심을 잃지 않고 능숙하게 헤쳐나가는 것을 본다. 그는 사망자가 발생해도 환자의 부모가 공황상태에 빠져도 독거노인을 만나도 심지어 술로 고주망태가 된 사람을 만나는 등 그 어떤 상황에서도 당황하지 않고 사람을 다룰 줄 압니다. 하워드처럼 인자하고 온화하게 사람을 다루는 응급구조사를 본 적이 없습니다. 하워드는 특히 성질이 고약한 환자를 다뤄야 할 때 함께 일하고 싶은 최고의 동료입니다. 물론 항상 좋기만 했던 것은 아니었습니다, 그렇지요 하워드?", 하워드의 동료가 말한다.

"그렇죠. 한때는 아무도 저와 일하고 싶어하지 않았던 적도 있습니다. 당시 저는 독불장군이었죠. 제 방식대로 아니면 타협이란 없었습니다. 하지만 몇 년 전 일어난 일이 제게는 전환점이 되었죠. 다소 긴 이야기입니만 결론만 말하자면, 그 사건이 주는 스트레스로부터 회복할 때쯤 세상을 바라보는 저의 눈이 완전히 바뀌어 있었습니다. 저는 세상을 구할 수는 없어도 제 자신을 구할 수는 있다는 사실을 깨달았습니다. 이를 통해 스트레스가 심한 업무의 어려움을 다루는 방법을 터득했습니다. 우선 식단을 제대로 조정하고, 불필요한 살을 빼고, 새로운 삶의 태도를 가졌습니다. 우선 제가 건강하고 행복해야지 다른 사람을 위한 일을 더 할 수 있는 여유가 생기지 않겠습니까? 함께 더불어 산다는 것은 그런 것이 아닐까요?", 하워드가 대답한다.

개요

응급의료인력의 안전과 건강은 응급의료체계가 최고 성과를 발휘하는데 있어 아주 근본적인 요소이다. 파라메딕의 경우, 신체적, 정신적, 정서적 건강이 중요하다. 적절한 식단과 운동관리를 하고 안전하게 들어올리는 원칙을 준수하고 안전운전을 생활화하며 중독성이 강하고 해로운 물질을 삼가한다면, 응급구조사로서 요구되는 체력과 스태미나를 확보할 수 있다.

안전수칙에 대한 정보를 생활화하면, 폭력적인 사람, 도로상 위험 요소, 구급차 사고 및 잠행성 감염 등의 위험을 더욱 효과적으로 피해갈 수 있다. 타인의 얼굴에 드러난 공포와 슬픔을 헤아릴 수 있다면, 편견없이 그들을 존중하고 온화하게 대할 수 있는 응급구조사가 될 수 있다. 이러한 마음 가짐을 통해 응급구조사는 동료 응급구조사의 건강을 더욱 높일 수 있다.

사망, 스트레스, 손상, 감염, 공포와 같은 요소는 모두 삶을 위협하고 응급구조사의 좋은 의지를 방해할 수 있다. 하지만 응급구조사는 개선점을 찾을 수 있다. 누구나 나름대로의 삶의 방식이 있다. 그리고 자신의 선택에는 그에 응당한 결과와 대가가 따른다. 요양소의 환자는 많은 경우 젊은 시절에 내린 결정과 선택으로 인한 삶을 받아들이고 살아가야 한다. 그러한 삶이 진정 당신이 원하는 삶인지는 생각해 봐야 한다.

파라메딕의 손상은 대부분 차량에 환자를 이송하거나 물건을 싣고 이동을 하다가 발생한다. 충분한 체력 단련을 받은 파라메딕은 허리 손상이나 무릎관절 손상으로 인한 조기 은퇴없이 근무 할 가능성이 더 높다. 구급차나 도로 사고 현장에서 경각심을 유지하도록 훈련이 된 응급구조사는 손상을 입지 않을 확률이 더 높다. 동료 응급구조사가 더 높은 수준의 복지를 지향하도록 격려하는 응급구조사는 가장 훌륭한 롤 모델이라고 볼 수 있다.

이 장은 복지의 다양한 요소를 소개한다. 이 장의 정보를 익히고 추후에 지식을 스스로 넓혀가는 사람은 자기 자신을 돕는 사람이기 때문에 오랜 시간 응급구조사로서 타인을 돕는 일에 보람을 느낄 수 있을 것이다.

근무 중 손상의 방지

다행히도 21세기에 들어서 응급구조사의 안전과 손상예방이 새롭게 조명되고 있다. 연구에 따르면 구급차 출동에 따른 사고가 응급구조사의 손상에 주요한 원인으로 작용하고 있다. 이러한 손상을 최소화하기 위한 전략에는 구급차의 구조적 완전성과 신뢰도의 개선이 포함된다. 또한 안전구속장치의 발전으로 인해 이동 중인 구급차에서 환자 공간에 있는 파라메딕은 보호받을 수 있게 되었다. 구급차의 경광등과 사이렌이 사용될 때 구급차 사고가 자주 발생하기 때문에, 의료지침과 응급전화 분류 체계의 개선을 통해 실제로 빠른이송이 필요한 절박한 환자에게만 사용하도록 하였다.

환자를 물리적으로 들어올리고 움직이는 작업으로 인해(특히 비만이 만연한 북미 국가와 같은 지역에서는) 응급구조사는 손상을 입을 수도 있다. 다행히도 파워리프트 기능이 탑재된 들것이 널리 사용되고 있지만, 응급구조사가 환자를 들것에 직접 실어 올리고 들것을 구급차에 옮기는 것이 대부분이다. 또한 구급차가 병원에 도착하면 응급구조사는 환자의 들것을 구급차 밖으로 옮겨야 한다. 마지막으로 병원 안에서 환자를 침대로 옮겨야 한다. 가끔씩 이러한 작업이 제대로 수행되지 않아서 응급구조사가 다치는 경우가 있다. 대형 들것, 램프, 윈치 등을 갖춘 비만 환자를 위한 특수 구급차는 비만 상태가 심각한 환자를 안전하게 옮기는데 큰 도움이 될 수 있다. 응급의료에서는 환자를 안전하게 들어올리고 옮기는 것은 가장 중요한 술기 중에 하나이다.

내용 요약

- ▶ 기초 체력의 기본 요소
  - 심폐 지구력
  - 영양소 및 체중 관리
  - 중독으로부터의 해방
  - 허리 안전
- ▶ 식단 및 건강 관리를 꾸준히 하고 중독성이 강하고 유해한 물질을 피하고 응급구조사의 업 무를 수행할 수 있는 체력을 길러야 한다.

오랜 시간 동안 응급의료체계에서는 실시간 응급의료서비스를 제공하기 위해서 의료 인력이 종종 24시간이 넘는 긴 근무 시간을 수행해 왔다. 하지만 응급신고전화의 수가 증가함에 따라 많은 응급의료인력이 자신의 근무 시간이 끝나기도 전에 정신적으로 그리고 신체적으로 지치고 있다. 또한 수면 부족으로 인해 응급구조사의 생체 리듬이 깨지고 너무나 졸리기 때문에 집중하지 못하고 무력한 상태로 근무를 하는 경우가 많다. 이로 인해 응급구조사는 손상을 입거나 질병에 시달릴 여지가 더욱 커진다.

수면 문제뿐만 아니라 영양상태와 체력은 응급구조사가 응급의료분야에서 장기적으로 활동하는데 있어서 대단히 중요한 역할을 한다. 소방 분야에서는 체력의 중요성이 이미 오랫동안 인식되었지만, 응급의료 분야에서는 최근에서야 강조되기 시작했다. 비만인 응급구조사가 비만인 환자를 들어 올리고 옮기는 것은 대참사가 일어나는 것을 기다리고 있는 것이나 다름없다. 응급구조사는 모름지기 건강한 생활습관을 유지해야 한다. 응급구조사 개개인이 모두 건강 유지를 생활화해야 한다.

기초 체력

안타깝게도 응급의료분야에서 체력은 크게 강조되지 않았었다. 응급구조사의 허리손상에 대한 연구에서 연구자들은 심각한 과체중 상태인 응급구조사가 많다는 사실을 발견한다. 응급구조사 사이에서 만연한 과체중과 부실한 체력은 더 많은 허리 손상으로 이어진다. 또 다른 연구에 따르면, 응급의료인력의 허리를 손상을 개선하는데 있어서 기초 체력과 주어진 업무에 대한 만족도는 변화시킬 수 있는 위험 요소로 작용한다고 한다.

내용 요약

▶ 식단 지침
- 음식을 맛있게 먹되 과식하지 않는다.
- 과일, 채소, 곡물, 저지방 유제품을 더욱 많이 섭취한다.
- 소금과 설탕 섭취량을 줄인다.

▶ 정크푸드(junk food)를 먹지 않는다.

체력을 적정수준으로 유지시키는 것은 많은 이점을 제공한다. 이는 안정 시 심박 수와 혈압의 감소, 산소 공급능력의 증가, 근육량과 대사량의 증가, 질병 및 손상에 대한 저항력의 강화 등을 포함한다. 적절한 운동은 (남성보다 여성에게 더욱 영향을 많이 미치는) 골다공증의 진행을 둔화시킨다. 또한 체력이 강화되면 더 많은 것을 활기차게 할 수 있기 때문에 삶의 질도 개선되고, 기초 체력과 외모 그리고 자기 이미지에 긍정적인 상관관계가 있다. 이 뿐만 아니라 체력이 강화되면 정신적인 활동이 개선되고 불안감이 감소된다. 마지막으로 체력강화는 일생 동안 운동기능을 유지할 수 있는 능력을 개선시킨다.

핵심 요소

체력의 핵심 요소는 근력, 심폐 지구력 및 유연성의 세가지 요소로 구성되어 있으며 체력은 3가지 핵심 요소 모두를 필요로 한다.

체력을 유지 및 강화할 때는 잘못된 방향으로 빠져들지 않도록 유의한다. 예를 들어, 운동이나 스트레칭을 시작하기 전에 우선 자신의 체력 상태를 파악하는 것이 중요하다. 체력의 3요소를 평가하는 데에는 다양한 방법이 있다. 많은 응급의료 기관에서는 전문 인력이 정확한 체력 측정을 해주는 시설을 보유하고 있다. 자신에게 유용한 정보를 십분 활용할 것을 권장한다. 근력은 근육을 통해 힘을 쓰면서 지구력을 키우는 정기적인 운동을 통해 강화시킬 수 있다. 체력 강화 운동은 등척성 운동(isometric exercise)과 등장성 운동(isotonic exercise)으로 크게 구분된다. 등척성 운동은 안정적인 저항에 대한 적극적인 운동을 통해 근육을 정적으로 강화시키는 방식으로 진행된다. 등장성 운동은 근육을 가동범위가 넘지 않는 선에서 동적으로 움직이면서 강화시키는 운동이다. 전문 트레이너나 운동법을 잘 알고 있는 사람으로부터 자신의 상태에 가장 맞는 운동 정보를 얻는다.

근력을 키워주는 웨이트 트레이닝은 훌륭한 전신 운동이 된다. 들어올리는 무게, 들어올리는 횟수, 근육에 주는 압박의 빈도를 조절하며 운동을 할 수 있다. 어떠한 근력 운동이 되었든 상반신 및 어깨 근육, 가슴부위 및 허리 근육, 하체 근육 순으로 운동을 한다. 매일 허리 운동을 한다.

맥박이 목표 심박 수에 충분히 도달할 만큼 주당 최소 3일 운동을 하면 심폐 지구력이 길러진다(표 4-1). 부가적인 노력이 많이 들고 원하는 결과를 얻는 데까지 시간이 너무 많이 소요되기 때문에 유산소 운동을 기피하는 사람이 많다. 하지만 유산소 운동의 효과를 보기 위해 마라톤과 같은 격렬한 운동까지 할 필요는 없다. 간단한 산책이나 TV를 보면서 자전거 운동기구를 타는 것만으로도 충분한 운동이 된다. 이러한 운동을 매일 생활화한다. 매일 할 수 있는 운동이라면 강도가 낮더라도 심폐 지구력과 근력을 키울 수 있다. 직원용 주차장 주변을 걷거나, 계단을 최대한 자주 사용하거나, 자녀들과 함께 적극적으로 놀아주는 것만으로도 체력을 강화시키는데 큰 도움이 될 수 있다.

표 4-1 | 당신의 목표 심박수를 찾아라

1. 안정 시 심박 수를 측정한다. (추후에 이 수치를 활용한다.)
2. 220에서 자신의 나이를 뺀다. 이는 자신의 최대 심박 수에 대한 추정치이다.
3. 자신의 최대 심박 수에서 안정 시 심박수를 빼고 0.7을 곱한다.
4. 계산된 결과값을 안정 시 심박수에 더한다.

예시: 안정 시 심박수가 52인 44세 여성은 최대 심박수가 176(220 − 44)로 나타난다. 최대 심박 수에서 안정 시 심박수를 빼면 124(176 − 52)가 도출된다. 124에 0.7을 곱하면 86.8이 된다. 안정 시 심박수에 86.8을 더하면 138.8(52 + 86.8)이 된다. 이 여성의 목표 심박수는 분당 140회가 된다.

유연성은 그 중요성이 자주 간과되는 경향이 있다. 관절과 근육을 적정 범위 내에서 움직이지 않는다면 효율적으로 혹은 안전하게 사용되지 못한다. 탄탄한 슬근을 가진 보디 빌더 또한 일반인과 같은 허리 손상의 위험에 노출되어 있을 수 있다. 유연성을 갖추기 위해 주요 근육군을 주기적으로 스트레칭을 하며 풀어준다. 매일 스트레칭을 하며 무리한 스트레칭은 근육과 접합 조직에 조그마한 파열이 일어날 수 있으므로 스트레칭을 할 때는 무리하게 몸을 당기지 않는다. 당겨진 신체를 최소 60초간 그 상태로 버틴다. 유연성이 강화되면 허리 통증을 예방하거나 완화시킬 수 있다. 스트레칭은 TV를 보면서 할 수 있는 대단히 좋은 운동이다. 관심이 있다면 유연성을 위해 요가를 배워보는 것도 좋다.

영양소

응급의료인력이 적정 식단을 유지하지 못한다는 통념이 있다. 긴박한 업무속성으로 인해 응급구조사는 자신의 선택의 폭에 대해 미리 알고 이에 대한 계획을 세울 필요가 있다. 영양소 개선에 있어 가장 어려운 점은 나쁜 식습관을 고치는 것

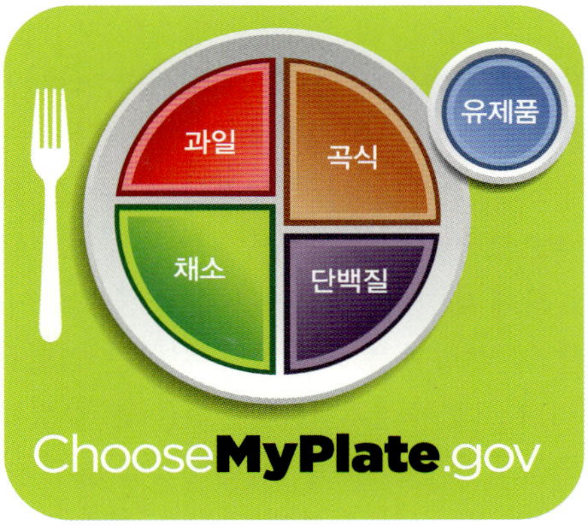

●그림 4-1 미 농림부의 권장식단지침은 적절한 음식군으로 구분된 저녁식사 그릇 모양의 차트를 사용하는 권장 식단표(Choose My Plate)에 잘 정리되어있다. *(USDA Center for Nutrition Policy and Promotion.)*

이다. 행동을 변화시키는 것은 강한 의지와 절제, 변화 과정에 대한 이해, 장기적 자기개발에 대한 인내심을 요한다. 현실적인 목표를 세우고 요요 현상은 누구에게나 발생할 수 있다는 점을 기억한다. 체중을 감량하거나 키우거나 주기적으로 건강한 음식을 먹는 등 어떠한 목표가 되었든 차트나 일일 섭취량 수치를 기록하면서 효과적으로 진행 상황을 분석할 수 있다. 균형 잡힌 영양상태는 건강에 대단히 중요하다. 다음은 미 농림부의 영양정책 센터(USDA)가 제공한 식단 지침이다(그림 4-1●).

좋은 식단을 위한 10가지 팁

1. ***균형 잡힌 칼로리:*** Go to www.ChooseMyPlate.gov에서 "자신"에게 맞는 일일 권장 칼로리를 확인한다. 신체 활동 또한 칼로리 균형에 도움이 된다.
2. ***음식을 즐기되 적정 섭취량 조절:*** 음식을 먹을 때는 즐겁게 먹고 허기와 포만감을 느끼는 시기를 적절히 확인한다.
3. ***과식을 피하기:*** 작은 그릇으로 음식을 담는다. 식사를 하기 전에 음식량을 조절한다. 외식을 할 때는 에피타이저의 양을 조절하고, 음식을 나눠먹거나 집으로 음식을 조금 싸간다.
4. ***더 자주 먹어야 하는 음식:*** 과일, 채소, 곡물, 무지방 혹은 저지방 유제품을 더욱 자주 먹는다.
5. ***접시의 절반을 과일과 채소로 채운다.*** 토마토, 고구마, 브로콜리와 같은 빨간, 오렌지 색, 어두운 녹색 채소를 고른다. 과일을 주식의 일부 혹은 간식이나 후식으로 먹는다.
6. ***무지방 혹은 저지방(1%) 우유를 마신다.*** 영양소가 같지만 열량과 지방이 낮은 우유를 마신다.
7. ***곡물 중 절반을 통곡물로 구성한다.*** 밀가루 빵보다는 통곡물로 만든 빵을 먹는다. 백미보다는 현미를 택한다. 설탕이 가득한 시리얼보다는 오트밀을 먹는다.
8. ***더 적게 먹어야 할 음식:*** 고형 지방, 가당, 염분이 높은 음식을 피한다. 이는 케이크, 쿠키, 아이스크림, 캔디, 주스, 피자, (립, 소시지, 베이컨, 핫도그 등) 지방질 육류 음식을 포함한다. 이러한 음식은 간식으로 먹되 주식이 되어서는 안 된다.
9. ***음식들 간의 나트륨 함유량을 비교한다.*** 영양 성분표를 보면서 스프, 빵, 냉동육과 같이 나트륨 함유량이 낮은 음식을 선택한다. 제품 라벨에서 "저나트륨", "나트륨 감량", "나트륨 무첨가"와 같은 문구가 있는 통조림 식품을 고른다.
10. ***달짝지근한 음료 대신 물을 마신다.*** 물이나 설탕을 뺀 음료를 주기적으로 마시면서 칼로리를 감량한다. 음료수, 에너지 드링크, 스포츠 드링크는 당분과 칼로리의 주요 공급원이다.

간단히 알아보는 병태생리학

비만

비만은 미국과 다른 산업 국가에서 주요 질병으로 자리 잡았다. 응급의료인력이라고 예외는 아니다. 응급의료인력은 평균적으로 점진적인 과체중이 되는 추세에 있다. 응급의료체계에는 비만을 유발할 수 있는 몇 가지 내재적 요인이 있다. 우선 응급의료는 대부분 자리에 앉아있는 작업으로 이뤄진다. 응급의료인력은 대부분의 시간을 구급차나 구조대 사무실 안에서 앉은 채로 보낸다. 두 번째로 가끔씩 수행하는 짧은 시간의 강렬한 구조활동을 제외하고 별다른 신체적 활동이 없다. 환자를 구조하고 이송하는 활동은 상당한 신체 에너지가 소요되지만, 응급구조사에게 충분한 운동량이 될 만큼 오래 지속되는 활동이 아니다. 세번째, 응급의료의 특성상 응급의료인력이 "급히 먹다가 업무에 투입되는" 경우가 많기 때문에 빨리 먹을 수 있는 패스트 푸드나 가공 식품에 대한 의존도가 높다. 이러한 유형의 음식은* 빈 칼로리*영양가는 없고 열량만 높은 칼로리를 제공하고 비만의 큰 원인이 된다.

비만은 허리 통증과 같은 다양한 건강문제를 유발할 수 있고 응급구조사가 허리 손상을 입을 위험을 증대시킨다. 비만은 심혈관 질병, 당뇨, 다른 장기적 만성질병으로 이어질 수 있다. 응급의료전문가인 응급구조사는 최선의 환자치료를 제공하고 환자와 시민을 위한 좋은 본보기가 되기 위해 자기 자신부터 관리를 하는 모습을 몸소 보여야 한다. 이를 위해 응급구조사는 체중을 지속적으로 확인하고, 균형잡힌 식단을 찾고, 적정 수준의 운동량을 유지한다. 점점 더 많은 응급의료인력은 비만이 만연해지고 있다는 사실을 인지하고, 응급구조사의 수명을 단축시키는 원인인 비만을 줄이기 위한 지원 및 신체단련 프로그램을 개발하고 있다.

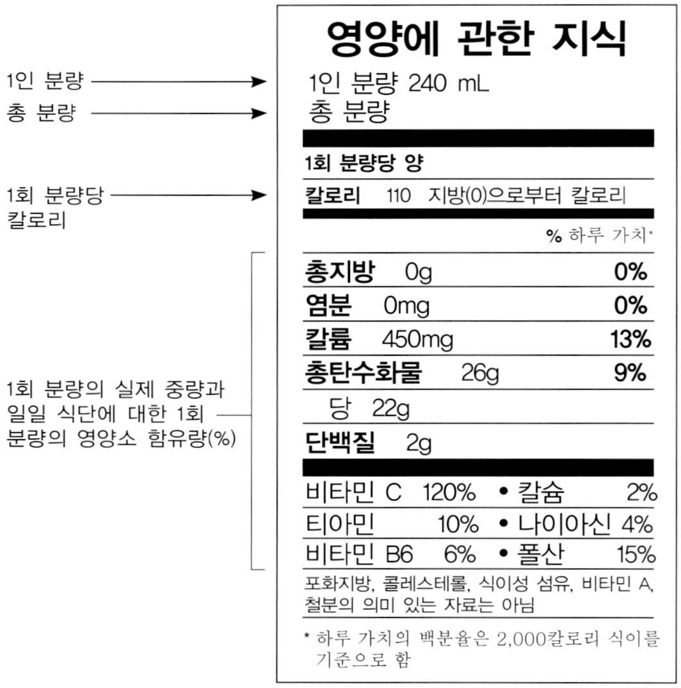

●**그림 4-2** 표준화된 음식 라벨의 예

표준화된 영양성분표는 함유된 영양소에 대한 풍부한 정보를 제공한다. 영양성분표를 읽는 법을 배울 필요가 있다. 식품의 전체 영양소 가치를 잘못 해석하지 않도록 1회 분량을 확인한다(그림 4-2●).

통곡물로 만든 샌드위치, 잘라진 채소, 과일 및 다른 건강식이 담긴 소형 쿨러를 미리 챙긴다면 급히 이동 중에 먹는 음식이 건강에 덜 나쁠 수 있다. 근무 교대 시 식사를 꼭 해야 하는 경우, 인근 패스트 푸드점보다는 현지 시장에 들려 신선한 과일 및 요거트와 다른 균형 잡힌 음식물을 구매한다. 이러한 건강식은 패스트 푸드보다 훨씬 영양가가 높고 저렴하다.

마지막으로 음료수 섭취량을 확인한다. 체내에서 음식을 이동시키고 독성을 제거하기 위해서 신체는 많은 양의 체액을 필요로 한다. 자신이 무엇을 마시고 있는지에 대해 좀 더 의식적으로 점검할 필요가 있다. 응급실에 들렀을 때 음료수를 사는데 돈을 들이지 말고 테이크 아웃용 컵에 시원하고 깨끗한 물을 담도록 한다.

물은 그 어느 음료수보다 갈증 해소가 빠르고 저렴하고 건강에 이롭다. 건강한 운동 및 식습관은 암과 심혈관 질병 방지에 큰 효과가 있다. 나이가 어린 응급구조사의 경우, 이러한 질병의 발병 가능성은 희박하지만, 발생하는 경우도 분명히 있다. 암과 심혈관 질병의 예방법은 생각보다 다양하다. 가령 건강한 스트레스 관리법을 통해 스트레스를 최소화할 수 있다. 또한 응급구조사 자신과 가족의 병력에 대해 평가가 필요하다.

운동은 심폐 지구력의 강화, 혈압의 저하, 신체 구성요소의 건강 강화를 통해 심혈관 질병에 대한 방어력을 높일 수 있다. 자신의 콜레스테롤 및 트리글리세라이드 수치를 확인하고 이를 적정 수준으로 유지한다. 폐경기 여성은 호르몬 대체요법의 위험과 효과에 대한 최근의 연구 및 소식을 확인한다.

식단 또한 암 발병률을 최소화하는데 큰 역할을 할 수 있다. 브로콜리나 고섬유식과 같은 음식은 암 발병률을 감소시키는 반면 숯불로 구운 음식은 암 발병률을 높이는 것으로 알려져 있다. 태양 및 직사 광선에 대한 노출과 피부암과의 상관성은 이미 잘 알려져 있다. 그렇기 때문에 최대한 썬 크림과 선글라스를 착용하도록 유의한다. (심지어 청소년인 경우에도 특히 남자일 경우) 혈변, 모양의 변화가 있는 점, 이유를 알 수 없는 체중감소나 피로 혹은 혹과 같은 암의 위험 징후를 유심히 살펴본다.

개인 건강관리 프로그램에 반드시 적절한 주기적 위험평가 및 자기평가와 같은 습관을 포함시킨다. 이는 (나이가 들어감에 따라 받는) 유방 촬영이나 전립선 검사를 포함한다.

습관과 중독

스트레스가 높은 직업에 종사하는 많은 사람들이 카페인이나 니코틴과 같은 물질을 과다 사용 혹은 남용한다. 응급의료체계에서도 이러한 나쁜 습관이 팽배하다. 카페인이나 니코틴 모두 암이나 심혈관 질병과 같은 장기적 질병의 원인이 될 수 있다. 더욱 건강한 라이프 스타일을 지향하고 니코틴, 카페인 및 다른 해로운 물질에 중독되는 것을 피한다.

현지나 인터넷에서 다양한 금연 프로그램은 쉽게 접할 수 있다. 약물치료, 행동교정, (니코틴 패치와 같은) 니코틴 대체요법, 혐오요법, 최면요법, 단번에 하는 금연방법 등 다양한 금연 방법이 있다. 자신의 중독증세를 이해하기 위해서는 중독이 심리적인 의존인지 사회문화적 의존인지 단순한 신체적인 의존인지를 확인해야 한다. 방법이 어떻든 목표는 동일하다. 자신의 건강을 해치는 중독으로부터 해방되어야 한다. 약물 중독 치료 프로그램, 니코틴 패치, 12 스텝 프로그램 등 중독 문제의 해결을 돕는 다양한 방법이 있다. 하지만 무엇보다도 중독 증세가 있는 환자 스스로 변화를 시작하는 것이 가장 중요한 첫 걸음이다.

허리 안전

응급의료는 신체적인 부담이 큰 분야이다. 응급구조사는 뚝길을 달려내려 가거나 계단이나 나무를 오르거나 협소한 공간을 비집고 들어가는 등 여러 가지 작업을 하겠지만 그 중에서도 환자나 장비를 들고 옮기는 일을 가장 자주한다. 허리

법적 고려사항

응급의료분야의 약물 남용

사회 속의 일반적인 경향과 마찬가지로 응급의료분야에서도 약물 남용은 큰 이슈로 부상하고 있다. 다른 직군보다 응급의료 분야에서 약물 남용이 더욱 심각한 수준이라는 실질적인 증거는 없다. 하지만 응급의료 분야에서 약물 남용은 관심이 부족했던 주제였고 문제가 심각하지 않다고 확신할 수 없는 부분이다. 최근 들어 응급구조사가 모르핀이나 펜타닐과 같은 남용되지 말아야 할 물질을 훔치다 걸리는 사례가 언론을 통해 심심찮게 들려오고 있다. 이렇게 은밀하게 약물을 남용하는 것은 환자처치에 악영향으로 미친다. 약물 남용자는 나중에 필요하게 될 약물을 소모시키고 약물을 물이나 생리식염수로 바꿔치기 하는 경우가 많다. 이러한 사실을 모른 다른 응급구조사가 뒤바뀐 약물을 환자에게 투여하게 될 수 있다. 이 경우 기대했던 약물 효과가 일어나지 않고 환자는 감염과 같은 합병증에 시달릴 수도 있다. 또한 약물을 남용한 응급구조사가 계속해서 일을 한다면, 판단력이 흐려지기 때문에 환자 결과에 악영향을 미칠 수 있다.

객관적인 조사를 통해 약물 남용 사실이 밝혀진 응급구조사는 자격을 박탈해야 한다. 약물 남용은 증상 혹은 질병으로 간주하고 그에 따라 치료되어야 한다. 이는 약물 중독 증세와 같은 불법 행위를 눈감아주기 위함이 아니라 응급구조사가 필요로 하는 도움을 제공하기 위해서이다. 주정부는 약물을 남용하는 응급구조사가 자신의 중독 증세를 자진 신고하는 체계를 확립하여 필요한 치료가 제공되고 응급구조사가 계속해서 업무를 수행할 수 있도록 해야 한다. (흔히 전환 프로그램이라 불리는) 이러한 프로그램은 약물 중독 증세를 보이는 응급구조사가 약물 중독 치료 프로그램에 등록하고 전 과정을 완전히 마치는 것을 의무로 한다. 프로그램을 마치고 모든 의무 사항을 준수한 응급구조사는(주기적 의료 및 중독 평가, 불시로 시행하는 약물 단속, 12 · 스텝 혹은 유사 재활 프로그램으로의 참여 등을 포함하는) 중독 치료 후 계약이라 불리는 엄격한 감시체계 아래 복직을 할 수 있다.

실로 심각한 문제인 약물 남용은 신속하되 지나치게 강압적이지 않게 해결되어야 한다. 하지만 항상 최우선 순위는 환자와 동료의 안전이라는 점을 기억한다. 약물 중독으로 인한 질병으로 고통 받는 응급구조사의 직업 생명을 유지시키기 위해 더욱 많은 전환 프로그램이 제공되어야 한다.

손상을 피하기 위해서 응급구조사는 업무 수행에 지장이 없도록 허리 건강관리에 신경을 써야 한다. 또한 응급구조사는 들어올리는 것이 가볍고 무거운 것에 상관없이 항상 적절한 장비의 도움을 받아야 한다.

허리의 건강관리는 척추 주변의 근육을 강화하는 것으로부터 시작된다. 이러한 근육은 마치 전신주를 곧바로 세우는 케이블처럼 척추를 고정시키는 버팀줄 역할을 한다. 복부의 근육은 전반적으로 척추를 받치는 힘을 내는데 중요하기 때문에 물건이나 사람을 안전하게 들어 올리는데 대단히 큰 역할을 한다는 점을 기억한다. 윗몸 일으키기는 허리뼈를 심각하게 손상시킬 수 있기 때문에 반드시 피해야 한다. 대신 복근만을 키우는 배부위 크런치를 한다. 더 자세한 내용은 헬스트레이너와 상담한다.

올바른 자세를 습관으로 들이면 허리손상의 위험을 최소화할 수 있다(그림 4-3●와 4-4●). 균형잡인 영양소 섭취는

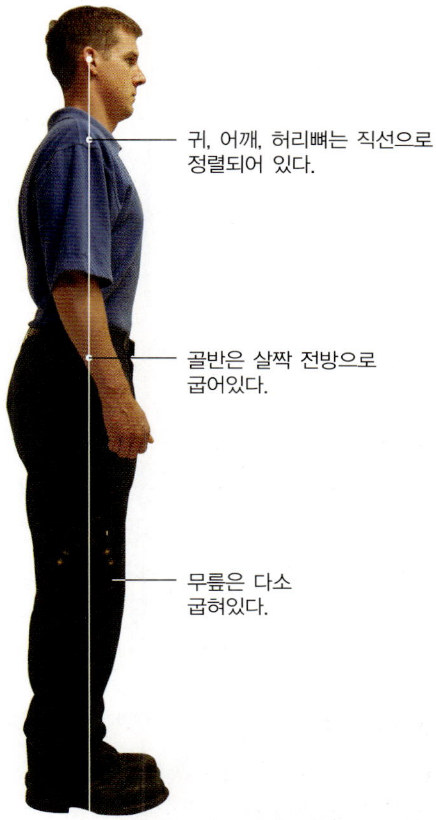

●**그림 4-3** 올바른 직립 자세. 귀부터 어깨, 허리뼈, 무릎, 발바닥까지 그려진 곧은 선을 확인한다.

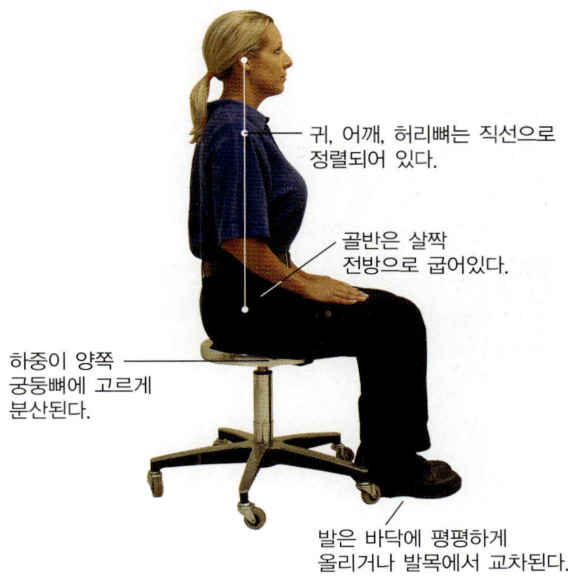

●**그림 4-4** 올바른 좌식 자세.

접합 조직과 추간판의 건강을 유지하는데 큰 도움이 된다. 과체중은 척추원반의 상태에 부정적 영향을 미친다. 흡연도 마찬가지이다. 그렇기 때문에 효과적인 체중 관리와 금연은 허리 건강에 대단히 긍정적인 영향을 준다. 마지막으로 충분한 휴식을 취할 경우 척추의 부담을 줄여 손상된 추간판이 상당히 회복될 수 있다.

환자를 제대로 들어 올리는 기술은 응급의료 현장에서 마주하는 여러 난감한 상황을 잘 이해하는 지도자에 의해 교육받고 실습을 해보는 것이 가장 이상적이다. 환자를 들어 올리는 방법의 주요 원칙은 다음과 같다(그림 4-5●).

- 응급구조사는 안전하게 옮길 수 있는 자신이 있는 경우에만 환자나 물건을 옮긴다.
- 필요한 경우 어떤 이유가 되었든 도움을 요청한다.
- 들어올린 물건이나 환자를 응급구조사의 신체나 무게 중심에 가깝게 위치시킨다.
- 필요할 때마다 손바닥을 위로 들어올린다.
- 서두르지 않는다. 곧바로 서서 균형을 유지할 수 있도록 충분한 시간을 갖는다. 한 발을 다른 발보다 앞에 두어서 넓게 체중을 지탱하는 자세를 취한다.
- 무릎을 굽히고, 궁둥부위를 내리고, 고개를 치켜든다. 무릎이 좋지 않은 경우, 90도 이상 구부리지 않는다.
- 척추는 살짝 굽힌 채로 고정하고 복부 근육에 힘을 주어 척추를 지탱한다.
- 갑자기 허리나 무릎을 트는 것을 피한다.
- 등이 아닌 다리 근육으로 물건이나 환자를 들어올린다.
- 물건이나 환자를 들어올릴 때 호흡은 내뱉는다. 숨을 참지 않는다.
- 가능하다면 끌지 말고 밀어서 들어올린다.
- 환자를 계단을 통해 이동하거나 구급차에 싣고 내릴 때 도움을 요청한다.
- 걷거나 기어 다니는 곳을 자세히 살펴본다. 걸을 때는 짧은 걸음으로 걷는다. 최대한 뒤가 아닌 앞으로 움직인다.
- 구조 대원이 팀으로 작업을 할 때는 오직 한 사람이 구두 지휘를 해야 한다.

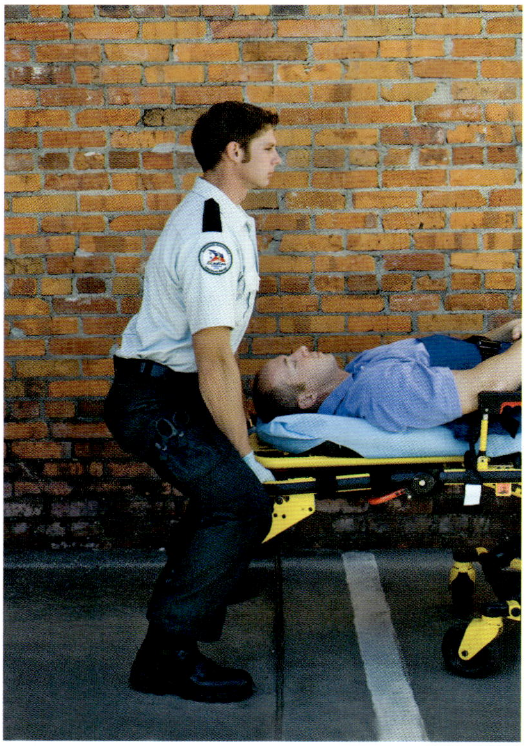

●그림 4-5 허리의 안전을 위해 물건이나 사람을 드는데 필요한 원칙을 지킨다.

법적 고려사항

허리손상

허리손상은 응급구조사에게 가장 큰 위험 중 하나이고 응급의료 인력의 배상 요청에서 금전적으로 가장 큰 비중을 차지한다. 허리 손상의 발생률을 감소시키는 프로그램은 응급의료체계에 지속적인 요소로 유지되어야 한다.

자신의 신체가 보내는 신호를 잘 살핀다. 어떤 날에는 다른 날보다 몸이 가벼울 때가 있다. 과로하거나 허기짐이 심하거나 경미한 질병에 시달리는 등 신체 상태에 유의한다. 응급구조 자원자를 적절하게 사용하고 그들도 환자나 물건을 들어올리기에 허리가 튼튼한지 확인한다.

들어올릴 것에 다가가면서 허리를 동시에 틀지 않는다. 허리 손상은 대부분 그러한 낮은 수준의 일상적 스트레스가 축척 되면서 발생한다. 건강한 허리를 위한 매일매일의 안전 조치는 오랫동안 보람을 느끼며 응급구조사로 활동하느냐 혹은 단 한 번의 손상으로 일을 그만두게 되느냐를 결정하기 때문에, 항상 허리의 안전에 유의한다.

질병으로부터의 개인 보호

최근 들어 감염 통제는 에이즈(HIV/AIDS), B형 간염, C형 간염, 결핵 및 인플루엔자와 같은 가장 심각한 전염병을 중점으로 진행되고 있다. 환자를 치료하다가 감염되어 사망하는 것을 배제하더라도 이미 응급의료체계는 상당히 많은 위험 요소로 가득하다. 다행스럽게도 응급구조사 자신의 감염 위험을 최소화할 수 있는 많은 방법이 있다. 이 장에 제시된 내용을 습관화하는 것은 감염 위험을 감소시키는 좋은 첫걸음이 된다. 적절한 식단 및 휴식과 스트레스 관리는 감염에 대한 면역 체계를 강화하는 기본이다. 또한 쓰러지거나 두 손이 심각하게 갈라지는 것을 확인하는 것과 같이 감염에 대한 응급구조사의 위험도를 주기적으로 평가하는 것도 좋은 방법이다.

전염병

전염병(infectious diseases)은 사람 간 전염이 가능한 박테리아나 바이러스와 같은 **병원균**(pathogens)에 의해 야기된다. 예를 들어, 감염 환자가 (베이거나, 벌겋게 염증이 생기거나, 갈라진 손과 같이) 다른 사람의 감염된 피부와 접촉하거나 (바늘이나 끝이 뾰족한 물체에 의한) 비경구 접촉이 있을 경우, 혈액전염성 병원체에 의한 감염이 발생할 수 있다. 공기전염성 병원체에 의한 감염은 감염 환자가 기침을 하거나 재채기를 하면서 튀게 된 작은 타액이 다른 사람이 들이마시게 되거나 눈, 코, 입의 점막에 접촉하는 경우 발생할 수 있다.

에이즈(HIV/AIDS), B형 간염, C형 간염, 결핵은 매우 치명적인 질병이다. 하지만 이외에도 노출될 수 있는 많은 전염병이 있다. 표 4-2는 일반적으로 알려진 전염병, 감염 경로, **잠복기**(incubation periods)를 정리한다.

심지어 환자가 병원체 보균자임에도 불구하고 질병의 증상 징후가 겉으로 들어나지 않을 수 있다. 그렇기 때문에 응급구조사는 모든 환자의 혈액이나 체액이 감염성이 있다고 간주해야 한다. 모든 의료인력은 감염에 대한 대비를 의무적으로 해야 한다.

표준안전주의지침

모든 직업마다 직업 특성에 의한 위험 요소가 있다. 응급의료도 예외는 아니다. 응급의료서비스는 의료와 공공안전 두 분야의 위험이 존재한다. 응급구조사는 어떠한 업무를 수행하든지 자기 자신, 환자, 동료, 다른 구조대원 및 지역사회에 대한 위험요소를 최소화하는 것을 최우선 시 해야 한다. 이 장에서는 이를 위한 다양한 전략이 상세히 설명된다.

감염통제

감염통제는 질병 및 감염균의 전이 및 확산을 최소화하기 위해 보건의료인들에 의해 사용된다. 의료의 기본원칙인 감염통제는 모든 응급의료인력에 의해 효율적으로 실행되어야 한다.

표준주의지침

표준주의지침(standard precautions)은 혈액감염성 병원체에 의한 전염의 위험을 감소하기 위한 혈액 및 체액에 대한 주의 지침인 과거 일반적 주의 지침(universal precautions; UP)과 (축축한 신체 물질로부터의 병원균 전이의 위험을 감소시키기 위한 의료 지침인) 신체물질격리(body substance isolation; BSI)의 주요 내용을 포함한 전략이다. 표준주의지침은 일반적 주의지침과 신체물질격리 개념은 감염 상태에 대한 진단

표 4-2 | 일반적인 전염병

질병	감염 경로	잠복기
에이즈	정맥주사 약물투여를 통해 전달된 에이즈 또는 HIV 감염성 혈액, 정액, 질액, 수혈, (드물게) 주사 바늘. 산모 또한 에이즈를 태아에게 옮길 수 있음	수개월 혹은 수년
B형 간염, C형 간염	혈액, 대변, 다른 체액, 감염된 물체	수주 혹은 수개월
결핵	호흡기 분비물, 공기비말, 감염된 물체	2~6주
뇌수막염, 세균 감염	비강 혹은 구강 분비물	2~10일
폐렴, 세균 감염, 바이러스 감염	비강 혹은 구강 분비물	수일
인플루엔자	공기비말, 체액과의 직접적 접촉	1~3일
포도알균성 피부염	개방성 손상, 욕창, 감염된 물체와의 접촉	수일
수두	공기비말, 개방성 상처와의 접촉	11~21일
풍진	공기비말, 모체에게서 풍진이 태아에게 옮김	10~12일
백일해	호흡기 분비물, 공기비말	6~20일
사스	공기비말, 사람간 접촉	4~6일

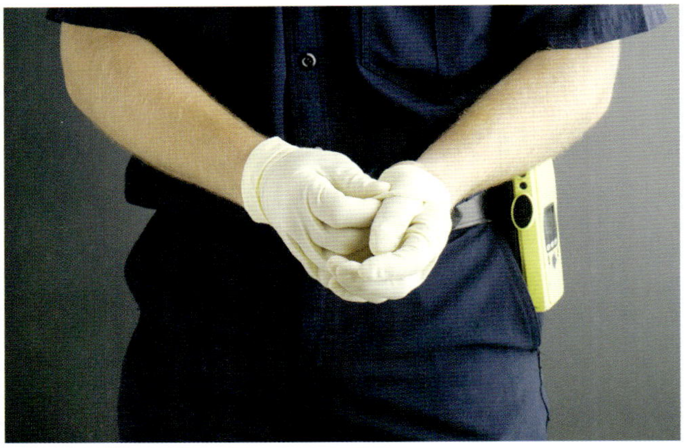

●그림 4-6a 장갑을 제거하려면 우선 장갑을 낀 손의 손가락으로 다른 쪽 장갑의 소매를 잡는다. 이후 피부에 닿지 않게 조심하면서 장갑을 벗겨낸다.

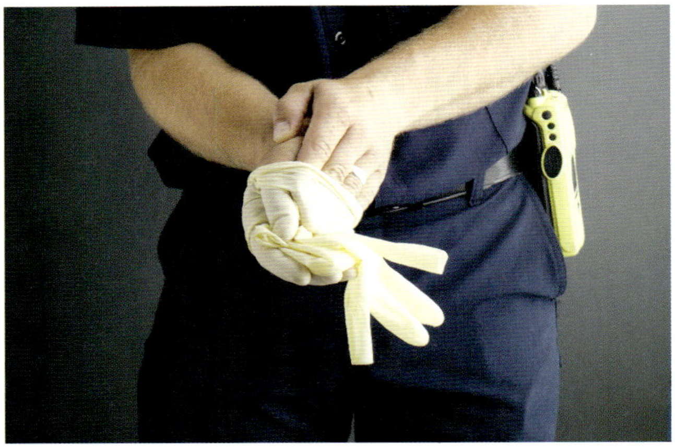

●그림 4-6b 이후 장갑이 벗겨진 손의 손가락으로 다른 장갑으로 벗긴다. 이때 장갑의 겉 표면에 맨손이 닿지 않게 유의한다.

이나 추정에 상관 없이 치료를 받는 모든 환자에게 적용된다. 표준주의지침은 다음 사항에 적용된다.

- 혈액
- 겉으로 보이는 혈액의 유무에 상관없이 모든 체액, 분비물, (땀을 제외한) 배설물
- 상처가 있는 피부
- 점막

표준주의지침은 병원에서 확인된 감염원과 확인되지 않은 감염원으로부터 비롯되는 미생물의 전이 위험을 감소시키기 위해 고안되었다.

표준주의지침에 따르면 모든 응급의료 인력은 모든 환자에게 동일한 주의 조치를 적용해야 한다. 이를 위해 모든 구급차량에 적절한 **개인보호장비**(personal protective equipment ; PPE)가 비치되어야 한다. 최소한의 개인보호장비는 다음과 같다.

- ***보호 장갑:*** 응급처치에 앞서 1회용 장갑을 착용한다. 응급 환자가 둘 이상이 발생하는 경우, 환자가 바뀔 때마다 다른 1회용 장갑을 사용한다. 1회용 장갑이 오염될 경우, 최대한 안전하게 이를 제거 및 처리한다(그림 4-6●).
- ***마스크와 보호안경***(그림 4-7●): 동맥성 출혈, 출산, 기도내 삽관, 다른 침습적 시술, 구강 흡인, 강하게 닦거나 브러싱이 필요한 장비 세척과 같이 혈액이 튈 수 있는 경우 마스크와 보호안경을 착용해야 한다. 응급구조사와 환자는 공기에 의한 감염의 위험이 있는 경우 반드시 마스크 착용을 해야 한다.
- ***헤파 필터와 N-95 마스크***(그림 4-8●): 결핵이 재유행하고 있기 때문에, 응급구조사는 헤파 필터나 N-95 마스크를 통해 감염으로부터 자신을 보호해야 한다. 결핵이 의심되거나 확실한 환자를 처치할 때는 위 보호구를 반드시 착용한다. 특히 분무성 약물, 기도내 삽입, 흡인과 같은 기도처치 절차의 경우 해당 보호구의 착용이 더욱 필수적이다.

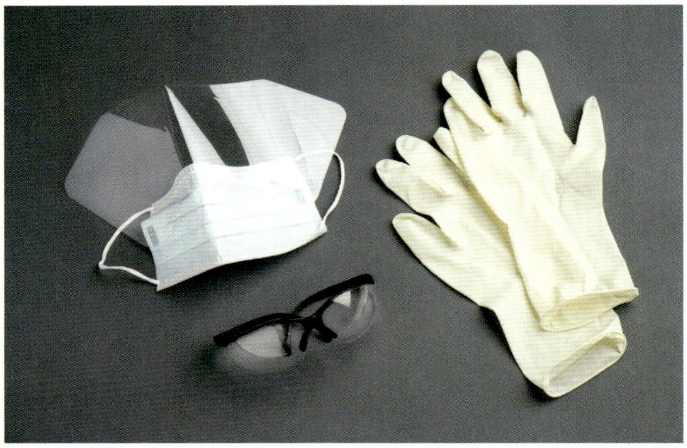

●그림 4-7 적절한 장갑, 보호안경, 마스크는 환자의 혈액이나 체액이 응급구조사의 피부에 접촉하거나 눈, 코, 입에 들어가는 것을 방지한다.

- ***가운:*** 1회용 가운을 착용하면 타액이나 혈액이 튀는 것으로부터 보호받을 수 있다. 출산 과정과 같이 다량의 혈액이 튈 것으로 예상되는 경우 불침투성이 높은 가운을 착용한다.
- ***소생 장비:*** 응급처치 시 인공 환기의 주요 수단으로 1회용 소생 장비를 사용한다. 이는 1회용이기 때문에 한번 사용한 다음에 적절히 처리되어야 한다.

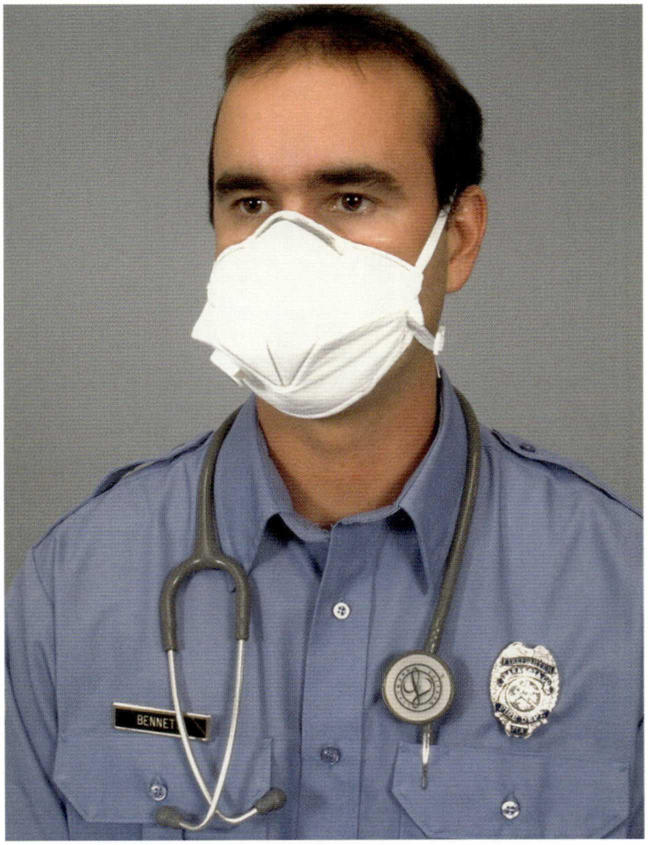

●그림 4-8a 헤파 필터 마스크

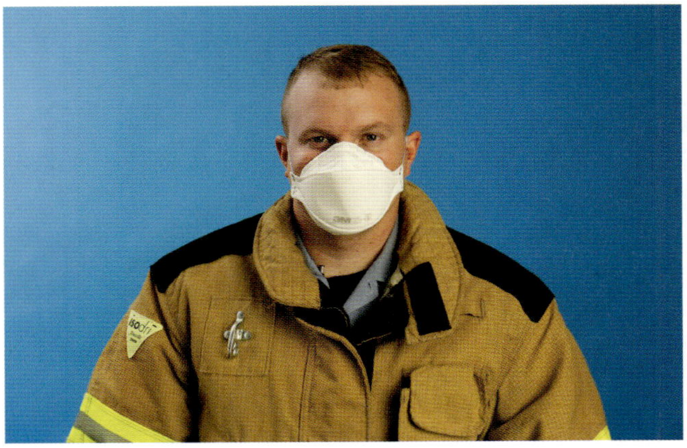

●그림 4-8b N-95 마스크

- ***손 세척제:*** 비수성(Non-Water-based) 손 세척제는 응급 의료인력 사이에서 널리 사용되어야 한다. 알콜성 손 청결제는 젤이나 포장된 핸드 타올 등 다양한 형태로 구할 수 있다. 포장 처리된 타올은 언제든지 사용할 수 있도록 호주머니에 넣어둔다.

앞에 설명된 보호구와 장비는 혈액, 토사물, 소변과 같이 오염된 체액과 공기비말과 같은 물질이 신체에 접촉하지 않도록 착용한다. 보호복과 보호 장비는 질병통제예방센터에서 권고된 주의 지침을 어느 정도 달성하는데 도움이 된다.

전염병은 적절한 의료 조치와 특히 위험을 최소화하기 위한 목적으로 제작된 보호 장비를 통해 최대한 완화될 수 있다. 예를 들어, 대부분의 침습성 의료 장비는 일회용으로 사용된다. 재사용이 가능한 보호복은 감염 관리 차원에서 깨끗이 세탁하는 것이 중요하다.

일반적인 청결 상태와 적절한 개인위생을 통해 효과적인 감염 예방을 할 수 있다. 아마도 가장 중요한 감염 관리법은 손 세척의 생활화이다(그림 4-9●). 환자와의 접촉 및 소독 절차를 마치자마자 손을 깨끗이 세척한다. 이를 위해 손이나 팔에 있는 반지 및 장신구를 하지 않는다. 그리고 비누와 물로 손을 씻는다. 손을 비비면서 최소 15초간 손목 위 2~3인치까지 비누 거품을 낸다. 손가락 사이와 손등의 주름과 틈 사이를 꼼꼼히 비비면서 비누 거품을 낸다. 솔로 손톱 아래와 주위를 문지른다. 흐르는 물에 손을 세척하면서 물이 손끝으로 씻겨 내려갈 수 있도록 손을 아래로 향하게 한다. 깨끗한 수건으로 손을 닦는다.

손을 씻을 때는 일반 비누가 효과적이다. 비누를 구하기

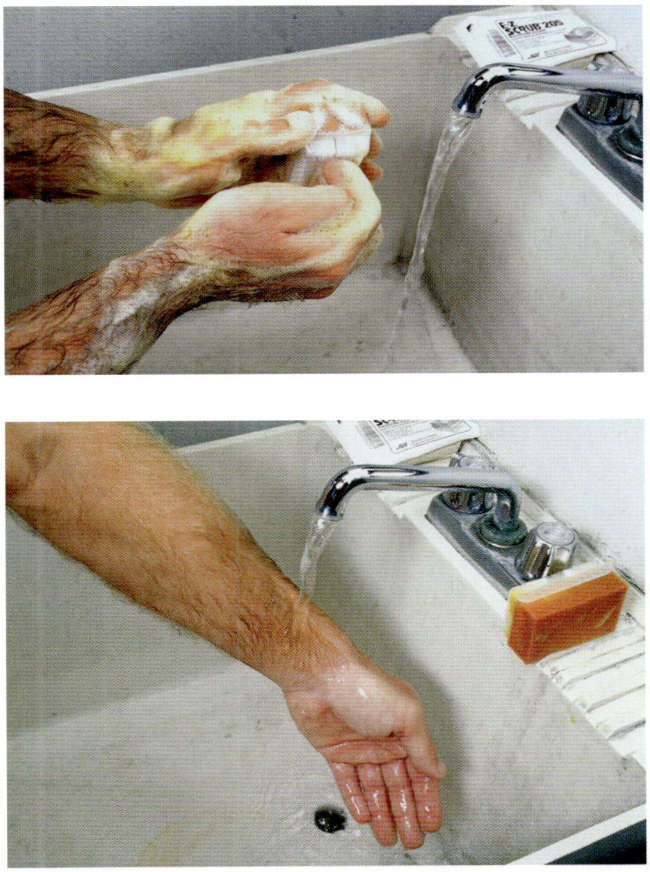

●그림 4-9 제대로 된 손 세척을 위해 비누 거품을 내고 손톱 밑까지 깨끗이 비누칠을 한다. 손을 물로 세척할 때는 물이 몸과 팔에서 손가락으로 흘러내릴 수 있게 손을 아래로 향하게 한다.

내용 요약

- ▶ 손 세척
  - 물과 비누로 거품을 낸다.
  - 최소 15초간 문지르고 비빈다.
  - 흐르는 물에 손을 씻는다.
  - 깨끗한 수건으로 물기를 닦는다.
- ▶ 손 세척은 아마도 가장 중요한 감염 관리법이다.

힘든 경우, 향균성 손 세척액이나 알코올성 폼 클렌저나 물티슈를 사용하면 된다.

예방접종과 선별검사

질병에 대비하기 위한 예방 접종이 많이 있다. 최대한 많은 예방 접종을 받도록 한다. 처리하기가 매우 골치아픈 질병도 예방접종을 통해 피해갈 수 있다. 현재 가능한 예방접종으로는 풍진, 홍역, 볼거리, 다른 아동 질병, 파상풍, 디프테리아, 소아 마비, 인플루엔자, A형 간염, B형 간염, 라임병에 대한 접종을 포함한다. 파상풍과 같은 질병은 주기적인 접종이 필요할 수 있기 때문에 개인 병력을 잘 살펴봐야 한다. 또한 정기적으로 결핵 검진을 받고 검사 결과를 기록해둔다.

인플루엔자는 해마다 수천 명의 사망자는 낳는다. 돼지 독감(H1N1)이나 조류 독감(H5N1)과 같은 신종 플루는 여러 주에 걸쳐 빠르게 퍼지는 전염병으로 돌변할 수 있다. 보건의료전문 인력은 신종플루에 가장 먼저 노출되는 편이다. 그렇기 때문에 응급의료인력과 다른 구조대원은 바이러스가 위험 수준에 도달할 경우 가장 먼저 예방 접종을 받는다. 응급의료인력은 세계보건 기구(WTO), 질병통제예방센터(CDC), 주정부 및 지방 공공보건기관의 주의지침과 권고사항을 준수해야 한다.

장비의 소독

일회용으로 제작된 개인보호장비는 사용 후 적절하게 처리되어야 한다. 일회용 의료 장비가 오염된 경우도 마찬가지이다. 오염된 물질은 생물학적 위험물(biohazard)로 표시된 빨간 봉투에 담아 처리되어야 한다(그림 4–10a●). 바늘이나 끝이 뾰족한 물체는 라벨이 붙어있고 쉽게 구멍이 나지 않는 용기에 담아 처리한다(그림 4–10b●).

일회용이 아닌 장비가 오염된 경우 세척, 소독, 멸균을 해야 한다.

- ● ***세척:*** 세척(cleaning)은 비누와 물로 물체를 씻어내는 것을 말한다. 환자 처치가 끝나면 비누로 작업 공간을 깨끗이 청소한다. 1회용 세척용품은 생물학적 위험물 봉투에 담는다.
- ● **소독:** 소독(disinfection)은 물체의 표면에 있는 미생물을 사멸시키는 소독제를 사용해 청결하게 하는것를 말한다. 척추고정판이나 부목과 같이 환자의 피부에 직접 닿는 장비를 소독한다. 소독을 위해 시중에 판매하는 소독제나 물에 희석한 표백제(물과 표백제의 비율은 1:10)를 사용하거나 현행 의료지침에 따른다.
- ● ***멸균:*** 멸균(sterilization)은 물체로부터 미생물을 제거하기 위해 화학적 혹은 압력 증기와 같은 물리적 방법을 사용하는 작업이다. (후두경 날과 같이) 환자의 신체에 삽입되는 도구는 열, 증기, 방사선 살균을 시켜야 한다. 이뿐만 아니라 환경보호청(EPA) 승인을 받은 멸균세척액을 사용할 수도 있다.

장비를 더 세척해야 할 필요가 있다면, 봉지에 장비를 담아 세척을 할 장소로 옮긴다. 세척 및 소독 작업 시 사용한 1회용 장갑은 적절하게 폐기 되어야 한다. 응급구조사의 작업복이 오염된 경우 작업복을 봉지에 담아 현행 의료지침에 따라 세척을 한다. 오염된 작업복을 처리한 후 새로운 작업복을 입기 전에 샤워를 한다.

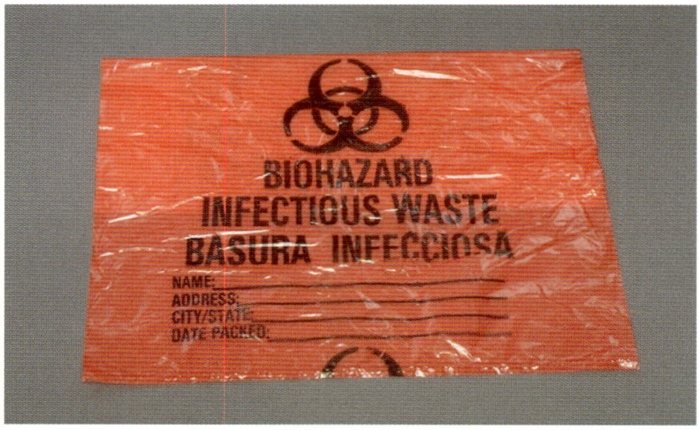

●**그림 4–10a** 유해 폐기물은 생물학적 위험물(biohazard)이라고 적힌 봉투에 담아 처리한다.

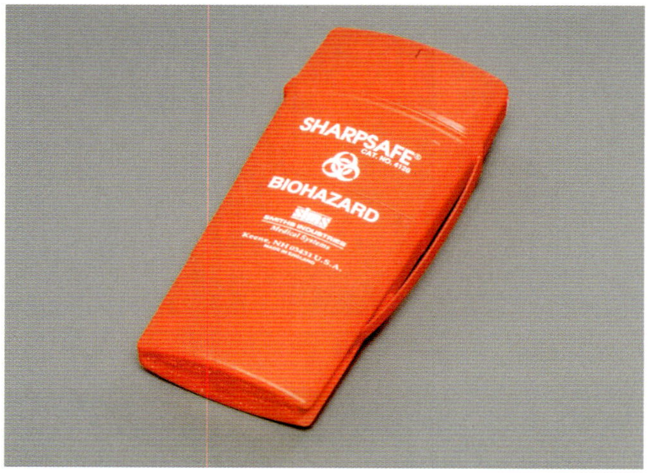

●**그림 4–10b** 오염된 바늘이나 끝이 뾰족한 물체는 생물학적 위험물(biohazard)이라고 적히고 쉽게 구멍이 나지 않는 용기에 넣어 처리한다.

감염노출 후 절차

감염에 대한 노출(exposure)은 상처를 입은 피부, 눈, 점막에 혈액이나 다른 체액의 접촉이나 바늘과 같은 비경구 접촉으로 정의된다. 감염에 노출된 응급구조사는 다음과 같은 절차를 따른다(그림 4-11●).

- 접촉부위를 즉시 비누와 물로 씻는다.
- 진료를 받는다.
- 적절한 예방접종을 받는다.
- 소속 기관의 감염통제요원에게 보고한다.
- 감염 확률을 줄이기 위해 취한 행동 및 감염 노출 정황을 기록한다.

일반적으로 응급의료인력은 사고 조사를 할 때 서로 협력을 하고 모든 보고 의무와 시간 체계를 준수한다.

사망과 죽음의 과정

대부분의 응급구조사는 병원전 상황에서 누군가의 죽음을 마주해야 하는 상황만큼 어렵고 힘든 것은 없다. 죽음은 매우

전염병 노출에 대한 대응 절차

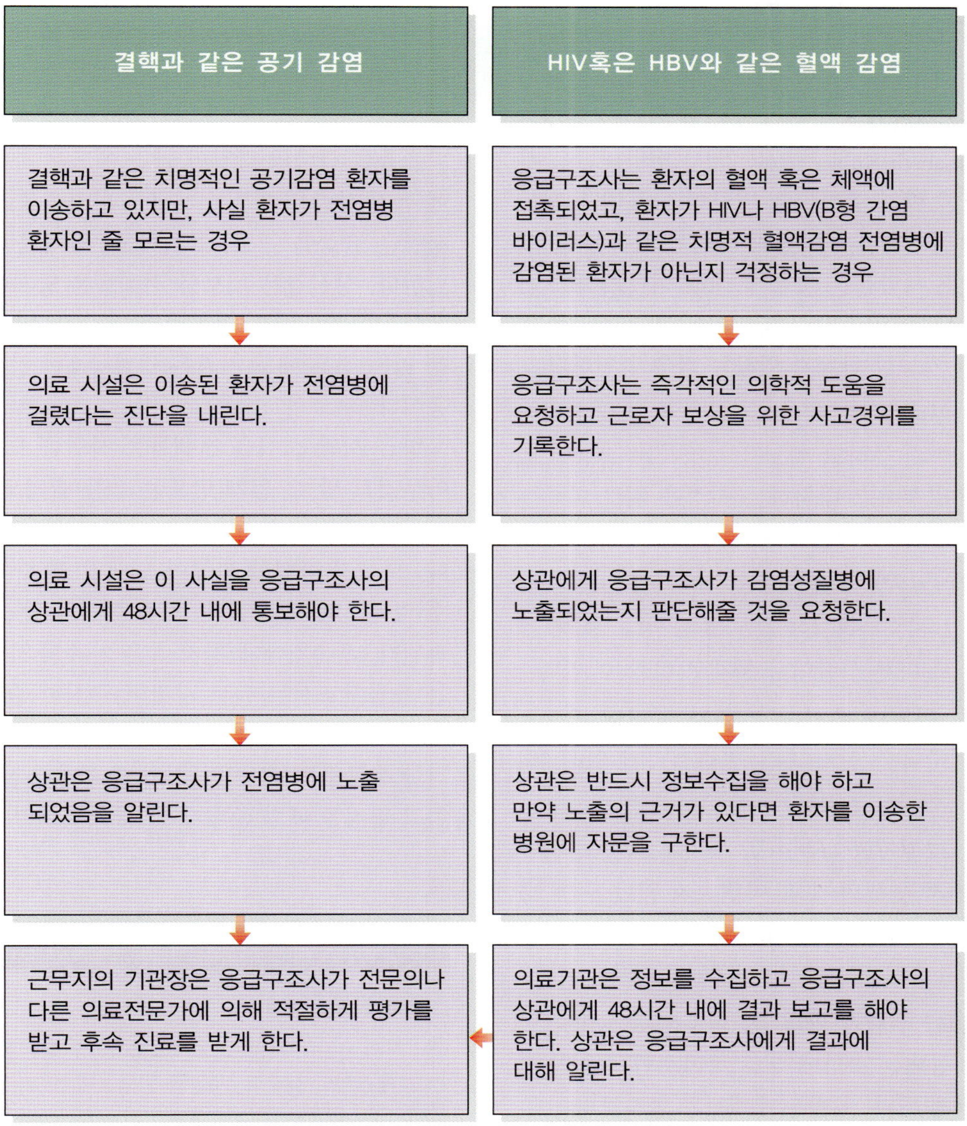

●**그림 4-11** 라이언 화이트 법(CARE Act)라 불리는 연방 규제는 인간면역결핍바이러스(HIV), B형 간염, 디프테리아, 뇌수막염, 흑사병, 출혈열, 광견병, 결핵 등에 직업상 노출이 된 경우 후속 절차를 따르도록 하고 있다.

내용 요약

▶ 슬픔의 5단계

- 부정
- 분노
- 타협
- 우울
- 수용

슬픈 일이다. 죽음의 순간에는 더 이상 되돌릴 수가 없고 모든 것이 끝났다는 느낌이다. 누구나 상실에 대한 경험, 대처하는 법, 종교적 신념, 다른 개인적 성장 배경에 따라 나름대로의 방식으로 죽음의 과정을 받아들인다. 응급구조사는 다른 사람들보다 더욱 빈번하게 죽음의 순간을 마주하고 실제로 죽음을 직접 목격한다. 이러한 경험은 내적으로 감당하기 힘든 부담으로 다가올 수 있지만, 현명한 응급구조사는 적절한 애도 과정 및 스트레스 관리를 통해 건강하게 대처한다.

상실, 슬픔, 애도

수년 동안 죽음에 대한 공개적인 논의는 문화적으로 금기시 되어 왔다. 이러한 분위기는 미국의 정신과 의사인 엘리자베스 퀴블러 로스(Elisabeth Kübler−Ross)가 사회적 비난을 무릅쓰고 병원에 입원한 말기 환자들을 만나며 그들이 느끼는 죽음에 대한 감정을 연구하면서 조금씩 바뀌기 시작했다. 그 전까지는 죽음을 앞둔 사람들은 죽음에 대해 이야기하고 싶지 않을 것이라는 통념이 지배적이었다. 이에 퀴블로 로스는 슬픔에는 5가지 예측 가능한 단계가 있다는 점을 확인한다.

- ***부정 단계("나는 아니다"):*** 처음에는 환자가 갑자기 직면한 죽음을 받아들이지 못하고 현실을 부정하는 경향이 있다. 이는 죽음을 인정하고 대처하는 시점을 뒤로 미루는 하나의 방어기전이다.
- ***분노 단계("왜 나인가?"):*** 환자는 (죽음이라는) 상황을 더 이상 통제할 수 없다는 무력감에 분노를 느낀다. 이에 주체하지 못한 분노가 다른 사람이나 물체로 향할 수 있다.
- ***타협 단계("좋다. 하지만 우선…"):*** 환자는 머리 속으로 예상되는 결과인 죽음을 연기 혹은 변화시키기 위해 "더 시간을 벌어보려" 한다.
- ***우울 단계("좋다. 그렇지만 나는…"):*** 환자는 슬픔과 절망에 빠지면서 이루지 못했던 것과 이뤄지지 않을 꿈에 대해 슬퍼하기 시작한다. 환자는 자기만의 세계로 빠져들게 되면서 타인과의 소통을 끊는다.
- ***수용 단계("좋다. 난 두렵지 않다."):*** 환자는 자신의 운명을 받아들이고 예상되는 결과에 대해 합리적인 수준의 편안한 마음을 가지게 된다. 수용단계에서는 환자보다는 환자의 가족에 대한 지지가 더 필요하다.

상당한 상실을 경험한 사람은 충분한 시간이 주어진다면 5가지의 단계를 모두 거치는 것이 보통이다. 슬픔의 경험은 단계별로 진행되는 경향이 있지만, 죽음을 앞둔 환자와 환자의 친지 가족은 나름대로의 방식으로 슬픔을 경험한다. 단계를 건너뛰거나, 이전 단계로 후퇴했다가 되돌아오기를 반복하거나, 해당 단계를 극복하지 못하고 더 이상 나아가지 못하는 경우도 있다. 응급구조사는 환자나 환자의 가족이 도움을 요청할 때 적절히 대응할 수 있도록 유연하게 판단하고 행동해야 한다.

파라메딕은 죽음의 순간을 비교적 자주 접하기 때문에 이에 대한 대처에 능숙할 것이라는 편견이 있다. 하지만 파라메딕도 사람이다. 파라메딕은 죽음 앞에서 최대한 의연하게 대처하되, 친지나 가족의 도움이 있을 경우 이를 굳이 거부할 필요는 없다. 혼자서 "버텨내려"하지 않는다.파라메딕은 자신에게 영향을 미치는 상실감에 대해 적절히 건강한 방식으로 슬퍼하면서 특정 사건을 최대한 효과적으로 처리해야 한다.

슬픔은 하나의 감정인 반면 애도는 하나의 과정이다. 슬픔에 잠긴 사람은 대부분 서글픔과 고통을 느낀다. 애도를 하는 사람은 슬픔을 겪고, 표현하고, 감정을 게워내는 과정에 몰입한다. 상실감은 비보를 전해들은 당시에 가장 심하게 다가온다. 다양한 애도 과정의 형태가 있지만, 친한 친구나 친척을 잃는 경우 애도 기간은 경험상 1년 정도 지속되는 것이 보통이다.

방금 사망 소식을 전해들은 사람은 모든 것이 마비되면서 아무것도 할 수 없게 만드는 슬픔에 압도된다. 이는 흡사 눈알이나 고환을 가격당했을 때의 고통과 유사하다고 볼 수 있다. 오로지 극심한 고통이 느껴질 뿐 다른 것은 생각조차 할 수 없는 상태에 빠진다. 보통 이러한 감정은 5~15분 정도 지속된다. 생존자에게 친지 혹은 가족의 사망 소식을 전해야 하는 응급구조사는 듣는 사람이 극심한 슬픔에 빠져있는 동안 다른 기능을 전혀 할 수 없다는 점을 기억해야 한다. 소식을 전한 응급구조사는 생존자가 충격에서 잠시 헤어나와 정보를 듣고 결정을 내릴 준비가 될 때까지 차분히 기다린다.

문화적 고려사항

죽음에 대한 대처

친지 가족의 사망에 대한 감정적인 반응은 문화권마다 크게 다르고 개인차도 심하다. 사망을 덤덤하게 받아들이는 사람이 있는 반면, 터져 나오는 감정을 주체하지 못하는 경우도 있다. 장황하지 않은 말로 허례허식 없이 진심으로 위로한다. 애도는 문화적 그리고 개인적 속성이 강하기 때문에 사람마다 불행한 소식에 대해 다르게 반응하기 마련이라는 점을 기억한다.

슬픔의 충격 이후에는 극심한 비통함이 4~6주 정도 지속된다. 죽음이 있기 전의 개인적 관계나 정황에 따라 상실감, 분노, 슬픔, 심지어 죄책감 등 여러 감정이 뒤섞일 수 있다. 시간이 흐름에 따라 상실감은 조금씩 희미해지고 멀어져 가면서 외로움이 몰려드는 시기가 약 6개월간 지속된다. 하지만 일반적으로 감정의 회복기가 찾아온다. 죽음으로부터 생존한 사람은 상실에 대해 더욱 객관적으로 바라보면서 삶에 대한 관심을 새롭게 가지게 된다. 애도 과정을 원활히 진행시키는 핵심은 생일, 휴일, 가족을 잃은 날과 같은 특정 날짜나 특별한 기념일의 의미에서 초연해지는 데에 있다.

죽음과 같이 힘든 순간은 사람마다 대응하는 방법이 다르다. 아이의 경우, 어른과는 세상에 대한 인식 체계가 다르다는 점을 기억한다. (표 4-3) 고령자나 장애자 또한 세상을 인식하는 태도가 다르다. 예를 들어 고령자는 상실이 다른 가족 구성원에게 미치는 영향, 자신의 생활비, 장례 비용에 대해 걱정을 하고 있을 수 있다. 다양한 문화권과 사람마다 죽음에 대처하는 방법이 다르기 마련이기 때문에 응급구조사는 좀 더 의연하게 대처하면서 만반의 준비를 해야 한다.

사망 소식을 전하는 방법

소생술포기지시(DNR)나 병원전 환경에서 사망이 발생하는 경우가 증가하면서, 응급의료 인력이 사망 소식을 전해야

표 4-3 | 죽음에 대한 어린이의 필요와 기대

연령대	특징	제안
신생아~3세	가족에게 무슨 일인가 일어났다는 것을 직감하고 집안의 움직임이 평소보다 활발하다는 점을 감지한다. 사람들이 울며 슬퍼하는 것을 깨닫는다. 과민 반응이나 식사, 수면, 다른 행동의 변화를 관찰한다.	아동의 필요에 귀 기울인다. 일상의 지속성을 유지하려고 노력한다. 아동의 삶에 중요한 사람과의 지속적인 관계를 유지한다.
3~6세	죽음은 단지 일시적인 현상이라 믿고 사망한 사람이 언제 돌아올 것인지에 대해 지속적으로 묻는다. 마법과 같은 현상을 믿는다. 죽음에 대해 자신도 책임이 있다고 믿으며 자신의 행동에 대해 죄책감을 느낀다. 사망한 사람과 동일한 질병에 걸릴 것이라고 겁을 먹으며, 자신이 사랑하는 주변 사람도 모두 죽게 될 것이라고 무서워할 수 있다. 친구와 있을 때 혹은 학교 생활 도중에 행동의 변화를 보이거나, 밤에 잠에 들지 못하거나 식사 습관의 큰 변화가 있는지 눈여겨본다.	아동에게는 죽음에 대한 책임이 없음을 강조한다. 슬픈 감정을 느끼면 우는 것이 보통이고 눈물을 흘리는 것은 부끄러운 것이 아니라 자연스러운 것임을 설명한다. 아동에게 자신의 감정을 말해보거나 그림으로 그려보도록 격려한다.
6~9세	어린아이처럼 철없어 보이지 않기 위해 감정을 숨기는 경향이 있다. 다른 사람도 죽게 되지 않을까 하는 걱정에 휩싸인다. 죽음에 대한 그리고 치명적인 질병과 단순히 "아픈 것"과의 차이에 대해 더 자세한 설명을 듣고 싶어 한다. 죽음이 상상 속의 현상이 아니라 실제한다는 것을 이해하지만 죽게 되는 사람은 너무 느릿느릿하고, 나약하고, 멍청한 것으로 생각할 수 있다. 죽음이 찾아오기 전의 상태로 모든 것을 되돌리는 상상을 한다. 죽음을 부정하는 것이 가장 효과적인 대응기전이다.	분노, 슬픔, 죄책감과 같은 정상적인 감정에 대해 말하게 한다. 죽음에 대한 느낌을 나눈다. 아이 앞에서 눈물을 보이는 것을 두려워하지 않는다. 눈물 혹은 다른 방식으로 슬픔을 표현하는 것은 아동에게 울어도 괜찮다는 허용의 의미로 작용한다.
9~12세	죽음은 되돌릴 수 없는 것이라는 것을 이해하기 시작한다. 현 상황에 대한 더욱 자세하고 구체적인 이해를 필요로 하기 때문에 명확한 설명을 반복적으로 해야 할 수 있다. 어렵게 형성된 독립심이 다시 취약해지고, 삶의 현실적인 문제에 대해 걱정이 들 수 있다. 겉으로는 "어른"인 척하지만 감정 반응의 초기 단계로 퇴행할 수 있다. 위협을 느낄 경우, 질병에 걸린 혹은 사망한 환자, 자기 자신, 다른 생존자에게 분노를 표출할 수 있다.	감정에 대해 이야기를 하는 시간을 따로 낸다. 슬픔의 반응을 더욱 촉발시키는 기억을 떠올리게 한다.
12~18세	발달 단계에 따른 요구는 여러 다른 가족구성원의 역할에 따른 필요와 일치하지 않는다. 유년기의 안정감과 안전함을 느끼기 위해 발달이 퇴행된다. 아이의 대응방식을 쓰면서 어른처럼 행동하려는 압박을 느낀다. 십대로 적절하게 행동하기 위해 감정을 억누른다.	이야기를 하도록 유도를 하되 사생활은 존중한다. 적절한 도움을 줄 수 있는 신뢰할만한 친구나 어른이 주변에 있는지를 확인한다. 십대 청소년을 지원하는 단체를 확인한다.

하는 입장에 처하는 일이 늘어나고 있다. 죽음과 같이 힘든 순간을 위한 매뉴얼이 있으면 좋겠지만, 지나친 감정의 동요를 일으키지 않고 최대한 진심으로 비보를 전달할 수 있도록 매 순간 현장의 분위기와 사람들의 감정을 살펴야 하는 것이 현실이다.

설령 오래 알고 지낸 사람이더라도 죽음과 상실과 같은 불운 앞에서 어떻게 반응할 지 모르는 일이다. 사람들은 대부분 죽음을 덤덤하게 받아들이는 편이다. 하지만 물건을 집어 던지거나, 벽을 발로 차거나, 비명을 지르거나, 빙빙 원을 그리며 뛰어다니는 등 감정을 주체하지 못하고 과격한 반응을 보이는 사람도 있다. 생존자에게 말을 걸기 전에 출구나 탈출경로에 의식적으로 가까이 위치한다. 친한 사람의 사망 소식을 전해들은 사람은 충격에 휩싸여 얼마동안 이로부터 쉽게 헤어나오지 못한다. 이 경우 혼자만의 시간을 가질 수 있는 안전한 공간을 제공하는 것 말고는 응급구조사가 해줄 수 있는 것은 없다. 또한 안전을 위해 여러명이 있는 집단에게 비보를 전하지 않는다. 4~5명이 넘지 않는 범위에서 집단의 대표가 되는 사람을 따로 불러내어 소식을 전달한다. 이후 대표를 통해 다른 사람들에게 소식이 조용히 전달될 수 있도록 한다.

법적 고려사항

현장 사망 선고

응급의료인력이 도착했을 시 무맥박 상태인 둔상 환자는 생존율이 사실상 거의 없고 처치도 효과가 없다는 것은 이미 잘 알려진 사실이다. 이 때문에 많은 응급의료체계에서는 무맥박 상태의 둔상 환자는 치료나 이송을 하지 않는다는 정책을 사용한다. 이와 마찬가지로 심정지 소생술에 대한 정보가 늘어나면서, 현장에서 완전한 전문심장소생술을 받았으나 사망한 환자의 병원 이송으로부터 기대할 수 있는 이점은 사실상 없다. 물론 소아 환자나 저체온증과 같이 예외도 있다. 하지만 더욱 많은 응급구조사가 의료 지도의사와 상의 후 소생술을 중단하는 상황에 처하게 될 것이다.

현장에서의 사망 선고는 상당히 감정적인 문제가 될 수 있다. 일반 시민은 환자가 병원에 이송되어 의사에 의해 사망 선고를 받기 전까지는 환자가 죽은 것이 아니라는 잘못된 통념을 가지고 있는 경향이 있다. 현장 사망 선고를 할 때는 제공될 수 있는 모든 의학적 처치가 시도되었지만 효과가 없었음을 항상 환자의 가족에게 충분히 설명해야 한다. 또한 소생처치의 중단 결정은 의사에 의해 내려진 결정임을 알도록 한다. 슬픔에 잠겨있는 환자의 가족은 합리적인 생각을 할 겨를이 없기 때문에 "환자 이송을 하지 않을 경우 비용이 절감된다" 혹은 "환자 이송을 하지 않으면 다른 환자를 위한 이송 차량을 아낄 수 있다"와 같은 이야기를 꺼내서는 안 된다. 현장에서 사망을 선고할 때의 주요 업무는 환자 가족에게 충분한 정보를 제공하고 슬픈 감정이 누그러질 수 있게 최대한 위로를 하고 (친지, 이웃, 목사, 신부, 랍비 등) 개인적으로 마음의 위안이 될 수 있는 사람을 동원한다.

죽음으로부터 생존한 사람 중 누가 누구인지에 대한 파악이 필요하다. 섣부른 판단은 금물이다. 사망자와 가장 친했던 생존자에게 최대한 진심으로 위로와 함께 사실을 알린다. 생존자의 위에 서있는 것을 피하고, 앉아서 같은 눈높이를 맞추도록 한다. 생존자가 단 한명인 경우 가족, 친척, 친지, 이웃, 목사 등을 부른다. 가능하다면 그들이 오기 전까지는 사망 소식을 전하지 않는다.

응급구조사는 이름과 직책 순으로 자신을 소개한다. ("저의 이름은 케이트입니다. 메딕 웨스트 EMS에 소속된 응급구조사입니다.") 말을 할 때 신중한 단어 선정에 유의하는 것은 큰 도움이 된다. 다소 직설적이게 들릴 수 있지만, 완곡한 표현으로 인한 오해를 피하기 위해 "사망하셨다", "목숨을 잃었다"라는 식의 직접적인 말을 사용해야 한다. 최대한 부드럽게 눈을 바라보면서 적절하다면 조심스럽게 팔을 잡거나 손을 잡아주면서 위로의 마음을 건낸다. 기본적으로 전달해야 하는 내용은 다음과 같다.

- 가족 분이 목숨을 잃었습니다.
- 그 누구도 더 이상 손을 쓸 수가 없는 상황이었습니다.
- 필요하다면 생존자를 도울 응급구조사와 응급의료서비스가 마련되어 있습니다. (죽음과 같이 스트레스가 높은 소식을 접한 생존자에게 의학적으로 응급상황이 발생하는 경우가 종종 있다.)
- 의학적 평가자나 검시관의 현장 검사와 같은 병원전 사망사고에 대한 현지의 대응 절차에 대한 정보를 제공한다.

사망 소식을 전할 때 신의 뜻이라거나 고통의 위로와 같은 주관적인 언급은 삼가한다. 사망한 사람과의 관계나 종교적 성향을 모르는 상태에서는 언행을 조심스럽게 할 필요가 있다.

지인인 경우

많은 응급구조사들은 때로 작은 마을에서 근무하게 되고 이경우 응급현장 출동 시 아는 사람을 만날 일이 많다. 사회가 좁다 보니까 보람도 있지만 오히려 그 점 때문에 더 슬픈 경험을 한다. 사람들은 위급한 상황에 구급 대원 중 익숙하고 신뢰할 수 있는 얼굴을 볼 경우 크게 안심하게 된다. 작은 지역사회에서는 응급구조사가 지역 출신이기도 하고 가장 무섭고 위험한 순간에 지역주민의 건강을 지키기 위해 봉사하기 때문에 많은 응원을 받는다. 하지만 자신이 아는 사람이 생명의 위협을 받거나 목숨을 잃는 것은 큰 충격으로 다가올 수 있다. 이러한 스트레스를 관리하는 법을 찾아야 한다. 정신건강을 위해 슬픔을 적절히 표현하는 습관을 들여야 한다.

스트레스와 스트레스 관리

여러 면에서 볼 때 응급의료서비스는 스트레스가 많다. 저명한 **스트레스**(stress) 연구 전문가 한스 젤리(Hnsx Selye)에의 정의에 따르면, 스트레스는 "모든 요구에 대한 신체의 불특정 반응"이다. 스트레스라는 단어 자체는 고통이나 긴장 혹은 자극에 대한 신체적 혹은 감정적 반응을 의미한다. 스트레스 반응은 유기체가 새로운 환경이나 익숙한 환경 속의 갑작스런 변화에 적응하도록 돕는 자연스런 작용이다. 스트레스는 여러 사건 간의 상호 작용과 사건에 적응하는 개인의 능력에 따라 발생한다. 스트레스원(Stressor)이 되는 상황에 대한 반응은 개인차가 있고 스트레스를 주는 상황에 대한 과거 경험, 그러한 상황에 대한 인식, 전반적인 인생 경험, 상황 대처 능력에 따라 달라진다.

스트레스는 독이 될 수도 약이 될 수도 있다. 스트레스는 주로 고통을 주는 부정적인(distress) 것으로 인식되고 있다. 하지만 유스트레스(eustress)라는 긍정적 스트레스도 있다. (예를 들어, 실종된 사랑하는 사람은 오랜 뒤에 만나는 것은 긍정적인 스트레스로 작용한다.) 그러나 유스트레스도 생리학 및 심리적 증상 징후를 유발한다.

스트레스에 적응하는 것은 역동적이고 지속적으로 변화하는 과정이다. 스트레스에 적응할 때는 다음과 같은 요소가 사용되거나 진행된다.

- ***방어적 전략:*** 방어적 전략은 단기적으로 효과가 있지만 스트레스가 높은 상황의 현실을 왜곡하거나 부정 할 수 있다.
- ***대처:*** 스트레스가 높은 상황을 피하지 않고 정면으로 맞서는 적극적인 과정이다. 스트레스의 원인이 존재한다는 것을 인정함으로써 환자는 이에 대한 정보를 수집하고 필요한 변화 및 수정 조치를 취할 수 있다. 스트레스에 대처하는 것은 장기적으로 볼 때 효과적일 수도 그렇지 않을 수도 있다.
- ***문제 해결 능력:*** 일상의 모든 문제에 있어 가장 중요한 기술로 인식된다. 문제의 해결은 문제에 대한 철저한 분석으로 행동의 선택권이 넓어지고 가장 효과적인 행동을 취하는 과정으로 진행된다. 다양한 가능성을 염두하고 스트레스에 대한 효과적인 해결책을 골라내는 능력은 여러 유사한 상황에 대한 풍부한 경험을 통해 숙련된다.

응급의료서비스는 스트레스원이 될만한 요소가 많기 때문에 문제 해결 능력이 빈번하게 요구된다. 행정 관련 스트레스원은 응급 신고 전화를 기다리며 대기하는 것, 교대 근무, 시끄러운 무선 호출기, 불만족스러운 임금 등이 있다. 응급 현장 관련 스트레스원은 폭력적인 사람, 무섭게 날아다니는 파편들, 토사물, 주변 소음, 무질서 및 혼란스러운 분위기 등이 있다. 감정 및 신체적 스트레스 원에는 공포, 분노한 주변 사람, 폭력적인 환자, 답답함, 극도의 피로, 허기심, 갈증, 무거운 물체나 환자를 들어야 하는 부담 등이 포함된다. 환경적 스트레스원에는 사이렌 소음, 악천후, 협소한 작업 공간, 매번 신속히 현장에 도착해야 하고 생사를 가르는 결정을 내려야 하는 부담감 등이 있다. 또한 험난한 응급구조사의 삶은 가족과의 관계를 경직시킬 뿐만 아니라 상관과 동료와의 불화를 빚을 수 있다. 사랑과 인정받고 싶어하는 강한 욕구나 비현실적으로 높은 자기 기대감 혹은 두 가지 모두가 섞인 형태의 성격은 죄책감이나 불안감으로 이어질 수 있다. 이러한 모든 스트레스원과 스트레스 반응은 응급구조사에게 부정적인 영향으로 작용한다.

내용 요약

- ▶ 스트레스 반응의 단계
  - 경고기
  - 저항기
  - 소진기
- ▶ 자신에게 스트레스로 작용하는 원인을 발견하고 이에 맞는 관리법을 찾는다.

효과적인 스트레스 관리를 위해 응급구조사는 다음과 같은 사항을 파악해야 한다.

- ***자신의 스트레스원:*** 스트레스에 있어서는 개인마다 차이가 있다. 나에게 스트레스로 작용하는 것이 다른 이에게는 즐거움으로 다가올 수 있다. 작년의 스트레스가 올해는 다른 스트레스로 대체될 수도 있다.
- ***스트레스의 축척과 관리 시점:*** 감당할 수 없을 만큼 스트레스가 축척되면 심각한 문제로 커질 수 있다. 스트레스는 마치 토네이도처럼 점진적으로 형성된다. 처음에는 잔잔한 바람처럼 일다가 어느새 걷잡을 수 없는 속도와 강도로 거세진다. 정신 건강을 위해 스트레스가 "폭풍"치는 시점에 이르기 전에 조기에 차단하는 것이 대단히 중요하다. 적극적인 스트레스 관리가 필요한 시점을 파악할 필요가 있다.
- ***자신에게 꼭 맞는 스트레스 관리 방법:*** 스트레스 관리법은 개인마다 다르다. 행복과 건강을 원하는 사람이라면 자신에게 최적화된 스트레스 관리법을 파악하고 있어야 한다.

스트레스원에 적응하는 것은 스트레스원과 그에 따른 영향을 감지, 처리, 완화시키는 역동적인 과정이다. 개인은 삶의 경험, 기질, 정서적 성숙도, 영적인 확신, (좋은 혹은 나쁜) 습관, 대인관계 능력, 자기 확신, 성별, 주변 환경에 적응하기 위해 최근에 했던 활동 등을 끄집어 낸다. 만약 하나의 스트레스원이 해결되지 않을 경우 나타날 수 있는 결과에 대한 대한 고려 없이 또 다른 스트레스에 시달릴 경우 좋지 않은 상황에 처할 수 있다. 미국 공중보건국의 추산에 따르면 스트레스성 질병은 비외상성 사망 환자의 80%를 차지한다. 자신의 정신건강을 유지 및 관리하는 습관을 들이면 스트레스성 질병을 피할 수 있다.(구체적인 스트레스 관리법은 후반부에 소개한다.)

스트레스 반응의 단계

스트레스 반응은 경고(alarm), 저항(resistance), 소진(exhaustion)의 3단계를 거치며 마지막에는 휴식 및 회복기가 온다.

- ***1단계 경고:*** 경고 반응기에는 "투쟁-도피(fight-or-flight)" 현상이 발생한다. 이는 신체가감지된 위협에 대해 신속하게 방어하기 위한 준비이다. 뇌하수체는 부신피질자극 (스트레스)호르몬을 방출하기 시작한다. 이 호르몬은 시상하부에 의해 조정되면서 자율신경계를 통해 지속적으로 분비된다. 부신에서는 에피네프린과 노르에피네프린을 분비하여 심박수의 증가, 동공의 확대, 혈당의 증가, 소화의 둔화, 기관지의 이완을 유발한다. 이러한 경고 반응은 상황이 더 이상 위험하지 않다고 인식될 때까지 지속된다.
- ***2단계 저항:*** 저항기는 자신을 괴롭히는 스트레스에 대응하면서 시작된다. 시간이 지남에 따라 스트레스 원에 무뎌지고 적응하게 된다. 맥박이나 혈압과 같은 생리적 지표가 정상으로 돌아온다.
- ***3단계 소진:*** 동일한 스트레스원에 오랫동안 노출될 경우, 이에 저항 및 적응하는 개인의능력이 소진되고 모든 스트레스원에 대한 저항이 감소한다. 신체 및 정신적 질병에 대한 감수성이 증가된다. 긍정적인 결과를 위해 휴식과 회복기가 필요하다.

각 스트레스 반응 단계가 끝나고 다음 단계로 넘어가기 전에 회복기를 거치도록 하는 것이 이상적인 과정이지만 현실은 다르다. 일반적으로 다른 유형의 스트레스가 찾아와도 여전히 기존의 스트레스 혹은 교대근무로 인한 만성 스트레스와 같은 지속적인 스트레스원 때문에 스트레스가 누적되는 경우가 많다. 아무런 중재 없이 스트레스가 쌓이기만 한다면 상당히 심각한 결과가 초래될 수 있다.

스트레스는 신체가 이상적으로 기능할 수 있도록 돕기도 한다. 스트레스가 어느 정도 증가하면 신체의 능력이 향상된다. 응급구조사라면 이러한 현상을 경험해 보았을 것이다. 예를 들어, 응급구조사는 차량충돌 사고에 대응하기 위해 잠에서 깬다. 현장에 도착한 응급구조사는 여러 명의 환자를 발견한다. 비록 처음 출동요청을 받았을때는 졸렸지만 현장으로 출동하는 동안 스트레스반응은 긴장이 높아지면서 당신을 최대한 각성상태로 예민하게 만들어 필요한 응급처치를 수행할 수 있는 능력이 증가시킨다(그림 4-12●).

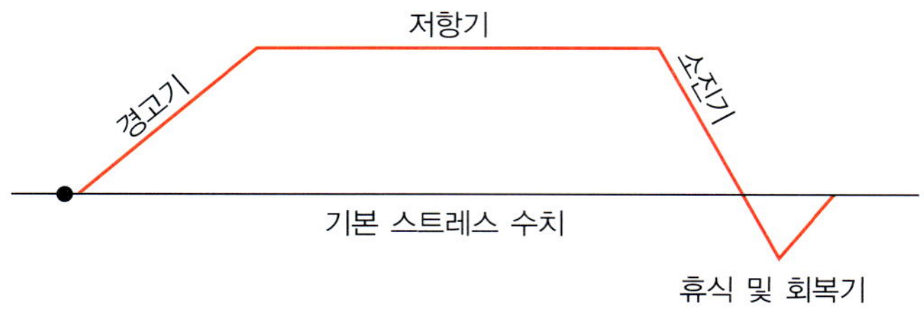

●그림 4-12 스트레스 반응의 단계 *(Mitchell, Jeff; Bray, Grady, Emergency Services Stress: Guidelines on Preserving the Health and Careers of Emergency Services Personnel, 1st Edition, © 1990. Adapted by permission of Pearson Education, Inc., Upper Saddle River, NJ)*

교대 근무

응급의료서비스는 항상 교대근무를 하게된다. 응급의료는 24시간 365일 지속되는 업무의 항상 제 역할을 할 수 있는 상태를 유지해야 한다. 불규칙적인 근무 시간은 서카디안 리듬(circadian rhythms)을 해치고 수면 부족을 야기하기 때문에 스트레스를 유발할 수 밖에 없다.

서카디안 리듬은 24시간을 주기로 진행되는 생물학적 사이클로 여기에는 호르몬 및 체온의 변동, 식욕과 수면주기, 다른 생체 과정이 포함된다. 여러 시간대를 거치는 장거리 여행 등 생활 패턴으로 인해 서카디안 리듬이 깨질 경우 생물학적 영향은 스트레스로 작용할 수 있다. 수면 부족은 야간 근무자 사이에서 흔히 볼 수 있는 현상이다. 응급구조사는 직업 속성상 분명한 위험 요소를 안고 있다. 최근 연구에 따르면 사망에 이른 차량충돌 사고 중 최대 20%가 졸음 운전으로 인한 것으로 추산된다. 피로로 인한 차량 충돌 사고가 발생하는 시간대는 서카디안 리듬 의 수준이 가장 낮은 새벽 2~6시와 오후 2~4시이다. 18~30세 남성은 자신의 운전 실력과 상황 통제력을 과신하는 경향이 있기 때문에 차량 사고에 있어서 가장 큰 위험군으로 간주된다. 반면 여성은 사망에 이르는 차량 충돌 사고에 덜 연관된다. 야간 근무로 인해 낮에 수면을 취해야 하는 경우, 다음과 같은 방법을 통해 스트레스를 최소화할 수 있다.

- 밤과 비슷한 환경에서 잠을 자기 위해 서늘하고 어두운 장소에서 수면을 취한다.
- 쉬는 날에도 방해 받지 않고 숙면을 취할 수 있는 고정된 시간대(anchor time)에 잠을 잔다. 쉬는 날에 무리하게 생활 패턴을 바꾸지 않는다. 예를 들어, 정규 근무시간이 오후 9시~오전 5시이고 주로 수면을 취하는 시간대가 오후 8시~정오인 경우, 쉬는 날에는 평소보다 일찍 잠자리에

표 4-4 ǀ 극도의 스트레스에 대한 경고 징후			
신체적 징후	**인지적 징후**	**정서적 징후**	**행동적 징후**
오심 / 구토 증세 위장의 뒤틀림 손이나 입술경련 신체 균형감 상실 과도한 발한과 피부홍조 오한 설사 근육 및 관절 통증 수면 장애 피로 구강 건조 떨림 두통 시력 장애 빠르고 가쁜 호흡 가슴을 조이는 느낌 혹은 통증, 심계항진, 부정맥	혼란 주의력 감소 계산 능력의 감소 기억 장애 집중력 감소 의사 결정의 어려움 논리적 사고의 방해 지남력 및 인식 수준의 감소 특정사건에 대해 지속적 반추 악몽 타인에 대한 비난	미리 불안해 함 부정 두려움 공포 생존자의 죄의식 느낌의 불확실성 우울감 슬픔 절망 중압감 상실감 버려진 기분 걱정 숨고 싶은 감정 죽고 싶은 감정 분노 멍한 느낌 희생자와의 동일시	활동의 변화 과잉 또는 과소 활동 위축 의심 의사소통의 변화 대인 관계의 변화 식습관의 변화 과소 또는 과다섭취 과도한 흡연 과도한 음주 다른약물 복용의 증가 주변에 대한 과도한 경계 지나친 농담 지나친 침묵 비정상적 행동 울음을 터트림

들고 근무 일에는 오전 8시~오후 3시까지 수면을 취한다.

- 교대 근무가 끝나면 효과적으로 휴식을 취할 수 있게 적절히 긴장을 풀어준다. 잠에 들기 전에 과식하거나 지나친 운동을 하지 않는다.
- "야간 근무자 취침 중"이라는 문구를 문 앞에 걸어두고 휴대폰의 전원을 끄고 전화 자동 응답기의 소리를 낮춘다.

스트레스의 징후

스트레스 반응은 다양한 요소에 의해 촉발될 수 있다. 이는 귀중품 분실, 손상 혹은 손상의 위협, 건강 악화 혹은 영양 부족, 감정적 불만, 비효과적인 방어기전 등이 포함된다. 개개인마다 취약한 스트레스 원이 다르기 때문에 각기 다른 증상 징후를 보일 수 있다.

하지만 스트레스의 증상과 징후는 적절한 스트레스 관리가 필요한 시점임을 알려주는 경고가 되는 순기능도 있다. 초기에는 스트레스 신호가 미약하지만, 별다른 조치 없이 방치되는 경우 강제적인 휴식이 필요한 상태로 악화될 수 있다. 심장문제를 초래하거나 쓰러질 수도 있다. 그렇기 때문에 스트레스 신호를 조기에 감지해야 한다.

과도한 스트레스는 신체적, 인지적, 정서적 혹은 행동적 증상 및 징후를 나타낼 수 있다(표 4-4). 이러한 증상 징후는 사람마다 다르게 나타난다. 그렇기 때문에 사람마다 반드시 자가 평가를 해야 한다. 과도한 스트레스의 위험 징후에 대한 조기 발견 및 관리를 할 수 있다면, 심신이 소진(burnout)되는 상황까지 이르는 것을 방지할 수 있다.

일반적인 스트레스 관리법

방어기전과 스트레스 관리법은 해로운것과 유익한것으로 나뉜다. 해로운 방법은 일시적인 위안감을 줄 수는 있지만 문제를 근본적으로 해결해주지 못한다. 오히려 상태를 더욱 악화시키는 경향이 있다. (알콜, 니코틴, 마약, 처방약 등의) 약물남용, 과식, 다른 충동적 행동, 만성적인 불평, 대인 관계에서 타인을 내치는 행위, 타인의 도움에 대한 거부, 회피 행위, ("난 괜찮아!"라고 말하는 것과 같이) 자신의 실제상태에 대해 정직하지 못한 것 등이 이에 해당한다.

스트레스가 근본적으로 축적되지 않고 건강이 실질적으로 회복될 수 있도록 긍정적인 건강 관리를 하는 것이 장기적으로 훨씬 나은 방법이다. 스트레스 반응이 감당할 수 없는 수준으로 치닫는 경우, 다음과 같은 조치를 취해본다.

- ***호흡 조절:*** 호흡에 집중한다. 코로 심호흡을 한 뒤 강하지만 천천히 입으로 내뱉어서 공기가 새어 나오는 소리가 들리게 한다. 복부에 힘을 주어 복부에서 모든 공기가 배출되도록 한다. 호흡이 지속적으로 느껴질 때까지 이러한 호흡 과정을 반복한다. 이러한 호흡법은 아드레날린 분비와 심박수를 안정시켜 응급구조사가 업무를 정상적인 할

수 있게 한다.

- ***마음 정리:*** "무서워" 혹은 "못하겠어"와 같이 합리적인 판단을 방해하는 생각을 정리한다. 부정적인 생각을 의식적으로 긍정적인 생각으로 전환시킨다. 예를 들어, "난 할 수 없어"라는 생각이 들기 시작하면 "나는 최선을 다할 것이고 도움이 필요하면 동료에게 요청하거나 지도의사에게 연락을 할 것이다"라고 생각을 전환할 수 있다. 또한 "무섭다"는 생각이 들기 시작하면 "어려운 상황인 것은 사실이지만 해쳐나갈 수 있다"라고 생각할 수 있다. 부정적인 생각은 시간이 충분히 지난 뒤에 다룬다. 그렇지 않으면 응급구조사의 업무수행을 계속 방해하게 된다.
- ***환자의 의학적 필요에 주의를 기울이기:*** 환자가 지인이라는 이유 때문에 응급구조사 본연의 책임이 방해 받지 않아야 한다. 응급구조사는 필요한 경우 나중에라도 응급구조에 대한 스트레스를 친지나 동료에게 털어놓거나 상담 혹은 영적인 안정을 구할 필요가 있다.

장기적 건강을 위한 최고의 스트레스 관리법은 신체, 정서, 정신적으로 자신을 돌보는 것이다. 주기적인 운동은 강도가 반드시 높아야 하는 것은 아니다. 스스로가 좋아하고 편안함을 느낄 수 있는 운동을 찾는다. 스트레스를 많이 받는 시기에는 식단에 특히 주의를 기울여야 한다. 흡연자는 금연 계획을 세워야 한다.

응급의료 분야가 아닌 사람과의 모임을 만들고 교류가 뜸해진 친구와 다시 연락으로 하거나 오랫동안 못했었던 활동을 재개한다. 휴가를 내거나 며칠간 근무를 쉰다. 초과 교대 근무를 해달라는 부탁에 과감히 "아니다"는 거절 의사를 분명히 밝힌다. 음악을 듣고, 명상을 하고, 긍정적인 생각을 한다. 일부 응급구조사는 잠시 직장을 떠나있는 경우도 있다. 보통 응급구조사는 자신을 위한 선택의 폭이 넓다. 가장 중요한 점은 자신에게 긍정적인 스트레스 관리법을 개발하여 스트레스로부터 벗어날 수 있게 하는 것이다.

응급의료의 스트레스

응급의료의 스트레스는 세 가지 유형으로 구분된다.

- ***일상적 스트레스:*** 응급의료 스트레스의 대부분은 심각한 사고나 재난 사태로 비롯되지 않는다. 대신 임금 및 근무 환경, 시민의 요구 사항에 대한 대처, 행정적 업무, 생활이나 직업에 있어서의 성가신 문제로 인해 스트레스가 야기된다. 일상적 스트레스에 효과적으로 대처하기 위해 모든 응급의료인력은 동료, 가족, 성직자 등으로 구성된 개인적 지지체계 등 개인적인 스트레스 관리 전략을 수립해야 한다.
- ***소형 사고:*** (응급의료인력의 손상이나 사망을 유발하는 사고를 포함한) 한 두 명의 환자를 발생시키는 사고는 정신과 전문의에 의해 개인 혹은 소규모 환경에서 가장 효과적으로 관리된다. 정신과 전문의는 응급의료체계에 익숙해야 하고 필요 시 곧바로 대응할 준비가 되어야 한다. 또한 스트레스에 대한 비정상적인 반응을 보이는 응급의료인력을 지속적으로 발견 및 관리해야 한다. 이상 증세를 보이는 응급구조사가 발견되면 공인된 치료법을 제공할 정신과 전문의에게 치료를 맡겨야 한다.
- ***대형 사고 및 재난 사태:*** 응급의료인력으로서 재난상황에 대응하게 되는 경우는 상당히 드물다. 하지만 재난에 대한 대비는 항상 되어있어야 한다. 대규모 재난으로 인한 스트레스는 효과적인 협력체계를 갖춘 조직적인 대응으로 완화시킬 수 있다. 대형 사고나 재난 사태 발생시 국가사고관리체계(NIMS)나 사고 지휘 체계(ICS)를 통해 인력을 적재적소에 배치할 수 있다. 또한 추적 관리 및 재활 서비스를 통해 의료 인력의 효과적인 순환 근무를 할 수 있다. 스트레스나 피로도가 높은 인력은 근무에서 일시적으로 쉬게 할 수 있다. 여기서 정신과 전문의의 역할이 중요하다. 항상 정신과적 응급처치를 즉시 제공할 수 있도록 준비를 하고 있어야 한다.

정신과적 응급처치

정신과 전문의는 도움이 필요한 응급구조사에게 정보를 제공하고 교육을 하면서 심리적 혹은 정서적 트라우마와 관련하여 미리 알고 있어야 하는 점을 이해시키고 필요한 도움을 어디서 받을 수 있는지를 알려줄 수 있다. 또한 정신과 전문의는 모든 사고 현장에서 구조 인력과 환자 모두에게 정신과적 응급처치를 제공할 수 있는 준비가 되어있어야 한다.

정신과 전문의에 의해 취해질 수 있는 정신과적 응급처치는 복잡하지 않은 편이다.

- ***환자 접촉 및 보살핌:*** 도움이 필요한 사람과의 접촉을 통해 실질적이고 도움이 되는 보조 처치를 성심껏 제공한다.
- ***안전 확보 및 심리적 편안함 제공:*** 상황 속에서 허락되는 한 최대한 환자에게 안전한 환경을 확보하고 심리적 편안함을 제공한다.
- ***안정감 제공:*** 항상 곁에 있어주면서 불안감을 누그러뜨리고 혼란 상태의 환자를 진정시키면서 응급처치가 필요한 때와 장소를 설명한다.
- ***(환자의 필요 및 우려 사항에 대한) 정보의 수집:*** 환자에

게 가장 시급한 도움이 무엇인지를 파악하고 급박한 상황을 미리 예견하면서 현재 환자가 필요로 하는 도움을 맞춤형으로 제공한다.

- ***실질적인 도움:*** 환자의 필요에 맞는 실질적이고 효과적인 도움을 제공하고 문제 해결 전략 수립 및 필요 자원에 대한 접근성 확보를 돕는다.
- ***사회적 지원과의 연계:*** 환자에게 (친지, 가족, 지역사회, 영적 보조자 등) 필요한 사회적 지원이 제공될 수 있게 하고, 사회적 지원이 문제의 해결 및 환자의 회복으로 이어질 수 있게 통합시킨다.
- ***대처법에 대한 정보의 제공:*** 스트레스 관리 및 회복에 필요한 문제를 대응하는 데에 있어 간단하고 실질적이고 검증된 정보를 상황이나 문제에 맞게 언제든 사용될 수 있게 제공한다. 이러한 정보는 실질적인 보조나 사회적 지원에 있어서 유용하고 효과적일 수 있다
- ***협력 서비스와의 연계:*** 자신에게 필요한 가용 자원에 대해 잘 알지 못하는 사람이 많기 때문에, 필요 자원에 대한 네트워크를 찾는데 도움을 주는 것은 대단히 중요할 수 있다.

정신과적 응급처치는 특정 치료 행위나 고유의 중재 치료법이 아니다. 정신과적 응급처치는 사고 발생 초기에 예상되는 감정적 반응의 부정적인 결과에 대처할 준비가 되어있지 않은 환자의 요구를 다루고 실제적인 완화 치료를 제공하는데 그 목적이 있다. 이를 통해 환자는 안정과 필요한 정보를 제공받고 즉각적으로 발생하는 실질적이고 정서적인 필요가 해결된다.

재해정신보건 서비스

대량재해 사고가 발생하는 경우 응급구조사와 환자 모두의 정신 건강은 중요한 문제이다. 과거에는 응급구조 서비스를 위해 위기상황 스트레스관리체계(Critical Incident Stress Management; CISM)가 권장되었다. 하지만 최근에는 위기상황스트레스관리체계(CISM)와 위기상황스트레스해소 활동(Critical Incident Stress Debriefing; CISD)이 외상성스트레스를 완화시키지 못하고 정상적인 애도 및 회복 과정을 방해하므로 사용되지 않아야 한다는 증거가 드러나고 있다. 대신 정신과 전문의는 최근 들어 회복력기반 치료를 권장하고 있다. 회복력기반 치료는 스트레스, 어려움, 난관에 대한 취약성을 완화시킴과 동시에 정서적 건강을 강화하는 방법과 활동을 제공한다.

하지만 사상자가 다수 발생하는 사고에서 정신과 전문의가 중요한 역할을 수행해야 한다는 점은 변하지 않는다. 정신과 전문의는 응급의료 인력을 포함한 사고로 영향을 받은 사람에게 정신과적 응급처치를 제공할 수 있도록 현장에서 대기하고 있어야 한다. 동시에 응급구조사와 환자가 비정상적인 스트레스 반응을 보이는지를 확인해야 한다. 또한 정신과 전문의는 심각한 사고가 발생한 이후 2개월 동안 스트레스 관련 증상이 발생할 수 있는 환자의 상태를 확인하고 지원해야 한다. 문제가 발생한 환자는 추가적인 정신과 상담이나 치료를 받아야 한다.

안전에 대한 일반적 고려 사항

현장 안전이라는 주제는 광범위하고 장기간의 주의가 필요한 문제이다. 발생 가능한 문제의 수를 고려할 때, 실제 발생하는 손상이 그리 많지 않다는 점은 대단히 고무적이다. 위험 요소에는 폭력적인 사람, 환경 유해 요소, 구조물 붕괴, 차량, 전염병 등이 포함된다. 이러한 위험 요소는 헬멧, 보호복, 야간 시야의 확보를 위한 반사 테이프, 발목 보호용 신발과 같은 보호 장비나 전염병 관련 표준주의지침으로 최소화될 수 있다. 응급구조사는 반드시 보유하고 있는 보호 장비를 사용해야 한다.

대인관계

병원전 치료 시 발생하는 안전문제는 대인관계의 실패에서 비롯되는 경우가 많다. 응급구조사는 실질적으로 시민을 대상으로 한 의료 홍보대사의 역할을 맡고 있다. 사람 간의 안전은 효과적인 소통으로부터 비롯된다. 구조를 해야 하는 환자가 처음 보는 낯선 사람이지만 쉽게 편안한 관계를 형성할 수 있는 응급구조사는 어렵지 않게 신뢰를 얻을 수 있다. 하지만 응급구조사의 조치를 신뢰하는 사람에 비해, 의심이 많고 감정적으로 격양된 상태의 환자는 방어적인 태도를 취하고 응급구조사에게 해를 끼칠 위험이 높다.

타인과 친밀감을 형성하는 작업은 응급구조사가 자신이 편견을 얼마나 배제할 수 있는가에 달려있다. 누구나 편견에서 자유로울 수 없지만 한 명의 개인적 차원이 아닌 규모가 훨씬 큰 조직에 속해있는 응급구조사는 반드시 환자 및 주변 행인에 대한 적절한 관리를 해야 한다. 개인적 편견으로 인해 환자와 주변 사람에 대한 관리에 차질이 빚어져서는 안 된다. 자신의 편견을 억누르고 만나는 모든 사람을 최대한 인격적으로 대한다. 우선 미국의 풍부한 문화적 다양성을 인지하고 다름이라는 것이 틀림이 아니라 긍정적이고 소중한 것으로 인식해야 한다. 특히 현지의 문화적 배경을 이해하고 서로 다른 배경의 사람들과 효과적으로 협력하는 방법을 파악한다.

예를 들어, 대화를 하거나 바라볼 때 눈을 맞추는 것을 개인적으로 선호할 수는 있겠지만, 일부 문화권에서는 눈을 직접 바라보지 않는 것이 예절인 경우도 있다. 그렇기 때문에 응급구조사에게 예의를 갖추기 위해 눈을 마주치지 않고 피하는 사람이 있을 수 있다. 이는 옳고 그름의 문제가 아니라 다름의 문제이다.

다른 사람의 이야기에 조금 더 귀 기울이고 배울 수 있는 점이 무엇인지 찾아본다. 사람들간의 차이점을 받아들이기 시작하면, 사고 현장에서 모두를 만족시키는 윈윈 상황을 잘 유도하게 될 것이다.

도로 안전

차량 충돌 사고는 응급의료 인력에게 최대 위험 요소이다. 최근에 구급차 및 응급 대응시 사고가 더욱 빈번하게 발생하고 있다(그림 4-13●). 구급차 충돌 사고에 영향을 미치는 몇 가지 요소가 있다.

첫째로 구급차는 더욱 더 크기가 커지기 때문에 운전하기가 예전보다 쉽지 않다. 현대의 구급차 대부분은 일반 트럭 섀시를 기반으로 제작된다. 대형 트럭 섀시를 통해 제작되는 구급차 많다. 차체 크기가 커짐에 따라 제동 거리도 길어지고 방향 조절시스템도 민감성이 무뎌지고 가속력이 감퇴한다. (그 결과 충돌 사고의 빈도도 높아진다.) 일부 유형의 구급차는 무게 중심이 높거나 차체가 불안정하다. 또한 구급차에는 가장 운전 경험이 적은 신참이 운전수로 배정되는 경우가 많다. 많은 경우 구급 차량 작동에 대한 기초교육과정이 제공되지 않거나 운전 및 응급상황 대처법에 대한 실습시간이 부족

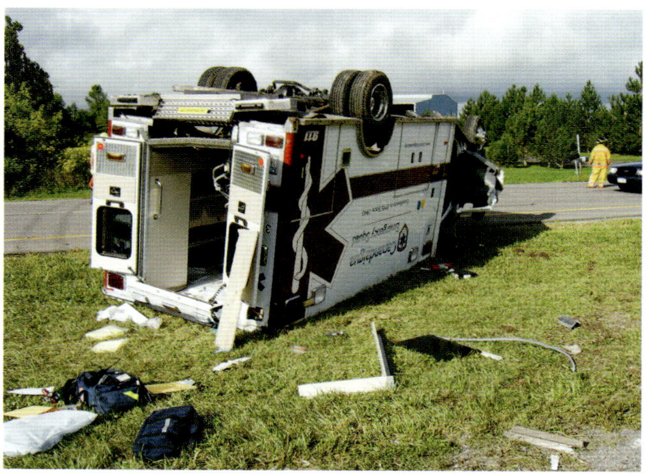

●그림 4-13 구급차 충돌 사고는 응급의료서비스 제공자의 손상이나 사망에 있어 최대 위험 요소로 작용한다. *(© Canandaigua Emergency Squad)*

하다. 도로는 안전이 보장되지 않는 공간이다. 다양한 도로상 위험 요소에 대한 훌륭한 교재와 교육과정이 제공되고 있고 관련 교육자를 쉽게 찾아볼 수 있다. 모든 응급상황과 관련하여 필요한 응급구조와 응급구조 장비 사용법을 훈련 받는다. 다음과 같은 기본 원칙을 숙지한다.

- 응급 호송 차량을 따라 안전하게 이동한다.
- 교통 차량이 여러 방향으로 이동하는 경우 교차로를 관리를 한다.
- 유류 (휘발유, 산업용 화학품 등) 위험물질, 바닥에 방치된 전선, 다가오는 차량과의 근접도 등의 위험 요소를 확인한다. 또한 유해한 환경적 조건도 감안한다.
- 도로 사고 현장에 도착할 경우 가장 안전한 주차 장소를 확인한다.
- 운전대에 기대어 누워있는 환자가 있는 차량에 안전하게 접근한다.
- 특히 도로상 위험 요소를 피하기 위한 급감속이나 급격한 방향 전환에 준비하면서 환자 공간의 안정성을 확보한다. 특히 자세를 바꿀 때 지속적으로 어딘 가를 붙잡고 있는 습관을 들인다. 안전구속장치는 달리는 구급차의 환자 공간에 있는 응급구조사를 보호하도록 성능이 향상되었다.
- 구급차 경광등과 사이렌을 안전하게 사용한다.

구급차에 후송 차량을 붙이는 것은 부가적인 위험 요소가 될 수 있다. 구급차 운전자가 운전 경험이 충분하지 않은 경우 후송 차량에 지나치게 가까이서 이동하다가 안전 거리 확보에 실패하여 접촉 사고가 나는 경우가 있다. 또한 미숙한 운전자는 다른 차량의 운전자가 당연히 후송 차량 뒤편에 구급차가 따라 오는 것으로 알고 있다고 생각할 수 있다. 하지만 다른 운전자는 구급 후송 차량 뒤편에 구급차가 따라 이동하는 것을 모르고 후송 차량이 지나가자마자 구급차의 바로 앞에서 차선을 변경하는 경우가 많다.

(특히 모두 같은 방향으로 가까이 이동하던 중) 여러 차량이 충돌하는 사고는 매우 위험하다. 두 대의 차량이 동시에 같은 교차로로 접근하는 경우, 서로 통행을 양보하지 않을 수 있는 것뿐만 아니라 다른 운전자들은 최초의 차량 한 대를 제외하고 계속해서 양보하지 않을 수도 있다. 교차로에 접근할 때는 운전에 대단히 유의한다.

도로에서의 안전을 높이는 특정 장비가 사용될 수 있다. 예를 들어, 다가오는 차량의 앞 유리창이 더럽고 얼룩져있거나 운전자의 의식이 명료해 보이지 않기 때문에 자신의 차량을 눈에 띄게 하기 위해서는 ANSI/ISEA 안전 조끼를 착용한

다. 특히 소방서에서 근무를 하는 경우, 다른 유형의 보호구가 지급될 수도 있다. 호흡기 보호 장비, 장갑, 부츠, 방열복, 바지 (혹은 커버올 작업복), 다른 특수 안전 장비는 파라메딕의 전형적인 복장이다. 필요한 경우 응급구조사는 구조 인력에게 조명탄이나 뿔형 비상 교통 표지판을 사용할 것을 요청한다. 비상등을 밝게 켜두되 반대편 차량 운전자의 눈에 강하게 비춰서는 안 된다.

차량사고 현장에서 안전하게 주차를 하기 위해 주변 환경을 자세히 살핀다. 도로에 굽어진 곳, 언덕, 주변 차량의 수나 속도를 확인한다. 동일한 차선에서 차량 사고 현장의 앞에 구급차를 주차시키는 것이 가장 이상적이다. 이를 통해 환자 공간 및 장비에 대한 접근성이 좋아지고 뒤에서 다가오는 차량으로부터 응급구조사를 보호하기가 수월해진다. 하지만 환자가 운전대에 누워있는 것과 같은 사고에 대응할 때는 사고 차량 뒤편에 서서 보호받는 이점을 활용하고 조명등으로 환자가 눈이 부실 정도로 비추면서 환자로부터 공격적인 의도가 없음을 확인한다. 사고 차량에 덮혀 갇히지 않도록 조심스럽게 접근한다.

구급차 앞 좌석에서 무릎 벨트를 착용하는 것은 안전과 모범을 위해서 중요한 습관인 것은 자명한 사실이다. 이보다 불분명한 점은 환자 공간에서의 안전 구속 장치를 사용할 지의 여부이다. 응급구조사는 안전 벨트를 착용하기에는 환자와 승객을 관리할 일이 너무 많다는 것은 잘못된 가정이다. 하지만 구급차로 환자를 이송하는 동안 안전을 위해 좌석 벨트를 착용할 시간은 많다. 충돌 사고 당시 환자 공간에 누군가 있는 경우 사망이나 주요 장애가 발생하는 것은 흔한 일이다. 그렇기 응급구조사는 건강을 위해 구급차 뒤편에서 환자를 돌보더라도 좌석 벨트를 착용해야 한다. 구급차는 도움과 희망을 상징하기 때문에, 경광등과 사이렌의 남용으로 인한 차량 충돌 사고로 응급구조사가 다치거나 목숨을 잃는 일은 더욱 비극적이다. 경광등과 사이렌은 구조 활동에 필요한 도구이지 장난감이 아니다. 경광등과 사이렌을 켜는 것은 긴급한 상황에 있는 환자를 위해 빠른 이동로를 확보하는 것을 의미한다. 경광등과 사이렌을 남용하는 것은 응급의료서비스에 대한 시민의 신뢰를 파괴하는 행위이다. 경광등과 사이렌의 사용 여부에 상관없이 응급구조사는 다른 차량의 안전을 고려하면서 환자 이송을 할 의무가 있다. 전문가인 응급구조사는 항상 안전 운전법을 생활화할 의무가 있다.

요약

파라메딕은 병원전 상황에서 시민이 겪는 의료문제를 가장 잘 관리할 의무가 있고 이에 필요한 교육을 받는다. 이 때문에 파라메딕은 병원전 의료계에서는 선도적 역할을 맡고 있다. 자신의 건강 관리에 철저한 파라메딕은 자신을 돕는 것뿐만 아니라 다른 파라메딕의 귀감이 되고 지역사회에서의 좋은 본보기가 된다.

개인적 삶의 방식에 대한 지속적인 평가는 즉각적인 미래에 영향을 미치는 것부터 고령의 파라메딕에게 영향을 미치는 것까지 다양하다. 이는 개인보호장비의 착용, 차량사고 현장에서의 안전한 구급차 주차, 일상적 스트레스의 관리, 올바른 식습관 및 운동 등을 포함한다.

건강이라는 주제에는 너무나도 많은 요소가 포함되고 파라메딕은 그 모든 것을 관리하기 위해 고군분투한다. 파라메딕은 이 장에서 얻은 지식을 더 높은 차원으로 발전시켜야 한다. 건강에 있어서 평생 동안 배움의 자세를 잃지 않는다면 오랫동안 건강한 삶을 영위할 수 있다. 결국 파라메딕 자신이 건강해지는 것이 타인의 건강을 돕는 것이다.

현장 출동 후 결과 분석

올해는 응급구조사의 팀에게 있어 험난한 한 해이다. 최근 들어, 발생할 수 있는 모든 악재가 발생하는 것처럼 보인다. 가뜩이나 기분이 좋지 않은 응급구조사는 주택 담보대출을 갚는 문제를 놓고 또 다시 아내와의 논쟁에 휘말린다. 근무 시간이 벌써 2,300시간이나 되었고 응급구조사는 피곤한 상태이다. 매일 먹는 거라고는 글레이즈드 도넛과 패스트 푸드이다. 그러던 중 갑자기 "44호 구급차! 페로와 베일리의 모퉁이에서 두 개의 차량충돌 사고 발생. 출동 요망. 환자 수는 확인된바 없음"이라는 호출이 떨어진다.

현장에 두 번째로 도착한 응급구조사는 외상환자 분류를 실시하려 한다. 현장에 미리 도착한 응급구조사는 외상환자 분류에 대한 경험이 많아 보이지 않는다. 이미 4명의 환자가 분류되었다. 현장으로 걸어가던 응급구조사는 사고차량의 범퍼에 붙인 스티커를 보고 이웃집 딸의 차라는 것을 깨닫는다. 하지만 딸의 이름은 분류된 환자 명단에 포함되어 있지 않다. 곧 흰 천으로 덮여있는 도착시 사망환자(DOA)가 된 이웃집 딸을 본 응급구조사는 심장이 멎는 듯한 충격을 받는다.

응급구조사에게는 다리 부위의 압좌손상을 입은 무의식 상태의 10대 소년과 팔이 부러진 성인 환자를 담당하게 된다.

응급구조사는 응급처치 기술이 훌륭하기 때문에 고정 및 다른 응급처치를 무리 없이 취한다. 병원으로 환자를 이송하는 중 10대 환자가 깨어나면서 "데비는 괜찮아요? 그렇죠? 말해줘요. 데비 괜찮은 것 맞죠?"라고 다급히 묻는다. 순간 응급구조사는 이웃의 차에 타고 있던 환자가 이웃의 딸이 데비라는 사실을 깨닫는다.

환자를 병원에 이송한 응급구조사는 신물이 올라오는 속을 달래기 위해 제산제를 복용하고, 거칠게 운전을 한 동료 응급구조사를 호되게 꾸짖는다.

며칠 뒤 응급구조사는 또 다시 야근 교대에 투입된다. 주택담보대출 비용의 지급 예정일이 곧 다가오고 있고, 이웃집 딸의 장례식에 갈 엄두는 나지 않는다. 이미 지인의 죽음을 너무 많이 경험했다. 다른 장례식을 또 찾아 다니고 싶어하는 사람이 어디 있을까?

1. 응급구조사의 스트레스 수치는 지나치게 높은 편인가? 스트레스 수치를 알려주는 증거는 무엇인가?
2. 장례식에 참석하는 것은 좋은 생각인가? 왜 그런 것인가 혹은 왜 그렇지 않은 것인가?
3. 향후 스트레스관리를 개선하기 위해 응급구조사가 취해야 하는 방법은 무엇인가?

이 책 뒷부분에 제시된 해설을 참고한다.

복습 문제

1. 응급구조사의 손상은 대부분 ________에 의해서 그리고 차량 안 혹은 주변에 자주 있기 때문에 발생한다.
   a. 낙상
   b. 스트레스
   c. 물건이나 환자를 드는 작업
   d. 폭력

2. 다음 보기 중 체력을 적정 수준으로 강화하는 것의 이점에 해당하는 것은 무엇인가?
   a. 근육량과 대사량의 증가
   b. 산소공급 능력의 증대
   c. 안정시 심박수와 혈압의 증가
   d. 질병 및 손상에 대한 저항력의 강화

3. 미 농림부의 식단 지침표에 따르면 음식을 담는 접시의 ________을(를) 과일과 채소로 채워야 한다.
   a. 1/4　　b. 1/2
   c. 1/3　　d. 2/3

4. 다음 보기 중 물건이나 환자를 들어 올리는 작업에 있어서 중요한 원칙에 해당하는 것은 무엇인가?
   a. 항상 몸을 틀거나 꺾는 동작을 피한다.
   b. 손바닥을 가능한 항상 위로 올린다.
   c. 무거운 물건은 안전하게 다룰 수 있을 때만 이동시킨다.
   d. 들어올리는 것을 신체와 무게 중심으로부터 멀리 위치시킨다.

5. 모든 혈액과 다른 체액은 전염성이 있다는 것을 전제로 보편적 주의 지침과 신체분비물 격리의 요소를 종합한 감염 통제의 엄격한 형태는 ________라/이라는 용어로 설명된다.
   a. 개인 보호 장비
   b. 전이 수단
   c. 잠복기
   d. 표준 주의 지침

6. __________은/는 화학적 방법 혹은 압력 증기와 같은 물리적 방법을 통해 물체에 있는 미생물을 사멸 시키는 것이다.
   a. 세척　　b. 소독
   c. 살균　　d. 오염 제거

7. 엘리자베스 퀴블러 로스에 의해 발견된 애도 과정은 몇 가지 단계를 거치는가?
   a. 3　　b. 5
   c. 7　　d. 8

8. 엘리자베스 퀴블러 로스에 의해 발견된 애도 과정의 첫 단계는 무엇인가?
   a. 분노　　b. 부정
   c. 우울　　d. 타협

9. 환자가 스트레스를 주는 상황에 직접 부딪히는 적극적인 과정을 ________라/이라고 한다.
a. 대처
b. 저항
c. 방어 전략
d. 문제 해결 능력

10. 도로상 안전을 위한 조치에 있어서 다음 보기 중 적절하지 않은 것은 무엇인가?
a. 응급구조사가 아닌 구조대원에게 조명탄이나 뿔형 비상 교통 표지판의 사용을 요청한다.
b. 반사 테이프와 오렌지색 혹은 라임색 조끼를 착용한다.
c. 차량에 접근하면서 운전대에 엎드린 승객의 눈이 부실 정도로 조명등을 비춘다.
d. 사고 차량의 반대편 차선에 구급차를 주차시킨다.

이 책 뒷부분에 제시된 해답을 참고한다.

참고문헌

1. Maguire, B. J., K. L. Hunting, G. S. Smith, and N. R. Levick. "Occupational Fatalities in Emergency Medical Services: A Hidden Crisis." *Ann Emerg Med* 40 (2002): 625–632.
2. Boudreaux, E., C. Mandry, and P. J. Brantly. "Emergency Medical Technician Schedule Modification: Impact and Implications on Short- and Long-Term Follow-Up." *Acad Emerg Med* 5 (1998): 128–133.
3. Mitani, S., M. Fujita, and T. Shirakawa. "Circadian Variation on Cardiac Autonomic Nervous System Profile Is Affected in Japanese Men with a Working System of 24-H Shifts." *Int Arch Occup Environ Health* 79 (2006): 27–32.
4. Crill, M. T. and D. Hostler. "Back Strength and Flexibility of EMS Providers in Practicing Prehospital Providers." *J Occup Rehabil* 15 (2005): 105–111.
5. Studnek, J. R. and J. M. Crawford. "Factors Associated with Back Problems among Emergency Medical Technicians." *Am J Ind Med* 50 (2007): 464–469.
6. United States Department of Agriculture (USDA). *ChooseMyPlate*. [Available at: http://www.choosemyplate.gov. For "10 Tips to a Great Plate," go to http://www.choosemyplate.gov/downloads/TenTips/DGTipsheet1ChooseMyPlate.pdf].
7. Bledsoe, B. E., T. Dick, J. O. Page, and M. Taigman. "The Missing Drugs." *JEMS* 29 (2004): 30–36.
8. Friese, G. and K. Owsley. "Backbreaking Work: What You Need to Know about Lifting and Back Safety in EMS." *EMS Mag* 37 (2008): 63–72.
9. Centers for Disease Control and Prevention. *Standard Precautions*. [Available at: http://www.cdc.gov/ncidod/dhqp/pdf/guidelines/Isolation2007.pdf].
10. Kübler-Ross, E. *On Death and Dying.* (Originally published 1969.) Scribner Classics reprint edition. New York: Simon & Schuster, 1997.
11. Olsen, J. C., M. L. Buenefe, and W. D. Falco. "Death in the Emergency Department." *Ann Emerg Med* 31 (1998): 758–765.
12. Boudreauz, E., C. Mandry, and P. J. Brantley. "Stress, Job Satisfaction, Coping, and Psychological Distress among Emergency Medical Technicians." *Prehosp Disaster Med* 12 (1997): 242–249.
13. Selye, H. "A Syndrome Produced by Diverse Nocuous Agents." *Nature* 138 (1936): 32.
14. Cydulka, R. K., C. L. Emerman, B. Shade, and J. Kubincanek. "Stress Levels in EMS Personnel: A Longitudinal Study with Work-Schedule Modification." *Acad Emerg Med* 1 (1994): 240–246.
15. U.S. Department of Veterans Affairs. Psychological First Aid: An Operations Guide. [Available at: http://www.ptsd.va.gov/professional/manuals/psych-first-aid.asp].
16. Bledsoe, B. E. "Critical Incident Stress Management (CISM): Benefit or Rise for Emergency Services." *Prehosp Emerg Care* 72 (2003): 272–329.
17. McNally, R. J., R. A. Bryant, and A. Ehlers. "Does Early Psychological Intervention Promote Recovery from Posttraumatic Stress?" *Psych Sci Pub Int* 4 (2003): 45–79 [Available at http://www.psychological science.org/journals/pspi/index.html].
18. Devilley, G. J., R. Gist, and P. Cotton. "Ready! Fire! Aim! The Status of Psychological Debriefings and Therapeutic Interventions: In the Work Place and After Disasters." *Rev Gen Psych* 10(4) (2006):318–345.
19. Ray, A. M. and D. F. Kupas. "Comparison of Rural and Urban Ambulance Crashes in Pennsylvania." *Prehosp Emerg Care* 11 (2007): 416–420.
20. Slattery, D. E. and A. Silver. "The Hazards of Providing Emergency Care in Emergency Vehicle: An Opportunity for Reform." *Prehosp Emerg Care* 13 (2009): 388–397.

추가문헌

Becknell, J. *Medic Life.* St. Louis: Mosby Lifeline, 1996.

Dernocoeur, K. B. *Streetsense: Communication, Safety, and Control.* 3rd ed. Redmond, WA: Laing Research Services, 1996.

chapter

5 응급의료서비스(EMS) 연구

EMS Research

Bryan Bledsoe, DO, FACEP, FAAEM, EMT-P
Michael O'Keefe, MS, NREMT-P

단원 표준

총론 (연구)

학습 역량

응급의료체계, 응급구조사의 안전과 안녕, 의료법적 및 윤리적 쟁점에 대한 지식을 통합함으로써 응급의료인력, 환자, 지역사회의 보건을 증진한다.

학습 목표

최종 목표

응급의료서비스 연구의 공개된 보고서를 정밀하게 평가할 수 있다.

수행 목표

최종 목표를 달성하기 위해 다음 사항은 필수적이다.

1. 핵심 용어를 숙지한다.
2. 응급의료서비스 연구와 및 실제 간의 관계를 설명한다.
3. 연구를 통한 결론과 실제 현장의 일상적 관찰을 통한 결론 간의 차이를 구분한다.
4. 과학적 방법의 각 단계를 설명한다.
5. 양적, 질적, 전향적, 후향적 접근법을 포함한 다양한 연구 유형을 비교 및 대조한다.
6. 다양한 실험적 설계의 예시를 든다.
7. 타당도의 연구와 일반적인 수준을 설명한다.
8. 연구 논문의 타당도를 논의한다.
9. 연구 제안서를 평가할 때 인간 피실험자에 대한 윤리적 고려 사항을 확인한다.
10. 연구에 사용되는 다양한 기술 통계와 추론 통계를 논의한다.
11. 연구 논문 각 부분의 목적과 의도한 내용을 설명한다.
12. 문헌 검색 방법을 설명한다.
13. 다양한 논문을 놓고 동료와 교육자와 함께 연구의 장점을 토론한다.
14. 응급의료서비스 처치의 변화에 있어서, 발표된 연구 논문이 갖는 역할을 설명한다.
15. 연구 작업에 참여하는 응급의료서비스 제공자의 역할과 책임을 논의한다.

핵심 용어

초록(abstract)
분산 분석(analysis of variance(ANOVA))
벤치 연구(bench research)
편향(bias)
사례 보고(case report)
케이스 시리즈(case series)
카이검정(chi square test)
코호트 연구(cohort study)
신뢰구간(confidence interval)
통제군(control group)
편의 표집(convenience sampling)
단면 연구(cross-sectional study)
데이터 준석(data dredging)
데이터 마이닝(data mining)
종속 변수(dependent variable)
기술 통계(descriptive statistics)
이중 블라인드 테스트(double blind study)
실험(experiment)
실험군(experimental group)
실험 연구(experimental study)
외적 타당도(external validity)
가설(hypothesis)
생체 외 연구(*in vitro*)
생체 내 연구(*in vivo*)
독립 변수(independent variable)
추론 통계(inferential statistics)
임상연구심의위원회(institutional review board(IRB))
내적 타당도(internal validity)
반복 과정(iterative process)
평균값(mean)
중심경향척도(measures of central tendency)
중앙값(median)
메타 분석(meta-analysis)
정성 & 정량적 연구(mixed research)
최빈값(mode)
이환율(morbidity)
사망률(mortality)
국가응급의학 연구의제(National EMS Research Agenda)
명목형 데이터(nominal data)
비무작위 대조군 연구 (nonrandomized controlled Trial)
귀무 가설(null hypothesis)
관찰 연구(observational study)
교차비(odds ratio)
오픈저널(open access journals)
순위 데이터(ordinal data)
결과 기반 연구(outcomes-based Research)
P값(P value)
모수(parameter)
동료평가(peer review)
플라시보(placebo)
모집단(population)
사후(post hoc)
연구 책임자(principal investigator(PI))
전향적 연구(prospective study)
펍메드(PubMed)
정성적 연구(qualitative research)
정성적 통계(qualitative statistics)
삶의 질(quality of life)
정량적 연구(quantitative research)
정량적 통계(quantitative statistics)
유사실험 연구(quasiexperimental study)
무작위 추출(random sampling)
무작위 대조군 연구(randomized controlled trial(RCT))
연구(research)
후향적 연구(retrospective study)
표본 오차(sampling error)
과학(science)
과학적 방법(scientific method)
단일 블라인드 테스트(single blind study)
표준 편차(standard deviation(SD or σ)p. 88
통계(statistics)
체계적 표집(systematic sampling)
T 검정(t test)
시간 표집(time sampling)
실험군(treatment group)
타당도(validity)
분산(variance)

사례 연구

근무지에서 긴 하루를 보내던 두 명의 응급구조사는 "과거에 사용하던 방식"에 대한 이야기를 하고 있다. 30년 이상 응급의료 분야에서 일해온 로버트는 가장 경험이 많은 베테랑 파라메딕이다. 후배 응급구조사는 과거에 있었던 많은 응급처치법에 대해 물어본다.

로버트는 "예전에는 심정지 환자에게 다량의 중탄산나트륨을 투여하는 일이 많았다"고 설명한다. "그 방법은 언제부터 그만두게 된 것인가요?", 후배 응급구조사가 물어본다. 잠시 생각에 잠긴 로버트는 "현장에서는 환자 치료에 실질적인 효과는 없었지만 서류상으로 좋아 보였기 때문에 유지된 관행이었어. 연구 결과에 따르면 심정지 치료를 위해 중탄산나트륨을 투여하는 것은 그렇지 않은 경우보다 더 나은 환자 결과를 가져오지 않거든. 그래서 미국 심장 협회는 이를 의료 지침에서 제외시켰고 응급구조사도 해당 조치를 더 이상 사용하지 않고있지"라고 설명한다.

"쇼크와 출혈 관리를 위한 항쇼크용바지는 어떻게 되었나요?", 신참인 스티브가 참지 못했다는 듯이 질문한다. 의자에 등을 잠시 기대는 로버트는 "항쇼크용바지는 외상 치료를 위해 항상 사용했었어. 항쇼크용바지는 분명 효과가 있었다. 하지만 휴스턴 지역의 연구를 통해 항쇼크복은 유해하지 않지만 효과가 없다고 밝혀졌기 때문에 더 이상 사용하지 않아"라고 말한다.

"이뿐만 아니라심정지 환자에게 염화칼슘을 사용하기도 했어. 왜 그래야 했는지는 모르겠지만 두부 손상 환자에게 100 밀리그램을 투여해야 한 적도 있었어. 응급의료서비스가 변화해온 것은 사실이고, 더 좋은 방향으로 변화해왔다고 생각해", 로버트가 계속해서 설명한다. "그게 무슨 뜻인가요?",스티브가 묻는다. 잠시 생각을 하던 로버트는 "과거에는 우리가 하던 방식이 그저 나빠 보이지 않아서 한 것이었다면, 요즘의 응급의료는 수준 높은 연구를 통해 더욱 탄탄한 과학적 토대를 갖추고 있거든. 응급의료의 목적은 최선의 환자 치료에 있다는 점에는 변함이 없어. 하지만 문제는 환자를 위한 최선의 치료가 무엇인지를 항상 알 수는 없었다는 거야. 당시 응급의료 현장에서 적절한 조치라고 여겨진 것들이 연구를 통해 효과가 없는 것으로 밝혀지고 있어. 과거의 의료 관행이 사라지는 것이 씁쓸하지만, 그것이 환자를 위한 최선이라면 어쩔 수 없는 일인 것같아. 앞으로도 연구를 통해 응급의료가 더욱 개선되기를 기대해야지"라고 말한다. 잠시 모두 숙연해지던 도중 갑자기 스티브가 시계를 보더니 "카우보이 할 시간이다. 텔레비전을 틀자"라고 말하면서 분위기가 다시 떠들썩해진다.

개요

과학적 연구(research)는 현대 응급의료서비스 발전에 큰 역할을 하고 있다. 응급의료서비스가 30년 전부터 발전해왔지만, 발전을 이끌어갈 과학적 연구나 객관적 근거가 부재했다. 대신 병원, 소방서, 군대의 의료 관행을 상당 부분 차용했다. 많은 경우 이러한 관행은 전문가 의견과 합리적인 추정에 기반했다. 21세기에 접어들면서, 현재 응급의료서비스 처치의 많은 부분이 연구를 통해 검증되고 있다. 놀랍게도 기관내삽관이나항쇼크용바지와 같이 의심의 여지없이 효과적으로 보이는 일부 응급의료서비스 처치장비들도 기존의 기대치만큼 효과적이지 않다는 것이 밝혀졌다. 응급의료의 가장 큰 특징은 새로운 연구의 결과에 따라 처치 및 절차가 변화할 수 있다는 점이다. 그렇기 때문에 내실있는 객관적 의학 연구 프로그램을 통해 미래의 응급의료서비스를 개선해야 한다

응급의료서비스에 있어 과학적 연구의 중요성은 아무리 강조해도 지나침이 없다. 필요한 재원과 지원을 지속적으로 확보하기 위해서는 응급의료서비스가 환자 치료와 지역사회 보건에 진정으로 이바지하고 비용 면에서도 효과적이고 경제적인 성과를 보여야 한다. 이는 결과 중심의 연구(outcomes-based research)를 통해 주로 보여질 수 있다. 결과 중심 연구는 사망률(mortality), 이환율(morbidity), 삶의 질(quality of life)과 같은 척도를 통해 특정 절차, 약물, 치료 또는 유사한 전략이 환자 예후를 실질적으로 개선시키는지를 평가하는데 도움이 된다. 이 차이를 증명하지 못하면, 왜 우리는 그 처치를 하는가?

미국도로교통안전국(NHTSA)에서 2001년에 발표한 국가응급의료서비스연구의제(National EMS Research Agenda)는 미국응급의료서비스 연구에 대한 지침이 되고 있다. 이 문서는 다음과 같이 응급의료서비스 연구의 필요성에 대한 몇 가지 결론을 도출하고 권고사항을 제시한다.

- 핵심 응급의료서비스 연구단을 구성하고 조기 지원을 제공한다.
- 응급의료서비스 연구자와 (사회과학자, 경제학자, 역학자 등) 타 분야 전문가 간의 교류를 지원한다.
- 정부 부처 내에 응급의료서비스 연구를 위한 안정적인 재원을 마련한다.
- 정부 부처 외에 응급의료서비스 연구를 위한 추가적인 재원을 마련한다.
- 응급의료서비스 연구의 필요성을 인식한다.
- 연구를 환자 치료의 개선을 위해 필요한 것으로 인식한다.
- 연구에 대한 윤리적 접근을 강화한다.

현재 응급의료서비스 연구를 방해하는 장애 요소를 극복하기 위해 응급의료서비스 연구 인프라에 대한 국가적 투자가 필요하다. 새로운 연구자의 육성 및 경력 개발을 위한 재원을 확보해야 한다.

재정 지원의 확대는 손상과 급작스러운 심정지 등을 포함한 응급의료서비스체계의 구조 개선을 이끄는 효과적인 질병 치료의 개발을 위해 필요하다. 응급의료서비스 연구를 응급 상황에 적용하는 것을 더 쉽게 하기 위한 혁신적인 전략이 법제화되고, 실행에 옮겨져야 한다.

연구자는 환자 결과정보에 대한 접근성을 확보해서 병원전 환자 치료가 효과적으로 평가되고, 개선될 수 있도록 해야 한다. 병원전 치료 분야의 생의학적 및 기술적 진보에 표준적인 과학 방법론을 접목시키는 것은 대단히 중요하다.

결론적으로 연구는 경쟁이 치열하고 비용 절감에 민감한 의료 시장에서 지역사회의 전반적인 보건 개선을 하는데 핵심적인 역할을 한다. 무엇보다 연구는 병원전 환경에서 최선의 환자 치료를 제공하기 위해 필수적이다.

연구 및 과학적 방법을 개괄하는 5장은 몇가지 연구 방법

론을 상세히 소개하고 응급의료 인력이 어떻게 연구 논문을 평가해야 하는지에 대해 설명한다. 5장을 통해 응급구조사 독자들이 연구의 매력에 빠져보기를 기대한다.

내용 요약

▶ 과학적 연구 방법의 단계
- 관찰 및 질문
- 데이터의 수집, 분석 및 통합
- 가설 수립
- 실험을 통한 가설의 검증
- 결과 분석 및 결론 도출
- 가설 수정
- 결과 보고

연구와 과학적 방법론

과학을 뜻하는 영어 단어 **science**의 본래 말뜻은 "지식"을 의미한다. 하지만 일반적으로 과학은 "학문이나 실천을 통해 얻은 지식"으로 정의된다. 과학은 과학적 방법을 통해 도출된 지식을 확보한 사실 혹은 상태를 의미한다. 과학적 방법을 통해 특정 주제를 탐구하는 것은 연구라고 알려져 있다. 연구는 사실이나 원칙을 발견 혹은 정립하기 위해 특정 주제 분야에 대한 신중하고 체계적인 조사를 의미한다. 응급의료체계에서는 연구를 통해 응급의료서비스의 과학적 원리를 이해할 수 있다. 하지만 응급의료서비스는 의학의 한 부분이고, 의학은 과학이자 예술이라는 것을 깨닫게 될 것이다. 응급의료서비스 지식은 과학이고, 과학적 지식을 적용하는 것은 예술적 차원이다. 훌륭한 응급구조사는 응급의료의 과학적 원리를 잘 이해하고 이를 적용하는 기술에도 능하다.

과학적 연구의 기본 원칙은 세상에 대한 정확한 설명을 위해 과학자 집단에 의해 오랜 시간에 걸쳐 사용되는 **과학적 방법론**(scientific method)에 있다. 과학적 설명은 신뢰도, 일관성, 체계성을 유지해야 한다. 과학적 방법론의 장점은 제대로 적용되는 경우 편견에 치우치지 않고 중립성을 유지할 수 있고 반복적으로 사용 가능하다는 것이다. 과학적 연구 방법은 다음과 같은 단계를 따른다(그림 5-1●).

- ***관찰 및 질문:*** 과학적 연구 방법의 첫 단계는 세상의 특정 현상에 대해 관찰하고 질문을 던지는데 있다. 예를 들어 응급구조사는 자신뿐만 아니라 동료들도 경험상 보름달이 뜨는 시기에는 정신 질환 환자에 대한 응급 신고 전화가 더 빈번하게 발생한다는 것으로 알고 있다. 응급구조사는 이러한 현상을 검증해보기로 결정한다. 이는 관찰 및 질문 제기 단계이다.
- ***연구의 착수와 데이터 수집, 분석 및 통합:*** 가설에 대한 답을 찾기 위한 첫 번째 절차는 배경 지식에 대한 연구이다. 오늘날 특정 주제에 대한 배경 지식은 인터넷이나 미국 국립 의학 도서관에 의해 운영되는 **펍메드**(PubMed)와 같은 과학 데이터 베이스를 통해 쉽게 얻을 수 있다. 보름달이 정신 질환에 미치는 영향을 연구하기 위해서 응급구조사는 해당 주제에 대한 기존의 연구 자료 및 출간물을 확인해야 한다. 또한 보름달과 출산율 간의 연관성과 같은 유사한 현상에 대한 것을 볼 수도 있다. 조사를 시작할 때는 자신의 질문이 이미 다뤄진 적이 있는지를 확인한다.
- ***가설 수립 단계:*** 배경 지식 조사 과정에서 응급구조사는 자신이 호기심을 느낀 주제를 다룬 기존 연구를 찾지 못하고, 연구를 진행하기로 결정한다. 이 대목에서 가장 먼저 해야 하는 작업은 **가설**(hypothesis)을 세우는 것이다. 가설은 연구를 통해 해답을 찾아야 하는 구체적 질문이다. 가설은 명확히 정의되고, 측정되어야 한다. 묻고자 하는 질문에 정확한 해답을 찾을 수 있도록 가설을 최대한 신중하게 세워야 한다. 달의 주기와 정신 질환 간의

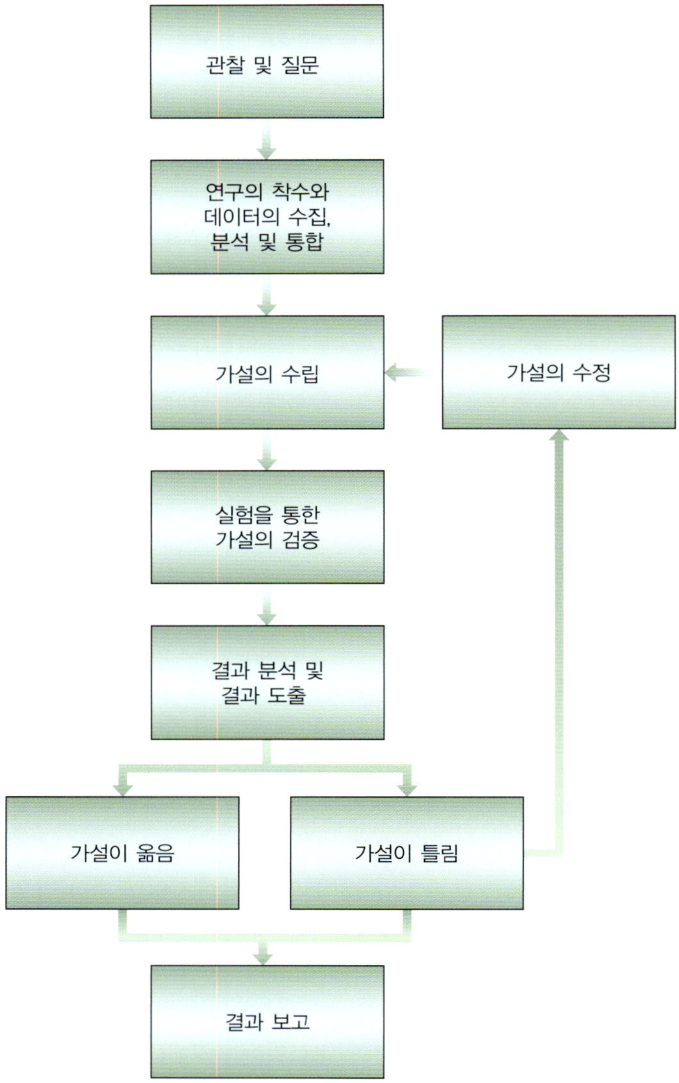

●그림 5-1 과학적 연구 방법의 단계

연관성에 대한 연구를 진행하기 위한 적절한 가설은 "월 주기가 보름달 단계에 있을 때 정신 질환 관련 응급 상황이 더욱 흔하게 발생한다" 정도가 될 것이다.

- ***실험을 통한 가설의 검증:*** 이제 가설이 참인지 거짓인지를 실험(experiment)을 통해 검증하는 단계이다. 실험은 편견을 배제한 체 공정한 방식으로 실시되어야 하고 추후에도 반복적으로 테스트할 수 있도록 구상되어야 한다. 공정한 실험을 하기 위해서는 확인하고자 하는 특정 요인을 제외한 모든 요소를 통제해야 한다. 주제에 대한 연구를 진행하기 위해서는 실험의 범위를 명확히 규정해야 하는데, 이는 생각보다 쉽지 않은 작업이다. 우선 무엇이 정신 질환 관련 응급 전화인지부터 정의해야 한다. 이를 단순화한다면, 환자 보고서에 정신 질환이라고 기록된 모든 경우라고 정의할 수도 있다. 또한 보름달에 대한 정의도 필요하다. 사람마다 달에 대한 이해도가 다를 수 있기 때문에 달이 가득 차오른 시점이 언제인지에 대해 의견이 분분할 수 있다. "달력에 기록된 보름달 날짜를 기준으로 2일 전후를 포함한 5일을 보름달이 뜨는 시기"라고 규정하는 것도 하나의 해결책이 될 수 있다. 이를 통해 5일의 시간동안 거의 모든 사람들이 보름달을 보게 될 수 있다. 마지막으로 연구 기간을 설정해야 한다. 가령 보름달이 뜨는 시기를 3~6개월간 연구한다는 식으로 정의될 수 있다.

표 5-1 | 연구 유형의 정리

	정량적 연구	정성적 연구	정량 및 정성적 연구
과학적 연구 방법	연구자는 데이터를 통해 가설을 검증한다(연역법)	연구자는 데이터의 수집 후 가설을 수립한다(귀납법)	연역법 & 귀납법
주안점	범위가 좁은 주제	다양한 주제	광범위한 주제
행동 방식	조건을 통제한 상태에서 연구 진행	하나 이상의 문맥에서 연구 진행	비인위적인 환경에서 연구 진행
현실의 속성	객관적	상식적 (실용적)	주관적
데이터의 속성	수치	수치와 글	글
데이터의 분석	통계	통계외 글	글
연구 결과	일반화될 수 있음	일반화될 수도 있음	일반화될 수 없음
보고 방식	통계	통계 & 서술	서술

- ***결과 분석 및 결론 도출:*** 연구를 마치면 결과를 수집 후 분석한다. 이를 통해 어느 정도 수준의 통계 분석을 하게 된다. 분석 내용을 기반으로 자신의 가설을 검증한다. 가설이 거짓인 것으로 확인되는 경우, 기존 가설을 수정하거나 새로운 가설을 세워야한다.
- ***가설의 수정:*** 가설이 참인 것으로 확인되면 수정 작업이 필요치 않다. 하지만 변수의 범위를 수정한 뒤 다시 가설을 실험해보고 싶을 수 있다. 예를 들어, 보름달이 뜨는 시기는 5일이 아니라 월 주기에 의해 정해진 하루로 범위가 한정될 수도 있다. 흥미롭게도 실제 연구를 한 결과 시기의 범위가 하루이든 5일이든 상관없이 보름달이 뜨는 시기에는 정신 질환 관련 응급 전화가 덜 빈번하게 발생한다는 것을 발견한다. 그렇기 때문에 가설을 "월 주기가 보름달 단계에 있을 때 정신 질환 관련 응급 상황이 덜 흔하게 발생한다"로 수정해야 한다. 수집한 데이터에 따르면 수정한 가설은 참이 된다.
- ***결과 보고:*** (특히 의학 연구를 포함한) 과학 연구에서는 가설이 참인지 거짓인지 여부에 상관없이 연구 결과를 공유하는 것이 관행이다. 의료 분야에서는 연구 결과를 전문가 동료 평가(peer-review)를 제공하는 잡지에 발표하는 방식으로 주로 연구 결과가 공유된다. 학술지에 공유된 데이터로 인해 연구 가설과 결과에 보충 및 수정이 될 수 있는 과학적 논의의 장이 열린다.

실험을 진행하고 연구 결과를 재검토하는 과정에서 발견한 새로운 정보를 통해 실험 과정에서 수정이 필요한 부분을 고친다. 과학적 연구 방법을 중단, 보완, 재실험하는 과정은 흔한 일이며 반복 과정(iterative process)이라 불린다.

연구의 유형

연구의 유형은 다양하고 주로 정량적 연구, 정성적 연구, 정량 및 정성적 연구로 구성된다. 정량적 연구(quantitative research)는 특정 현상을 수치로 설명하는 반면, 정성적 연구(qualitative research)의 경우 글로 서술한다. 정량 및 정성적 연구(mixed research)는 연구 대상이 되는 현상을 수치와 글로 설명한다. 세 가지 연구 유형은 모두 서로 다른 장단점을 가지고 있다(표 5-1).

또한 연구는 후향적 연구와전향적 연구로 구분될 수 있다. 후향적 연구는 이미 존재하는 정보를 다루는 반면, 전향적 연구는 현재 발생하고 있거나 앞으로 일어날 혹은 특정 날짜에 종료가 될 현상에 대해 연구한다. 일부 연구는 전향적 요소와 후향적 요소를 모두 포함한다.

정량적 연구와 정성적 연구

정량적 연구는 객관적이고 구체적이다. 정량적 연구는 독립 변수와 종속 변수 혹은 결과 변수 간의 관계를 결정하고 이를 수치로 설명한다. 독립 변수(independent variable)는 연구의 종속 변수에 영향을 미치는 변수이다. 종속 변수(dependent variable)(결과 변수)는 독립 변수에 의해 영향을 받거나 영향을 받는 것으로 추정되는 변수이다. 예를 들어, 응급의료서비스 반응 속도와 환자의 생존율 간의 연관성을 확인하는 연구는 정량적 연구로 볼 수 있다. 여기서 응급의료 반응 속도는 독립 변수인 반면 사망률은 종속 변수이다.

앞서 설명한 실험적 정량적 연구뿐만 아니라 비실험적 정량적 연구와 설문형 정량적 연구도 있다. 비실험적 정량적 연구는 윤리적 이유와 같은 특정 이유로 인해 조작할 수 없는 독립 변수가 있을 때 자주 사용된다. 비실험적 연구는 주로 자연스럽게 발생하는 현상이나 이미 발생한 현상을 측정한다. 정신 질환 환자와 보름달 사이의 연관성에 대한 조사는 비실험적 연구의 예로 볼 수 있다. 설문형 정량적 연구는 의학과 자연 과학 분야 밖에서 널리 사용되는 연구 전략이다. 설문형 정량적 연구는 비실험적 정량적 연구의 한 형태로 인식되고 있다. 일반적으로 설문지나 인터뷰 형식으로 진행되는 설문은 대상이 되는 집단에서 실시된다. 그후 연구 결과는 분석 및 보고된다. 설문은 대중의 의견을 반영해야 하거나 홍보나 사회 과학 연구를 위해 사용된다.

정성적 연구는 주로 질적 데이터(비수치형 자료)의 수집에 의존한다. 정성적 연구는 주로 특정 현상이 "어떻게" 발생하는 지가 아니라 "왜" 일어나는지를 파악한다. 정성적 연구는 비인위적인 환경에서 주로 진행된다. 예를 들어, 응급의료서비스에서의 스트레스에 대한 많은 연구는 정성적 연구 방법론을 사용한다. 이러한 연구는 특정 현상에 대해 개개인이 어떻게 느끼는지를 평가하는 경우가 많다. 정성적 연구는 품질 보증에 있어서 중요한 역할을 수행한다. 고객 조사나 환자 만족도 프로그램은 주로 정성적 연구 방법을 주로 사용한다.

전향적 연구와 후향적 연구

연구 프로젝트는 유형이 정량적인지 정성적인지에 상관없이 전향적 연구(prospective study) 혹은 후향적 연구(retrospective study)로 설정된다. 후향적 연구는 기존의 데이터를 대상으로 진행된다. 예를 들어, 정신 질환과 보름달의 상관 관계의 경우, 연구의 방향은 전향적이거나 후향적일 수 있다. 후향적 연구의 경우, 정신 질환 관련 응급 전화를 찾기 위해 가령 1년 동안의 특정 기간 동안의 모든 응급의료 데이터 시트가 자세히 검토된다. 해당 시트를 찾은 경우, 신고가 들어온 날짜와 여타 필요 정보를 기록한다. 후향적 연구에서는 특정 날짜를 기준점으로 정신 질환 관련 응급 전화가 모두 표시되고 해당 날짜가 기록된다. 연구는 목표 일자에 도달하거나 원하는 만큼의 응급 전화 건수를 확보할 때까지 계속한다. 일반적으로 전향적 연구는 후향적 연구보다 타당도가 높은 편이다. 이는 다음과 같은 이유 때문이다. 첫째로 전향적 연구는 연구에 특화된 양식이나 도구를 사용한다. 이를 통해 연구 결과는 더욱 높은 객관성, 정확성, 완결성을 갖추게 된다. 과거 데이터 속에서 원하는 구체적인 데이터를 찾는 것은 쉽지 않은 작업이다.

또한 전향적 연구에 비해 후향적 연구에는 데이터 수집에 있어서 편견(bias)이 작용할 여지가 큰 편이다. 이러한 문제에도 불구하고 후향적 연구에는 상당한 이점이 있다. 우선 후향적 연구는 기존의 데이터를 사용하기 때문에 즉각적으로 데이터를 수집할 수 있다. 또한 일반적으로 후향적 연구는 전향적 연구보다 비용이 덜 든다.

실험 설계

모든 연구가 동등한 것은 아니다. 원칙적으로 연구가 과학적 방식이 더욱 준수할수록 연구 내용의 타당도는 높아지고, 타당도가 높아질수록 연구는 진실에 더욱 가까이 다가간다.

실험 설계에는 몇 가지 유형이 있고 타당도의 수준도 차이가 난다. 이에는 실험 연구, 유사 실험 연구, 관찰 연구가 포함된다. 실험 연구(experimental study)는 독립 변수에 대한 조작이 없는 피실험자 집단인 통제군(control group)과 실험군(treatment group)으로 구성된다. 피실험자는 두 군 중 한 곳에 임의로 배정된다. 연구자는 피실험자를 한 집단에 직접 배정하지 않으며, 피실험자를 집단에 배정할 때 영향을 미치지 않는다. 피실험자를 무작위적로 배정하는 것은 집단의 인구적 속성이 비슷하게 되도록 하는데 그 목적이 있다. 피실험자가 무작위적으로 통제군과실험군으로 배정되는 실험 연구는 연구 타당성이 가장 높은 것으로 평가를 받는다.

이와 비슷한 실험 설계 유형으로 유사실험 연구(quasiexperimental study)가 있다. 유사실험 연구의 경우, 연구자가 피실험자를 연구 집단에 작위적으로 배정하기 때문에 집단의 인구적 속성이 유사하지 않을 가능성이 높아진다. 또한 피실험자가 연구자에 의해 배정되기 때문에 무의식적으로 편견이 작용할 여지가 커진다. 이 때문에 일반적으로 유사 실험 연구는 실험 연구에 비해 타당도가 떨어지는 편이다. 하지만 일부의 경우 무작위적인 피실험자 배정이 불가능하거나 비윤리적일 수 있기 때문에, 유사 실험 연구가 유용할 수 있다.

관찰 연구(observational study)는 통제군이 없는 대신 하나 혹은 다수의 집단이 통제군에 대한 비교 없이 관찰되는 연구 유형이다. 관찰 연구의 경우, 연구자는 변수를 통제하지 않는다. 관찰 연구는 실험 연구와 유사 실험 연구에 비해 타당도가 떨어지는 편이지만, 의학 분야에서 중요한 역할을 수행한다. 많은 경우, 단순히 실험을 목적으로 한 집단의 치료를 중단하는 것은 비윤리적이다. 예를 들어, 히드록소코발라민(hydroxocobalamin)은 청산가리 중독에 대한 안전한 해독제로 알려졌었지만, 청산가리 중독 치료 효과가 없고환자를 사망에 이르게 할 수 있다는 점이 밝혀졌다. 이로 인해 관찰 연구를 제외하고 윤리성 문제로 인해 히드록소코발라민에 대한 연구는 불가능하게 되었다. 현재 의료계에서는 관찰 연구가 가장 자주 사용되고 있다.

구체적인 연구 유형들

앞서 설명한 과학적 연구의 세 가지 유형 내에서도 의학 문헌에 등장하는 다양한 구체적 연구 유형이 있고, 이는 타당도의 정도에 따라 다음과 같이 정리될 수 있다(그림 5-2●).

- *무작위 대조군 연구의 메타 분석*(Meta-analysis of randomized controlled trials): 현대 컴퓨터 기술의 고도화로 인해 **메타 분석**(meta-analysis)이 가능해졌다. 연구자들은 메타 분석을 통해 특정 연구 분야에서 사용할 수 있는 모든 무작위 대조군 연구를 찾을 수 있다. 또한 모든 연구 자료에서 수집한 원본 자료를 단일 데이터베이스로 편집할 수 있다. 이를 통해 데이터 분석과 결론 도출이 가능해진다. 이는 더욱 많은 인구를 다루고 개인 연구보다 더욱 다양한 인구 집단의 속성을 반영하기 때문에 가장 타당도가 높은 연구로 인정받고 있다. 관찰 연구에 대한 메타 분석도 가능하지만, 그러한 연구 유형은 흔하지 않다. 메타 분석은 노동 집약적이고 실행하기가 어렵다(그림 5-3●).
- *무작위 대조군 연구*(Randomized controlled trials, RCTs): **무작위 대조군 연구**는 철저히 과학적 연구법을 준수하고 타당도가 매우 높다. 피실험자는 무작위로 실험군과통제군으로 지정된다(그림 5-4●). 무작위 배정은 다양한 방식으로 진행되고 연구자는 피실험자군의 선정에 개입하지 않는다. 무작위 대조군 연구에 편견이 개입되는 것을 막는 방법으로 연구자, 피실험자, 혹은 연구자와 피실험자 모두 "보지 못하게 하는" 블라인드 테스트가 있다. **단일 블라인드 연구**(single blind study)에서는 피실험자가 자신이 실험군인지통제군인지 알 수가 없기 때문에 행동의 변화를 방지할 수 있다. **이중 블라인드 연구**(double blind

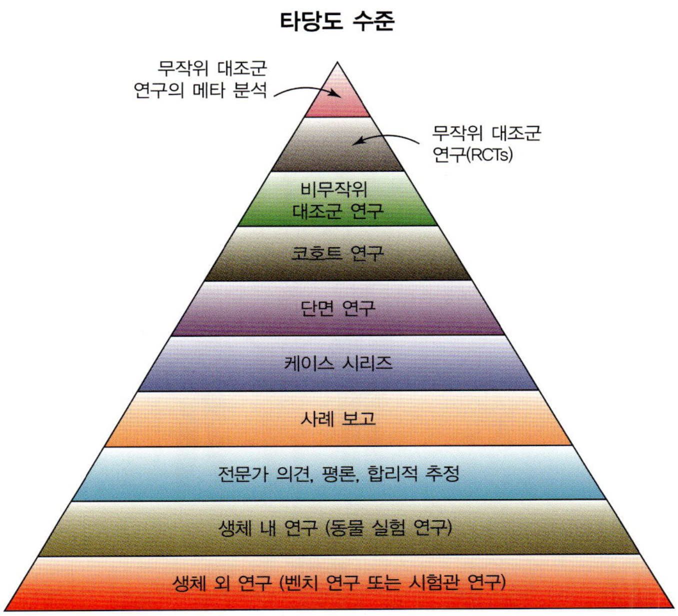

●그림 5-2 연구 유형에 따른 타당도 계층. 가장 타당도가 높은 순으로 위에서 아래로 연구 유형이 정리되어 있다.

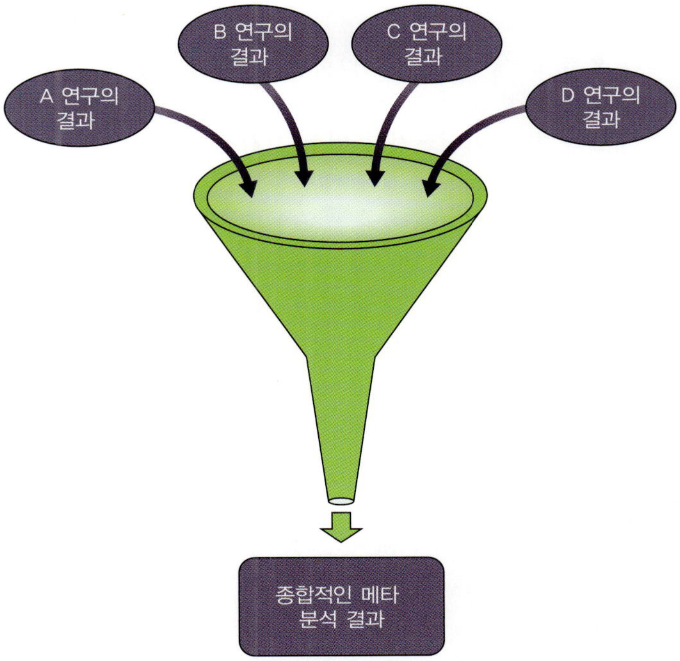

●그림 5-3 메타 분석은 기존의 연구 결과들을 종합 분석하는 작업이다.

study)의 경우, 연구자와 피실험자 모두 누가 통제군인지 실험군인지 알 수가 없다(그림 5-5●). 모르핀의 투여가 충수염이 의심되는 환자의 응급실 평가에 미치는 영향을 확인하는 연구는 이중 블라인드 테스트의 한 예로 볼 수 있다. 약사가 준비한 두 약병은 동일하게 생겼고, 하나는 모르핀이 다른 하나에는 일반 생리 식염수가 담겼다. 의사와 환자 모두 어떤 것이 약이고, 어떤 것이 플라세보(placebo)인지를 모르는 상황이다. 실험이 끝나면 데이터가 공개되고 분석이 완성되고 가설이 검증된다.

- ***비무작위 대조군 연구***(Nonrandomized controlled trials): 유사 실험 연구라고도 불리는 비무작위 대조군 연구는 통제군과 실험군이 있지만, 피실험자가 무작위로 배정되지 않는다(그림 5-6●). 비무작위 대조군 연구는 무작위 대조군 연구보다 타당도가 떨어지지만 경우에 따라 더 유용할 수 있다. 예를 들어, 새로운 정맥로 확보 장비가 전장에서 효과적인지를 확인하기 위해 두 개의 대대를 연구할 계획이다. 특정 기간 동안 정맥로 확보 성공률에 대한 대대간 비교 분석이 이뤄질 것이다. 이 연구 유형의 구조적 문제점은 두 대대 간의 차이점이 커질 확률이 더욱 높아진다는 것이다. 예를 들어, 샌안토니오에 위치한 한 대대의 경우 병력의 25%가 의료 교육 및 훈련을 받았다. 반면 라스베가스의 대대는 의료 훈련을 받은 인원이 12%에 그친다. 샌안토니오 대대의 교육 상태는 연구 결과에 영향을 미칠 수 있기 때문에, 새로운 장비의 효과에 대한 정확한 정보를 얻지 못하게 될 수도 있다.
- ***코호트 연구***(Cohort study): 코호트 연구는 특정 조건에 해당하고 특정 치료를 받는 피실험자를 일정 시간 동안 추적하면서 조건에 해당하지 않는 집단과 비교해보는 관찰 연구이다(그림 5-7●). 연구에 사용되는 코호트는 모종의 연관성이 있거나 일정 시기에 유사한 경험을 한 사람으로 구성된 집단이다. 코호트 연구 중에서 가장 자주 언급되는 예시는 쌍생아 연구이다. 쌍둥이는 대부분 성인기에 이르면 서로 다른 방식으로 삶을 살아간다. 과학자는 쌍둥이 중 한 사람에 대한 연구를 통해 흡연이나 동성애 성향과 같이 차이가 나는 행동이나 특성을 관찰하고, 이를 다른 일란성 혹은 이란성 쌍둥이 형

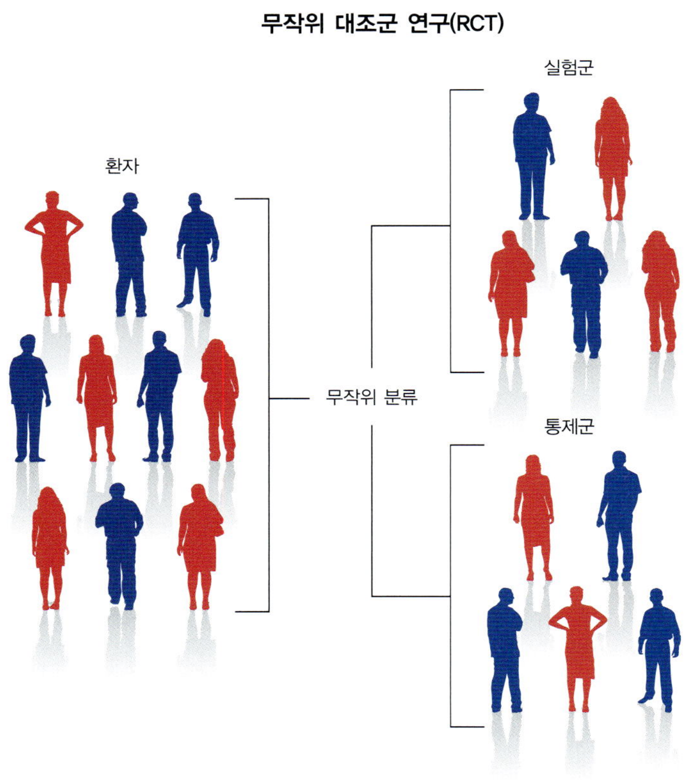

●그림 5-4 무작위 대조군 연구는 실험군과 연구되는 치료를 받지 않는 통제군으로 구성된다. 두 집단에 대한 실험 결과는 비교 분석된다.

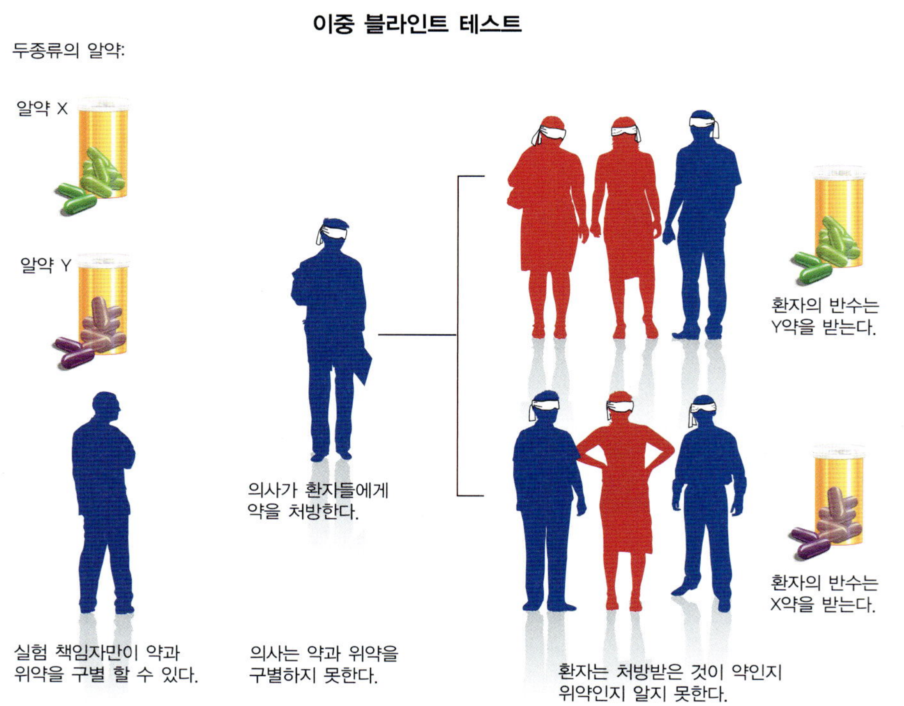

●그림 5-5 이중 블라인트 테스트에서는 연구자와 피실험자 모두 자신이 어떤 약을 받는지를 알지 못한다. (약은 이름으로 구별할 수 없고, "X 약"과 "Y 약"이라고만 적혀있다.)

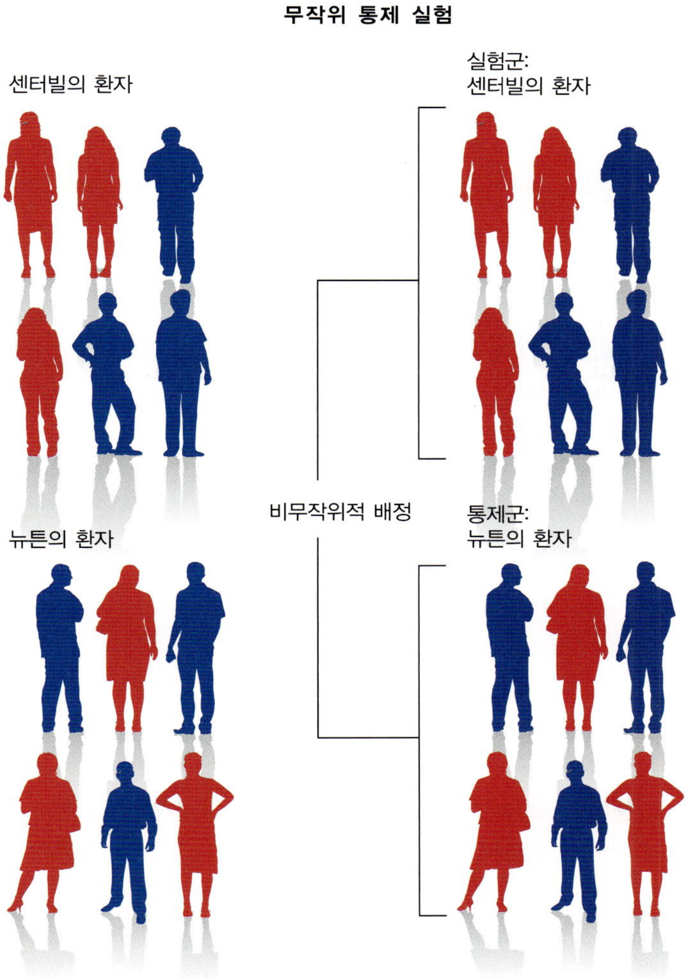

●**그림 5-6** 무작위 대조군 연구의 경우, 피실험자는 실험군과 대조군으로 무작위로 배정된다. 비무작위 대조군 연구에서는 그 이름에서도 알 수 있듯이 실험군 및 대조군의 분류가 무작위로 진행되지 않는다.

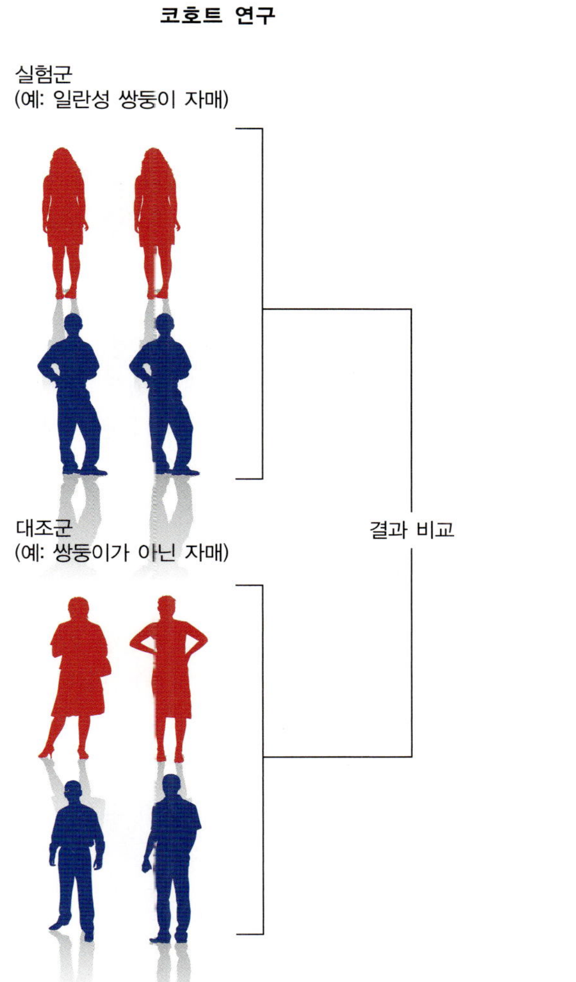

●**그림 5-7** 코호트는 특정 속성을 공통적으로 보이는 피실험자의 집단이다. 예를 들어, 코호트의 인원은 모두 암환자일 수 있다. 코호트 연구를 통해 코호트 내부에 속해 있는 피실험자와 속해있지 않는 피실험자 간의 관찰 및 비교가 가능하다.

제 혹은 자매와 비교할 수 있다. 이를 통해 사람들이 서로 다른 특성을 보이게 되는 유전자적, 사회적, 환경적 요인을 더욱 잘 이해할 수 있게 된다.

- ***단면 연구***(Cross-sectional study): 단면 연구 혹은 단면 분석은 관찰 연구이고 다양한 집단을 통제군이 없이 비교한다는 점에서 코호트 연구와 비슷하다. 하지만 (장기간 동안 진행되는 종단적 연구인) 코호트 연구와는 달리 단면 연구는 하나의 특정 시점을 다룬다. 가령, 응급구조사에 대한 연구가 특정 시점에 정규 교육 평균 이수 시간을 충족하는 응급구조사를 파악하는 것으로 완성되었다면, 이는 단면 연구의 예로 볼 수 있다.
- ***케이스 시리즈***(Case series): 케이스 시리즈는 보통 무작위 대조군 연구의 경우보다 규모가 작은 유사한 조건의 환자를 모아놓은 집단을 관찰하는 연구이다. 케이스 시리즈 방식을 통해서 샌프란시스코에서 에이즈의 확산이 처음으로 발견되었다. 역학자는 유사한 질병 양상(AIDS)을 보이는 환자 집단에 주목하고 근본 원인을 찾기 위해 환자 간의 유사점과 차이점을 분석했다.
- ***사례 보고***(Case report): 사례 보고는 의료계에서 찾아보기 드물거나 흥미로울 수 있는 한 명의 환자를 대상으로 한 체계적인 연구이다. 일반적으로 사례 보고는 보고서가 짧은 편이기 때문에 과학적 타당도가 제한된다.
- ***전문가 의견, 평론, 합리적 추정***(Expert opinions, editorials, and rational conjecture): 현대 응급의료서비스가 처음 도입되고 개발되던 당시에는 지침이 될만한 지식 체계가

내용 요약

▶ 의학 연구에서 가장 중요한 문제 중 하나는 피실험자의 인권을 보호하는 것이다.

갖춰지지 않았다. 대신 의사와 다른 전문가와의 상담을 주로 활용했고, 전문가는 필요한 의료 조치 및 절차에 대해 최선의 조언을 제공했다. 과학적 연구 방법이 도입되거나 과학적 연구가 시도되기 전에는 전문가 의견이 유용했지만, 과학적 연구를 통해 효과가 없거나 유해성이 검증될 수 있는 의료 처치와 절차가 잘못 권장된다는 위험이 있다. 현대의 응급의료서비스처치 중 상당수는 척추 고정술이나 위기상황 스트레스 디브리핑 같이 의료 전문가가 적절하다고 판단하여서 오랫동안 통용된 경우가 많다. 하지만 과학적 연구가 진전되면서 과거에 권장된 의료 조치 중에서 그 효과가 의심되는 것들이 늘어나고 있다.

- ***동물 연구***(Animal research): 생체 내(*in vivo*) 연구로도 불리는 동물 연구는 특정 약이나 술기가 생물의 체내에 미치는 영향을 이해하는데 중요한 역할을 한다. 포유류인 인간은 (특히 포유류 동물을 포함한) 동물에 대한 연구로부터 중요한 정보를 얻을 수 있다. 하지만 한 유형의 동물에 대한 연구 결과가 항상 다른 종에게도 동일하게 적용되는 것은 아니다. 컴퓨터 모델링이 도입되면서 동물 연구의 일부분이 대체되고 있다.
- ***벤치 연구***(bench research): 벤치 연구는 가장 기본적인 수준의 과학적 연구이다. 생체 외(*in vitro*) 또는 시험관(test-tube) 연구라고도 알려진 벤치연구는 세상이 작동하는 방식에 대해 이해하는데 대단히 중요한 역할을 한다. 생체 외 연구는 동물과 인간의 임상 실험에 대한 첫 단추의 역할을 하는 경우가 많다.

실제임상에 도움이 될 연구의 질을 평가하기 위해, 연구자는 사용된 실험의 유형과 타당도에 따라 과학적 근거를 계층화한다(그림 5-8●과 5-9●).

연구 타당도

타당도(validity)는 과학 연구의 중요한 일부이다. 타당도는 해당 연구가 결론을 입증하는지의 여부와 어떻게 입증하는지를 다룬다. 즉 "연구 결과의 해석이 적합했는가"라는 질문이 다뤄진다. 연구는 주로 외적 타당도(external validity)와 내적 타당도(internal validity)를 보인다. 외적 타당도는 연구 결과가 일반화될 수 있다 혹은 일반성을 띤다는 것을 보여준다. (예를 들어, 사람, 장소, 시간에 상관없이 연구 결과가 변함없이 적용된다.) 내적 타당도는 특정 원인과 결과 간의 필연성을 밝힌다. (예를 들어, 정신 질환 관련 응급 전화의 증가는 보름달이 뜨는 것과 연관이 있다.)

인간연구의 윤리적 고려사항

의학 연구가 중요한 것은 사실이지만 이에 앞서 고려해야 하는 문제는 연구에 참여하는 피실험자의 인권이다. 나치 정권이 군림하던 20세기의 독일에서는 요셉 맹겔레 의료진은 주로 유태인을 포함한 독일 강제 수용소의 수감자를 대상으로 생체 실험을 감행했다. 피실험자의 동의가 없이 진행된 생체 실험으로 인해 많은 사망자가 발생했다. 눈동자의 색깔을 바꾸기 위해 주사를 통해 어린이의 안구에 화학물을 주입했지만 부작용으로 실명을 유발하는 등 일부 실험은 피실험자에게 치명적인 영향을 주었다.

나치 정권의 만행이 공개되자 세계적으로 피실험자의 인권 보호가 필요하다는 공감대가 형성되었다. 독일 뉘른베르크에서 진행된 주요 전범에 대한 재판 결과, 판결에는 피실험자 보호를 위한 지침 사항이 포함되었다. 1947년 뉘른베르그 강령(The Nuremburg Code of 1947)이라 명명된 이 지침은 인간 연구의 윤리성을 다룬 최초의 법령이 되었다.

근거 수준
전향적 무작위 대조군 연구
비인위적 무작위 대조군 연구
전향적 비무작위 대조군 연구
후향적비무작위 대조군 연구
(통제군이 없는) 케이스 시리즈
동물 연구
외삽법
합리적 추정

●그림 5-8 미국심장협회의 근거 수준

근거 수준	
Ia.	무작위 대조군 연구의 메타 분석
Ib.	무작위 대조군 연구
IIa.	비무작위 대조군 연구
IIb.	비실험적 연구의 여타 유형
III.	기술적 연구(비교 연구, 상관성 연구, 환자군-대조군 연구 등)
IV.	전문가 위원회 보고 혹은 의견, 공신력 있는 기관의 임상 연구 경험

●그림 5-9 근거 중심 의료를 위한 옥스포트 센터의 근거 수준

법적 고려사항

윤리적의학 연구와 관련 법

뉘른베르그 강령은 법적구속력은 없지만 강력한 파급 효과가 있었고 피실험자의 보호라는 동일한 목적을 공유하는 법규가 여러 나라에서 제정되었다. 이는 미 연방정부의 재정 지원을 받는 보건복지부가 발행한 규제책을 포함한다.

오늘날 미국의 의학 연구에는 철저한 규제가 적용되고 있다. 모든 연구는 독립적인 심사위원회의 승인을 받아야 하고 피실험자는 충분한 이해를 한 상태에서 연구에 참가해야 한다. 연구는 지속적으로 관찰되어야 하고 (수감자와 같은) 특정 집단은 연구의 참여가 제한된다. 여전히 많은 연구에서 피실험자의 위험이 의심되는 부분을 찾아볼 수 있지만, 미국의 의학 연구는 전반적으로 안전하게 진행되고 (병원전 치료를 포함한) 현대 의료 분야의 진보에 많은 기여를 하고 있다.

미국은 뉘른베르그 강령이 공표된 후에도 비윤리적 연구문제로부터 자유롭지 못했다. 악명 높은 예로 1928년부터 1972년 사이에 미 보건청과 알라바마주터스키기 대학 연구원은 질환의 진행 과정을 연구하기 위해 매독에 걸린 흑인계 미국인 남성을 치료하지 않은 체 관찰하는 실험을 실시했다. 당시 피실험자는 매독에 감염된 사실을 듣지 못했고 치료도 제공받지 못했다.

뉘른베르그 강령 이후 피실험자의 보호에 관한 전략과 지침이 추가적으로 개발되었다. 이러한 맥락에서 1964년 세계 의료 협회에 의해 헬싱키 선언이 수립되고 이후 1975년, 1983년, 2000년, 2008년에 수정된다. 헬싱키 선언의 기본 원칙은 개인에 대한 존중, 피실험자가 (연구 초기와 도중에) 충분한 정보와 설명을 받고 연구에 대한 참여 의사를 밝힐 수 있는 능력, 연구자에 의한 환자의 안전 보장에 중점을 둔다. 터스키기 실험의 결과로 1979년 미보건교육후생부는 공식적으로 '피실험자의 보호를 위한 윤리적 원칙 및 지침(Ethical Principles and Guidelines forthe Protection of Human Subjects of Research)'으로 명명된 알려진 벨몬트 보고서를 발표한다. 1991년, 14개의 연방 기관이 병합되어 미 보건복지부(Department of Health and Human Services, HHS)의 전신이 설립되었다. 또한 보건복지부 산하에 인간피실험자보호국(Office for Human Research Protections, OHRP)이 신설되었다.

임상연구심의위원회

임상연구를 진행중인 기관은 모두 피실험자의 보호를 위해 임상연구심의위원회(institutional reviewboard, IRB)를 운영해야 한다. 윤리심사위원회나 독립 윤리위원회(independent ethics committee, IEC) 라고도 불리는 임상연구심의위원회는 임상연구에 대한 심의, 감시, 검토를 하는 역할을 수행한다. 임상연구심의위원회의 목표는 피실험자를 보호하는데 있다. 위원회는 임상 연구가 시작되기 전에 승인을 판단할 권한이 부여된다. 위원회는 또한 피실험자의 신변에 위험이 있을 것으로 판단될 경우, 연구의 방향을 수정하거나 연구 자체를 종료시킬 수 있는 권한이 있다. 대부분의 의료 분야 전문 학술지는 임상연구심의위원회의 공식 승인 없이는 연구 결과를 개제하지 않는다.

통계학 개괄

통계학(statistics)은 결론을 도출하고 향후에 대한 예측을 하기 위해 데이터를 수집하고 분석하는 수학이다. 과학적 연구의 핵심인 통계학은 크게 두 유형인 기술 통계와 추론 통계로 분류된다. 기술 통계는 연구를 통해 확보된 데이터의 기본 특성을 설명하는데 사용된다. 기술 통계(descriptive statistics)는 표본 데이터에 대한 요약 정보를 제공한다. 간단한 그래픽 분석과 함께 기술 통계는 거의 모든 데이터 정량 분석의 기본 토대를 이룬다. 추론 통계(inferential statistics)는 모집단에 대한 관찰을 통해 정보를 추출하여, 모집단에 대한 결론을 도출한다. 기술 통계와 추론 통계는 모두 연구에 중요한 역할을 한다.

기술 통계

기술 통계는 표본 데이터의 속성을 설명한다. 가장 자주 접하게 되는 기술 통계의 유형은 평균값(mean)이 있다. 평균값은 각 값을 더한 총합을 변수의 수로 나누어 계산된다. 평균값은 여러 수치나 건수에 대한 평균이 되는 값을 나타낸다. 평균값은 데이터가 정규 분포 상태일 때 특히 유용하다. 데이터를 그래프로 도식화할 경우, 대부분의 데이터는 그래프의 중앙에서 감소하고 양끝 단에서는 감소폭이 줄어드는 양상의 대칭적인 (혹은 거의 대칭적인) 형태의 벨 곡선으로 나타난다. 개인의 신장은 정규 분포 변수의 한 예로 볼 수 있다. 대부분의 사람은 평균에 가까운 신장을 보이는 가운데, 그래프의 양끝 단에는 아주 키가 작거나 큰 사람이 분포한다.

데이터가 정규 분포를 보이지 않는 경우, 대표값을 구하기 위해 평균값보다는 중앙값(median)을 사용하는 것이 더욱 효과적이다. 중앙값을 산출하기 위해서는 수치값을 순서대로 정렬시켜서 중간에 해당하는 값을 찾는다. 이를 중앙값 혹은 50번째 백분위수라고 한다. 예를 들어 7개의 시험 점수 데이터가 있을 경우 중앙값을 찾기 위해서는 먼저 점수 데이터를 순서대로 정렬시키고 4번째로 가장 큰 수치나 4번째로 가장 작은 수치를 찾으면 된다.

다음 사례는 중앙값이 유용한 경우이다. 많은 주에서 걸쳐 응급의료서비스 센터에 접수된 신고 건수는 정규 분포로 되어 있지 않다. 응급의료서비스 활동이 바쁘게 진행되는 소수의 도시지역, 중간 정도의 서비스 활동이 이루어지는 곳, 응급의료서비스 기관은 많지만 상대적으로 신고수가 적은 교외지역이 있다. 응급 신고의 평균값을 구할 경우, (지역의 수 자체는 적지만 응급 구조 신고량이 압도적이고 때문에) 신고가 빗발치는 지역으로 계산이 편향될 수 있다. 하지만중앙값을 구할 경우, 특정 응급의료서비스 기관에 접수된 신고의 횟수를 더욱 잘 반영하는 더 작은 수치를 얻게 된다.

평균값과 중앙값은 현상의 일부만을 설명한다. 이러한 측정값은 특정 집단의 중심을 보여주기 때문에 **중심경향척도**(measures of central tendency)라 불린다. 한 집단에 대해 알아야 하는 중요한 속성은 관련 데이터가 얼마나 퍼져있는지를 나타내는 분포이다.

분포의 측정에는 크게 두 가지인 분산과 최빈값이 자주 활용된다. **분산**(variance)의 계산을 위해서 각 수치로부터 평균값을 뺀다. 이 경우, 음수와 양수가 합쳐지면 0이 되기 때문에 평균값을 구하는 것은 무의미하다. 이러한 문제점을 해결하기 위해 각 수치를 스스로 제곱한 뒤 제곱한 수치를 모두 합하고 이의 평균값을 계산한다(통계학자가 제시하는 이유로 인해, 표본 데이터의 분산을 구할 때는 총수에서 1을 뺀 값으로 나눈다). 이를 통해 분산을 구할 수 있다.

또 다른 분포도 측정 단위인 **표준편차**(standard deviation, SD 또는 σ)를 구하려면, 분산의 제곱근을 계산한다. 그림 5-10●은 분산과 표준편차의 예를 보여준다. 표준편차는 데이터에 대한 상당히 중요한 정보를 제공한다. 2개의 데이터 집단이 평균값은 같지만 두 번째 집단의 표준편차가 상대적으로 더 높다면, 두 번째 집단의 데이터가 더욱 고르게 분포된 것이다. 표준편자는 다양한 통계 공식에 자주 활용된다.

데이터를 설명하는 또 다른 단위는 바로 **최빈값**(mode)이다. 최빈값은 데이터 집단에서 가장 빈번히 관찰된 자료값이다. 가로축에는 데이터 값, 세로축에는 발생 빈도를 기준으로하여 데이터를도수분포 그래프로 도식화할 경우, 그래프의 가장 높은 위치에 최빈값이 나타난다.

추론 통계

앞서 설명한 기술 통계의 측정 단위인 평균값, 중앙값, 분산, 표준편차, 최빈값은 연구 대상인 **모집단**(population)에서 추출한 데이터 표본의 특성을 설명한다.

기술 통계는 추론 통계와 관련이 있지만 상당한 차이점을 보인다. 추론 통계의 경우, 데이터 표본에 대한 설명을 기술하기 보다는 본래 표본이 속해있는 모집단에 대한 정보를 추론한다. 추론 통계를 통해 모집단의 **모수**(parameter)를 추산할 수 있다. 예를 들어, 표본 데이터의 크기가 충분하지 않고 모집단과 표본 선정 방식에 대한 특정한 추정을 통해 표본을 추출해온 모집단의 평균값을 추산할 수 있다. 여론 조사 기관은 자체 조사 결과에 대한 보고를 위해 추론 통계를 자주 사용한다. 하지만 표본 추출 과정에서의 **오류**(sampling error)를 감안해야 한다. 추론 통계는 모집단에서 추출한 표본 데이터를 기준으로 표본의 자료값과 모집단의 자료값 간의 차이를 추산하는 것이다.

어떠한 현상이 특정 수준으로 빈번하게 발생하는 것이 발견되는 경우, 연구자는 이를 백분율로 계산하여 보고한다. 예를 들어, 한 연구에 따르면 심실세동으로 유발된 심정지로부터 생존하는 확률은 20% 정도이다. 하지만 연구는 심실세동 환자의 표본을 조사하였기 때문에, 생존률은 추정치이고 전체 심정지 환자 집단에서는 백분율이 더 높거나 낮게 나타날 수 있다. 연구자는 관찰의 횟수, 실제 데이터, 추정치의 목표 신뢰도를 기준으로 생존율의 변이도를 계산할 수 있다.

분산과는 다른 이러한 변이성은 원래의 생존율 수치에 더해지거나 빼져서 **신뢰 구간**(confidence interval)을 형성한다. 예를 들어, 연구자는 신뢰도 95%인 기존 표본을 조사한 결과 6%의 변이성을 계산해낼 수 있다. 이로 인해 95% 신뢰도 구간의 오차범위는 ±6%가 되고, 가설이 참이라는 전제 하에 연구되고 있는 질환에 대한 환자 생존율은 14~26%라는 점에 95%의 확신을 가질 수 있다.

신뢰 구간은 연구의 결과값을 해석하는데 매우 중요하다. 특정 비율에 대한 신뢰 구간이 0을 포함하는 경우, 실험군과 통제군 간의 차이점이 전혀 없을가능성이 있다. 이 경우 연구 결과는 통계학적으로 유의미하지 않고, 두 연구 집단 사이에 차이가 있다고 믿을 근거가 불충분하다.

정량적 통계와 정성적 통계

연구를 통해 집단 간의 차이점을 찾을 수 있는 실험 방법이 많이 있다. 통계학자는 이를 크게 정량적 통계와 정성적 통계로 구분한다. 일반적으로 **정성적 통계**(qualitative statistics)는 여성과 남성과 같이 근본적으로 수치화할 수 있는 데이터를 다루고, 암 1기, 2기, 3기와 같이 등급, 중요도, 중증도에 따라 숫자를 부여한다. 이는 **명목형 데이터**(nominal data)와 **순서형 데이터**(ordinaldata)로도 불린다. 이러한 유형의 데이터는 본질적으로 카테고리적 속성이 있기 때문에 평균값을 구하는 것이 불가능하다. 반면 **정량적 통계**(quantitative statistics)는 온도계에 적힌 온도와 센티미터나 인치로 측정하는 키와 같이 수치화가 되는 데이터를 다룬다. 이를 연속형 데이터라고 부른다.

분산과 표준편차가 데이터에 대한 귀중한 정보를 제공하는 원리를 쉽게 이해하기 위해 다음과 같은 예를 준비했다. 두 군데의 서로 다른 파라메딕 수업에서 동일한 중간고사를 실시했다.
학급 규모는 학습자 7명으로 동일하고 평균 점수도 85%로 차이가 없다. 겉보기에 두 학급 간의 학습 성과가 거의 다를 바가 없다. 하지만 분산과 표준편차 분석을 통해 차이점이 분명히 드러난다.

학급 1

	점수	평균	점수–평균	(점수–평균)^2
	78	85	–7	49
	81	85	–4	16
	82	85	–3	9
	84	85	–1	1
	87	85	2	4
	89	85	4	16
	94	85	9	81
총점	595		0	176

분산을 구하기 위해 우선 평균값을 구하고 각 시험 점수에서 평균치를 뺀 값을 모두 합한 뒤 전체 점수의 개수에서 1을 뺀 수치로 나눈다. 두 번째 열에는 평균값이 입력되어있기 때문에 각 점수와 평균 간의 차이를 한눈에 쉽게 볼 수 있다. 여기서 분산은 29.3(=176÷6)이고 표준편차는 29.3의 제곱근인 5.4이다.

학급 2

	점수	평균	점수–평균	(점수–평균)^2
	82	85	–3	9
	83	85	–2	4
	84	85	–1	1
	85	85	0	0
	86	85	1	1
	87	85	2	4
	88	85	3	9
총점	595		0	28

분산을 구하기 위해 점수와 평균의 차이를 제곱한 값을 모두 더한 뒤 전체 점수의 개수에서 1을 뺀 값으로 나누다. 분산은 4.7(=28÷6)이고, 표준편차는 4.7의 제곱근인 2.2이다. 이는 학급 1의 표준편차의 절반 이하 정도되는 수준이다. 이를 통해 학급 2와 비교했을 때 학급 1의 점수는 훨씬 더 고르게 분포되어있다고 추리할 수 있다. 시험 점수를 그래프로 도식화하면 이러한 추론이 참이라는 것을 알 수 있다.

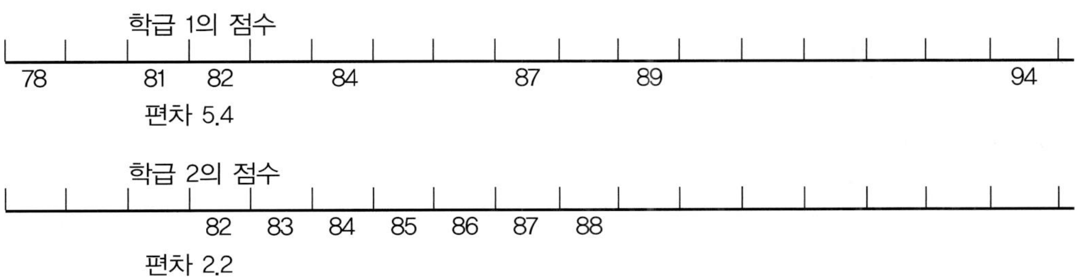

●**그림 5–10** 분산과 표준편차의 예

다른 유형의 데이터

연구 분야에서 자주 사용되는 실험 방법으로 **T 검정**(t test), **분산 분석**(analysis of variance, ANOVA), **카이제곱 검정**(chi square test)이 있다. 여기서 사용되는 실험 방법은 데이터의 유형과 찾고자 하는 집단간의 차이점에 따라 결정된다. 각 방법에 대한 자세한 설명을 본 장에 실지는 않지만, 관심이 있는 독자를 위해 5장 후반부에 참고가 될만한 출처를 정리해두었다.

또 다른 실험 방법인 **교차비**(odds ratio)는 환자군-대조군 연구에 사용되고, 증상이 나타날 경우 위험 요소가 발생할 확률을 증상이 나타나지 않을 경우 위험 요소가 발생할 확률로 나눈 값이다. 간단히 말하자면 교차비는 위험 요소와 이에 관련된 증상과의 연관성을 설명한다. 위험 요소가 클수록 연관성이 더욱 높아진다. 교차비를 볼때는 신뢰 구간을 확인한다. 교차비가 1일 때는 위험 요소가 없다는 것을 의미하기 때문에 신뢰 구간에 1이 포함될 경우 통계학적으로 유의미한 위험 요소가 없다.

예를 들어, 응급구조사교육 과정에 등록하기 전 수강생의 학력 수준을 조사한다고 가정한다. 수강생은 최소 학사 이상의 학력과 응급구조사 공인 시험 합격 간에는 연관성이 있다는 가설을 검증해보고 싶어한다. 교육 과정이 끝나는 시점에 연구자가 계산을 한 결과 교차비가 1.6로 확인된다. 즉, 합격생은 학사 이상의 학력을 갖추었을 가능성이 1.6배 높다. 하지만 95% 신뢰 구간은 0.8~2.4로 나타난다.

이는 95%의 확신을 가지고 실제 확률은 0.8~2.4 사이에 위치한다고 말할 수 있음을 의미한다. 신뢰 구간에 1이 포함되기 때문에 (그리고 교차비가 1인 경우는 연관성이 0이기 때문에) 연구 주제 간의 연관성에 대해 95%의 확신을 할 수 없다. 그렇기 때문에 학사 이상의 학력과 응급구조사 시험의 합격 간에는 유의미한 연관성이 존재하지 않는다고 결론 내릴 수 있다. 하지만 95% 신뢰 구간이 1.2~2.0에 위치한다면, 구간에 1이 포함되지 않기 때문에 95%의 확신을 가지고 연구 주제 간의 연관성이 존재한다고 볼 수 있고 합격생이 학사 이상의 학력을 갖추고 있는 확률이 탈락한 수강생보다 1.2~2.0배 더 높다.

이외에도 다른 유형의 연구와 데이터를 위해 여러 통계 실험 기법이 활용되고 있다. 5장의 마지막 부분에 정리된 출처 부분에서 더욱 자세한 정보를 찾아볼 수 있다.

연구 논문의 양식

연구 결과를 학술지에 제출할 때는 다른 독자가 빠르게 이해할 수 있도록 내용물을 표준 양식에 맞춰 작성해야 한다(표 5-2). 논문 제목과 저자 이름 다음에 가장 먼저 등장하는 것은 논문 **초록**(abstract)이다. 짧은 문단으로 구성된 초록은 연구의 필요성, 활용된 방법, 도출된 결과를 요약한다. 학술지의 많은 독자는 초록을 읽어보면서 자신의 흥미를 당기는 논문을 찾는다.

논문의 도입부인 서론(introduction)은 연구 주제에 대한 기존의 연구를 간략히 요약한다. 서론은 반드시 해당 연구가 시작된 이유, 연구의 목적, 검증하고자 하는 가설을 담고 있어야 한다.

서론이 끝나면 등장하는 연구 방법(methods) 부분은 조사하고자 하는 모집단, 피실험자 선정 방식 (혹은 배제 방식), 그리고 만약 있었다면 연구자의 어떤 개입이 있었는지 등을 포함한 연구에 사용된 방법을 상세히 설명한다. 논문을 본 독자가 추후에 동일한 실험을 반복해볼 수 있도록 방법론은 충분한 정보를 제공해야 한다. 또한 어떻게 데이터 표본의 크기를 결정했는지, 차이점의 발견을 위한 통계적 검증력은 얼마나 되는 지, 데이터 분석을 위해 어떠한 통계 기법이 활용되었는지, 선택한 통계적 유의성 수준은 얼마인지에 대한 설명을 잊지 않아야 한다.

다음 단계는 연구 결과(results)에 대한 설명이다. 연구자는 표, 차트, 그래프의 적절한 사용과 함께 수집된 데이터 (혹은 요약된 내용의 데이터)를 설득력 있게 전달해야 한다. 데이터를 보여주되 지나치게 자세한 설명은 지양한다.

고찰(discussion)은 저자가 연구 결과에 대한 자신의 해석과 연구 내용의 중요성 및 시사점을 설명하는 부분이다. 논의 부분에서는 연구를 통해 얻은 새로운 정보가 해당 분야에 대한 관련성이 있고 기존의 연구를 보충 혹은 반박하는지에 대한 설명이 들어가는 것이 일반적이다. 또한 연구의 한계점에 대

표 5-2 | 일부 응급의학 저널의 연구 논문 양식

병원전응급처치 (Prehospital Emergency Care)	응급의학 정기 간행물저널 (Annals of Emergency Medicine)	응급의학 논문 (Academic Emergency Medicine
초록 서론 연구 방법 연구 결과 고찰 결론 참고자료	초록 서론 연구 방법 연구 결과 제한점 고찰 참고자료	초록 서론 연구 방법 연구 결과 고찰 제한점 결론 참고자료

한 설명을 하면서 이번 연구에서 제기된 문제를 해결하기 위해 추가적인 연구 노력이 필요함을 역설한다.

결론(conclusion) 혹은 요약(summary)은 연구의 주요 결과를 몇 개의 문장만으로 간략하게 정리한다.

연구 논문이 게재되는 절차

연구 논문 초안이 작성되면 개제를 위해 과학 학술지에 투고 하는 것이 일반적이다. 각 학술지마다 자체 규정이 있지만, 모든 전문가 동료 평가 학술지(peer-reviewed journal)는 동일한 논문 개재 절차를 따른다. 편집자는 접수된 논문을 학술지가 다루는 분야나 통계학 혹은 연구 방법론과 같은 연계 분야의 전문가로 구성된 심사 위원회로 전달한다. 일반적으로 논문의 작성자와 작성자가 속한 기관의 이름을 심사위원에게 알리지 않는 방식을 통해 객관성을 유지하고 편향성을 최소화할 수 있다. 논문을 읽은 심사위원은 연구 방법론에 대한 준수, 해당 분야와의 연관성, 의료 인력이 기대할 수 있는 가치를 기준으로 논문을 평가한다. 심사위원의 평가를 전달받은 편집자는 논문을 개제할 것인지, 작성자에게 수정을 요청할 것인지, 논문 자체를 거절할 것인지를 결정한다. 편집자는 논문을 검토하면서 문법 오류, 오탈자 등을 수정한다. 편집자에게 보내는 논문이 모두 개제되는 것은 아니고 몇몇 학술지는 선별 과정이 까다롭기로 정평이 나있다.

앞서 설명한대로 논문 초록은 논문의 첫 부분에 위치한 요약 문단이다. 초록이라는 용어는 전체 논문이 개제되기 전에 연구 내용을 간략히 정리하는 요약본으로 더욱 자주 사용된다. 초록은 학회에서 발표될 수 있고, 이에 대한 피드백은 이후 개제될 연구 논문을 수정하는데 큰 기여를 한다. 논문 초록 또한 전문가 상호 검토 학술지에 개제 및 인용된다.

전문가 상호 검토 과정은 최근부터 각광을 받기 시작했다. 전문가 상호 검토 과정이 조명을 받은 계기는 기존에 개재된 논문의 품질을 평가한 일부 연구에서 시작되었다. 당시 놀라우리만큼 많은 수의 논문이 연구 방법론의 원리에 의거한 객관적 평가를 한 결과 부실한 것으로 드러났다. 이러한 결과는 응급의학 정기 간행물 같은 한 저널에서 재검토 작업을 단행하고 논문 심사 과정을 개선시키도록 유도하였다. 현재 심사위원은 심사의 주안점, 논문 평가 방법, 통계 기법의 사용법 등을 교육받는다. 이러한 추세가 진행된다면 앞으로 개재되는 연구 논문의 품질이 더욱 향상될 것이다.

과학 문헌에 대한 접근

의과 대학 및 일반 대학 도서관은 여러 층으로 구성되어 있고 수많은 과학 학술지를 소장한다. 과거에는 과학 문헌을 찾는 것이 많은 노동력을 소요하는 작업이었다. 하지만 인터넷 시대에 접어든 현재에는 과학 문헌의 상당수를 손쉽게 확보할 수 있게 되었다. 지난 여러 해 동안 학술지 출판사는 출간물을 온라인으로 보관해왔다. 온라인 보관 기록물은 PDF나 원래 파일 형태로 직접 다운로드 받을 수 있다. 대부분의 전문 학술지 기관은 정보에 대한 접근성을 위해 회원 가입이나 제휴 협정을 요구한다. 일부의 경우, 재정적, 법적, 기술적 제한 없이 출판물에 대한 **오픈 저널**(open access journals)이 제공된다. 의과 대학 도서관이나 일반 대학 도서관에 접근할 수 없는 경우, 커뮤니티 컬리지나 병원 도서관이 큰 도움이 될 수 있다.

미 국립 의학 도서관은 펍메드(pubmed)라는 의료와 과학 문헌 데이터베이스를 제공하고 있다. 무료로 제공되는 펍메드는 유저가 키워드 검색을 통해 필요한 자료를 찾을 수 있게 한다(그림 5-11●). 검색 결과 페이지에는 키워드와 관련 있는 모든 자료가 목록화되어 나타난다(그림 5-12●). 모든 기사나 리뷰 기사를 선택하면 검색이 더욱 정교해진다. 찾고자 하는 자료를 찾은 경우 기사에 대한 인용구 및 정보가 적힌 부분을 클릭하면, 해당 논문의 초록이 나타난다(그림 5-13●). 초록을 통해 논문이 읽을만한 가치가 있는지를 판단할 수 있다. 펍메드에서 검색하는 것은 다소 복잡하고 특수한 작업이기 때문에, 도서관 사서의 도움을 통해 원하는 정보를 얻는 것을 권장한다. 도서관에 접근할 수 없는 경우, 미국 의학 도서관의 문서 검색 시스템인 론썸닥(Loansome doc)을 활용한다. 론썸닥은 온라인으로도 제공된다.

논문심사시 주안점

논문을 심사할 때는 다음과 같은 문제를 중점적으로 다뤄야 한다(표 5-3).

- *전문가 상호 검토 과정을 거쳤는가?*
  전문가 상호 검토가 반드시 품질을 보증하는 것은 아니지만, 전문가의 평가를 받았다는 것은 분명 신뢰도 측면에서 큰 도움이 된다. 일부 학술지는 중요한 주제에 대한 논의를 촉발시키기 위해 의도적으로 평균 이하 수준의 논문을 의도적으로 개재하기도 한다는 점을 기억한다.
- *가설이나 연구 목표가 분명한가?*
  논문에서는 연구자가 평가하려는 것과 연구의 가설이

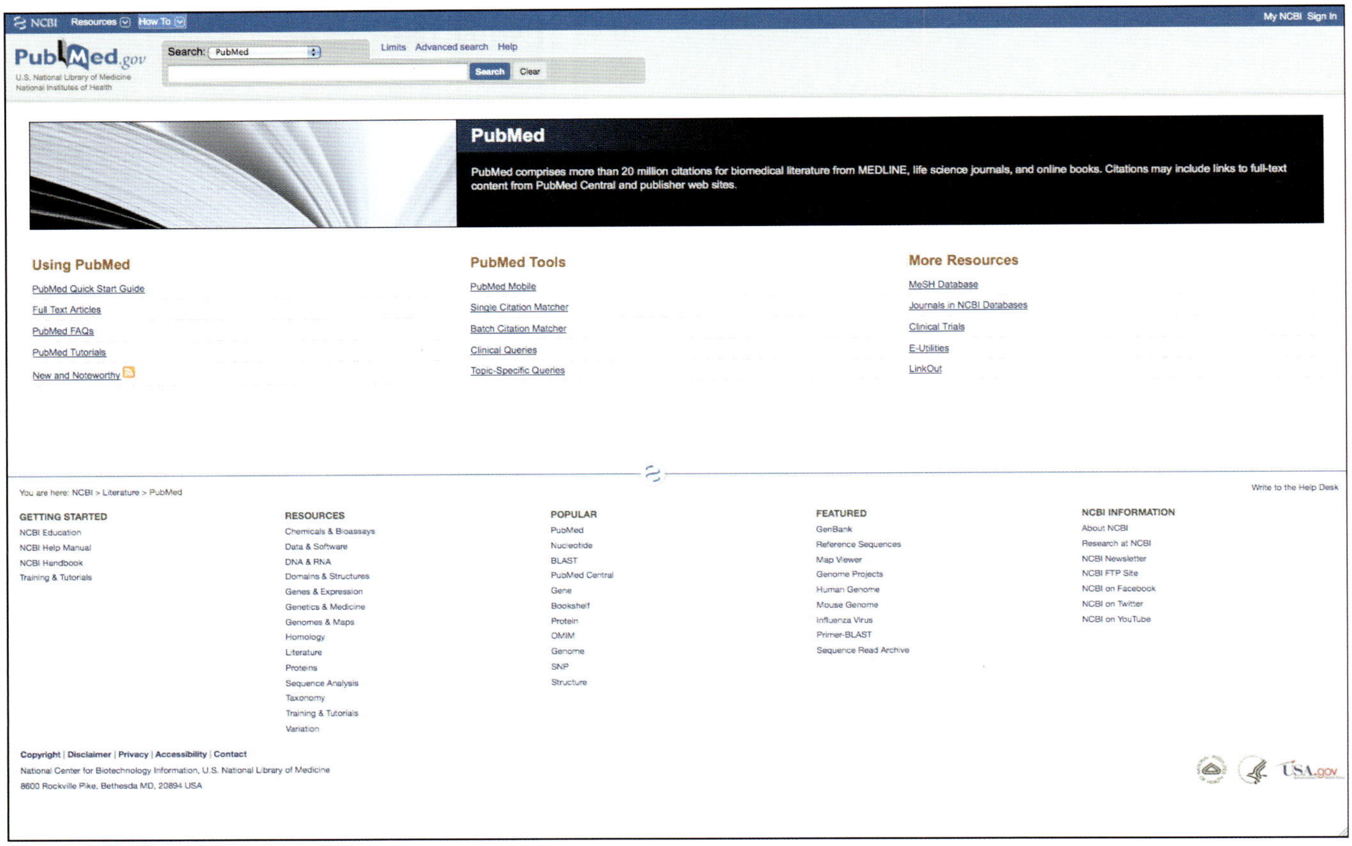

●그림 5-11 펍메드 데이터베이스 검색 엔진의 초기 화면

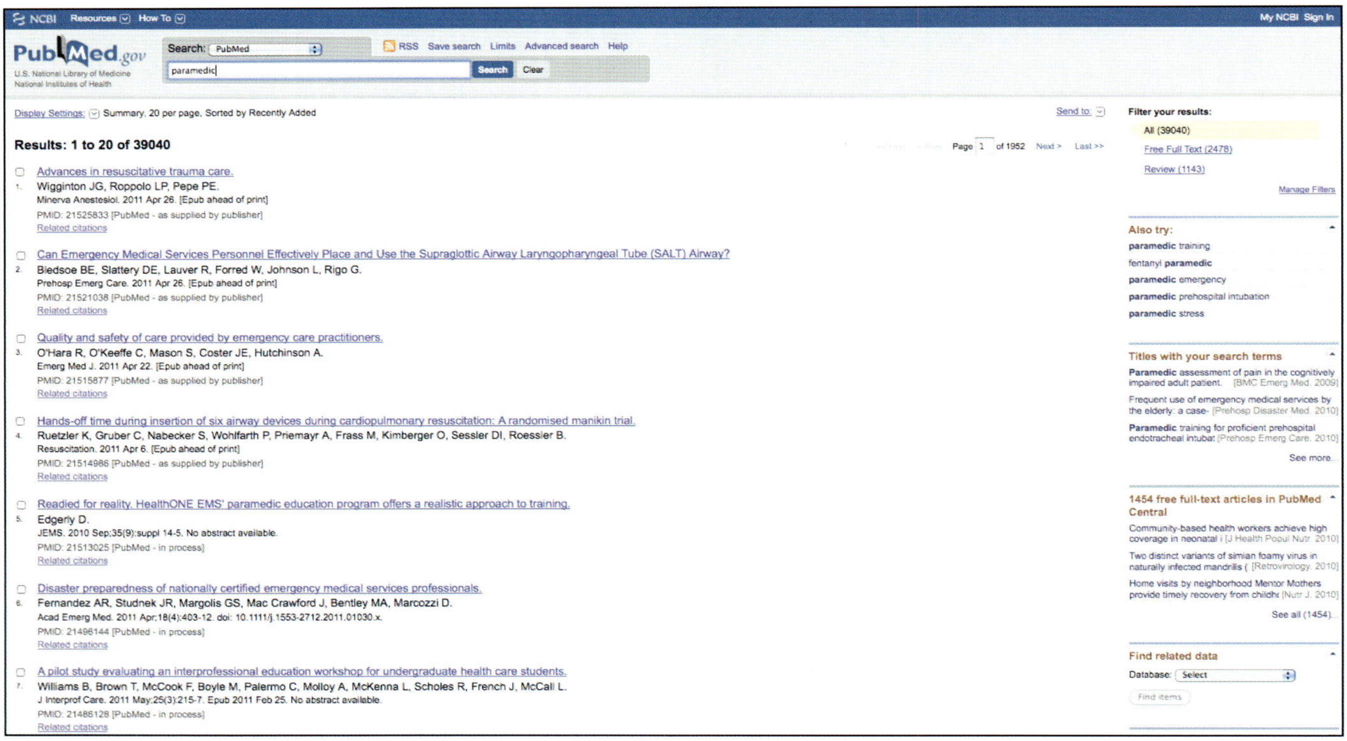

●그림 5-12 "파라메딕(paramedic)"이라는 키워드를 입력한 뒤의 펍메드 데이터베이스 검색 엔진의 두 번째 화면

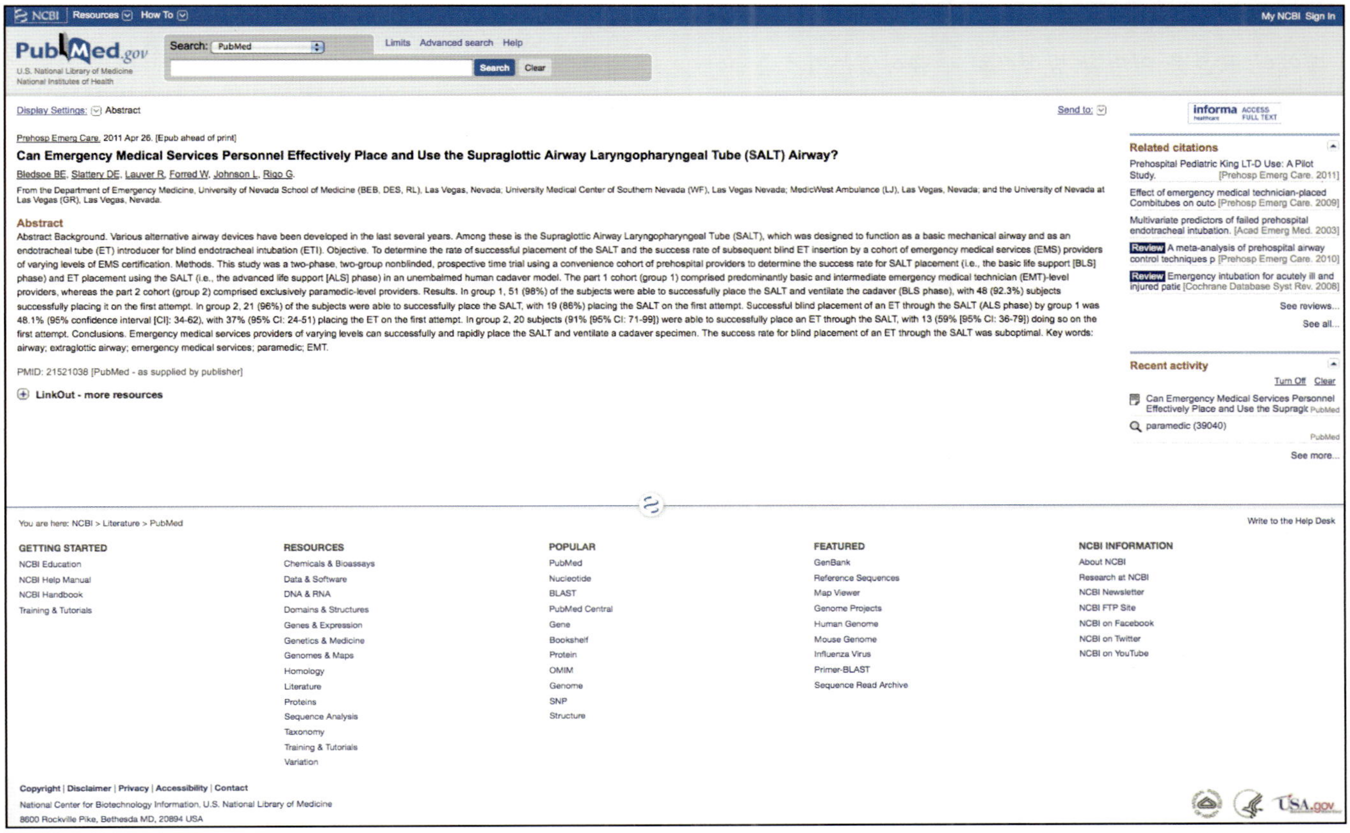

● **그림 5-13** 펍메드 데이터베이스의 각 인용 화면

표 5-3 | 연구 심사시 물어볼 질문

- 전문가 상호 검토 과정을 거쳤는가?
- 분명한 가설이나 연구 목표가 있는가?
- 임상연구심의위원회의 승인을 받았고 연구 과정이 윤리적으로 적합하였는가?
- 연구 유형은 적절한가?
- 연구에서 다뤄지는 모집단은 무엇인가?
- 연구자가 사용한 포함 및 배제의 기준은 무엇인가?
- 데이터 표본을 어떠한 방식으로 추출하였는가?
- 환자가 얼마나 많은 집단으로 분류되었는가? 환자가 통제군과 실험군으로 적절히 배정되었는가?
- 통제군과 실험군의 크기는 적절한가?
- 혼란변수(confounding variable)의 영향이 고려되었는가?
- 어떠한 종류의 데이터를 수집하였고, 적절한 통계 실험 기법을 통해 데이터를 분석하였는가?
- 연구 결과는 제대로 보고되었는가?
- 연구 결과가 우연히 발생하는 확률을 얼마나 되는가?
- 저자의 결론은 논리적이고 데이터에 기반하였는가?

분명히 설명되어야 한다. 가설이 자세히 기술되지 않을 경우, 연구자가 잘못된 결론을 도출하게 될 수 있다.

- ***임상연구심의위원회의 승인을 받았고 연구 과정이 윤리적으로 적합하였는가?***
  주로 병원이나 대학에 설치되는 임상연구심의위원회는 연구에 참여하는 환자의 보호를 보장할 수 있게 연구 내용을 심사하는 역할을 맡는다. 사실상 모든 학술지는 인간을 피실험자로 사용하는 모든 연구에 대해 임상연구심의위원회의 승인을 요구한다.
- ***연구 유형은 적절한가?***
  모든 연구가 무작위 대조군 임상 연구의 양식을 따르는 것은 아니다. 윤리적 혹은 재정적 이유로 인해 이와 다른 양식을 쓰게 될 수도 있다. 연구자가 제기한 질문이 수행하고 있는 연구의 형식에 적합한지를 평가한다.
- ***연구에서 다뤄지는 모집단은 무엇인가?***
  해당 모집단은 자신이 속한 지역사회나 직장에서 볼 수 있는 모집단과 유사한지 확인한다.
- ***연구자가 사용한 포함 및 배제의 기준은 무엇인가?***
  연구자가 특정 증상을 보일 가능성이 가장 높은 환자나 심사 위원 자신이 보는 환자와 비슷한 환자를 배제시킨다면, 연구가 주는 시사점은 매우 제한적일 수 있다.

- ***데이터 표본을 어떠한 방식으로 추출하였는가?*** 순수하게 무작위 표본 추출 방식(random sampling)이 사용되었는가? 아니면 체계적 추출 방식(systematic sampling)이나 시간 추출 방식(time sampling), 혹은 임의 추출 방식(convenience sampling)이 사용되었는가?
- ***환자가 얼마나 많은 집단으로 분류되었는가? 환자가 통제군과 실험군으로 적절히 배정되었는가?*** 의미 있는 결과를 도출하기 위해 연구에는 편향과 혼란 변수의 영향이 고려되어야 한다. 특히 다음과 같은 내용을 자문해본다.
  - 환자-대조군 연구와 코호트 연구에서 선택 편향과 기억 편향이 고려되었는가?
  - 무작위 대조군 연구를 위해 블라인드 상태로 진행하는 무작위 배정 방식이 유지되었는가?
- ***통제군과 실험군의 크기는 적절한가?***
연구자는 (잘못된 부정인) 오류 유형 2를 피하기에 충분한 표본 크기를 설명하였는가? 연구의 동력은 무엇인가? (연구는 정확한 가설 검증을 위해 적절히 실시되었는가?)
- ***혼란변수(연구결과에 영향을 미칠 수 있는 다른 변수들)의 영향이 고려되었는가? 연구자는 잠재적 혼란 변수의 존재와 이에 의해 연구가 방해 받지 않게 하는 방법을 설명하였는가?*** 어떠한 종류의 데이터를 수집하였고, 적절한 통계 실험 기법을 통해 데이터를 분석하였는가?사용할 수 있는 실험 기법은 다양하며, 하나 이상의 방법을 사용하는 것이 효과적일 수 있다. 연구자가 적절한 데이터 실험 방법을 사용하였는지 여부를 판단하기 위해 통계학자나 연구 전문가와 상담을 할 필요가 있다. 연구자는 데이터 수집을 하기 전에 어떤 실험 방법을 사용할 것인지를 미리 결정하였는가? 데이터 마이닝(data mining) 작업이 있었는가? 데이터가 통계적으로 중요한 결과값을 제공하지 못할 경우, 유의미한 결과가 하나라도 나올 때까지 추가적인 실험을 하고 싶을 수 있다. 이러한 후향적 실험은 데이터 준석(data dredging)또는 데이터 스누핑(data snooping)이라 부른다. 통계 실험은 지속적으로 반복 실시한다면, 우연이라도 유의미한 결과가 나오기 마련이다. 이러한 부적절한 통계의 사용은 지양해야한다.
- ***연구 결과는 제대로 보고되었는가?*** 논문이 교차비를 포함하는 경우, 95% 신뢰 구간 또한 포함되어있는가?
- ***연구 결과가 우연히 발생하는 확률을 얼마나 되는가?*** P값은 연구의 가설이 참일 때만 연구 결과의 발생률을 반영한다. 작은 P값이 매우 인상적일 수 있지만 연구의 가설을 증명하지는 못한다. 연관성과 인과 관계를 구분하여 생각해야 한다. 예를 들어, 아이스크림 판매의 증가와 함께 익사 사고의 건수가 증가한다는 현상을 보이는 것은 어렵지 않을 수 있다. 이를 무비판적으로 받아들이면 아이스크림의 판매가 증가하면 익사 사고가 늘어난다는 잘못된 결론을 도출할 수 있다. 하지만 아이스크림과 익사 사고에는 연관성이 있을 뿐이지 필연성이 있는 것은 아니다. 날씨가 더울수록 아이스크림이 더 잘 팔리고, 공교롭게도 날씨가 더울 때 수영을 많이 하기 때문에 익사 사고도 더욱 빈번한 것이다. 이렇게 연관성과 인과 관계가 혼동될 수 있다.
- ***저자의 결론은 논리적이고 데이터에 기반하였는가?*** 학술지는 이따금씩 기존의 상식을 완전히 뒤엎는 논문을 개재한다. 이 경우, 특정 문제에 대한 기존의 사고 및 접근 방식을 바꿔야하는지 해당 논문을 비주류적 견해로 간주해야할지 혼란스러워질 수 있다. 실제로 우연의 기회로 인해 통계적으로 유의미한 결과가 도출된 연구가 발표되는 경우가 있다. 그렇기 때문에 자신의 의료 지식을 수정하기에 앞서, 해당 연구가 반복적으로 실험을 해도 동일한 결과를 도출하는지를 확인해보는 것인 올바른 수순이다. 단 하나의 연구 내용으로 인해 자신의 의료 지식을 바꿀 때는 매우 신중해야한다. 연구 결과가 참이고 논리적으로 문제가 없다면, 이와 비슷한 실험이 시도될 수 있어야 한다.

응급의료서비스 연구에서 매우 중요한 또 하나의 고려사항은 다음과 같다.

- ***연구가 수행된 배경이 된 응급의료체계는 어떤 수준인가?*** 이는 연구의 타당도에 대단히 큰 영향을 미친다. 극단적인 예로 심정지 발생 시점부터 응급의료반응자가 도착할 때까지 15분이 소요되는 경우, 자동제세동기(AED) 사용의 효과에 대한 연구 결과는 얼마나 타당도가 높은가? 이 경우, 어떠한 처치가 사용되더라도 생존자가 한 명도 발생하지 않을 것이다.

연구 결과를 실제 처치에 적용하기

연구 결과에 대한 심사가 끝나면, 연구의 지식을 응급의료 행위에 적용해야 하는지에 대해 판단하기 더욱 수월해진다. 하지만 이에 앞서 몇 가지 요소를 고려할 필요가 있다. 의료 전문가는 단 한 가지의 논문을 읽고서 기존의 의료 행위를 뒤바꾸지 않는다. 가설을 검증하는 단 하나의 절대적인 연구는 존재하지 않기 때문에, 독자는 다른 연구 논문을 읽어보고 경험을 되짚어보면서 균형잡인 입장을 세워야 한다. 특정 주제에 대해 다른 여타 연구가 매우 상이한 내용의 결론을 주장할 경우, 독자는 문제의 연구가 잘못 설계되었는지, 어느 정도 편견 및 편향이 개입되었는지, 알지 못했던 혼란 변수의 영향은 없는지, 그저 우연의 결과로 결론이 도출되었는지 등을 의심해보아야 한다. 즉, 특정 연구 논문을 해석할 제대로 해석하기 위해서는 해당 분야의 지식 기반에 대한 올바른 이해가 선행되어야 한다.

임상학적 유의성은 또 다른 중요한 고려 사항이다. P 0.0001과 같이 0이 많이 붙어있는 P값은 인상적이지만 관련성은 그리 높지 않다. 통계학적 유의성과 임상학적 유의성은 구분되어야 한다. 연구에서 발견된 차이는 환자에게 실제로 차이를 가져올 만큼 유의미한 것이었나?

연구자가 실험을 할 때는 자신의 기준에 맞는 환자를 고르고 그렇지 않은 환자를 제외시킬 여유가 있다. 하지만 현실에는 모든 것이 그렇게 질서 정연하지 않다. 연구 내용을 환자에게 적용하기 전에 효과를 보장하기 위해 해당 환자가 연구의 실험군과 비슷한지를 확인해야 한다.

마지막으로 응급구조사는 임의로 임무를 수행하지 않는다. 응급의료 행위에 큰 변화를 주기 전에 특히 직속 의료 감독자를 포함한 소속한 조직의 경영 및 관리자에 이를 보고한다. 응급구조사는 환자를 다루는 것뿐만 아니라 상관과 의료 감독자에게 보고를 해야 하는 의무가 있다. 중요한 결정을 내리는 과정에 상관과 의료 감독자를 포함시키는 것은 대단히 중요하고, 환자 치료 결과를 개선시키는 데에도 큰 영향을 미친다.

연구에 참여

상당수의 응급구조사는 다른 분야의 전문가들이 앞서 나가는 것을 보고만 있지는 않는다. 스스로 연구에 착수하는 응급구조사는 양질의 연구를 통해 현지의 응급의료를 개선할 뿐 아니라 전국적인 병원전 치료의 품질이 높아지고, 다른 응급구조사의 기술이 향상되고, 다른 응급구조사를 자극하여 새로운 혁신을 일으킬 동기를 유발할 수 있다는 것을 잘 알고 있다.

연구에 참여하기 전에 응급구조사가 알고 실천해야 하는 몇 가지가 있다(표 5-4). 우선 첫 단계는 질문 제기 단계이다. 응급구조사는 실용적으로 유의미한 질문을 제기해야 한다. 호기말 이산화탄소 측정기와 같은 특정 의료 조치의 가치를 평가하는 작업이 구급차에 비치된 4×4형 거즈 패드가 24개인지 48개인지를 확인하는 일보다 더욱 중요하다는 것은 분명하다.

표 5-4 | 연구에 참여하는 응급구조사의 필수 절차

- 제기할 질문을 정한다.
- 귀무 가설과 연구 가설을 포함한 가설을 준비한다.
- 측정하려는 대상과 측정 방법을 결정한다.
- 연구의 대상이 되는 모집단을 정의한다.
- 연구의 제한점을 발견한다.
- 관련 당국의 승인을 얻는다.
- 피실험자로부터 사전 동의를 얻어낼 방법을 결정한다.
- 가능하다면 예비 실험을 수행한 다음에 데이터를 수집한다.
- 데이터를 분석한다.
- 연구 결과를 활용할 방법을 결정한다(논문 개재, 학술회의 발표, 후속 연구 등).

출처: 미국심장학 학회, 미국 심장 학회, ACC/AHA 지침 저술 위원회의 매뉴얼

연구를 위한 문제를 정하고 알고자 하는 바가 분명해진 경우 다음 단계인 가설 수립 단계로 넘어간다. 가설은 자신이 실험하고자 하는 바는 담은 주장이다. 귀무 가설(null hypothesis)은 표본을 추출하려는 집단간에는 차이점이 없다고 보는 주장인 반면, 연구 가설은 해당 집단간에 차이점이 있다고 보는 주장이다. 항상 그런 것은 아니지만 연구 가설은 연구자가 보여주고자 하는 바인 경우가 많다.

평가 대상이 정해지면, 측정하고자 하는 대상과 측정 방법을 결정해야 한다. 또한 연구를 하고자 하는 모집단을 정의해야 한다. 모집단은 표본을 추출해오는 원천이고 연구 결과를 일반화시켜 적용할 대상이다.

모집단 설정하는 단계에서는 연구의 제한점을 명확히 하는 것을 잊지 않아야 한다. 가령 실험 방법에 대한 선택의 폭이 넓지 않았기 때문에 사용한 환자의 선별 방식으로 인해 연구 결과를 일반화하기에는 제한이 있을 수 있다. 또한 표본을 추출해온 모집단 자체가 다른 집단 집단과 속성이 다를 수 있다.

예를 들어, 일부는 정맥 수액 치료를 받았고 일부는 받지 못한 저혈압 외상 환자의 생존율 개선을 실험해보고 싶을 경우 응급의료체계와 외상 치료 체계를 매우 신중하게 설명해야 한다. 응급구조사가 근무하는 지역은 관통상이 압도적으로 발생하는 도시 인구로 주로 구성되고, 1급 외상 센터로의 이송 시간이 짧고, 숙련된 응급구조사가 많을 수도 있다. 반면에 둔상이 압도적으로 발생하는 교외 인구로 구성되고, 소규모 지역 병원으로의 이송 시간이 길고 숙련도와 경험이 상대적으로 낮은 응급의료 인력이 있는 지역에서 근무할 수도 있다.

가장 좋은 연구는 연구의 범위를 단 하나의 질문이나 가설로 제한하는 연구이다. 연구자가 핵심 문제에 집중할 수 있기

때문이다. 하지만 애초에 찾고자 했던 모든 사실을 발견하지 못할 수 있다는 단점도 있다. 이는 허용 가능한 상충으로 간주된다. 단 하나의 연구로 모든 질문의 해답을 구할 수는 없다.

다음 단계는 임상연구심의위원회의 승인을 얻는 것이다. 이를 통해 연구 방법론에 대한 외부 평가를 받고 연구의 비윤리성에 대한 비난의 여지를 상당히 줄일 수 있다. 임상연구심의위원회에서 가장 눈여겨볼 심사 부분은 사전 동의이다. (사전 동의는 특정 절차나 실험의 속성, 위험, 혜택에 대한 모든 정보가 공개된 상태에서 환자로부터 받은 동의를 의미한다.)

지난 몇 년간 언론의 일부 보도를 통해 연구에 대한 참여로 인해 예상되는 위험이나 혜택에 대한 충분한 사전 정보가 제공되지 않았기 때문에 피실험자가 동의를 하거나 거절 의사를 밝힐 기회가 없었던 비윤리적 연구가 폭로되었다. 연구 당시 표준 치료가 제공되지 않았기 때문에 피실험자가 사망한 경우도 있다. 이러한 사건으로 인해 많은 사람들이 의학 연구에 참여하지 않겠다고 돌아섰다. 미국 정부는 심지어 정부 지원 연구 조차도 사전 동의에 대한 엄격한 요건을 명시한 표준 지침을 세웠다. 임상연구심의위원회는 연구에 필요한 사전 동의의 유형에 대해서도 규정한다. **연구 책임자**(principal investigator, PI)는 사전 동의와 관련한 요건을 잘 이해하고 필요한 절차를 잘 설명할 수 있다. 연구 책임자는 의료 감독자와 응급의료서비스의 지휘자를 포함한 관련 당국의 승인을 받아야 한다.

사전 동의의 확보 방법을 결정하고 나면, 데이터 수집을 해야 한다. 경우에 따라 데이터 수집의 방해 요인을 미리 확인하기 위해 예비 실험이 먼저 실시되기도 한다. 바쁜 응급구조사는 양식을 작성하지 않으려 하는 등 사소해 보이는 문제가 매우 중요한 요인으로 작용할 수도 있다. 연구 책임자는 연구하려는 처치를 시행하고 데이터 수집을 담당하는 응급구조사를 만나봐야 한다. 연구 책임자는 해당 연구가 얼마 동안 지속될 것인지를 파악해야 한다. 이를 통해 계획을 수립하고 기존에 예상했던 미래의 활동의 일정을 재설정할 수 있다. 데이터를 수집하는 응급구조사는 연구 책임자의 이름과 연락처를 알고 있어야 한다. 항상 그런 것은 아니지만 연구 책임자는 의사인 것이 보통이다. 현장 연구를 하는 응급의료서비스 의사 중 상당수는 데이터 수집에 대한 조율 및 보조를 위해 현장 응급구조사를 고용한다.

피실험자에게 설명해야 하는 또 다른 정보는 환자를 연구에 참여시키거나 연구에서 배제시키는 기준, 연구가 환자 치료에 미치는 전반적인 영향, 피실험자에게 예상되는 위험이나 혜택이다. 피실험자가 모든 정보를 이해했다면 연구를 시작할 준비가 된 것이다.

데이터 수집을 완료하고 필요한 만큼의 표본을 추출한 경우, 데이터를 분석할 차례이다. 연구 방법론에 설명된 실험을 사용한다. 특히 연구 결과가 기대했던 바를 보여주지 못하는 경우, 매우 조심스럽게 추가 실험을 해야 한다. 데이터 스누핑은 상당한 위험을 내포한다. 통계 검증을 충분히 시행하면, 유의한 결과값을 하나 이상 찾을 수 있다. 안타깝게도 이는 중재 때문이 아니라 우연의 일치로 산출된 결과일 수 있다. 동일한 데이터에 대한 여러 차례의 통계 실험이 예정된 경우, 통계학자는 여러 가지 실험 절차와 함께 데이터를 조정하여 우연성의 결과를 배제시킨다. 이와 마찬가지로 하위 집단에 대한 **사후**(*post hoc*) 분석이 미리 명확한 정의가 되지 않은 체 진행될 경우 위험할 수 있다. 사후 분석은 향후 연구를 위한 가설을 세우는 효과적인 방법이 될 수 있지만, 현 시점에서 결론을 도출하는 좋은 기반을 제공하지 않는다.

데이터 분석이 끝나면 연구 결과를 어떻게 활용할 것인지를 결정한다. 자신의 연구가 시기 적절한 문제를 다뤘고 방법론이나 연구 진행 방식에 있어 문제점이 없을 경우, 전문가 상호 검토 학술지에 연구 결과를 제출할 것을 진지하게 고민해본다. 학술지에 논문을 개재하는 것만큼 응급의료서비스계에 새로운 정보를 알리는 좋은 방법이 없다.

이외에도 연구 결과를 학회에서 발표하는 방법도 있다. 학회 발표의 경우, 연구자는 자신의 연구 방법과 결과를 구두로 혹은 포스터의 형태 혹은 두 가지 방법 모두를 활용하여 요약한다. 이는 학술지에 논문을 개재하는 것보다 시간이 덜 소요되면서 여전히 연구 결과를 널리 알려서 같은 현상에 대한 추가적인 연구를 자극하는 효과가 있다.

부정적인 연구 결과는 없다는 생각을 하지 않는다. 연구 결과 처치를 받은 그리고 받지 않은 집단간에 차이가 없는 것으로 나타날 경우, 처치의 가치 혹은 효능이 떨어지는 부분에 대한 중요한 결론을 내릴 수도 있다.

잘 수행된 연구는 보통 더욱 많은 질문을 제기한다. 이는 추가적인 연구에 대한 촉발제로 작용하는 경우가 많다. 문제에 대한 해답을 찾기 위해 연구에 착수한 응급구조사는 통용되고 있지만 검증이 되지 않은 치료 조치에 대해 다소 회의적이게 되고, 실제로 효능이 있는 조치에 대해 더욱 관심을 가지게 된다.

근거 중심의 의사 결정

과거에 오랫동안 통용된 의료 관행은 주로 초기 교육을 통해 얻어진 의료 지식, 직관, 개인적 판단에 기반했었다. 과거의 의료 관행도 중요하지만 과학 기술이 변화하고 있기 때문에 의료 관행과 기술의 사용은 환자 결과에 대한 개선 효과가 검증된 의료 절차와 조치를 중심으로 발전하고 있다. 현재 응급의료는 근거 기반의 의사 결정이 표준이 되고 있다. 가장 신뢰성 높은 임상적 및 과학적 근거를 기반으로 하는 최고의 의료 행위를 통해 안전하고 효과적이고 경제적인 치료를 제공할 수 있다. 적어도 응급의료에 있어서 남아있는 문제점은 기존 연구의 품질이 아직은 상당히 낮거나 제한적인 수준이라는 것이다. 응급의료가 더욱 발전하면서 이러한 문제로 해소가 될 것으로 기대된다.

근거 기반의 의사 결정은 적절한 치료 조치에 대한 질문을 제기하는 것으로 시작된다. 이후 추가적인 평가를 위해 의료 문헌의 검색 및 수집한다. 이후 타당도와 신뢰도를 기반으로 과학적 근거를 계층화한다(표 5-5에서 계층화에 대한 미국심장학협회와 미국심장협회의 권고 사항을 참고한다). 근거가 의료 처치의 변화를 지지하는 경우, 변화가 이루어진다. 하지만 여기서 의사 결정 과정이 끝나는 것이 아니다. 의료 조치가 변화될 경우, 해당 조치가 적절한 환자 집단에 적용되었는지를 판단하기 위해 지속적인 평가를 반드시 실시해야 한다. 또한 처치의 변화가 사망률, 이환율, 비용과 같은 핵심 변수를 개선하는지를 판단하기 위해 지속적 결과 분석이 있어야 한다.

표 5-5 | 권고사항의 분류와 근거 수준의 적용

치료 효과의 확실성 추정충점	치료 효과의 규모: Class I	Class IIa	Class IIb	Class III
	혜택 >>> 위험 절차/치료가 실행되어야 함	혜택 >> 위험 목표에 초점을 맞춘 추가적인 연구가 필요 절차를 실시하고 치료를 적용하는 것은 합리적임	혜택 ≥ 위험 광범위한 목표가 있는 추가적인 연구가 필요. 추가적인 등록 자료가 도움이 될 수 있음 절차를 실시하고 치료를 적용하는 것은 비합리적이진 않음	위험 ≥ 혜택 추가적인 연구가 필요하지 않음. 절차/치료가도움이 되지 않고 해로울 수 있기 때문에, 실시/적용되지 않아야 함.
Level A 다양(3~5) 모집단 위험 계층을 평가함 방향성과 효과의 정도에 대한 일반적인 일관성	• 권장절차/치료가 유용하거나 효과적임 • 여러 무작위 대조군 연구 혹은 메타 분석으로부터의 충분한 근거	• 권장 절차/치료가 유용하거나 효과적이라고 판단함 • 여러 무작위 대조군 연구나 메타 분석을 통해 일부 상충되는 근거	• 권장 절차/치료의 유용성과 효과가 확립되지는 않음 • 여러 무작위 대조군 연구나 메타 분석을 통해 많은 상충되는 근거	• 권장 절차/치료의 유용성과 효과는 없으며 해로울수 있음 • 여러 무작위 대조군 연구나 메타 분석을 통한 충분한 근거
Level B 제한적(2~3) 모집단 위험 계층을 평가함	• 권장 절차/치료가 유용하거나 효과적임 • 여러 무작위 대조군 연구 혹은 메타 분석으로부터의 제한적인 근거	• 권장 절차/치료가 유용하거나 효과적이라고 판단함 • 하나의 무작위 대조군 연구나 비무작위 대조군 연구를 통해 일부 상충되는 근거	• 권장 절차/치료의 유용성과 효과가 확립되지는 않음 • 여러 무작위 대조군 연구나 메타 분석을 통해 많은 상충되는 근거	• 권장 절차/치료의 유용성과 효과는 없으며, 해로울수 있음 • 하나의 무작위 대조군 연구나 비무작위 대조군 연구를 통한 제한적 근거
Level C 매우 제한적(1~2) 모집단 위험 계층을 평가함	• 권장 절차/치료가 유용하거나 효과적임 • 단지 전문가 의견, 사례 연구, 처치 지침	• 권장 절차/치료가 유용하거나 효과적이라고 판단함 • 단지 비주류적 전문가 의견, 사례 연구, 처치 지침	• 권장 절차/치료의 유용성과 효과가 확립되지는 않음 • 단지 비주류적 전문가 으견, 사례 연구, 처치 지침	• 권장 절차/치료의 유용성과 효과는 없으며, 해로울수 있음 • 단지 전문가 의견, 사례 연구, 처치 지침

Source: *Reprinted with Permission. Circulation.2008;117:e350-e408. © 2008 American Heart Association, Inc.*

요약

21세기의 파라메딕은 연구에 대한 지나쳐가는 지식 이상의 것을 가져야 한다. 강건하며, 훌륭하게 수행된 과학 연구는 병원전 치료의 개선에 핵심적인 역할을 한다. 이는 또한 사망률, 이환율, 통증과 고통의 개선에 대한 응급구조사의 역할을 검증하는 것은 필수적이다. 응급의료서비스의 효율성을 증명하는 것의 부수적 효과는 매출 체계의 개선이다. 응급의료의 미래는 활발한 연구 프로그램에 달려있고 병원전 연구는 지식이 풍부하고 열정적으로 참여하는 응급구조사에 달려있다.

현장 출동 후 결과 분석

구급차를 재정비하던 파라메딕과 동료는 기존에 구급차를 사용하던 구급팀이 자신의 구급팀보다 날록손(Narcan)을 더욱 많이 사용했다는 것을 발견한다. 파라메딕은 임시 회의에서 유독 날록손을 많이 사용하는 구급팀이 있다고 문제를 제기한다. 논의가 진행되면서 지역사회에서 마약성 약물의 과다 사용 건수가 심하게 빈번하지 않기 때문에 날록손의 사용은 의료 지침이 잘못 적용된 것이라고 의견이 모아진다. 파라메딕과 동료가 날록손의 과다 사용을 지적했기 때문에 문제에 대한 연구를 책임지게 되었다.

파라메딕과 동료는 연구를 통해 해결할 질문을 제시하기로 결정한다. 하지만 파라메딕은 날록손을 필요로 하는 지역사회의 약물 과다 사용에 대해 먼저 조사해야 한다고 느낀다. 파라메딕은 우선 후향적 연구를 통해 작년의 환자 보고서를 모두 살펴본다. 동료 중 한 명은 외과 수술 이후 가벼운 근무를 서면서 작년의 모든 활동 보고서를 검토한다. 그는 활동수, 마약성 약물 과다 사용 환자수, 날록손 투여 횟수, 날록손의 총 투여량, 날록손 투여 조치를 한 파라메딕의 등록 번호를 기록한다. 기록된 데이터는 엑셀 파일로 데이터베이스화 한뒤 분석되었다.

데이터 분석을 통해, 파라메딕은 날록손 과다 사용의 발생률은 0.12%로 상당히 낮게 나타났다. 하지만 연구 기간 동안 2명의 파라메딕이 전체 날록손 투여 건수의 45%를 차지한다는 점이 발견된다. 파라메딕은 자신의 연구 결과를 놓고 구급관리자와 의료지도의와 상의한다. 의료지도의는 임상 연구팀장에게 파트 타임 파라메딕을 포함한 현지의 모든 파라메딕을 대상으로 마약성 약물의 과다 사용과 날록손의 사용에 대한 지속 교육 세미나를 제공할 것을 요청한다.

이후 3개월 동안 파라메딕과 동료는 전향적으로 일일 환자 보고서를 살펴보며 초기 연구의 변수가 변했는지를 본다. 3개월 동안 파라메딕은 날록손의 과다 사용 발생율이 0.14%로 낮게 유지되는 것을 발견한다. 날록손의 총 투여량은 상당히 감소했고, 응급의료체계의 모든 파라메딕이 비슷하게 날록손을 사용한다는 통계 분석 결과가 나왔다. 의료 감독자는 교육 프로그램이 효과가 있다고 느꼈고, 파라메딕과 동료의 노력에 감사를 표한다.

1. 파라메딕의 연구 가설은 무엇인가?

2. 파라메딕은 자신의 가설을 증명 혹은 반증하였는가?

3. 이 연구의 부수적인 혜택은 무엇이었는가?

이 책 뒷부분에 제시된 해설을 참고한다.

복습 문제

1. 지역사회에서 응급구조사가 제공하는 치료 및 환자 관리 서비스를 위한 재정 지원 및 여타 지원이 마땅히 필요하다는 것은 __________을 통해 주로 증명된다.
   a. 과학적 연구
   b. 결과 기반의 연구
   c. 과학적 방법
   d. 정량적 연구

2. __________는 특정 현상을 수치로 설명한다.
   a. 정성적 연구
   b. 정량적 연구
   c. 정성 및 정량적 연구
   d. 과학적 연구

3. __________는 특정 현상을 글로 설명한다.
   a. 정성적 연구
   b. 정량적 연구
   c. 정성 및 정량적 연구
   d. 과학적 연구

4. 연구에서 종속 변수에 영향을 미치는 변수를 ________라 부른다.
   a. 개별 변수
   b. 독립 변수
   c. 표준 변수
   d. 양적 변수

5. 기존의 데이터를 주로 조사하는 연구는 __________라 부른다.
   a. 개별 변수
   b. 독립 변수
   c. 표준 변수
   d. 양적 변수

6. 연구가 ________을/를 더욱 철저히 준수할수록, 연구의 타당도는 더욱 높아진다.
   a. 독립 변수
   b. 종속 변수
   c. 일반 가설
   d. 과학적 연구법

7. 다음 보기 중 무작위 대조군 연구가 아닌 것은 무엇인가?
   a. 임의 연구
   b. 단일 블라인드 테스트
   c. 이중 블라인드 테스트
   d. 위의 모두

이 책 뒷부분에 제시된 해답을 참고한다.

참고문헌

1. Wang, H. E. and D. M. Yealy. "Out-of-Hospital Endotracheal Intubation: Where Are We?" *Ann Emerg Med* 47 (2006): 532–541.
2. Lateef, F. and T. Kelvin. "Military Anti-shock Garment: Historical Relic or a Device with Unrealized Potential?" *J Emerg Trauma Shock* 1 (2008): 63–69.
3. Sayre, M. R., L. J. White, L. H. Brown, S. D. McHenry; National EMS Agenda Writing Team. "National EMS Research Agenda." *Prehosp Emerg Care* 6 (2002): S1–S43.
4. National Libraries of Medicine. PubMed. Available at: http://www.ncbi.nlm.nih.gov/pubmed/.
5. National Institutes of Health. Directives for Human Experimentation. Available at: http://ohsr.od.nih.gov/guidelines/nuremberg.html.
6. White, R. M. "Unraveling the Tuskegee Study of Untreated Syphilis." *Arch Int Med* 160 (2000): 585–598.
7. World Medical Association. WMA Declaration of Helsinki—Ethical Principles for Medical Research Involving Human Subjects. Available at: http://www.wma.net/en/30publications/10policies/b3/index.html.
8. National Institutes of Health. The Belmont Report: Ethical Principles and Guidelines for the Protection of Human Subjects in Research. Available at: http://ohsr.od.nih.gov/guidelines/belmont.html.
9. Mann, H. "Research Ethics Committees and Public Dissemination of Clinical Trial Results." *Lancet* 360 (2002): 406–408.
10. Goodacre, S. "Critical Appraisal in Emergency Medicine 2: Statistics." *Emerg Med J* 394 (2008): 1–6.
11. Waeckerle, J. F. and M. L. Callaham. "Medical Journals and the Science of Peer Reviewing: Raising the "Standard."" *Ann Emerg Med* 28 (1996): 75–77.

추가문헌

Brown, L. H., E. L. Criss, and N. H. Prasad. *An Introduction to EMS Research.* Upper Saddle River, NJ: Pearson/Brady, 2002.

Rumsey, D. *Statistics for Dummies.* Hoboken, NJ: Wiley Publishing, 2003.

Wiersma, W. *Research Methods in Education: An Introduction.* 7th ed. Boston, MA: Allyn and Bacon, 2000.

chapter

6 공중보건

Public Health

Bryan Bledsoe, DO, FACEP, FAAEM, EMT-P

단원 표준

총론(공중보건)

학습 역량

공중보건의 응급상황, 건강증진, 질병 및 손상예방을 포함한 공중보건과 역학의 원칙에 대한 기초적인 지식을 적용한다.

학습 목표

최종 목표

공중보건의 원칙을 응급구조사로서 당신의 역할에 적용할 수 있어야 한다.

수행 목표

최종 목표를 달성하기 위해 다음 사항은 필수적이다.

1. 핵심 용어를 숙지한다.
2. 공중보건 분야에서 응급구조사의 역할을 확인한다.
3. 응급의료서비스와 공중보건의 협력을 위해 필요한 요소를 설명한다.
4. 공중보건 분야의 노력을 통해 삶의 질을 향상시키는 방법을 논의한다.
5. 공중보건법의 3가지 범주를 확인한다.
6. 역학의 기본개념을 설명한다.
7. 응급구조사가 손상예방 노력에 참여하는 사례를 든다.
8. 질병 및 손상 예방에 있어서 응급의료서비스 기관과 서비스제공자의 역할을 설명한다.
9. 지역사회에서 손상예방 프로그램이 필요한 지역을 확인한다.

핵심 용어

역학(epidemiology)
손상(injury)
손상 위험(injury risk)
손상감시프로그램(injury surveillance program)
1차 예방(primary prevention)
공중보건(public health)
2차 예방(secondary prevention)
3차 예방(tertiary prevention)
노동가능연령(years of productive life)

사례 연구

무더운 7월의 어느 날, 티미는 친구인 존의 집에서 놀고 있고, 존의 집에는 수영장이 있다. 아침 9시경 존의 엄마는 전화를 받는다. 거실에서 만화를 보던 두 소년은 베란다로 뛰어나가, 악어 모양의 물놀이용 고무튜브를 들고 풀장으로 향한다. 물놀이용 고무튜브에 올라탄 티미는 "나는 악어사냥꾼의 왕이다"라고 외치는데, 존은 이에 질세라 "나야말로 진정한 왕이다"라고 외치며 티미에게 달려들며 장난을 치고, 몸싸움으로 인해 티미가 물에 빠진다. 티미는 물에서 빠져나오려 애를 쓰지만 콘크리트로 된 수영장의 가장자리를 붙잡지 못한다. 존은 티미가 허우적대는 것을 보다가 지레 겁을 먹고 집 옆으로 숨어버리는데, 약 7분 동안에 이 모든 상황이 발생하였다.

9시 10분경 존의 엄마가 전화를 끊고 베란다에 나가보니 수영장 물 밑으로 얼굴을 숙인 체 떠 있는 티미를 발견한다. 수영장으로 달려간 그녀는 물에 뛰어들어 티미를 구해낸다. 호흡을 확인해보지만 티미는 호흡을 하지 않는다. 그녀는 전화를 하려 하다가 멈춘다. 존은 대체 어디에 있는가? 존을 찾는데 또 다시 1분 그리고 119 전화가 연결되는데 30초가 소요되었다.

당신과 동료대원이 현장에 도착하는 데까지는 6분이 소요된다. 구조팀이 도착할 때까지 존의 엄마는 티미를 옆으로 눕혀 입과 폐에 들어있는 물을 배출하도록 하면서 "조금만 버티자"하고 애원하듯이 말한다. 현장에 도착한 당신은 현장평가와 1차 평가를 하고 심폐소생술을 시작한다. 1분 가량이 지나자 티미는 호흡을 다시 하기 시작하지만 의식을 되찾지는 못한다. 당신은 환자를 병원 응급실로 이송한다. 응급실 직원은 당신에게 "당신이 할 수 있는 최선을 다했다"라고 칭찬을 한다.

1년이 지났지만 티미는 여전히 무의식 상태이다. 티미를 위한 치료비용은 이제 7천만원(65만 달러) 정도에 달했고 앞으로 얼마나 더 들어갈지 알 수 없는 상황이다. 훌륭한 병원치료 덕분에 티미는 앞으로 몇년 동안은 살 수 있다. 하지만 이러한 불행스러운 상황은 수영장으로 통하는 문에 저렴한 비용의 경보장치와 잠금장치를 설치하고, 어떤 물체가 물에 빠졌을 때 물의 변화를 감지하는 수영장 경보장치가 있었더라면 미연에 예방할 수 있었을 텐데 하는 아쉬움을 남기고 있다.

개요

많은 응급구조사들은 사회에 대한 기여와 어려움에 처한 사람에게 도움이 될 수 있다는 점에 매료되어 입문하는 경우가 많다. 숱하게 많은 재난과 비극적인 사고에 대응하게 되는 응급구조사는 중상을 입거나 심각한 질환에 고통스러워하는 환자가 응급처치를 받은 뒤 호전되는 것을 보고 진정한 희열을 느낀다. 하지만 보람과 희열은 잠시일 뿐, 차가운 현실이 자리하고 있다. 너무나도 쉽게 예방할 수 있었던 사고를 얼마나 자주 접하게 되던가? 우연한 사고나 질병의 출발이 되었던 비상식적인 상황을 놓고서, 응급구조사는 얼마나 자주 "안타깝다" 혹은 "내가 할 수 있는 일이 있었다면"하고 탄식하게 되는가?

사고가 발생하고 이에 대한 대응을 마치고 나면 이러한 생각이 자주 들게 된다. 하지만 응급구조사, 단체지도자, 행정관리자 등이 사고발생 이전에 이러한 질문을 미리 했다면 어땠을까? 얼마나 많은 손상이 예방될 수 있었을까? 얼마나 많은 생명을 구할 수 있었을까? 이 장에서는 이러한 문제를 주로 다루고 응급의료와 공중보건 간의 관계를 논의한다.

공중보건의 기본원칙

공중보건(public health)은 예방의료, 보건교육, 감염병관리, 위생조치의 적용, 환경적 위험요소에 대한 감시 등을 통해 지역사회의 보건을 보호하고 개선하는 과학 및 실제로 정의된다. 공중보건 대책은 인류의 안전과 삶의 질을 개선시키는데 큰 역할을 해왔다. 공중보건의 원칙은 손상과 질병이 발생하기 전에 예방할 수 있도록 손상과 질병의 발견 및 예방에 집중된다. 현대 사회에서 공중보건의 역할은 다양하고 대단히 중요하다(그림 6-1●). 응급의료의 일부 역할과 책임은 분명히 공중보건의 범주에 속해있다(그림 6-2●). 실제로 응급의료체계와 공중보건 체계의 긴밀한 연계를 위해 노력을 기울이는 지역사회도 있다. 이러한 목적을 달성하기 위해 지역사회는 다음과 같은 요건을 갖춰야 한다.

- 공중보건과 응급의료에 대해 강화된 의료감독

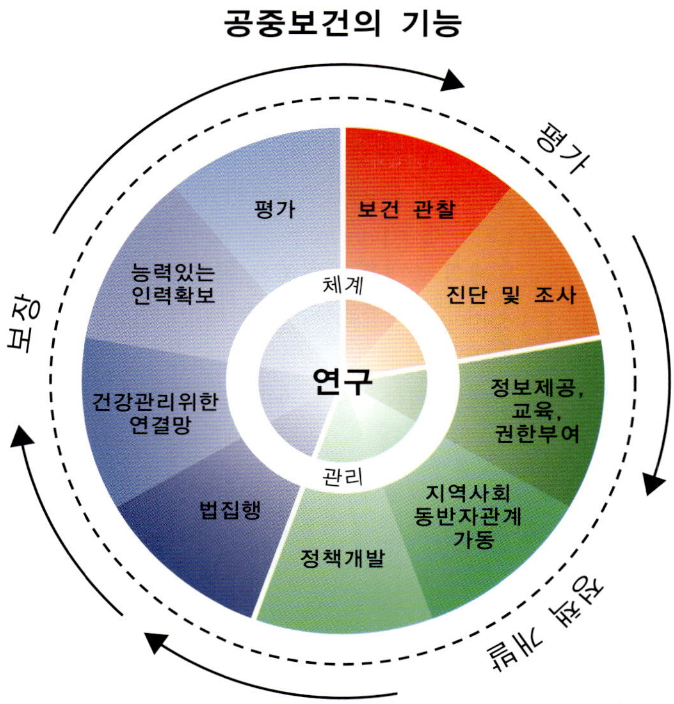

●그림 6-1 공중보건의 개요(*질병관리예방본부*)

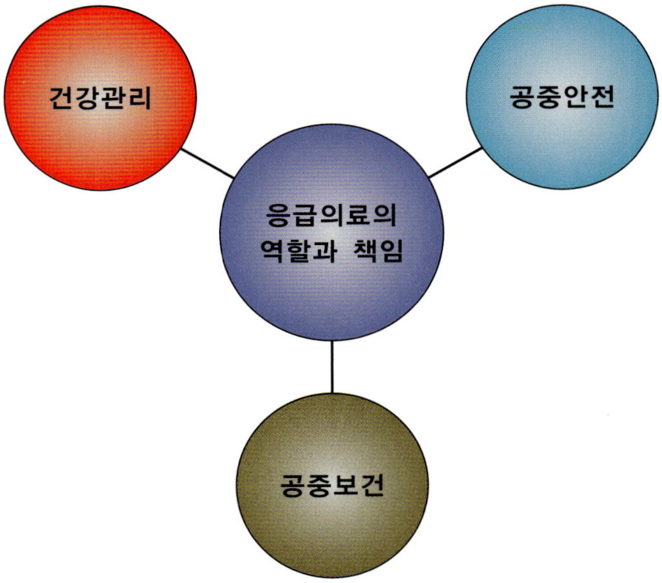

●그림 6-2 응급의료의 역할은 대부분 공중보건의 범주에 속한다.

- 응급의료 및 공중보건 전문인력이 서로의 역할에 대한 이해도를 높일 수 있는 적극적인 교육
- 정기적인 모임, 공동체정신 훈련, 계획 등을 통한 구성집단 지도자들 간의 역할 확인, 관계발전 및 유지 방안
- 지역사회(기업, 의료시설, 대학 등)의 이해 관계자를 기획과정에 참여시키는 노력

표 6-1 | 공중 보건 성과(미국)

공중보건 성과(미국)
예방접종
자동차안전
안전한 작업장
감염병 관리
관상동맥질환과 뇌졸중으로 인한 사망감소
안전하고 건강한 식품
건강한 모자
가족계획
식수의 불소화
담배를 건강위험 요소로 인식

- 공중보건과 응급처치를 관여하고, 반복적으로 훈련될 수 있는 지역에서 개발된 재난대비 계획의 수립
- 적극적인 재원확보

공중보건의 성과

공중보건은 인류에 대한 삶의 질과 평균수명의 개선에 기여해왔다. 이는 연구, 역학, 감시, 예방, 기타 전략 등을 통해 거둔 성과이다. 지난 세기의 가장 중요한 공중보건 성과의 대부분 중 일부는 표 6-1에 자세히 정리되어있다.

공중보건법

공중보건 행위 및 전략에 영향을 미치는 법인 공중보건법은 일반적으로 3가지 범주로 구분된다.

- ***질병과 예방:*** 이 법은 공중보건담당자가 임무를 수행하기 위해 필요한 법적인 도구의 기능을 한다.
- ***공중보건 기관에 대한 경찰인력 지원:*** 이 법은 공중보건 관련 당국이 시민의 공공이익을 위해 활동하는데 도움이 된다. 가끔씩 이러한 활동은 시민의 자유와 상충되는 경우도 있지만, 심각한 역병이 돌거나 재난이 발생한 경우는 공공의 필요가 개인의 필요보다 더 앞선다.
- ***역학적 도구:*** 이 법은 공중보건 기관에게 공중보건실무

내용 요약

▶ 공중보건에서 응급구조사의 역할

- 질병예방
- 질병감시
- 재난관리
- 손상예방

▶ 공중보건의 기본원칙은 질병 및 손상의 발견 및 예방에 있다.

및 집행과 관련된 법적인 문제를 분석하기 위한 역학적 도구를 사용할 수 있는 권한을 부여한다.

2009년 공중보건법연구프로그램(PHLRP)이 필라델피아 템플대학교에 설립되었다. 로버트 우드 존슨 재단으로부터 재정지원을 받는 이 프로그램은 공중보건 관련당국이 공중보건 문제에 대한 효과적인 규제책과 법적 해결책을 개발하는데 큰 도움이 되고 있다.

역학

역학(epidemiology)은 대규모의 인구를 대상으로 일어나는 질병의 발생과 확산을 다루는 의료분야이다. 또한 전염성질병이나 다른 건강문제 등의 근원과 원인을 파악하며, 주로 한 인구 집단 내에 발생하는 건강관련 문제의 발생빈도와 양상을 다룬다.

역학에서 사용하는 개념과 용어는 다양하다. 예를 들어, 노동가능연령(years of productive life)은 65에서 사망시 연령을 뺀 값이다(45세의 사망자에 대한 책임 소송시, 배심원은 20년의 생산활동이 손실된 것을 기준으로 손해를 평가할 수 있다). 또 다른 개념으로는 손상(injury)이 있다. 손상은 열, 기계, 전기, 화학 에너지 등에 대한 심각한 노출이나, 열이나 산소와 같은 핵심요소의 부재로 인해 한 사람에게 발생한 의도성 혹은 비의도성의 피해를 의미한다. 사고는 비의도성 손상이지만, 스스로에게 의도적으로 가하는 살인, 타인에게 일부러 가하는 살인 등은 의도성 손상이라 한다. 의도성 손상은 모든 사망성 손상의 1/3 가량을 차지한다. 의도성 손상의 유형에는 강간, 폭행, 가정폭력, 노인폭행, 아동폭행 등이 있다.

역학의 또 다른 개념에는 손상위험이 있다. 손상위험(injury risk)이란 손상이 잠재적으로 발생하게 되는 위험한 상황을 의미한다. 의료전문가인 응급구조사는 모든 현장과 상황에서 손상위험을 평가하고 손상감시 프로그램의 일환으로 통계 데이터를 확보 및 유지해야 한다. 이때의 손상감시 프로그램(injury surveillance program)은 공중보건 행위의 계획, 실행, 평가에 핵심적인 손상 데이터의 체계적인 실시간 수집, 분석, 해석 등을 의미한다.

손상감시 프로그램은 데이터를 필요로 하는 사람에게 적시에 전송할 수 있는 요소를 포함해야 한다. 손상감시의 마지막 고리는 예방 및 통제에 대한 데이터의 적용이다. "교육의 적기"는 환자와 관찰자가 일어난 사건을 생생히 기억하는 사고 발생 직후 일어나는데, 이때 유사한 손상이나 질병 발생에 대한 예방방법을 더 쉽게 배우게 된다.

손상예방을 장려하는 응급구조사는 손상이 애초에 발생하지 않도록 하는 1차 예방(primary prevention)에 집중할 수 있다. 추가적인 문제의 발생을 차단하는 건강관리는 2차 예방(secondary prevention), 재활활동은 3차 예방(tertiary prevention)이라 한다.

공중보건 분야에서 역학은 다음과 같은 6가지 주요 역할을 수행한다.

- ***공중보건 감시:*** 공중보건 감시는 건강데이터의 지속적이고도 체계적인 수집, 분석, 해석, 확산 등을 의미하는데, 이는 일반 시민들과 보건의사결정 및 계획 실행에 도움이 된다.
- ***현장조사:*** 공중보건 감시를 통해 보건상의 문제를 발견하면, 현장조사가 시작된다. 이는 단순한 전화통화나 실제 현장연구를 통해 문제의 정도와 근원을 파악하는 것이다.
- ***분석연구:*** 대부분의 상황에서 공중보건 감시와 현장조사를 통해 공중보건 문제에 대한 근원, 감염경로, 적절한 통제 및 예방책 등을 찾을 수 있다. 하지만 감염병과 같이 건강문제가 더욱 복잡할 경우에는 분석기법이 자주 사용된다. 1981년 조사를 통해 에이즈(후천성면역결핍증후군, AIDS)를 발견한 것은 분석기법 활용의 한 예로 볼 수 있다. 뉴욕과 캘리포니아의 연구자는 이 지역에서 남성동성애자 사이에서 비정상적인 형태의 피부암(카포시 육종, Kaposi's sarcoma)과 폐렴(주폐포자충 폐렴, *Pneumocystis* pneumonia)을 발견하기 시작했다. 이에 질병을 발견하기 위해 공중보건이 강화되었고 분석기법이 필요하게 되었다. 1983년 프랑스파스퇴르 연구소의 연구자는 현재 HIV/AIDS라 불리는 질병의 병인으로 믿어진 인간면역결핍바이러스(HIV)를 분리시켰다. 당시까지 발견된 에이즈 사례를 검토해보던 연구자는 원인 환자(patient zero)라고 명명된 캐나다 승무원들이 HIV 바이러스를 퍼트린 최초 보균자일 가능성이 가장 높다는 것을 발견했다. 1985년에는 미식약청의 승인을 받은 HIV 테스트 도구가 개발되었으며, 1987년에는 HIV를 위한 치료법이 개발되었다. 현재 HIV/AIDS는 여전히 심각한 전염병이지만 발병률이 감소했고 감염환자도 거의 정상적인 수명을 유지하고 있다.
- ***평가:*** 역학적 관점에서 볼 때, 평가는 공중보건계획과 관련된 활동의 효과, 효율성, 영향 등을 결정하는 진행형

과정이다. 즉, 평가는 공중보건 정책이 본래의 의도를 충족하고 비용 측면 등에서 경제적임을 검증하는 체계이다.

- ***상호작용:*** 진정한 공중보건 체계는 다양한 기관과 주체간의 상호작용을 필요로 한다. 공중보건 정책이 고도화됨에 따라, 공중보건 분야로 응급의료서비스를 통합시키는 등 분야 간 통합이 강화되고 있다. 통합 작업에는 기존의 의료 지침, 협약, 양해각서의 개발과 조직간 정보공유 등이 포함된다. 이러한 전략은 국토안보부(DHS)와 국가사고관리체계(NIMS)에 의해 권고된 상호운용성협약과 맞물린다.
- ***정책개발:*** 많은 경우, 역학전문가 및 공중보건전문가 들은 국민의 보건복지에 긍정적인 영향을 미칠 수 있는 정책, 규칙, 규제 등의 개발에 도움이 되는 필요한 전문지식을 갖추고 있다.

응급의료의 공중보건 전략

응급의료와 공중보건간에는 분명한 차이가 있지만, 본질적으로 응급의료는 하나의 공중보건 체계이다. 지난 몇 해 동안 미래를 위한 응급의료체계 운영협약에 기반하여 응급의료와 공중보건 간의 통합 노력이 강화되어왔다.

공중보건 분야에서 응급의료가 수행하는 다양한 역할은 다음과 같다.

- ***건강증진:*** 응급의료서비스 인력은 국민건강에 있어 몇 가지 중요한 역할을 수행할 수 있다. 이는 건강검진이나 예방접종과 같은 1차 예방 전략이다. 이러한 의료서비스로, 응급의료 인력을 이용해 질병 및 손상 예방에 대한 대중교육을 시킬 수 있다. 1차 예방 전략은 고위험 집단이 필요한 의료관리를 받을 수 있도록 더욱 강화될 수 있다. 많은 고령자, 노숙자, 저소득층은 비용이나 교통의 문제로 의료관리를 받지 않는데, 많은 응급의료체계에서는 사회봉사 조직과의 연계를 통해 주기적으로 고위험군을 관리하고 있다.
- ***질병감시:*** 응급의료서비스는 가끔씩 전염병이나 테러활동과 같은 공중보건응급상황에서 가장 먼저 이루어지기도 한다. 응급의료체계는 그 속성상 지역사회에 대한 효과적인 감시체계기능을 한다. 특정 증상이나 손상과 관련된 응급전화가 증가하는 것은 더 큰 공중보건 문제로 확산될 수 있다는 신호이다. 실시간 감시를 하는 몇몇 프로그램이 있다. 예를 들어, 조기경보시계(FirstWatch)는 이상징후가 발생함과 동시에 그 징후의 양상과 추이를 보여주는 실시간 자료분석 서비스를 제공한다. 이러한 조기발견체계는 필요한 조치를 신속하게 취함으로써 시민의 인명과 재산을 보호할 수 있다. 위험요소가 발견될 경우, 조기경보시계(FirstWatch)는 자동적으로 이메일, 무선호출기, 문자, 팩스 등을 통해 공인된 전문의료인력에게 경고메시지를 전송한다. 경고메시지 종류로는 요약된 보고, 차트, 그래프, 지도, 기타 중요한 필수 정보 등이 있다(그림 6-3●).
- ***재난관리:*** 재난관리의 중심에는 응급의료체계가 있다. 재난이 발생하면 임무의 주요 목표는 구조에서 회복으로 전환된다. 응급의료인은 구조나 응급처치에 있어서는 잘 훈련되어 있지만, 회복노력 임무에 대한 준비는 비교적 떨어지는 편이다. 의료적 관점에서 볼 때, 회복노력 임무는 추가적인 질병과 손상에 대한 예방, 재난발생 이후 초기에 안정될 수 있는 손상에 대한 결정적 처치제공 등을 포함한다. 응급의료인은 회복노력 임무에 대한 지원요청을 받을 수 있으므로 이 임무수행에 필요한 지식과 기술 등에 대해 잘 알고 있어야 한다.
- ***손상예방:*** 손상이란 많은 사람들이 "우연히 발생"하는 것이라 믿는 것과는 달리 주변 환경으로부터 알 수 있는 잠재적인 위험요소의 상호작용에 의해 발생하는 경우가 많다. 따라서, 음주운전에 따른 과속(시속 130km) 사고는 우연한 사고가 아니므로, 차량 "사고"(motor vehicle "accident")는 차량 "충돌"(motor vehicle "collision")로 불리어야 된다는 의견이 있다. 즉, 손상의 상당수는 예측이 가능하기 때문에 미리 예방할 수 있다. 응급의료는 손상예방에 있어서 중대한 역할을 수행할 수 있는데, 일반적인 손상예방 전략으로는 아동안전좌석 교실, 자전거안전교육, 음주운전교육프로그램, 금연프로그램, 수영장안전교육 등이 있다.

공중보건과 응급의료체계

환자, 생존자, 혹은 그들의 가족 등을 제외하고 응급구조사만큼 질병과 외상의 여파를 직접적으로 경험하는 사람은 없다. 응급구조사는 매일 예방가능한 손상과 질병의 비극적인 참사를 목격한다. 심지어 최신식 의료장비와 기술을 갖추었다 해도 모든 생명을 구하기는 어려운 일이다. 하지만 응급구조사는 응급현장의 최전선에 있기 때문에 손상예방에 1차적으로 기여할 수 있다.

응급구조사는 일상적으로 심폐소생술과 같은 구명처치를 수행한다. 응급의료인은 공중보건 및 안전의 지킴이로서 일상적 활동의 범위를 넘어 일반시민들을 도우면서 예방가능한 질병과 손상을 사전에 차단시켜야 한다.

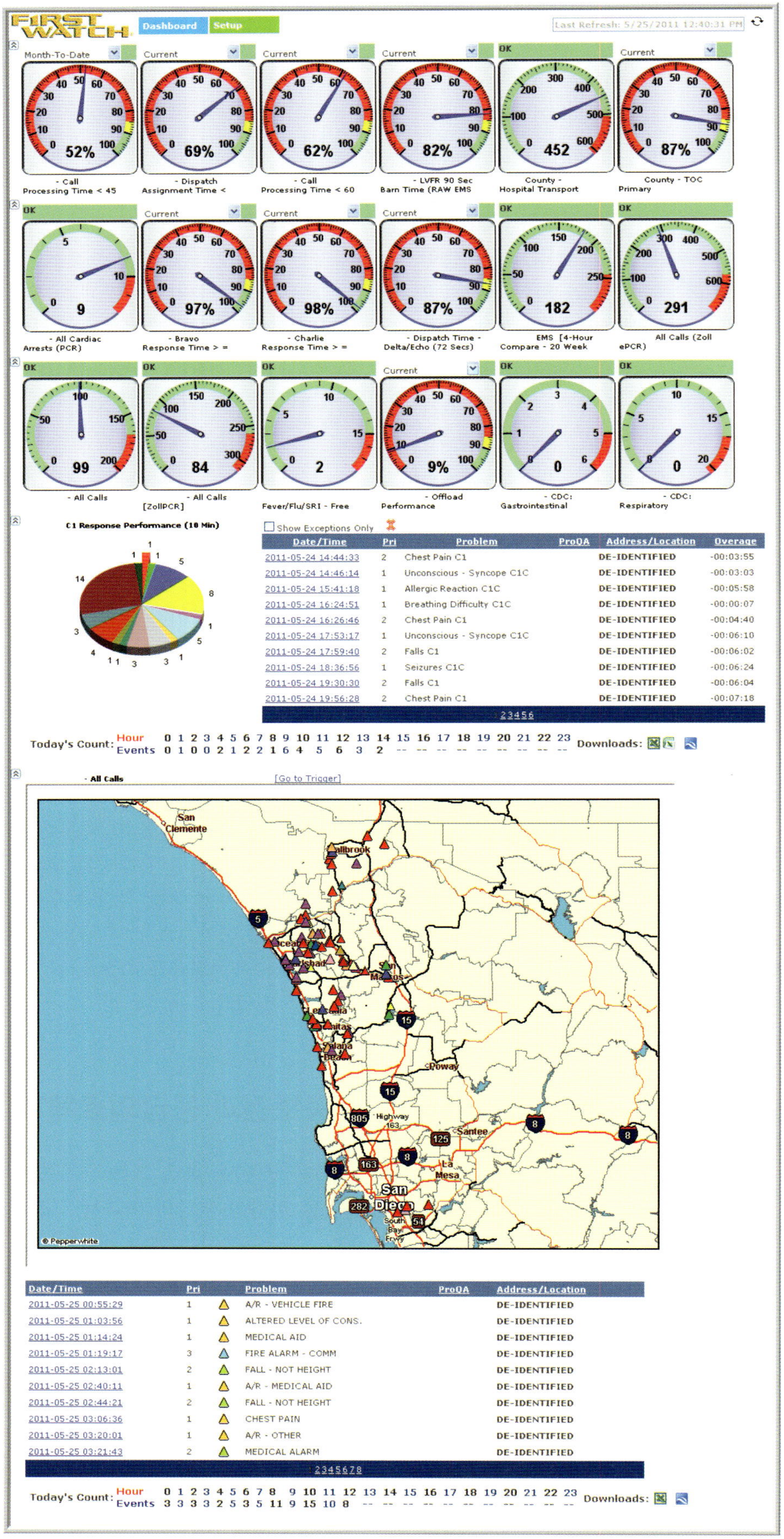

●**그림 6-3** 응급의료서비스는흔히 공중보건 상황의 전조이다. 조기경보시스템 예를 들어, 조기경보시계(FirstWatch)가 제공하는 것은 이제 더욱 일상적인 일들이 되어가고 있다. *(www.FirstWatch.com)*

사람들 속에 광범위하게 분포되어 있는 응급구조사는 자신의 거주지역 인구구성원이 되기도 한다. 응급구조사는 의료소비자의 대변자로서 학교나 기타 지역기관에서 환대를 받는다. 사회의 본보기인 응급의료인은 국가의 손상 발생률감소에 막대한 영향을 미칠 수 있다. 교외지역의 경우, 응급구조사는 가장 의료지식이 많은 전문가일 가능성이 높기 때문에 의료자문을 요청받게 되는 경우가 많다. 60만명이 넘는 응급구조사는 질병 및 손상 예방이라는 전쟁에 있어서 백만대군의 역할을 하고 있다.

조직적인 헌신

응급의료서비스의 조직적인 헌신은 예방활동을 발전시키는데 있어서 대단히 중요하다. 응급의료의 구성원인 응급구조사는 가용자원을 파악하고, 질병 및 손상 예방에 대한 자신의 의무를 잘 알고 있어야 한다.

- ***응급의료인의 보호:*** 응급의료기관의 지도자는 응급상황의 반응, 현장, 이송 등의 안전을 촉진시키는 정책의 실재를 확인하여야 한다. 적절한 표준지침과 개인보호장비를 통해 응급구조사가 혈액매개 및 공기매개감염원이나 환경적 위험요소에 노출되지 않도록 해야 하며, 안전과 복리에 대한 전반적인 노력이 강화되고 지원되어야 한다.
- ***응급의료인의 교육:*** 응급의료인은 예방활동에 대한 참여의 필요성을 이해해야 한다. 모든 구성원의 전 조직적 참여야 말로 예방 프로그램이 성공할 수 있는 핵심이라 할 수 있다. 응급의료체계의 관리자에게는 초기교육과 지속교육 과정을 통해 응급의료인력에게 1차 예방의 핵심을 교육해야 할 의무가 있다. 특정 응급의료교육 및 훈련을 위해 공공/민간 특수단체를 섭외해야 하는 경우도 있다. 응급구조사는 폭력적인 환자나 공격적인 사람에 대한 호신술을 익혀야 한다. 현장 생존술을 교육하는 수업은 모든 응급의료기관에서 제공되고 있다.
- ***데이터 수집:*** 환자의 질병과 손상에 대한 기록을 보관하고 추적, 관리하는 것은 데이터의 추이를 파악하고 예방프로그램의 개발 및 성공률 파악에 핵심적인 역할을 한다. 각 기관은 정보의 관리를 위해 현지, 지역, 주, 연방정부시스템 등으로 데이터를 전송해야 한다.
- ***재정 지원:*** 조직의 내부예산에서 예방전략지원이 최우선순위로 이루어져야 한다. 필요한 경우 외부의 재정지원을 구해야 한다. 대기업은 특별기획행사나 회사행사에서 비상대응 서비스를 조건으로 기부금을 쾌척하는 경우가 많다. 주립고속도로 안전청에서는 아동용 안전좌석, 안전좌석벨트, 음주운전 등 교통관련프로젝트에 재정지원을 해줄 수 있다. 광고업체는 공익안전캠페인 문구나 발표내용 등을 홍보할 수 있도록 광고판을 대여해주는 방식으로 기부를 하는 경우가 있다(그림 6-4●). 지역 병원과의 협력정신 강화를 바탕으로 병원의 소식지나 전단지를 통한 공익안전 홍보효과를 누릴 수 있다. 음주운전을 반대하는 어머니회(MADD)나 청소년보호단체와 같은 지역단체 또한 지역사회 프로그램이나 학교 프로그램을 진행하는데 훌륭한 자원이 될 수 있다.
- ***응급의료인의 권한 부여:*** 예방프로그램의 성공은 결정적으로 응급의료의 최전선에 있는 요원들의 손에 달려있다. 응급의료관리자는 응급의료인의 관심을 키우고 독려하면서 질병 및 손상의 예방활동에 대한 참여를 독려하기 위한 지원을 아끼지 않아야 한다. 또한 경영진은 응급의료관리자의 노력과 성과에 맞는 적절한 보상을 해주어야 한다. 또한 예방프로그램에 대한 임무를 순환시키고 근무시간 외에 예방활동에 기여한 구성원에게는 성과금을 제공하는 것도 하나의 방법이다.

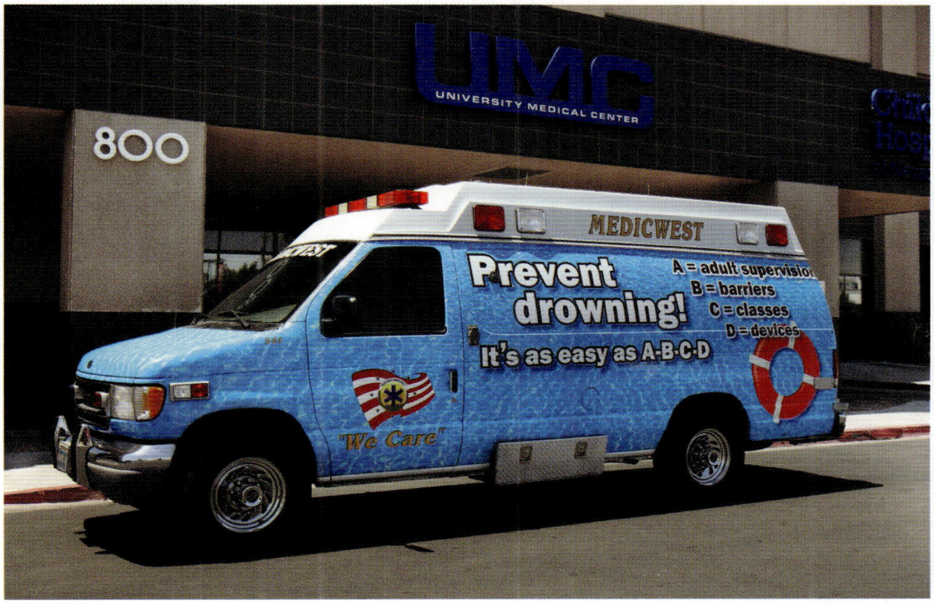

●**그림 6–4** 응급의료단체에서는 공공교육 프로그램을 더욱 적극적으로 육성할 필요가 있다. *(© Dr. Bryan E. Bledsoe)*

응급의료인의 헌신

질병 및 손상 예방은 가정에서 시작되어 직장으로 확대되어야 한다. 응급구조사의 최우선 순위는 자신이 피해를 입지 않는 것이다. 고용주는 안전한 근무환경을 제공할 의무가 있으며, 문서화된 지침과 정책을 통해 응급구조사의 건강과 안전을 보장해야 한다(다음 내용에 대한 자세한 정보는 4장 참조).

표준지침

고용주와 피고용자는 미연방직업안전보건국(OSHA)의 지침에 따라 혈액이나 기타 체액으로부터의 감염예방시 표준지침이 적절하게 사용되었는지를 확인할 의무가 있다. 장갑이나 보안경과 같은 개인보호장비는 응급의료 활동에서 매우 중요한 역할을 할뿐만 아니라 응급구조사에 대한 기본적인 보호기능을 제공한다(그림 6-5●).

체력

응급구조사는 보통 바쁘고 불규칙적인 생활방식 때문에 정상적이고 건강한 일상생활이 무너질 수 있다. 그러므로 응급구조사는 운동, 체질개선, 건전한 사고방식 등의 생활화를 통해 손상의 위험을 최소화하고 전반적인 삶의 질을 개선하려는 노력을 해야 한다. 동료나 팀원에게도 건강한 생활습관을 장려한다. 균형잡힌 식단과 심폐 및 근력 강화훈련을 제공하는 건강증진 프로그램은 에너지의 증가, 면역력 강화, 질병 및 손상의 예방효과 등이 있다.

응급구조사는 들기와 옮기기 기술이나 허리보호 안전프로그램에는 주기적으로 접할 수 있지만, 허리손상은 여전히 응급구조사의 가장 많은 장애원인이 되고 있다. 신체손상, 경직상태, 통증 등을 예방하는 들기와 옮기기 기술을 익히는데 최선을 다한다.

스트레스 관리

응급구조사를 포함한 현대의 의료인력은 자신들의 생활에서 겪는 스트레스를 통제하고 관리하는 방법을 알아야 한다. 아무리 건강한 사람도 개인의 삶, 가족, 일 사이의 균형을 맞추기는 쉽지 않다. 자신의 한계를 알고 필요하다면 적절한 휴식을 취하며, 스트레스를 완화시킬 수 있는 취미를 만들어본다. 일에 너무 스트레스를 느낄 경우, 몸살이나 불화가 발생하지 않도록 관리자와 미리 상의한다. 균형잡힌 운동과 식단을 유지하고 건전한 활동을 통해 스트레스를 관리한다.

전문가의 도움

응급구조사는 전문가 상담을 받는 것에 대해 수치스러워할 필요가 없다. 응급구조사는 환자를 평가하고, 처치하기

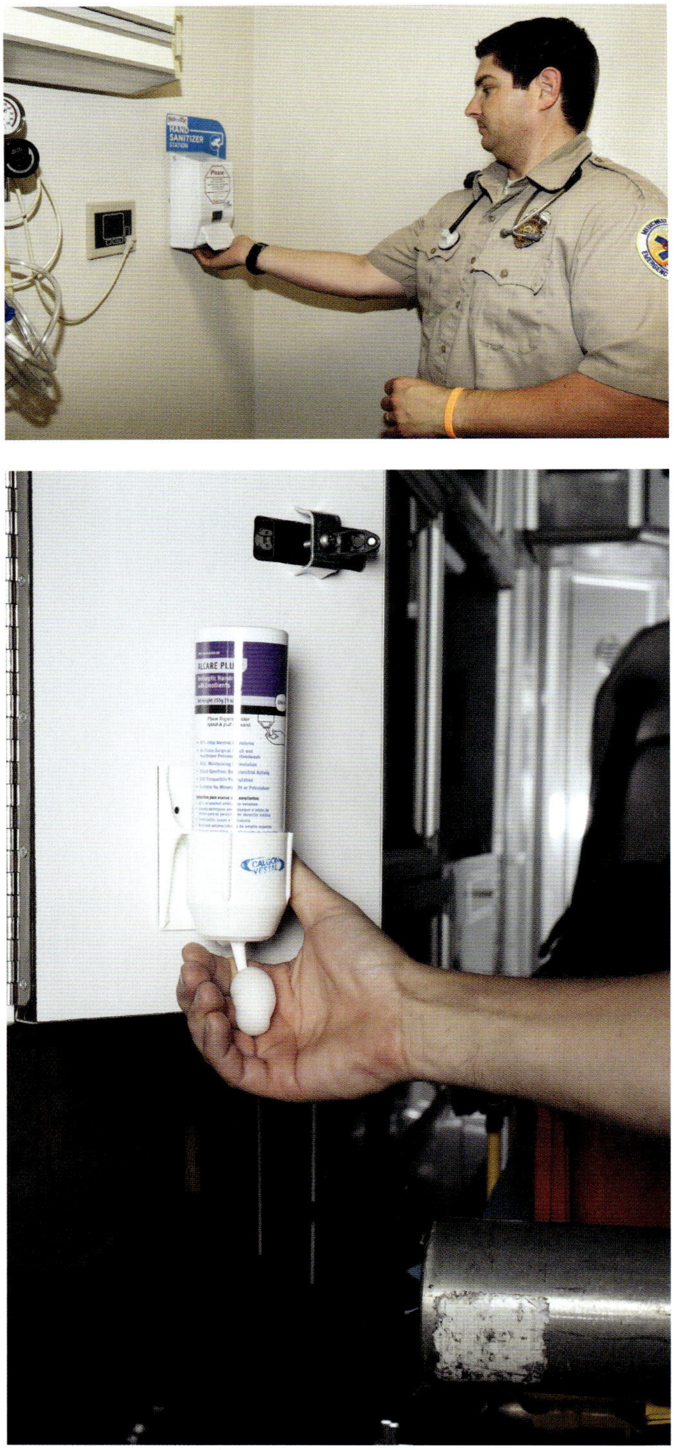

●그림 6-5 질병예방은 의료전문인력으로부터 시작된다. *(Top Photo: © Dr. Bryan E. Bledsoe)*

위한 요청을 받으며, 힘든 삶의 시간을 보내게 되고, 비극적인 사고, 질병, 사망, 좌절의 순간들을 일상적으로 접하게 된다. 응급구조사도 일반인과 같은 스트레스를 받으며, 비슷한 감정을 느끼는 사람들이고, 질병과 손상에서 자유롭지 못하다는 점을 알아야 한다. 일이나 인생 자체가 버거워질 때는 전

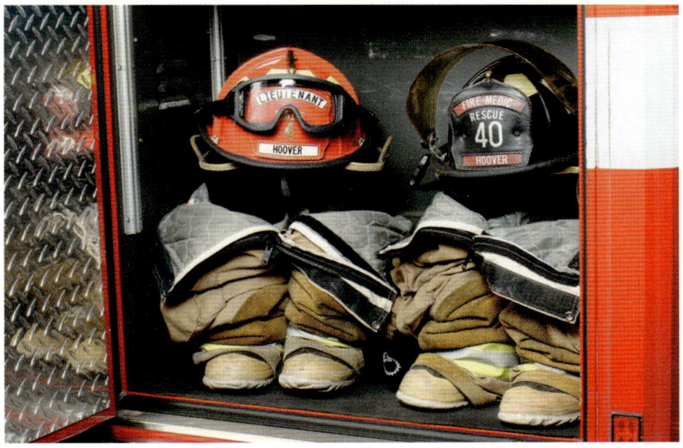

●그림 6-6 모든 응급구조사는 안전장비를 적절하게 사용할 수 있도록 언제든지 최상의 상태로 유지시켜야 한다.

문가의 상담을 받는 것도 한 방법이 될 수 있다. 응급구조사의 고용주 중 상당수는 직원보조 프로그램을 통해 상담, 스트레스관리, 영양관리, 건강생활관리, 전반적인 건강증진서비스 등을 제공한다. 이러한 프로그램으로 도움을 받는 것은 생활의 위기나 스트레스를 풀어나가는 좋은 기회가 되기도 한다.

안전운전

안전운전은 응급구조의 핵심적인 요소이다. 구급차량 운전자는 교통법을 잘 이해하고 준수해야 하고, 음주운전을 해서는 절대 안되며, 항상 안전좌석벨트를 착용해야 한다. 또한 구급차의 기능과 제한점을 잘 이해하고, 기상 및 도로상태를 감안하여, 모든 교통상황에 신속하게 대응한다. 구급차의 안전운전은 오직 경고장치의 효과적인 사용과 방어운전의 생활화를 통해서만이 실현될 수 있다.

현장안전 확인

최우선 순위는 항상 안전이다. 구급팀이 현장으로 출동하는 경우, 현장도착 전에 접수된 사고관련 정보를 평가하고 현장에서 필요하게 될 대응조치와 장비에 집중한다(그림 6-6●). 위험이 예상되는 현장에 섣불리 접근하지 말고, 경찰이 도착한 뒤 현장안전을 확보할 때까지 기다린다. 현장에 도착하면 환자를 병원으로 이송시키기에 가장 가깝고 편리한 곳에 구급차를 정차한다. 교통량, 도로상태, 기타 위험요소 등을 고려한다. 교통통제는 주로 현지 경찰의 임무에 해당하는데, 심각한 차량충돌 사고현장에서의 가장 안전한 교통통제 방법은 모든 차량을 정지시킨 뒤 다른 길로 우회시키는 것이다. 이것이 환자, 현장주변 행인, 구조요원 등 모두의 안전을 위한 방법이다.

공업단지, 화학공장, 우범지대와 같은 고위험 지역으로 출동을 하는 경우는 특별히 유의할 필요가 있다. 응급구조사는 자신의 안전에 주의를 기울인다. 적절한 보호가 없거나 특정 위험요소를 통제하는 특수훈련을 받지않은 경우, 위험지역으로는 절대 진입하지 않는다. 필요한 경우 유해물질 제거반과 같은 특수구조팀을 요청한다. 가정폭력이나 여타 범죄와 같은 상당한 위험이 예상되는 현장에는 경찰의 도움을 요청한다.

현장안전이 확보된 경우, 안전을 위해 야광복을 착용한다. 표준지침을 준수하고 자신의 안전을 고려하면서 환자에게 접근한다. 손상기전이나 질병의 속성을 평가하고 현행 의료지침에 따라 환자를 치료한다.

환자에 대한 처치를 마치고 이송결정이 내려진 경우, 출발하기 전에 모든 팀원이 안전한지를 확인하고, 동료대원은 차밖에서 차량의 모든 문이 안전하게 닫혔는지를 확인한다. 환자는 구급차의 들것에 최소한 3개의 고정끈과 필요시 어깨고정끈을 추가로 고정시키며, 환자의 가족이 함께 가는 경우 구급차 앞칸의 조수석에 앉게 하고 안전벨트를 착용시킨다. 환자관리 요원을 포함한 모든 응급요원은 구급차가 이동하는 동안 안전벨트를 착용하여야 한다.

지역사회에서의 예방

공중보건의 구성요소로서 응급의료는 응급구조사의 질병 및 손상 예방뿐만 아니라 일반시민의 질병 및 손상 예방에 대한 의무를 지닌다. 응급구조사는 다음과 같은 다양한 상황에서 적절하고도 효과적인 방법으로 예방할 수 있다.

예방 분야

영아 및 소아

부적절한 출산전 관리로 인해 매년 29만명에 달하는 영아는 체중이 2.5kg인 상태로 태어난다. 저체중은 영아의 부실한 건강에 대한 핵심지표가 되는데, 지나치게 낮은 저체중의 영아는 생후 1년 안에 사망할 확률이 높다. 연간 4천명 이상의 영아가 저체중 및 미숙아 상태로 사망하고 있다. 이중 생존하는 영아조차도 2~5%는 장애를 겪고, 체중은 1.5kg도 안 나가지만 생존한 영아 중 1/4은 정신지체, 뇌성마비, 발작증세, 시각장애 등과 같은 심각한 장애를 겪는다.

소아 사망자 중 1/3은 손상이 그 원인으로 작용한다. 물론 손상건수 자체도 사망건수를 훨씬 초과한다. 소아 치명상의 흔한원인은 차량충돌, 자전거사고, 화상, 낙상, 총기사고 등이 있다. 일반적으로 손상은 총기사고나 폭행사고와 같은 고의성 사고, 차량충돌 같은 비고의성사고, 그리고, 학대와 같

내용 요약

▶ 응급의료서비스가 활성화 될 수 있는 예방 분야

- 영아 및 소아
- 차량충돌
- 노인환자
- 근로 및 여가활동의 위험요소
- 약물
- 조기퇴원

은 손상형태인 의심되는 비고의성 사고로 구분된다.

차량충돌의 경우, 소아는 충격에 의해 튕겨져 나가기 쉽다. 소아의 두부는 신체에 비해 면적이 넓기 때문에, 안전제어장치를 하지않은 소아는 차량충돌시 튕겨나가 앞 유리창에 머리를 들이받거나 차량 밖으로 날아갈 수도 있다. 12세 이하의 아동은 뒷좌석에 앉히는 것이 가장 좋은데, 차량이 충돌할 경우 뒷좌석에서 안전벨트를 착용하고 있을 때가 가장 손상이 적다. 자동차 안전좌석, 좌석안전벨트는 제대로 사용될 경우 모든 사람의 탑승자를 심각한 손상으로부터 예방할 수 있다. 좌석안전벨트와 함께 탑승자의 생명을 구하는 목적으로 고안된 에어백(올바르게 부딪힌)은 운전자와 승객을 보호한다.

진입로나 주차장에서 후진하는 차량에 의해 손상을 입는 영유아가 많다. 차량에 받히는 5~9세 정도의 소아는 도로 앞으로 튕겨나가는 것이 보통인데, 자전거를 타는 경우는 차량, 고정된 물체와의 부딪힘 등으로 인해 튕겨나가면서 손상을 입게 된다. 자전거손상 중 가장 심각한 손상은 사망이나 영구적 뇌사를 유발할 수 있는 두부손상이다. 자전거 안전프로그램은 헬멧의 사용과 안전운전을 장려하면서 자전거손상을 완화시킬 수 있다.

낙상은 6세 이하의 유아에게 가장 자주 발생하는 손상유형이다. 매년 200명에 달하는 아동이 낙상으로 인해 사망하고 있으며, 화재 및 화상 손상은 영유아에게서 가장 빈번하게 발생한다. 화상의 대부분은 아동이 뜨거운 주전자손잡이를 잡다가 주전자를 엎는 실수로 인해 발생한다.

미디어와 인터넷 시대가 도래한 지금 소아와 청소년은 범람하는 정보의 홍수 속에서 살기 때문에 성인과 별 차이 없는 스트레스에 노출되는 경우가 많다. 때때로 스트레스는 버티기 힘들 정도로 과도하게 작용하기도 하는데, 최근들어 가장 우려스러운 현상 중 하나는 날이 갈수록 심각해지는 청소년 폭력이다. 청소년폭력은 자해, 집단폭력, 폭행 등의 형태로 나타난다. 또한 총기에 대한 접근성이 소아에게까지 확대되면서 총기손상이 증가하고 있다. 소아나 청소년이 총기를 가지고 학교에 가면서 총기손상 및 사망건수가 증가하고 있다. 총기사고로 인한 사망건수는 1953년 이래 두 배로 증가했다. 총기로 인한 사망 중 약 15%는 총기의 잘못된 사용이나 안전조치에 대한 부주의로 인해 발생한 비고의성 사고이다.

차량충돌

여러 해 동안 응급의료산업과 법집행 기관은 트럭을 비롯한 차량의 충돌을 차량충돌사고(MVC: Motor Vehicle Accident)라 불리어왔다. 그러나 "사고"라는 용어는 충돌사건의 정황을 정확하게 설명하지 못한다. 우연히 제3의 요소로 발생하는 충돌이 그렇게 많지 않다는 현실을 고려한다면, 오히려 차량 "충돌"(Motor Vehicle "Collision")이라는 용어가 더 정확할 수 있다. 그러한 충돌사고는 비고의성 손상으로 인한 사망 중 절반 이상을 차지한다. 알코올섭취 또한 차량충돌로 인한 사망 중 50% 이상을 차지하는 요인이다.

노인 환자

낙상은 75세 이상 인구에서 가장 자주 발생하는 예방가능한 손상이다. 반사신경, 시각, 청력의 감퇴와 관절염으로 인해 노인 환자는 낙상에 대한 위험도가 높다. 고령자일수록 골격이 약화되고 부서지기 쉬우므로 낙상은 골절로 이어지는 경우가 많다. 노화에 따라 뇌는 두개골 내부로 연결된 혈관이 위축되거나 늘어지게 되므로, 낙상할 경우 머리를 바닥이나 다른 물체에 부딪히게 되며, 이에 따라 두개골 내부는 심각한 출혈을 유발할 가능성이 더 많아진다.

대부분의 노인환자는 인지력이 있고 논리적인 편이지만, 일부는 어느 정도의 치매를 겪는 경우도 있다. 알츠하이머 질환은 노인환자가 겪을 수 있는 증상 중 극히 일부에 불과하다. 노화에 따른 혼란증세로 인해 집에서 먼 곳에서 방황을 하거나, 도로에서 걸어 다니는 등 위험한 행동을 보일 수도 있다.

근로 및 여가활동의 위험요소

근무지의 경우, 전체 장애성손상 중 허리손상은 22%를 차지하며,눈, 손, 손가락 등의 손상도 22%를 차지한다. 심지어 가장 조용한 사무실 환경에서도 위험요소를 발견할 수 있다. 겉으로 안전해 보이는 장소에 잠재된 위험을 과소평가해서는 안 된다. 근무환경에는 복사기, 전선, 잘못된 배선, 부실공사 등 다양한 위험요소가 도사리고 있다.

스포츠 손상은 레저활동이 인기를 얻어가면서 전 연령대에서 흔하게 나타나고 있다. 축구, 미식축구, 야구, 달리기, 등산, 자전거타기 등은 골절, 탈구, 염좌, 좌상 등을 유발할 수 있는 인기 스포츠종목이다.

약물

질병이나 손상이 발생하고 치료방안이 마련되었을 경우, 약물은 중요한 역할을 한다. 하지만 약물은 너무 많거나, 너무 적거나, 위험한 조합으로 혼합되는 등 부적절하게 투여되면서 심각한 의료문제를 유발할 수도 있다. 약물은 반드시 처방자가 환자에게 투여해야 하며, 정해진 지시사항대로 보관되어야 하고, 처방전에 따라 지속적으로 투여되어야 한다. 이때 환자는 의사의, 약사의, 그리고 정해진 지시사항 등을 반드시 따라야 한다.

조기퇴원

보건기관이나 의료보험회사와 같은 의료관리조직에서는 환자의 입원기간을 단축시키려 하며, 병원, 응급의료시설, 기타 외래환자시설 등에서의 조기퇴원을 요구하는 경우가 많다. 이러한 정책으로 인해 질병이 완치되지 않은 상태로 집에서 요양하는 환자의 수가 늘어나고 있다. 이러한 환자는 119 전화를 통해 보존적치료나 치료를 요청할 수도 있다.

예방전략의 실행

다음은 응급구조사가 실행할 수 있어야 하는 예방전략이다.

- ***구급팀의 안전확보:*** 최우선순위는 자신과 동료대원의 안전이라는 것을 명심한다. (당신이나 동료대원이 질병이나 손상을 입을 경우 환자에게 도움이 될 수 없다.) 이후에는 환자와 주변사람 순으로 안전을 확보해야 한다. 가능한 범위 내에서 그리고 훈련받은 범위 내에서 최대로 안전한 작업공간을 확보한다. 현장에서 위험요소나 추가 위험 가능성이 있을 경우, 상황을 안정시키기 위해 신속하고 적절한 조치를 취한다. 필요한 경우 주저하지 말고 지원팀이나 경찰인력을 요청한다.
- ***현장위험요소의 발견:*** 응급의료인의 질병 및 손상이나 환자의 추가적인 질병과 손상예방을 위해 현장에 진입하기 전에는 현장평가를 통해 위험요소를 제거한다. 주변 환경을 항상 의식한다. 응급구조사, 동료, 혹은 환자에게 해를 끼치려 하는 사람은 없는가? 환자에게 가해진 손상기전은 응급구조사에게도 위험할 수 있는가? 주변에 위험물질은 없는가? 범죄가 발생하지 않았는가? 구조적인 위험요소는 없는가? 미처 대비하지 못했던 급격한 온도요인이 있는가? 현장안전이 확보되지 않고 즉각적인 위험이 있는 경우, 현장에서 즉시 대피하고 지원을 요청한다.
- ***환자처치 결과의 기록:*** 환자에 대한 응급처치가 끝날 때마다 그 결과를 기록한다. 응급의료서비스 환자기록 양식은 연구자의 편의와 향후 예방프로그램의 실행을 위해 손상 예방의 구체적 정보를 기입할 수 있도록 구성되어 있다. 이러한 양식 작성시 반드시 포함시켜야 할 사항은 구급팀의 현장도착시 현장상태와 현장에서의 환자처치에 대한 가장 정확한 결정요인인 손상기전인데, 이는 고의성 혹은 비고의성 손상 판단에 주요근거가 된다. 또한 위험한 현장을 어떻게 극복할 수 있는지에 대한 기록도 남겨야 한다. 응급상황에 출동하던 도중 보호장비가 사용되었거나 혹은 사용되지 않은 경우, 해당 사실로 기록되어야 한다(그림 6-7●).
- ***현장교육의 실시:*** 교육의 적기를 십분 활용하면 미래의 응급대응업무를 감소시킬 수 있다. 효과적인 상호소통을 위해서는 상대방의 신뢰를 얻는 것이 선결조건이라는 점을 기억하며, 항상 객관적이고 섣불리 평가하려 들지 않는 온화한 느낌을 심어준다. 상대방에게 앞으로 비슷한 응급상황이 재발되지 않도록 하기 위한 방법을 설명하고 필요한 경우 보호장비의 사용법을 알려준다.
- ***지역사회 가용자원에 대한 파악:*** 의료적 필요에 맞추어 환자를 처치하는 것만으로는 충분하지 않는 경우가 있다. 환자의 심리적인 필요를 발견하고 충족해야 할 경우도 있으며, 환자를 한 명의 "고객"으로 보는 것이 효과적일 경우도 있다. 환자가 필요로 하는 바를 파악하고 최대한 보조를 하는 것이 바람직하다. 환자는 출산전 관리시설, 의식주 등을 해결해주고 정신적안정이나 상담 등을 해주는 사회봉사단체, 여타 시설 등 외부기관으로 옮겨줄 것을 요구할 수 있다. 현지 응급의료체계의 지침에 따라 전문병원, 응급처치센터, 기타 대안적 형태의 의료시설 등으로의 전원 혹은 이송이 허용될 수도 있다. 또한 현지아동양육시설의 허가 혹은 미허가 현황을 파악한다. 아동양육시설에서 발생할 수도 있는 손상 혹은 질병에 대비하여 부모로부터 치료 및 이송에 대한 사전동의를 얻도록 한다. 항상 현행 의료지침을 준수하고 아동폭행을 발견하는 즉시 적절한 아동보호기관에 신고한다. 아동폭행의 발견 및 보고에 대한 해결책을 원활하게 도출할 수 있도록 사

문화적 고려사항

고령층과 빈곤층

연구에 따르면 응급의료서비스 신고의 발생빈도는 빈곤층이나 고령층이 많은 지역일수록 높게 나타난다. 응급구조사는 직업의 일부분으로서 이러한 점은 시사하는 바가 크다는 사실을 알아야 한다.

내용 요약

▶ 응급의료인의 예방전략
- 구급팀의 안전확보
- 현장위험 요소의 발견
- 환자치료 결과의 기록
- 현장교육의 실시
- 지역사회 가용자원에 대한 파악
- 지역사회 요구사항에 대한 평가

MESA FIRE DEPARTMENT EMS ENCOUNTER FORM

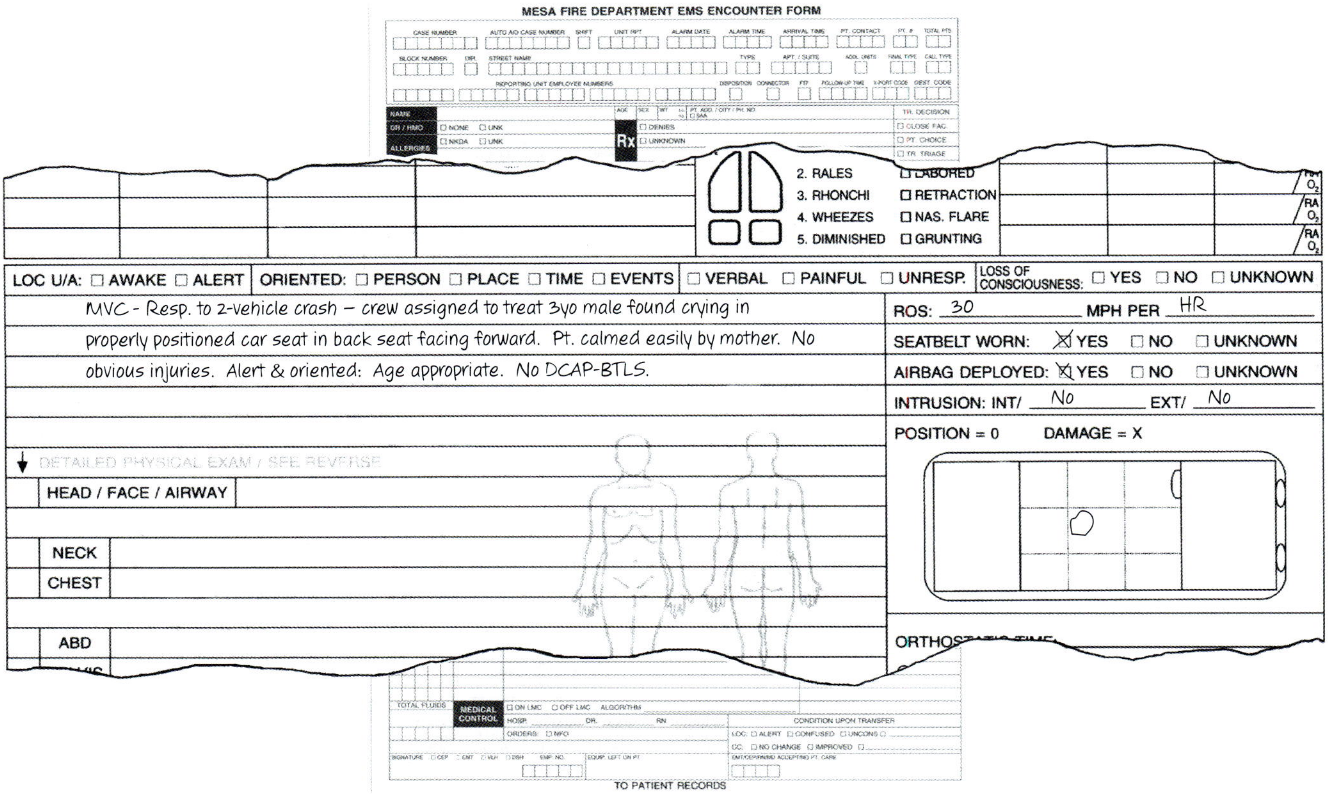
2. RALES ☐ LABORED
3. RHONCHI ☐ RETRACTION
4. WHEEZES ☐ NAS. FLARE
5. DIMINISHED ☐ GRUNTING

LOC U/A: ☐ AWAKE ☐ ALERT | ORIENTED: ☐ PERSON ☐ PLACE ☐ TIME ☐ EVENTS | ☐ VERBAL ☐ PAINFUL ☐ UNRESP. | LOSS OF CONSCIOUSNESS: ☐ YES ☐ NO ☐ UNKNOWN

MVC - Resp. to 2-vehicle crash – crew assigned to treat 3yo male found crying in properly positioned car seat in back seat facing forward. Pt. calmed easily by mother. No obvious injuries. Alert & oriented: Age appropriate. No DCAP-BTLS.

ROS: 30 MPH PER HR

SEATBELT WORN: ☒ YES ☐ NO ☐ UNKNOWN

AIRBAG DEPLOYED: ☒ YES ☐ NO ☐ UNKNOWN

INTRUSION: INT/ No EXT/ No

POSITION = 0 DAMAGE = X

DETAILED PHYSICAL EXAM / SEE REVERSE

HEAD / FACE / AIRWAY

NECK

CHEST

ABD

TO PATIENT RECORDS

●그림 6-7 1차/2차 손상예방의 기록 예시

회복지자원에 대한 지침개발을 고려한다.

- ***지역사회 요구에 대한 평가:*** 모든 지역사회마다 질병 및 손상 예방에 대한 독자적인 접근법을 개발해야 한다. 공식적인 요구평가는 우선순위를 설정하는데 큰 도움이 된다. 다음 중에서 자신의 지역사회에 이미 마련된 혹은 개발이 필요한 사항을 확인한다.
  - 소아 독감예방접종
  - 출산전 관리 및 육아상담 시설
  - 노인환자 의료시설
  - 방어운전 교실
  - 직장내 안전교육과정
  - 건강센터(지역 병원이나 보건단체의 후원을 받는)
  - 응급구조사의 직장 인터넷 홈페이지에 게시된 예방정보

이는 응급구조사의 조직에 유용한 몇 가지 정보에 불과하다. 지역사회의 모든 구성원과 사회를 구성하는 인종, 문화, 종교적 계층은 필요 및 요구, 이에 최적화된 접근법 등에 영향을 미친다. 또한 학습장애자나 신체장애자에 대한 파악을 할 필요가 있다.

문화적 고려사항

위험군에 대한 예방접종

위험군에 대한 예방접종을 통해 많은 질병이 예방될 수 있다. 질병통제예방센터(CDC)와 기타 다른 기관에서는 소아와 예방가능한 질병의 위험군을 위해 예방접종 권고목록을 최신화하여 발표하고 있다. 하지만 일부 환자는 여러 이유로 생명을 구할 수 있는 예방접종을 받으려 하지 않는다. 이러한 현상은 불법이민자의 수가 많은 지역사회일수록 더욱 두드러진다. 불법이민자는 이민청에 자신의 불법거주 사실이 보고되어 본국으로 강제송환 될 수도 있다는 두려움에 필요한 치료를 받지 않는 경우가 많다. 이러한 유형의 사람들은 예방접종을 통해 예방이 가능한 질병에 걸릴 확률이 높다.

많은 지역에서 응급구조사는 지역사회를 위한 보건증진 차원에서 예방접종을 제공하고 있다. 일반의료시설에서의 예방접종을 꺼려하는 사람들은 응급의료팀이 제공하는 일회성 예방접종을 선호한다는 사실이 알려져 있다. 그렇기 때문에 응급구조사는 응급의료의 공익적 이미지를 통해 기존의 방식으로는 접근할 수 없었던 특정계층에게 예방접종을 제공할 수 있다. 예방이 최선의 치료라는 점을 항상 기억한다.

요약

응급의료서비스를 담당하는 각 구성원들은 동료, 지역사회의 보건증진, 그리고 질병 및 손상 예방 등에 대한 책임을 지니고 있다. 응급의료서비스는 치료 및 이송에 그치는 기존의 의료관행에서 탈피하여 예방의 차원까지 확대하는 소방서비스의 본보기를 따르고 있다. 이미 응급의료서비스를 통해 기본응급처치 및 심폐소생술 교실, 감염병예방 교실, 안전운전 교실, 아동용 안전시트사용 교실, 수영강습 등과 같은 다양한 프로그램들이 시민들에게 제공되고 있다. 응급구조사는 모두가 예방가능한 질병과 손상을 사전에 예방할 수 있도록 지역사회와의 새롭고 참신한 협력관계를 구축해야 한다. 만일 우리들이 단 하나의 손상이나, 장애성 질환, 혹은 운명적인 사망 등을 예방할 수만 있다면 이는 매우 가치있는 노력이 될 것이다.

현장 출동 후 결과 분석

날씨가 화창한 토요일 아침 출근길에 감독자가 당신을 문에서 반갑게 맞이한다. 그는 신나는 표정을 지으며 "방금 응급의료서비스 주간(EMS Week)에 대한 예산승인을 받았다네. 우리 부서장님과 나는 자네가 올해의 행사를 담당할 적임자라고 동의했어"라고 하면서, 감독관은 질병 및 손상 예방활동에 더욱 활발한 조직적 참여가 필요하고, 이러한 목적달성을 위해 응급의료서비스 주간만큼 완벽한 행사는 없다고 말한다. 당신은 제안을 받아들이고 행사 담당자 역할을 맡는다. 감독자는 "여기 올해 예산안과 작년 및 올해의 준비자료가 있네. 오늘 근무시간이 끝날 때까지 예비계획안을 짜오게"라고 말하면서 자기 사무실로 돌아간다. 당신은 자료가 담긴 봉투를 들고 근무하러 간다.
한 두 시간이 지난 후 당신은 동료와 함께 최고의 행사를 진행시키기 위한 방안 마련 대책회의를 한다. 동료대원은 "우리가 예방활동을 담당해야 하는 것에 대한 사고방식 자체를 이해할 수 없다"고 하면서"예방은 공중보건관계자들이나 하는 일이지 나 같은 응급구조사가 할 일은 아니다. 예방에 낭비할 시간이 없다"라고 말한다. 이제 막 대학을 졸업한 다른 응급구조사는 이러한 대화에 끼어 들면서 "모든 손상과 질병이 예방되었다면, 저희는 다 실직했겠지요. 응급구조사 자격증 하나 취득하려고 그 고생을 했는데 실직 당하기는 싫습니다"라고 말한다. 당신은 의자에 등을 기대면서 이번 행사가 상당히 어려운 작업이 될 것 같다는 생각에 잠긴다.

1. 두 응급구조사의 주장에 대해 당신은 어떻게 반박할 것인가?

2. 예방이 응급구조사의 중요한 의무 중 하나인 이유는 무엇인가?

3. 현재 자신이 거주하고 있는 지역사회에 필요한 질병 및 손상 예방프로그램을 위한 10개의 방안을 제시 해 보자.

이 책 뒷부분에 제시된 해설을 참고한다.

복습 문제

1. 손상, 질병, 기타 건강관련 사건의 발생빈도, 분포도, 원인 등에 영향을 미치는 요인에 대한 연구를 _______이라고 한다.
   a. 물류관리
   b. 통계수집
   c. 역학
   d. 병태생리학

2. 고의성 손상은 모든 사고성 손상의 ______을/를 차지한다.
   a. 1/4
   b. 1/3
   c. 2/3
   d. 1/2

3. 손상이나 질병 발생 이후 추가적인 문제를 예방하기 위한 재활활동을 _______이라고 한다.
   a. 1차 예방
   b. 3차 예방
   c. 2차 예방
   d. 가르침의 순간

4. _______의 지침에 따라 고용주와 피고용자는 표준지침에 대한 책임을 진다.
   a. DOT
   b. FEMA
   c. OSHA
   d. HIPAA

5. 병원전 의료요원들에게 들기와 옮기기 기술, 허리보호 안전프로그램 등이 주기적으로 제공되고 있지만, 응급구조사에게여전히 최대의 장애발생 요인으로 작용하고 있는 것은 _________이다.
   a. 낙상
   b. 허리손상
   c. 두부손상
   d. 흉부손상

6. _________은 75세 이상의 인구에서 가장 자주 발생하는 예방가능한 손상이다.
   a. 화상
   b. 낙상
   c. 차량충돌
   d. 두부손상

이 책 뒷부분에 제시된 해답을 참고한다.

참고문헌

1. Public Health Law Research Program. *Public Health Law Research*. Available at: http://www.publichealthlawresearch.org/about-us.
2. Jaslow, D., J. Ufberg, and R. Marsh. "Primary Injury Prevention in an Urban EMS System." *J Emerg Med* 25 (2003): 167–170.
3. Shilts, R. *And the Band Played On: Politics, People, and the AIDS Epidemic*. New York, NY: Stonewall Inn Editions/. Martins Press, 2000.
4. National Highway Traffic Safety Administration. *Emergency Medical Services: Agenda for the Future*. Available at: http://www.nhtsa.dot.gov/people/injury/ems/agenda/.
5. Yancey, A. H., 2nd, R. Martinez, and A. L. Kellermann. "Injury Prevention and Emergency Medical Services: The 'Accidents Aren't' Program." *Prehosp Emerg Care* 6 (2002): 204–209.
6. Weiss, S. J., R. Chong, M. Ong, A. A. Ernst, and M. Balash. "Emergency Medical Services Screening of Elderly Falls in the Home." *Prehosp Emerg Care* 7 (2003): 79–84.
7. Maguire, B. J., K. L. Hunting, G. S. Smith, and N. R. Levick. "Occupational Fatalities in Emergency Medical Services: A Hidden Crisis." *Ann Emerg Med* 40 (2002): 625–632.
8. Streger, M. "Keeping Kids Safe: Injury Prevention Programs in EMS." *Emerg Med Serv* 36 (2002): 24.
9. Mosesso, V. N., Jr, C. R. Packer, J. McMahon, T. E. Auble, and P. M. Paris. "Influenza Immunizations Provided by EMS Agencies: The MEDICVAX Project." *Prehosp Emerg Care* 7 (2003): 74–78.

추가문헌

Angle, J. S. *Occupational Safety and Health in the Emergency Services,* 2nd ed. Florence, KY: Delmar/Cengage Learning, 2004.

Sachs, G. M. *The Fire and EMS Department Safety Officer.* Upper Saddle River, NJ: Pearson/Prentice Hall, 2001.

chapter 7

병원전처치의 의료/법적 문제

Medical/Legal Aspects of Prehospital Care

Bryan Bledsoe, DO, FACEP, FAAEM, EMT-P
Wes Ogilvie, MPA, JD, LP

단원 표준

준비 (의료/법/윤리)

학습 역량

응급의료체계, 응급구조사의 안전과 안녕, 의료법적 및 윤리적 쟁점에 대한 지식을 통합함으로써 응급의료인력, 환자, 지역사회의 보건을 증진한다.

학습 목표

최종 목표

응급의료 실무에서 의료/법적 문제를 인식하고 적절히 대응할 수 있다.

수행 목표

최종 목표를 달성하기 위해 다음 사항은 필수적이다.

1. 핵심 용어를 숙지한다.
2. 응급구조사의 법적, 윤리적, 도덕적 의무를 설명한다.
3. 법의 4가지 기본요소를 설명한다.
4. 민법과 형법의 차이를 구분한다.
5. 응급의료업무에 적용될 수 있는 불법행위의 개념을 설명한다.
6. 민사소송에서 발생하는 일을 설명한다.
7. 다음과 같은 법 개념이 응급의료 업무에 적용되는 과정을 설명한다.
   a. 의료행위의 범위
   b. 면허교부와 인증
   c. 자동차 관련법
   d. 필수보고 요구 사항
   e. 응급구조사를 위한 법적 보호
   f. 고용법
8. 특정상황에서 과실 주장에 필요한 요소가 있는지의 여부를 판단한다.
9. 과실 주장에 대한 응급구조사의 보호방법을 설명한다.
10. 다음과 같은 특수한법적 책임 사항을 설명한다.
    a. 의료지도
    b. 사용자 책임 원칙
    c. 시민권

  d. 비번시 업무
  e. 기도관리 문제
  f. 제압조치 문제
11. 환자의 비밀과 사생활을 보호하고 HIPAA를 준수하는 조치를 취한다.
12. 명예훼손 주장을 초래할 수 있는 서면이나 구두 진술을 피한다.
13. 다양한 상황에서 적용하는 환자 동의의 형태를 선택한다.
14. 다양한 상황에서 동의의 거절과 철회 문제를 관리한다.
15. 다양한 상황에서 문제 환자를 관리한다.
16. 전문가적 경계를 유지한다.
17. 유기, 폭행, 구타, 불법 감금, 과도한 완력 사용 주장을 초래할 수 있는 상황을 피한다.
18. 다양한 상황에서 사전의료의향서(소생술포기지시 포함), 장기 기증, 그리고 보류 또는 말기 소생 결정 관련 문제를 관리한다.
19. 범죄 가능성이 있는 현장에서 증거 훼손을 피할 수 있도록 적절하게 행동을 한다.
20. 완벽한 기록의 요소를 설명한다.

핵심 용어

유기(abandonment)
실질적 피해(actual damages)
행정법(administrative law)
사전의료의향서(advance directive)
폭행(assault)
구타(battery)
직무 태만(breach of duty)
민법(civil law)
시민권(civil rights)
관습법(common law)
법적능력(competent)
비밀유지(confidentiality)
동의(consent)
헌법(constitutional law)
형법(criminal law)
명예훼손(defamation)
소생술포기지시(Do Not Resuscitate (DNR)order)
직무 수행의 의무(duty to act)
독립된 미성년자(emancipated minor)
고용법(employment laws)
흥분성 섬망증후군(excited delirium syndrome(ExDS))
명시적 동의(expressed consent)
불법감금(false imprisonment)
선한 사마리아인법(Good Samaritan laws)
환자 사생활 및 비밀보장에 관한 법률(Health Insurance Portability and Accountability Act (HIPAA))
면책(immunity)
묵시적 동의(implied consent)
설명된 동의(informed consent)
고의적 불법행위(intentional tort)
사생활 침해(invasion of privacy)
비자의적 동의(involuntary consent)
국회법(legislative law)
법적책임(liability)
(문서) 비방(libel)
생존유서(living will)
불법행위(malfeasance)
미성년자(minor)
부당행위(misfeasance)
과실(negligence)
자체 과실(negligence perse)
의무 불이행(nonfeasance)
체위성 질식(positional asphyxia)
전문가적 경계(professional boundaries)
주요한 원인(proximate cause)
정당한 물리력(reasonable force)
사실 추정의 원칙(res ipsa loquitur)
억제성 질식(restraint asphyxia)
의료행위의 범위(scope of practice)
(구두) 비방죄(slander)
처치표준(standard of care)
불법행위법(tort law)

사례 연구

한 경찰관이 퀸시플레이스와 122번 도로의 교차로에서 27세의 여성 운전자가 탄 차를 갓길에 세우게 했다. 난폭한 운전뿐만 아니라 비정상적인 행동과 비틀거리는 걸음거리 그리고 어눌한 말투로 미루어보아 경관은 운전자가 술에 취한 상태라고 의심했다. 경관은 혹시 모를 상황에 대비해 즉각적인 응급의료 지원을 요청했다.

2분만에 현장에 도착한 117 응급의료팀은 경찰관과 말다툼을 하고 있는 젊은 여성을 발견했다. 현장안전을 평가하던 응급구조사는 환자가 돌아서더니 경관에게 달려드는 것을 목격했다. 이에 경관은 환자를 단숨에 제압하고, 환자는 잠시 버둥거리다가 의식을 잃었다.

경관의 신호에 따라 응급구조사는 임무를 수행하기 위해 현장에 진입한다. 초기 평가를 실시한 응급구조사는 환자의 기도가 확보되고, 호흡, 순환 상태가 모두 양호하다고 판단했다. 즉각적인 생명의 위협요소는 발견되지 않았고, 환자의 정신 상태 변화에 원인이 될만한 요소를 재검토하기 시작했다. 저혈당증을 배제시키기 위해 혈당측정기로 신속히 혈당 수치를 측정했다. 한 응급구조사가 환자의 신체검사를 하는 도중, 다른 응급구조사는 환자의 혈당이 22mg/dL임을 확인했다. 승인된 정규처방에 따라50% 포도당 50mL를 정맥주사로투여한다. 환자는 신속하게 반응을 보이며 의식이 돌아왔고, 응급구조사가 도와준 것에 대해 감사의 뜻을 전했다. 그녀는 며칠 동안 몸이 아팠고 음식도 잘 먹지 못했다고 말했다.

응급구조사는 추가적인 평가를 위해 병원에 가보도록 환자에게 권했다. 하지만 그녀는 최근에 내과의사와 면담 예약을 했고, 지금은 회의에 늦었다고 거절한다. 응급구조사는 처치를 거부할 경우 발생할 수 있는 위험에 대해 환자에게 설명했다. 그럼에도 불구하고 그녀는 계속해서 처치를 거부했다. 응급구조사는 환자의 의식과 지남력이 정상이어서 거부할 수 있는 능력이 있다고 판단했다. 응급구조사가 거리 건너편의 미니마트에 가서 뭐라도 먹고 허기를 달래라고 제안하자 그녀는 이에 동의했다. 응급구조사는 무균상태를 유지하면서 정맥 투여를 중단하고 경관의 입회 하에 환자에게 "면책" 양식에 서명하도록 한다. 응급구조사는 의료장비를 구급차에 다시 싣고 응급의료통신관리자에게 복귀 보고를 한다.

개요

오늘날 효과적인 병원전처치를 수행하기 위해 응급구조사는 현장에서 발생할 수 있는 법적 문제에 대해 잘 알고 있어야 한다. 응급구조사는 최선의 의학적 결정과 함께 가장 적합한 법적 판단을 내릴 준비가 되어 있어야 한다. 이 장에서는 일반적인 법 원칙과 응급구조사의 일상적 업무에 영향을 줄 수 있는 구체적인 법률과 법 개념을 설명하고 있다.

법은 주정부, 국가마다 차이가 있기 때문에, 이 장에서제시하는 정보가 절대적인 법적 조언이 될 수는 없다. 의료 행위와 마찬가지로 법 행위는 예술적 및 과학적 요소가 가미되고 상황별로 특수한 사실에 따라 크게 좌우된다. 특수한 법률 문제에 직면하게 될 경우, 반드시 변호사의 자문을 구해야 한다.

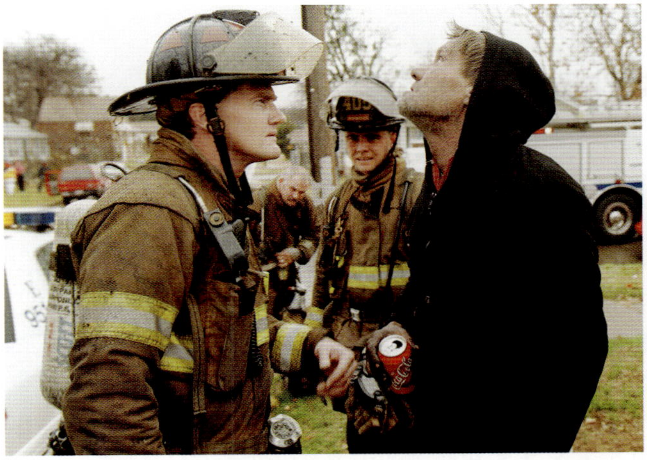

●그림 7–1 응급의료 상황에 대응할 때마다응급구조사가 법적 문제에 연루될 가능성이 있다. (*© Glen E. Ellman*)

법적 의무와 윤리적 책임

응급구조사는 환자, 동료, 의료지도의사, 시민에 대해 특수한 법적 의무가 있다(그림 7–1●). 이러한 의무는 일반적으로 허용된 업무지침에 근거하고 법령과 규정에 의해 정해지는 경우가 많다. 응급구조사가 적절하게 업무를 수행하지 못했을 경우에는 민사 또는 형사 책임이 따를 수 있다. **법적 책임**(liability)으로부터 최선의 보호를 받으려면, 체계적인 환자 평가, 적절한 처치의 제공, 모든 사건에 대해 정확하고 완전하게 문서화를 하는 것이다.

응급구조사는 또한 응급의료 전문가로서 기대되는 윤리적 기준을 충족시켜야 할 책임이 있다(8장에서 윤리에 대한 자세한 설명을 참고한다).

윤리적 기준은 법률과는 다르다. 윤리적 기준은 특정 집단의 구성원들이 취해야 하는 바람직한 행동을 규정하는 원칙이다. 응급구조사의 윤리적 책임은 다음을 포함한다.

- 모든 환자의 신체적 · 정서적요구에 신속하게 대응한다.
- 모든 환자와 환자 가족을 정중하게 대한다.
- 전문 기술과 의료 지식을 최상의 수준으로 유지한다.
- 지속적 교육 프로그램, 세미나, 보수교육 과정에 참가한다.
- 자신의 업무 수행 능력을 개관적으로 평가하고 지속적으로 개선점을 찾는다.

내용 요약

▶ 민법의 구성요소
- 사건
- 조사
- 소송 제기
- 변론
- 증거 공표
- 재판
- 판결
- 항소
- 합의

▶ 응급구조사가 법적 책임으로부터 보호를 받는 최선의 방법은 체계적인 환자 평가, 적절한 처치 제공, 정확하고 완벽한 문서화를 하는 것이다.

- 정직하게 보고하고 환자의 비밀을 철저히 지킨다.
- 다른 응급의료 전문가와 협력하고 존중한다.

응급구조사는 일상적으로 법적/윤리적 책임뿐만 아니라 도덕적 문제에도 직면하게 된다. 도덕성은 법적 의무와는 달리 개인의 양심에 따라 옳고 그름을 판단하는 원칙이다. 환자 처치를 제공할 때는 항상 최선의 법적, 윤리적, 도덕적 기준을 충족하도록 노력해야 한다.

법체계

법의 근원

미국의 경우 법은 헌법, 관습법, 국회법(또는 국회법), 행정법 등 주로 4개의 근원에서 출발한다.

헌법(constitutional law)은 미국 헌법에 기초한다. 미국 헌법은 정부의 기본 구조인 행정부(대통령), 입법부(의회), 사법부(법원)를 규정한다. 헌법은 국민에 대한 정부 권력의 남용을 방지하기 위해 제정되었다. 예를 들어, 수정 헌법 4조는 정부의 부당한 수색과 압수로부터 국민을 보호한다.

관습법(common law)은 '판례법' 또는'법관법'으로도 불리는 것으로 영국의 법체계에서 시작되었고, 1700년대 미국에서 채택되었다. 관습법은 시간이 지남에 따라 관습과 규범으로 사회적 인정을 받으면서 정착되었다. 관습법은 정착된 원칙이 검증을 받고 새로운 상황에 맞게 수정되면서 진화한다. 미국 법체계의 기본 원칙은 법원의 판례가 다른 법원에서도 선례로 사용된다는 점이다. 이것은 비슷한 사건의 경우 유사한 방식으로 판결이 내려진다는 것을 의미한다.

예를 들어, 1966년 미란다 대 애리조나 판결에서 미국 대법원은 경찰에 의해 연행되는 사람은 취조를 받기 전에 1) 진술을 거부할 권리(묵비권), 2) 모든 진술은 법원에서 불리하게 작용할 수 있다는 점, 3) 변호사를 선임할 권리, 4) 변호사를 선임할 경제력이 부족한 경우, 국선 변호인의 도움을 받을 수 있다는 점을 미리 고지해야 한다는 판결을 내렸다. 2000년에 대법원은 4가지 미란다 원칙을 고지하지않은 상태에서 얻어낸 자백은 법정 증거로 인정하지 않는다는 판결과 함께 미란다 원칙을 더욱 확고히 하였다.

국회법(legislative law)(또는 국회법)은 법원 판례가 아니라 입법부에 의해 만들어진다. 그것은 연방, 주, 지역 차원의 입법부에서 제정되는 것이다. 입법부에는 미국 의회, 주의회, 시의회, 지방 자치구 의회 등이 있다. 국회법은 간결하고 명료하게 기술된 것으로 관습법보다 우선한다.

행정법(administrative law)은 연방 혹은 주정부의 행정부나 행정기관에 의해 제정된다. 연방직업안전보건국(OSHA)과 같은 행정기관은 입법부에 의해 제정된 법률에 따르고 이를 실행하기 위한 규칙과 규제를 제정한다. 행정기관은 법률에 근거하여 규정을 제정하고, 규칙, 규정, 법령의 실행, 위반 사항에 대한 처벌을 적용하기 위해 청문회를 소집하는 등의 권한을 부여받는다.

법의 유형

미국의 법은 크게 두 가지 유형인 민법과 형법으로 구분된다.

형법(criminal law)은 범죄와 형벌을 다룬다. 형법은 연방정부, 주정부, 지방자치 정부가 사회 보호 차원에서 법규를 위반한 개인을 기소하는 법 영역이다. 살인, 강간, 절도 등은 형사 처벌 대상이 되는 범죄에 해당한다. 형법을 위반하면 징역, 벌금, 또는 징역과 벌금이 복합된 처벌을 받게 된다.

민법(civil law)은 개인 상해, 계약 분쟁, 혼인 문제 등 민사 문제를 다룬다. 두 명 이상의 당사자가 분쟁에 관여된 민사 소송에서 소송을 제기한 원고는 소송을 당한 피고를 대상으로 손해 배상을 청구한다. 민법의 한 영역인 **불법행위법**(tort law)은 한 개인이 사회가 아닌 타인을 대상으로 저지르는 민사 범죄를 다룬다. 불법행위법 소송은 과실, 의료과오, 폭행, 구타 등을 포함한다.

미국은 연방법원체계와 주법원체계를 모두 갖추고 있다. 연방법원은 미국 헌법에 의해 구성되었다. 일반적으로 연방법원은 연방법에 대해 다른 주의 시민들에 의해 제기된 소송만을 받아들인다. 주 법원 체계는 응급구조사가 주로 관여되는 대부분의 소송이 발생하는 곳이다. 지역 법원에서는 판사나 배심원이 개별 사건의 판결을 담당한다. 항소 법원은 지역 법원이나 여타 법원의 판결에 대한 항소를 처리한다. 항소 법원의 판결은 이후에 발행하는 사건에 대한 선례가 될 수 있다.

민사소송의 과정

법적 분쟁에 연루된 적이 있다면, 고소를 당하거나 법정 증인으로 출두하는 것이 무척이나 불편한 경험이라는 것을 잘 알 것이다. 이 경우, 법 체계에 대한 기본적인 이해가 되어있으면 크게 도움이 된다. 다음은 민사소송의 과정을 간단히 요약한 것이다.

- ***사건:*** 도로에서 운전하던 운전자가 정지 신호를 못보고

지나친다. 교차로를 지나는 도중 다른 차와 충돌 사고를 일으키고 상대 차량의 운전자는 심각한 손상을 입는다.

- ***조사:*** 손상을 입은 운전자의 법정대리인은 차량 사고의 정황과 사실을 조사하면서 법적 소송을 제기할 가치가 있는지를 판단한다.
- ***소송 제기:*** 손상을 입은 운전자(이하 "원고")는 법원에 소송을 제기하면서 민사소송을 시작한다. 일부 주에서는 소송을 고소라고도 한다. 민사소송에는 당사자의 성명, 소송에 대한 법적 근거, 원고가 희망하는 배상 내용 등이 담긴다. 고소장의 사본이 피고에게 전달된다.
- ***변론:*** 피고의 변호사는 고소장에 기술된 주장을 반박하는 변론을 준비한다. 피고의 변론이 법원으로 제출되고 사본이 원고에게 전달된다.
- ***증거 공표:*** 판사나 배심원 앞에서 재판이 열리기 전에 원고와 피고는 공판전 증거 공표 절차에 참여한다. 이때 원고와 피고가 재판 전략을 준비할 수 있도록 사건과 관련된 모든 정보와 증거 자료가 공유된다. 증거 공표 절차는 다음과 같다.
  - *재판전 심문:* "증언"이라고 하며, 선서를 한 상태에서 질문에 대한 대답을 법원 속기사가 기록하는 절차
  - *서면 질의:* 양면에 적힌 질문란에 기입하는 과정
  - *문서 제출 요청:* 환자 처치 보고서, 환자를 수용한 병원의 기록, 이후의 진료 기록, 경찰 기록, 고소 내용을 입증하거나 변론을 하는데 도움이 되는 기록물 등을 포함한 모든 증거를 피고와 원고에게 요청한다.
- ***재판:*** 재판은 소송의 수준에 맞는 법원에서 개시된다. (일부 주에서는 소송의 유형과 배상 금액에 따라 법원의 유형이 달라진다.) 법정에서는 원고와 피고에게 관련이 있는 모든 증거 자료와 목격자의 증언을 제시할 기회가 주어진다.
- ***판결:*** 판사나 배심원은 심의 후 경우에 따라서 피고의 죄 혹은 법적 책임을 판단하고 그에 따라 필요하다면 원고에게 보상해야 하는 배상액을 결정한다.
- ***항소:*** 법정에서 배심원의 결정이 내려진 뒤에 원고나 피고는 항소를 할 수 있다. 일반적으로 항소를 위한 법적 근거는 법원이 정한 법의 오류에 한정된다. 항소는 대개 상소 법원으로 제출된다.
- ***합의:*** 합의는 소송의 어느 시점에서라도 발생할 수 있다. 일반적으로 피고는 원고가 희망하는 배상액보다 낮은 금액을 제공하려고 한다. 이에 원고는 (예를 들어, 고소를 취하하는 것과 같은) 특정 조건을 약속하고 제시된 배상액을 받아들일 수 있다.

응급의료서비스와 응급구조사에게 영향을 미치는 법

응급의료서비스와 응급구조사에게 영향을 미치는 법은 대부분 주정부법이다. 주법은 지역에 따라 차이가 있지만 공통된 원칙을 공유한다.

의료행위의 범위

응급구조사에게 수행하도록 허용되고 기대되는 책임과 기술의 범위를 **의료행위의 범위**(scope of practice)라고 한다. 일반적으로 의료행위의 범위는 주법이나 주정부의 규정 또는 지역 의료지침에 의해 설정된다. 흔히 주정부는 의료행위 및 모든 보건의료전문가의 업무를 관장하는 "의료행위법"을 가지고 있다. 의료행위법에서는 의사가 응급구조사에게 부여할 수 있는 권한의 정도를 규정하고 있다. 3장에서 설명된 바와 같이, 응급구조사는 공인된 의사로부터 권한 위임을 받고 의사의 직접적인 감독 아래 업무를 수행할 수 있다. 일반적으로 응급구조사는 온라인 혹은 오프라인으로 의료지도를 받아야 한다. 하지만 의학적으로 부적절한 지시에 맹목적으로 따르는 것은 피해야 한다.

의료지도에 의한 지시를 합법적으로 거절할 수 있는 경우는 응급구조사의 교육 및 훈련 범위를 넘어서거나 현행 의료지침이나 통용되는 절차에 어긋나는 치료를 수행해야 하는 경우, 환자에게 해가 될 수 있는 치료를 적용해야 하는 것과 같은 상황이다. 만약 환자에게 해가 될 수 있는 의료지시가 내려진 상황에 직면한다면 적절한 조치를 취해야 한다. 먼저, 의사에게 문제를 제기한다. 의사가 여전히 지시를 고집할 경우, 응급구조사는 지시를 거부하고 환자처치 보고서에 상세히 기록해야 한다.

또한, 응급의료체계에는 응급구조사가 개입하려는 (환자와 관련이 없는 전문분야임에도 현장에서 환자 치료에 관여하려는) 의사를 다루는 방법에 대한 정책도 마련되어야 한다. 이러한 정책은 응급구조사가 의사에게 개입을 허용하기 전에 다음과 같은 조건을 충족하도록 규정하는 것이 보통이다. 의사는 응급구조사에게 자신의 신분을 분명히 밝히고, 해당 지역에서 인정한 의사 면허를 보유하고 있으며, 환자가 병원으로 이송될 때까지 지속적인 치료를 제공할 책임을 받아들이고, 지역 응급의료체계의 규정에 따라 치료 내용을 기록해야 한다는 것이다.

면허와 자격

응급구조사의 업무 능력에 직접적인 영향을 미치는 또 다

내용 요약

▶ 보고의무 사항
- 배우자 학대
- 아동 폭행과 방치
- 노인 폭행
- 성폭행
- 총상 또는 흉기 손상
- 동물 교상
- 전염성 질환

른 법은 면허와자격에 대한 것이다. 자격은 특정 활동에 참여할 수 있는 요건을 충족한 개인의 자격을 인정하는 것이다. 이러한 자격은 주로 인증 기관(민간기구일 수도 있음)이나 전문직업 협회에 의해 주어진다. 예를 들어, 뉴욕주의 공인 응급구조사교육과정을 이수하고 필기와 실기 시험에 통과한 학생은 뉴욕주 공인 응급구조사가 된다.

면허는 전문 직업군을 규제하기 위해 사용되는 과정이다. 일반적으로 주의학위원회와 같은 정부 기관은 특정 전문직 직업군에 종사하기 위해 필요한 요건을 충족한 개인에게 면허를 발급한다. 응급구조사로 활동하기 위해서는 주정부나 지방자치 당국이 요구하는 면허나 자격 절차를 거쳐야 한다. 대부분의 주정부는 응급구조사 업무를 관장하고 인증, 면허, 재인증, 면허 재교부에 대한 요건을 규정하는 법을 갖추고 있다. 응급구조사는 해당 지역의 응급의료법과 규정을 잘 이해해야 할 책임이 있다.

자동차법

응급의료관련 법과 마찬가지로 자동차법은 지역마다 차이가 있다. 일반적으로 구급차나 구급 장비의 운용을 규정하는 특수 자동차법이 있다. 이러한 법은 구급차 정비와 경광등 및 사이렌의 사용과 같은 행위에 적용된다. 응급구조사는 해당 지역의 자동차법을 잘 숙지하고, 지역의 최신 규정도 잘 알아야 한다.

보고의무 사항

각 주정부는 시민 보호를 위해 다양한 법률을 제정한다. 예를 들어, 대부분의 주정부에는 배우자 학대, 아동 폭행과 방치, 노인 폭행 등이 의심이 될 경우 보건의료 인력은 지역 당국에 지체없이 보고하도록 규정하는 법이 있다. 대부분의 주에서 성폭행, 총상, 흉기 손상과 같은 폭력 범죄는 법 집행 기관에 신고되어야 한다. 동물교상, 전염성 질환 등 시민의 건강을 위협하는 응급상황 또한 관련 당국에 보고해야 한다. 보고 내용과 보고 대상은 법률, 규정, 정책에 의해 정해진다. 응급구조사는 보고가 필요한 상황을 잘 숙지해야 한다. 만약 필수적인 보고사항을 누락할 경우, 방임에 대한 민·형사상 책임이 따를 수 있다. 또한, 방임으로 인해 면허나 자격이 박탈되는 위기에 처할 수도 있다.

응급구조사를 위한 법적 보호

입법 기관은 환자를 보호하는 법률뿐만 아니라 응급구조사를 보호하는 법률도 제정한다. 예를 들어, 일부 지역에서는 환자 처치를 제공하고 있는 응급구조사를 폭행 또는 구타한 가해자에 대해 형사 처벌을 하도록 하는 법을 제정했다. 또한 응급구조사의 활동을 방해하지 못하도록 하는 법을 제정한 지역도 있다.

면책(immunity), 또는 법적 책임을 면제 하는 것은 또 다른 형태의 법적 보호 조치다. 정부의 면책 특권은 정부의 동의 없이 정부를 상대로 소송을 제기하는 것을 금지하는 법적 원칙이다. 이러한 유형의 법적 보호 조항은 설령 법령에 따라 허용된다 해도, 비록 주정부마다 특수 보호 내용에 차이는 있지만 응급구조사 개개인이 아닌 정부 기관만을 보호하는 것이 보통이다. 그렇기 때문에 응급구조사는 의료과실 소송에 있어서 정부의 면책 특권에 전적으로 의존할 수 없다. 또한 정부의 면책 특권은 일반적으로 비정부기관에서 근무하는 응급구조사는 보호하지 않는다. 게다가 면책 특권에도 불구하고, 원고는 여전히 소송을 진행할 수 있고 응급구조사는 피고로서 변호사를 선임한 뒤 방어에 나서야 할 수도 있다.

사실상 대부분의 주정부는 응급의료 현장에서 도움을 제공한 사람에게 면책을 제공하는 **선한 사마리아인법**(Good Samaritan laws)을 가지고 있다. 비록 지역에 따른 차이는 있지만, 일반적으로 선한 사마리아인 법은 선한 의도로 행동하고, 과실을 저지르지 않고, 의료행위의 범위 안에서 행동하고, 의료 행위에 대한 금전적 대가를 받지 않은 사람을 법적 책임으로부터 보호한다(대부분의 경우 단순 과실은 주정부 차원에서 처리되지만, 중대 과실은 예외이다). 많은 주에서 선한 사마리아인 법은 병원전 의료 인력이나 봉사자 모두를 보호할 수 있도록 확대되고 있다.

응급구조사는 공격적이고 위협적인 환자에 대한 물리적 구속 장치의 사용에 대해서도 지역의 법과 규정을 잘 알고 있어야 한다. 군사 시설, 원자력 발전소, 위험 물질이 있는 구역과 같이 접근제한 구역에 진입하는 것을 규제하는 규정도 있을 것이다. 응급구조사 업무에 영향을 미치는 법은 주정부마다 차이가 있기 때문에, 소속기관은 법적 책임에 노출되는 위험을 최소화하기 위해 변호사의 자문을 받아야 한다.

혈액매개 또는 공기매개병원체에 노출된 상황에서 응급구조사를 보호하는 법률도 존재한다. 예를 들어, 라이언화이트법(Ryan White CARE Act)에 따르면 병원과 응급의료기관은 위험한 병인에 노출된 응급구조사에게 정보와 도움을 제공하는 신고 시스템을 설치해야 한다. 라이언화이트법에서는 (B형 감염, 에이즈, 결핵과 같은) 특정 질환에 노출된 응급구조사의 경우 환자가 전염병에 대한 양성 반응을 보이는지, 관련 증상과 징후를 보이는지를 확인하기 위해 의료기록에 접근하는 것을 허용한다. 라이언화이트법은 연방법이지만, 많은 주에서 전염성 질환에 노출된 응급구조사를 보호하기 위해 유사하거나 또는 더욱 포괄적인 법을 제정하여 시행하고 있다. 각 기관은 감염통제관을 배정하고, 상황에 따른 의료 지침의 실행과 적절한 감염 관리 계획을 수립하여야 한다.

응급구조사의 법적 책임

응급구조사는 자신의 교육 및 훈련 수준과 일치하고 동등한 훈련을 받은 다른 응급구조사의 수행능력과 동일한 수준의 처치를 환자에게 제공해야 한다. 또한 비슷한 상황일 경우 다른 응급구조사와 마찬가지로 합리적이고 신중하게 업무를 수행해야 한다. 이와 같은 표준적인 기대치를 충족하지 못하는 경우, 결과적으로 발생하는 문제에 대해 과실과 법적 책임의 혐의를 피할 수 없게 된다.

응급의료서비스 제공자에 대한 대부분의 민사소송은 의료과실에 대한 것이지만, 일부는 고의적 불법행위와 관련되기도 한다. **고의적 불법행위**(intentional tort)는 한 개인이 고의성을 가지고 타인에게 민사상 범죄를 저지르는 것을 의미한다. 의도적 불법행위에 의한 소송의 경우, 대부분의 면책 특권은 보장받지 못한다.

과실과 의학적 책임

과실(negligence)은 불합리한 위험으로부터 타인을 보호하기 위해 법에서 승인하는 표준 처치를 제공하지 않은 것을 의미한다. 과실은 법적 책임으로 이어질 수 있다. 보건의료 전문분야에서 과실은 의료 과오와 다름없는 것이다(표 7-1).

표 7-1 | 응급의료서비스법적 책임 소송

2년동안 미국의 대형 보험사가 처리한 응급의료서비스 법적 책임 소송 275건에 대한 요약

원인	비율
환자 취급	45%
구급차 운전 혹은 충돌	31%
의료 관리	11%
응급의료서비스 반응 및 이송	8%
장비의 부족 혹은 작동 실패	4%
기타	9%

과실 소송의 구성 요소

내용 요약

- 과실의 4가지 요소
  - 직무 수행의 의무
  - 직무 태만
  - 실직적 피해
  - 주요한 원인

응급구조사에 대한 과실 소송에서 원고가 승소하기 위해서는 네 가지 핵심 요소를 입증해야 한다. 이는 직무 수행의 의무, 직무 태만, 환자나 여타 개인에 대한 실질적 피해, 그리고 주요한 원인(손해의 인과관계)을 포함한다.

첫째, 원고는 응급구조사가 **직무 수행의 의무**(duty to act)가 있었다는 점을 입증해야 한다. 그것은 응급구조사가 처치를 제공해야 한다는 공식적인 계약이나 비공식적인 법적 의무가 있었다는 점을 밝혀야 하는 것이다. 환자를 자발적으로 처치하는 행동 자체는 직무 수행의 의무가 있었다는 점을 함축하고 지속적인 직무 수행의 의무까지 발생시킨다. 예를 들어, 응급구조사가 근무시간 외에 질식 상태에 있는 사람을 목격했다면, 법적인 직무 수행의 의무는 없을 수도 있다. 하지만 응급구조사가 처치를 시작하는 순간,처치를 계속해야 할 의무가 발행한다. 이러한 법칙의 논리적 근거는, 보행자의 경우 환자가 누군가로부터 도움을 받고 있는 것을 목격한다면 그냥 지나쳐버릴 것이라는 데 있다. 응급구조사가 환자에게 초기 처치를 실시한 후 추가적인 조치 없이 현장을 떠나버린다면, 응급구조사가 아예 처치를 시작하지 않은 것보다 상황이 더욱 악화될 수 있다.

응급구조사에게 기대되는 의무는 다음과 같다.

- 현장에 출동하여 질병이나 손상을 입은 환자에게 처치를 제공할 의무
- 연방, 주, 지방 정부의 법률과 규정을 준수할 의무
- 합리적이고 신중하게 구급차를 운용할 의무
- 기대 수준에 부응하는 응급처치와 이송서비스를 제공할 의무
- 응급구조사의 업무범위와 지역 의료지침 내에서 처치 및 이송 서비스를 제공할 의무
- 적절한 판단을 통해 지속적인처치와 환자이송을 할 의무

둘째, 원고는 응급구조사가 **직무 태만**(breach of duty)이 있었다는 사실을 입증해야 한다. 응급구조사는 비슷한 상황에서 같은 지역에 있는 동일 수준의 훈련을 받은 응급구조사가 제공하는 정도의 처치, 기술, 판단력을 발휘할 수 있어야 한다. 응급구조사의 업무에 대한 **처치표준**(standard of care)은 일반적으로 법정 증언에 의해 확립되고, 공표된 규정, 표준, 기준, 지침을 근거로 한다. 민사소송에서는 진실의 판결자

(주로 배심원)가 처치의 합리적 기준을 결정한다. 직무 태만은 **불법행위**(malfeasance), **부당행위**(misfeasance), **의무불이행**(nonfeasance) 등으로 나타날 수 있다.

- *불법행위*, 응급구조사가 부정하거나 불법적인행동을 한 경우. 예를 들어, 응급구조사가 환자를 폭행하면 불법행위에 해당됨.
- *부당행위*, 합법적이라도 상대에게 해를 끼치거나 손상을 입힌 경우. 예를 들어, 응급구조사가 부주의하게 환자의 식도로 삽관을하고, 튜브 고정을 확인하지 않아서 튜브가 빠졌을 경우에는 부당행위에 해당됨.
- *의무불이행*, 필수적인 행위나 의무를 수행하지 않은 경우. 예를 들어, 병원으로 이송하기 전에 환자를 들것과 구급차에 안전하게 고정시키지 않으면 의무불이행에 해당됨.

경우에 따라서 과실은 광범위한 증거가 필요하지 않을 정도로 너무나 명백한것일 수도 있다. "합리적 의심의 수준을 넘어선" 증거가 요구되는 형사 사건과는 달리, 민사 사건은 단지 "증거의 우월성"에 의해 유죄를 밝히게 된다. 대부분의 경우, 과실 증명의 책임은 원고에게 있다. 그렇기 때문에 과실 증명이 어려워질 경우, 원고는 때에 따라 라틴어로 "사실 그 자체가 말해준다"는 뜻을 가진 **사실 추정의 원칙**(*res ipsa loquitur*)을 호소할 수도 있다.

사실 추정의 원칙에 의한 소송을 뒷받침하기 위해서는, 누군가의 과실이 없었다면 피해는 발생하지 않았고, 피해를 유발한 도구가 항상 피고의 통제하에 있었으며, 손상에 대해 환자 자신은 아무런 잘못이 없다는 점을 증명해야 한다. 법정에서 사실 추정의 원칙이 제기된 후에는, 증거를 입증할 책임이 원고에서 피고로 넘어간다.

사실 추정의 원칙이 적용되는 전형적인 예는 충수돌기절제술을 받은 환자가 깨어나 보니 복부 안에 수술 도구가 남겨져 있는 것을 발견했을 때와 같은 상황일 것이다.이 경우 의료과실을 증명하기 위해, 원고의 변호사는 의사가 부주의하지 않았다면 환자에게 피해가 발생하지 않았을 것이고, 수술 도구는 항상 의사의 통제하에 있었고, 환자는 자신의 피해와 아무런 관련이 없다는 것을 밝힐 것이다. 잘못된 삽관술이나 기도 관리와 관련된 상당수의 소송은 사실 추정의 원칙을 기반으로 한다. 사실 추정의 원칙에 의한 상당수의 소송은 당사자 간의 합의로 마무리된다.

증거가 거의 필요 없는 또 다른 상황은 응급구조사의 법규 위반으로 인해 원고가 손상을 입었을 때이다. 일부 법에 따르면, 법규 위반으로 인해 손상이 발생한 경우, 위반자는 **자체과실**(negligence per se)또는 자동과실죄가 적용된다. 예를 들어, 구급차를 운전하던 응급구조사가 응급 상황이 아닌데도 빨간불에서 멈추지 않아 보행자를 친 경우에는 응급구조사의 과실이 분명하다. 응급구조사는 빨간불이 켜졌을 때 주행을 금지하는 교통법규를 위반했기 때문에 자체과실죄가 적용된다.

셋째, 직무 수행의 의무 위반과 직무 태만이 밝혀지면 과실 소송에서 **실질적 피해**(actual damages)를 입증하게 된다. 원고는 배상액에 상응할 정도의 실제적인 피해가 있었다는 것을 증명해야 한다. 이것은 필수적인 요소다. 만약 응급구조사의 행동이 나쁜 결과를 유발하지 않았다면 승소할 수 없게 된다. 원고는 의료비, 임금 손실, 미래 소득손실, 자각하는 통증, 불법 사망 등과 같이 보상이 필요한 신체적, 심리적, 재정적 피해를 입었음을 밝혀야 한다.

또한 원고는 징계적 손해배상금을 청구할 수도 있다. 이것은 피고가 중과실이나 의도적이고 부당한 행위를 저지른 경우에만 청구될 수 있다. 정맥주사에 실패한 것과 같은 일반 과실의 경우에는 징계적 손해배상금이 적용되지 않는다. 원고에게 징계적 손해배상금을 지급해야 하는 경우, 대부분 보험으로는 처리가 되지 않는다. 따라서 응급구조사는 원고에게지급하는 손해배상금을 개인적으로 부담해야 할 수도 있다.

마지막으로, 원고는 과실을 증명하기 위하여 응급구조사의 조치 또는 무조치가 피해의 **주요한 원인**(proximate cause)이라는 점을 입증하여야 한다. 즉, 응급구조사의 조치 또는 무조치가 원고의 피해 정도를 즉각적으로 유발 혹은 악화시켰다는 것을 보여줘야 한다. 예를 들어, 심장질환자가 병원 이송 중에 발생한 구급차 충돌 사고로 인해 팔이 골절된 경우, 환자는 자신의 손상이 충돌 사고 때문에 발생했다는 것을 입증할 수 있을 것이다. 즉, 충돌 사고가 손상의 주요한 원인이었다는 것이다. 하지만 손목을 삔 환자가 구급차에 의해 이송되는 동안 무슨 연유에서인지 뇌졸중이 발생했다면, 구급차 이송이 뇌졸중의 주요한 원인이라는 것을 증명하기 힘들 것이다.

주요한 원인은 "예측 가능성"이라는 측면에서 생각해 볼 수 있다. 주요한 원인의 존재한다는 것을 보여주기 위해, 원고는 응급구조사가 환자에 대한 피해를 충분히 예견할 수 있었다는 점을 증명해야 한다. 이 부분은 주로 전문가 증언에 의해 밝혀진다. 예를 들어, 구급차를 운전하던 응급구조사가 실수로 전신주에 충돌을 했다고 가정한다. 이로 인해 구급차 뒤에 타고 있던 환자와 길 건너편에서 충돌 소리에 놀란 여성이 떨어뜨린 그녀의 아기를 포함하여 두 명의 부상자가 발생한다. 충돌이 환자피해의 주요한 원인으로 작용했다는 것은 너무나 명백하다. 구급차 충돌이 탑승자를 다치게 할 수 있다는 것은 충분히 예상 가능한 일이기 때문이다. 하지만 자신의 아기를 떨어뜨린 여성이 응급구조사를 고소한다면, 그녀는 아마도 주요한 원인을 입증하기 힘들 것이다. 구급차 충돌이 아기가 다친 이유가 될 수도 있지만, 그것은 구급차 충돌의 결과로 충분히 예상할 수 있는 손상은 아니다.

과실 소송에 대한 방어

과실 소송을 당한 응급구조사는 원고의 소송에 효과적으로 방어함으로써 법적 책임을 피할 수 있다. 과실 소송에 대해 활용 가능한 방어 방법은 다음과 같다.

- ***선한 사마리아인법:*** 응급구조사의 행위가 선한 사마리아인 법에 의해 보호받을 수 있는 것이라면, 응급구조사는 법적 책임을 면할 수 있다. 중과실, 무모한 행동, 의도적이거나 부당한 행위(고의적 불법행위 등)의 경우에는선한 사마리아인 법에 의한 보호를 받지 못한다.
- ***정부의 면책 특권:*** 많은 주에서 의료 과실 소송을 당한 응급구조사 개인은 정부의 면책 특권에 의한 보호를 크게 받지 못한다. 정부 면책 특권의 범위는 주마다 차이가 있다. 자신이 근무하는 지역의 정부 면책 특권에 대해 충분히 숙지할 필요가 있다.
- ***공소 시효:*** 이것은 특정 행위가 법정 소송으로 갈 수 있는 최대 기간를 규정하는 법이다. 공소 시효가 지나면 과실 여부에 상관없이 법적 행위 자체가 불가능해진다. 공소 시효의 기간은 주마다 차이가 있기 때문에, 해당 지역의 법조항을 신중하게 검토한다. 또한 공소 시효는 과실의 유형별로 다르거나 어린이 관련 사건인 경우 달라질 수 있다.
- ***기여 과실 또는 비교 과실:*** 일부 주에서는 원고 자신에 의해 손상이 유발되거나 악화된 사실이 밝혀지면 원고의 배상금을 취소 혹은 감소시킨다. 예를 들어, 차량 충돌에 관련된 환자가 목의 통증을 호소하지만 응급구조사가 척추를 고정하려고 하자 이를 거부했다고 가정하자. 응급구조사는 치료 거부에 따르는 위험성을 설명했지만, 환자가 아랑곳하지 않고 "면책 양식"에 서명했다. 나중에 영구적인 척수 손상을 입은 환자가 응급구조사의 과실을 주장하며 고소한다. 대부분의 법원에서는 환자가 필요한 치료를 거부해서 상태가 악화된 것이기 때문에 응급구조사는 과실이 없는 것으로 판결할 것이다.

의료 과실 소송에 대해 자신을 방어하기 위해서 응급구조사는 적절한 교육, 훈련, 보수 교육을 받고, 온라인/오프라인으로 적절한 의료 지도를 받아야 하며, 항상 정확하고 확실하게 기록하고, 항상 전문가 다운 태도와 행동을 보이며, 정직하게 행동하고, 상식적으로 행동해야 한다. 또한 응급구조사들은 의료과실배상책임 보험에 가입하는 것이 필수적이다. 응급구조사가 근무하는 기관이나 회사 대부분이 보험 적용을 받지만, 의료과실배상책임 보험과 같이 소속기관에서 적용되지 않는 보험은 개인적으로 가입하는 것이 현명하다. 또한 여러 연구에 따르면 긍정적이고 쾌활한 성격의 보건의료 제공자들은 고발이나 소송을 당할 확률이 비교적 낮은 편이라고 한다.

> **법적 고려사항**
>
> **소송에 따르는 고위험**
>
> 응급의료 인력에 대한 소송은 의료과실이나 잘못된 행위에 대한 것이 대부분이다. 이 중 상당 수가 잘못된 기도삽관, 환자 억제 조치에 따른 문제, 잘못된 약물의 투여 혹은 미투여와 같은 문제에 대한 것이다. 응급의료서비스 분야에서 고위험이 예상되는 부분을 미리 인지하여 해당 응급의료체계의 의료지침을 준수하고, 처치 내용은 상세하게 기록해야 한다.

특수한 법적 책임 사항

의료 지도

응급구조사가 현장에서 범한 실수로 손상을 입은 환자가 소송을 제기하는 경우, 환자는 의료지도 의사와 온라인으로 지시를 내린 의사에 대해서도 소송을 제기할 수 있다. 온라인 의사는 응급구조사에게 의학적으로 부적절한 지시나 조언을 한 경우, 의학적으로 필요한 약물의 투여를 승인하지 않은 경우, 환자를 구급차로 부적절한 의료시설에 이송하도록 지시한 경우는 환자에 대해 법적 책임을 질 수 있다.

지도의사는 응급구조사에 대한 감독을 소홀히 했다는 이유로 환자에 대한 법적 책임이 있을 수 있다. 이러한 형태의 소송에서 환자가 승소하기 위해서는 지도의사가 응급구조사에 대한 감독의무를 소홀하였고, 이러한 직무 태만이 환자의 손상을 야기한 주요한 원인으로 작용했음을 증명해야 한다. 이에 대한 예로는 응급구조사가 현장에서 적용해야 하는 최신 의료업무 지침에 상응하는 의료지침이나 사전의료지시를 확립하지 못한 경우, 응급구조사가 잘못된 삽관술을 수행했음에도 이를 발견하고 교정하지 못한 경우, 지도의사가 응급구조사의 부적절한 처치에 대해 불만 사항을 접수 받았으나 문제를 제대로 조사하고 해결하지 못한 경우가 포함된다.

사용자 책임 원칙

파라메딕은 응급구조사나 상급응급구조사와 같은 다른 응급의료 인력을 감독하는 위치에 있을 수도 있다. 이 경우, 파라메딕은 다른 응급의료 인력이 그들의 업무를 전문적이고 의학적으로 적절하게 수행할 수 있도록 관리 감독할 책임이 있다. 파라메딕이 가지고 있는 감독 및 통제권의 정도에 따라, 과실이 발생할 경우 책임을 묻게 될 수도 있다. 이를 "사용자 책임 원칙"이라고 한다. 이 원칙이 적용되려면, 과실 혐의를 받고 있는 파라메딕이 소속기관이 다른 응급의료 인력에 대해 감독권을 행사했어야 한다.

시민권

의료 과실에 대한 소송과 더불어 치료 과정에서 차별적인 대우가 있었다면 기본 시민권(civil rights)을 침해 받았다는 이유로 환자가 응급구조사를 고소할 수 있다. 응급구조사는 종교, 신념, 피부색, 성별, 국적, 또는 경우에 따라 지급 능력을 이유로 의학적 처치를 거절해서는 안 된다. 또한 모든 환자는 사회적 지위, 조건, 질병의 종류(AIDS/HIV, 결핵, 기타 전염성 질환 등)에 상관없이 동등하게 적절한 치료를 제공받을 권리가 있다.

비번 응급구조사

법적 책임은 비번인 응급구조사가 질병이나 손상을 입은 응급환자에게 도움을 제공했을 경우에도 발생할 수 있다. 일반적으로 위험에 처한 타인에게 기본적인 응급처치를 제공한 사람은 선한 사마리아인 법에 의해 법적 책임을 면하게 된다. 다시 말해서 응급구조사 개인의 도덕관이나 윤리적 신념과는 별개로, 비번인 응급구조사에게 응급환자를 돌보도록 법적 의무를 규정한 주는 거의 없다. 하지만 비번인 응급구조사가 전문소생술을 제공할 경우에는 문제가 발생할 수 있다. 대다수 지역의 응급의료체계에서 응급구조사는 응급의료서비스 체계의 범위를 벗어나는 전문 의료 행위를 할 수 없다. 비번인 응급구조사가 의사로부터 위임받지 않은 전문적인 의료기술과 조치를 시행하는 것은 무면허 의료행위에 해당하는 죄를 범하는 것이다. 관할 구역의 관련 법을 숙지하고 "근무 중"이라는 개념이 해당 응급의료체계에서 어떻게 정의되는지를 확인한다.

기도관리 문제

기도관리와 관련된 사항은 항상 문제가 되어왔다. 기도 확보에 실패하거나 잘못된 기도삽관을 바로 잡지 않을 경우, 환자에게 치명적인 결과를 초래할 수 있다. 지금까지 기도관리와 관련하여, 특히 부적절하게 삽입된 기관내 튜브를 발견하지 못한 경우 등 기도관리 문제에 대한 많은 소송과 합의가 있어왔다. 삽관술에 대한 논의는 병원전 기관내 삽관의 효과에 대해 의문을 제기하는 몇몇 연구로 인해 더욱 혼란스러워졌다.

응급구조사는 삽관술에 상당한 위험이 따른다는 점을 반드시 기억하고, 정확하게 수행해야 하며, 객관적인 측정도구(호기말이산화탄소 분압측정기 등)를 통해 삽관 상태를 확인하고 정확하게 문서로 남겨야 한다.

제압조치 문제

응급구조사로 일을 하다보면, 환자의 행동이 응급구조사와 주변 사람의 건강과 안전에 직접적인 위협을 주기 때문에 불가피하게 신체적 또는 화학적인 방법으로 제압할 수 밖에 없는 상황이 발생하게 된다. 환자가 폭력성을 띠는 이유는 질병, 정신질환, 약물 남용, 또는 복합적인 요인 때문일 수 있다.

지난 수십 년 동안 제압을 당한 환자가 위험에 빠진 경우가 종종 있었다. 흥분성 섬망증후군(excited delirium syndrome, ExDS)은 대부분 흥분제 남용으로 인해 흔히 발생한다. 이는 주로 섬망, 정신운동초조, 생리적 흥분이라는 세 가지 형태로 나타난다. 흥분성 섬망증후군이 있는 사람 중 약 8~14%는 사망하는 것으로 추정되고 있다. 이와 비슷한 현상으로 억제성 질식(restraint asphyxia) 또는 체위성 질식(positional asphyxia)이라고 불리는 것이 있다. 이것은 단독으로 발생하거나 흥분성 섬망증후군과 함께 발생할 수 있다. 환자가 제압당하는 과정에서 앞에서 말한 이유나 그 밖의 다른 이유로 일부 환자는 손상을 입거나 사망을 초래할 수도 있다. 일부 연구에 따르면 환자를 억제하는 조치가 호흡운동 장애를 유발할 수도 있다고 한다. 이에 반해 호흡운동 장애를 유발하는 원인은다양하다고 주장하는 연구도 있다. 체위성 질식은 중추신경억제 약물(술, 마약 등)을 복용하거나, 신체 자세로 인해 기도유지나 환기를 하는데 방해를 받는 환자에게서 흔히 발생한다.

제압 과정에서 발생한 손상 및 사망과 관련하여 응급의료 인력이나 법 집행 인력에 대한 과실 소송이 증가하고 있다. 응급구조사는 안전한 환자 제압법을 배우고 연습해야 한다. 약물의 사용은 특히 흥분성 섬망증후군의 경우에 문제를 최소화 할 수 있다. 응급구조사는 치료 목적으로 환자를 제압하는 것이 위험을 초래할 수 있다는 점을 이해하고, 환자와 구조대원 모두 안전하게 제압조치를 취해야 하며, 제압된 환자의 상태를 유심히 살피고, 출동 상황에 대해 매우 자세히 기록한다(이 장 뒤에 나오는 '정당한 물리력'과 4권 11장에서 환자 제압에 대한 자세한 정보를 참고한다).

응급구조사-환자의 관계

응급구조사와 환자의 관계는 매우 중요하다. 응급구조사는 최선의 의학적 처치를 제공해야 할뿐만 아니라, 환자의 사생활을 보호하고 정중하고 진실되고, 동정하는 마음으로 환자를 대해야 하는 법적/윤리적 책임이 있다.

비밀유지

환자에게 제공한 응급처치와 관련된 모든 자료는 엄격하게 비밀이 유지되어야 한다. 환자의 **비밀유지**(confidentiality)는 환자의 병력, 진단 결과, 치료 내용 등 개인 정보와 의료 정보를 환자나 보호자의 동의 없이 제 3자에게 제공하지 않는 것이다. 하지만 환자의 비밀 정보를 공개할 수 있는 특수한 상황들이 있다.

- ***환자가 자료 공개에 동의한 경우:*** 특정한 이유 때문에 환자가 자신의 의료 기록 사본을 요청할 수 있다. 환자가 소아인 경우에는 부모나 다른 법정대리인으로부터 의료 기록 공개에 대한 동의를 얻어야한다. 정보 요청은 서면으로 작성되어, 기록을 담당하는 기관에 제출해야 하며, 환자 서명(또는 허가권자의) 서명이있어야만 인정된다.이와 같은 조건이 충족된 경우, 환자의 기록은 의사, 보험회사, 변호사, 또는 환자가 지정한 제3자에게 제공할 수 있다. 응급구조사 소속기관은 반드시 환자 동의서 사본을 확보해야 한다.
- ***다른 의료 제공자가 알아야 할 필요가 있는 경우:*** 예를 들어, 온라인 의료지도를 통해 환자상태에 대해 논의하거나 병원에 도착한 후 응급실 간호사에게 환자 기록을 제공하는 것은 환자 비밀보장 원칙을 위반하는 것이 아니다. 이러한 정보의 공유는 환자에게 적절한 의학적 처치를 지속하는데 필요하기 때문에 허용된다. 하지만 환자 치료에 책임이 없는 의료 제공자에게 비밀스러운 환자의 정보를 알려주는 것은 허용되지 않는다.
- ***법에 의해 환자의 의료 기록을 공개하도록 하는 경우:*** 환자의 의료 기록은 판사의 서명이 있는 법원 명령이나 소환장(특정 시간과 장소에 출석하여 증언하라는 명령)이 발부되는 경우 공개할 수 있다. 소속기관이 법원 명령이나 소환장을 받는 경우, 변호사 상담을 통해 법원 명령의 타당성을 판단하고 준수 절차를 확인한다. 법원 명령이나 소환장에 따르는 절차를 이행하지 않는 경우 심각한 처벌을 받을 수도 있다.
- ***제3자에게 비용 청구를 하는 경우:*** 환자에게 서비스 비용을 청구하는 응급의료기관은 민간 보험회사, 메디케이드, 메디케어 등으로부터 상환금을 받기 위해 환자의 비밀 정보를 일부 공개해야 할 경우가 있다. 가능하다면 응급의료기관은 이에 대한 환자의 승인을 받아두어야 한다.

환자 비밀 보장 의무를 위반할 경우에는 법적인 처벌을 받게 된다. 환자의 정보를 부적절하게 공개할 경우, 응급구조사는 명예훼손(비방 또는 중상), 비밀 보장 의무 위반, 사생활 침해 등의 명목으로 소송을 당할 수 있다. 유죄가 인정되면 응급구조사는 환자에게 금전적인 배상을 해야할 수도 있다.

> **법적 고려사항**
>
> **환자 사생활 및 비밀보장에 관한 법률(HIPPA)**
>
> 환자 사생활 및 비밀보장에 관한 법률(The Health Insurance Portability and Accountability Act, HIPAA)은 환자 의료 기록의 기밀성을 강화하며.응급의료인력에게 법에서 요구하는 교육을 실시하도록 규정하고 있다.이 법은 또한 응급의료 인력이 전염성 질환에 노출된 경우 제때에 보고가 이루어지도록 분명한 방법을 제공하고 있다.

환자 사생활 및 비밀보장에 관한 법률

1996년의 환자 사생활 및 비밀보장에 관한 법률(Health Insurance Portability and Accountability Act, HIPPA)은 응급의료 인력의 보험료 및 메디케어 비용 신청 방식을 변화시켰다. HIPPA는 또한 응급의료 환자를 위해 중요한 사생활 보호 조항을 추가했다. 사생활 보호 조항에 따르면, 모든 응급의료 종사자들은 HIPPA 규정에 따른 훈련을 받아야 한다. 또한 응급의료기관은 환자의 건강 정보가 허락없이 유출되는 것을 방지하기 위하여 행정적, 전자적, 물리적 장치를 개발해야 한다. 치료 목적, 서비스 비용 청구, 보건의료 사업, 법에 의해 명시된 또는 허용된 경우 등을 제외한 정보의 공개는 모두 사전에 서면 승인이 있어야 한다. HIPPA는 응급의료제공자들에게 눈에 잘 띄는 장소에 환자의 사생활 권리에 대한 내용을 게시하도록하고 사생활 침해에 대해서는 민형사상 처벌을 요구하고 있다.

환자는 자신의 의료 기록을 조사 및 복사할 수 있는 권리가 있으며, 응급의료제공자들 간의 소통에 있어서 비밀이 보장되도록 요구하고, 치료, 의료비 청구, 보건의료 사업, 법적으로 요구되는 보고 목적을 제외하고는 개인에 대한 의료정보의 사용 및 공개, 의료 기록의 수정 등을 엄격하게 제한할 수 있다. HIPPAA 관련 조항은 매우 상세하기 때문에 응급의료제공자는 이를 숙지해야 한다.

명예훼손

명예훼손(defamation)은 한 개인이 타인의 명성이나 평판을 해치는 거짓된 말을 의도적으로 퍼트리는 경우 발생한다. 응급구조사가 아무런 법적인 권한이나 동의 없이 환자의 성격이나 평판에 대해 유언비어를 퍼트릴 경우, 환자는 응급구조사를 명예훼손으로 고소할 수 있다. 명예훼손은 구두로 혹은 서면상으로도 발생할 수 있다.

문서에 의한 비방(libel)은 악의적인 의도를 갖거나 사실이 아닌 내용을 서면이나 대중매체를 통해 허위 사실을 퍼트려 개인의 인격, 명성, 평판 등을 해치는 행위를 말한다. 비방의 혐의를 피하려면 정확성, 전문성, 비밀성을 유지하면서 환자 처치보고서를 작성해야 한다. 환자 처치보고서에는 속어와 가치편향적 단어나 표현을 삼간다(예를 들어, 환자를 "멍청"하다고 쓴다거나 인종 차별적인 용어를 사용하지 않는다). 많은 주에서는 환자 의료기록을 공공 기록물로 간주하기 때문에, 반드시 명예훼손적인 언급은 지양해야 한다.

말에 의한 비방(slander)은 악의적인 의도를 갖거나 사실이 아닌 내용을 말로 퍼트려서 개인의 인격, 명성, 평판 등을 해치는 행위를 의미한다. 비방 혐의를 피하려면 환자 상태를 구두 보고할 경우 적절한 사람에게만 해야 한다. 많은 응급의료체계에서 구급차–병원간 무선 송수신을 사용한다는 사실에 유념한다. 또한 응급의료서비스 내용의 송수신에 대한 공개적인 접근성을 제공하는 스캐너가 미국에서 흔히 사용되고 있다. 그렇기 때문에 무전기를 통해 전송되는 정보는 환자 치료에 있어서 필수적인 부분에 한정되어야 한다. 일반적으로 환자의 이름과 보험 상태는 무선통신으로 언급되지 말아야 한다.

사생활 침해

응급구조사는 합리적인 법적 근거가 없이 환자에게 조롱, 악평, 수치심을 유발할만한 환자의 사생활 관련 정보를 유출할 경우 **사생활 침해**(invasion of privacy)로 고소 당할 수 있다. 예를 들어, HIV 감염, 여타 민감한 의료정보, 또는 환자가 처한 수치스러운 상황 등에 대한 정보가 유출되는 경우를 포함한다. 사생활 침해의 경우, 공개된 정보가 진실인지 거짓인지는 중요하지 않다.

동의

법적으로 응급구조사는 의학적 처치나 이송을 하기 전에 반드시 환자의 **동의**(consent)를 얻어야 한다. 동의는 치료를 해도 좋다는 허락을 말하는 것이다. 더 정확하게는 환자의 몸에 손을 대도 된다는 허락을 의미한다. 환자 동의는 모든 성인의 경우 자신의 신체에 어떠한 조치가 취해져야 하는지에 대해 합리적인 판단을 할 수 있다는 점에 근거를 두고 있다. 적절한 동의 없이 환자의 몸에 손을 대는 경우 폭행과 구타의 혐의가 적용될 수 있다.

환자는 동의 여부를 표현할 수 있는 **법적 능력**(competent)이 있어야 한다. 법적 능력이 있는 성인이란 의학적 처치에 대해 설명된 동의를 할 수 있는 명료함을 지닌 사람을 말한다. 정상 상태의 성인은 응급구조사의 질문과 권고 사항, 그리고 의학적 처치에 대해 자신의 결정이 어떤 영향을 끼칠지 충분히 이해한다. 법적 능력에 대한 절대적인 측정 방법은 없지만, 정신적 상태, 질문에 대답하는 능력, 환자의 인지력에 대한 친지나 가족의 의견, 약물이나 알코올의 영향, 쇼크나 저산소증 징후 등 의사 결정에 영향을 미치는 핵심 요소를 지속적으로 관찰한다.

설명된 동의

의식이 있고법적 능력이 있는 환자는 어떤 의학적 처치를 받을지 선택할 권리가 있다. 하지만 동의가 법적으로 인정받기 위해서는 **설명된 동의**(informed consent)라야 하며, 충분한 정보가 제공된 상태에서 얻어진 동의라야 한다. 환자는 제공받는 치료 절차에 대한 내용, 위험성, 이로운 점 등에 대해 정확히 이해해야 한다. 그렇기 때문에 응급구조사는 의학적 처치를 제공하기 전에 환자에게 반드시 다음과 내용을 설명해 주어야 한다.

- 질병이나 손상의 내용
- 권장되는 치료의 내용
- 치료 내용에 대한 위험성과 이점
- 대안적인 치료 방법과그에 따르는 위험성과 이점
- 치료 및 이송 거부에 수반되는 위험성

처치를 시작하기 전에 모든 법적 능력이 있는 환자로부터 설명된 동의를 얻어야 한다. 의식이 있고 법적 능력이 있는 환자는 처치 및 이송이 이루어지는 동안 언제든지 거부 의사를 밝힐 수 있다. 대부분의 주에서는 환자가 18세 이상일 경우에만 동의 및 거부 의사를 표현할 수 있다. 일반적으로 소아 환자의 경우에는 처치를 시작하기 전에 부모나 법적 대리인의 동의를 얻어야 한다.

명시적, 묵시적, 비자의적 동의

동의에는 명시적 동의, 묵시적 동의, 비자의적 동의 세 가지 형태가 있다. **명시적 동의**(expressed consent)는 가장 일반적인 것이다. 이것은 개인이 언어적, 비언어적 또는 서면으로 치료에 대해 직접 동의하는 것이다. 흔히 환자가 구급차 출동을 요청하는 것은 치료를 원한다는 동의의 표현으로 간주될 수 있다. 하지만 환자가 병원 이송을 원한다고 해서 모든 종류의 치료에 동의한 것을 의미하지는 않는다(정맥주사나 약물 투여 등). 응급구조사는 환자에게 제공하려는 각각의 치료에 대해 동의를 얻어야 한다. 환자의 동의를 항상 구두로 얻을 필요는 없다. 제공되는 처치를 허용하는 것으로 동의를 표하기도 한다.

무의식 환자는 동의 의사를 표현할 수 없다. 무의식 환자나 응급처치가 필요하지만 정신적, 신체적, 혹은 감정적인 문제로 인해 동의 의사를 표현할 수 없는 환자를 처치할 때는 묵시적 동의에 의존해야 한다. **묵시적 동의**(implied consent)는 환자가 설명된 동의를 할 수 있는 상태였다면 치료에 분명히 동의했을 것이라는 추정에 의한 것이다. 묵시적 동의는 환자가 더 이상 응급처치를 요하지 않거나 의식과 지적 능력이 회복될 때까지만 유효하다.

경우에 따라, 환자의 거부 의사에 상관없이 법원이 치료를 명령하는 경우가 있다. 이를 **비자의적 동의**(involuntary consent)라고 한다. 비자의적 동의는 정신건강 상태가 의심스러운 환자나 법 집행 인력이 체포하고 있는 환자인 경우에 흔히 적용된다. 또한 지역사회로 확산될 위험이 있는 감염병(결핵 등) 환자를 강제로 치료해야 할 경우에도 비자의적 동의가 필요하다. 법 집행 인력은 대개 법원 명령에 의해 치료받는 환자와 동행할 것이다.

동의와 관련한 문제는 응급구조사가 법 집행 당국에 의해 질병이나 손상은 입은 죄수 혹은 범인을 치료해야 하는 상황에서 발생할 수 있다. 법 집행관들은 단지 환자가 체포상태에 있기 때문에 치료에 대해 동의할 수 있는 법적 권한이 자신들에게 있다고 말할 수도 있다. 하지만 체포된 상태에서도 지각이 있는 환자의 경우 자신의 의료에 대한 결정권을 반드시 잃는 것은 아니다. 실제로 수감자 중 상당수가 동의가 없는 상태에서 치료를 시행한 보건의료 제공자에 대한 소송에서 승소했다. 일반적으로 강제적인 치료는 생명이나 사지를 구하기 위해 필요한 응급 치료나 법원 명령에 의한 치료에 한정된다. 응급구조사는 환자 동의와 관련된 해당 지역의 의료지침과 관련 법규에 익숙해야 한다.

특수한 동의 상황

미성년자(minor)(주마다 차이는 있지만 보통 18세 이하를 의미)의 경우에는 부모, 법적 보호자, 법원 지정 관리인으로부터 동의를 얻어야 한다. 정신적으로 무능력한 성인의 경우와 마찬가지다. 만일 보호자를 찾을 수 없는 소아환자나 지적 무능력 상태의 성인 환자가 생명을 위협하는 손상이나 질병 상태에 놓여 있다면, 묵시적 동의의 원칙 하에 치료를 진행해야 한다.

일반적으로 **독립된 미성년자**(emancipated minor)는 성인으로 간주한다. 18세 미만이지만 기혼자, 임산부, 부모, 군인, 타향에서 경제적으로 자립하여 생활하는 사람은 독립된 미성년자로 본다. 독립된 미성년자는 성인과 동일하게법적으로 설명된 동의를 할 수 있다. 하지만 독립된 미성년자를 제외한 18세 미만의 미성년자는 설명된 동의를 할 수 없다.

동의의 철회

의식과 지각이 있는 성인은 언제든지 어떤 치료에 대해서도 동의를 철회할 수 있다. 하지만 거부에 따른 결과에 대해 사전 정보가 제공되어야 한다. 환자는 지속적인 치료나 병원 이송이 이뤄지지 않을 경우 예상되는 위험에 대해 충분히 이해하고 있어야만 한다. 포도당을 투여 받던 저혈당 환자가 의식이 완전히 회복된 후 동의를 철회하는 것은 흔한 경우이다. 환자는 응급실에 가도록 비강압적인 방식으로 권유 받게 된다. 만약 환자의 의식과 지각이 정상인 경우, 환자는 병원 이송을 거부할 수 있다. 이러한 경우에는, 환자가 무의식 상태였을 때 시작되었던 수액 투여와 같은 전문소생술 관련 조치들을 중단해야 한다. 이런 환자는 반드시 치료 및 이송 거부 양식(면책 각서)에 서명을 해야 한다(그림 7-2●).

환자가 때로는 권장된 치료 중 하나를 제외한 나머지를 거부할 수도 있다. 예를 들어, 차량 충돌 사고 환자는 완전 고정 조치는 거부하지만 병원으로의 이송을 원한다. 응급구조사는 척추 고정이 왜 필요하고 고정을 하지 않을 경우 발생할 수 있는 결과에 대해 환자가 이해할 수 있도록 최선을 다해 설명하는 것이 중요하다.

치료 및 이송 거부

본 서명인은 의료적 보조 조치가 필요하고, 해당 보조 조치 및 이송을 거부할 시 사망이나 건강상 위해가 초래될 수 있다는 점을 설명 받았다. 하지만 본 서명인은 치료나 이송을 거부하고 이 결정에 따르는 모든 위험과 결과의 책임을 지고, 골드 크로스 구급팀과 구급 인력은 치료 및 이송 거부에 따른 책임에서 면제된다.

서명인

증인

서명일자

●그림 7-2 치료 및 이송 거부양식(면책 각서)의 예

문화적 고려사항

종교와 문화적 신념

종교와 문화적 신념은 환자의 보건의료 의사결정에 큰 영향을 미친다. 일부 크리스천 사이언스 신자와 같은 경우, 전통적인 보건의료 방법 대신 기도를 택하고 종교적 이유로 치료를 거부할 수도 있다. 비슷한 경우로 여호와의 증인은 수혈이 교리적으로 금지된 행위라고 믿고 있다.

의식과 지각이 있는 성인이 계속해서 치료를 거부하는 경우, 환자가 치료를 거부하는 이유와 환자를 최대한 설득하려고 시도한 내용을 상세히 기록한다. 환자가 증인과 함께 치료 및 이송 거부양식에 서명하도록 한다.

의료서비스의 거부

모든 응급의료서비스에서 환자를 병원으로 이송하는 상황이 발생하는 것은 아니다. 손상이나 질병이 아무리 경미하더라도 환자에게 응급의료가 제공되어야 한다. 하지만 치료를 거부하는 환자가 있기 마련이다. 이런 상황에서, 응급구조사는 다음과 같이 행동한다.

- 환자가 법적으로 치료를 거부할 권리가 있는지를 확인한다. 즉, 환자는 법적 능력이 있는 성인이어야 한다.
- 환자가 치료를 받도록 여러 차례 설득을 시도한다.
- 환자가 치료를 받도록 설득하기 위해 환자의 가족 및 친지 등 주변 사람에게 도움을 요청한다.
- 치료에 대한 모든 정보와 치료 거부에 따르는 잠재적인 위험성을 환자에게 자세히 설명한다.
- 의료지도 의사와 온라인으로 상의한다.
- 경찰과 같은 제3자를 증인으로 한 가운데 환자가 치료 및 이송 거부 양식에 서명하도록 한다.
- 환자에게 필요하다면 다시 출동을 요청할 수도 있다고 알린다.
- 친지와 가족이 환자의 곁에 머물도록 한다.
- 환자 처치 보고서에 모든 상황을 상세히 기록한다.

환자가 치료를 거부할 때는 모든 정보를 이해한 상태라야 한다. 다시 말해서 환자는 치료 거부에 따라 발생할 수 있는 모든 위험성을 알고 있어야 한다는 것이다. 병원 이송을 하지 않는다는 결정에는 의료지도 의사가 관여되어야 한다. 환자와지도의사가 직접 통화하도록 하는 것도 좋은 방법이다. 모든 시도가 실패하는 경우, 환자가 치료를 거부하는 이유와 환자를 설득하기 위한 응급구조사의 활동 내용을 상세히 기록한다. 만약 지도의사와 온라인으로 연결되어 있는 경우, 환자 처치 보고서에 지도의사의 서명을 받는 것도 좋은 방법이다(그림 7-3● 응급의료서비스 환자의 치료 거부에 대한 체크리스트의 예).

문제 환자들

응급구조사는 난폭한 자, 약물 과다 복용자, 술에 취한 성인 또는미성년자, 치료에 대해 동의할 수 있는 보호자가 없는 미성년환자와 같은 "문제 환자"와 간혹 만나게 될 것이다. 이런 환자들의 경우, 응급구조사를 법적/의료적 딜레마에 빠지게 할 수 있다. 예를 들어, 약물을 과다 복용한 것으로 알려진 환자가 있다. 이에 당황한 가족들이응급의료체계에 도움을 요청한다. 하지만 응급구조사가 현장에 도착하자, 정상적인 의식상태와 지남력을 보이는 환자가 자신은 어떠한 약물도 복용한 적이 없다면서 처치와 병원 이송을 거부한다.

이러한 경우에 응급구조사는 환자와 신뢰를 쌓고 원만한 관계를 유지할 수 있도록 해야 한다. 환자가 의식이 명료하고 지남력이 있는 상태에서 계속 거부한다면, 경찰이 증인으로 입회한 가운데 치료 및 이송 거부 양식에 서명하도록 한다. 만일 환자가 거부 양식에 서명하는 것을 거부할 경우, 경찰이나 환자의 가족이 서명하도록 하고 환자가 구두로 치료를 거부했다는 것을 명시한다. 하지만 상황이 위험해지고 환자가 자해를 할 것으로 의심된다면, 경찰이나 환자 가족은 환자에게 강제로라도 치료를 제공할 수 있도록 법적인 조치를 고려해야 한다.

술에 취한 환자가 치료 및 이송을 거부하는 경우 또한 응급구조사에게 문제를 야기할 수 있다. 응급구조사는 환자가 치료나 이송을 받을 수 있도록 최대한 설득해야 한다. 환자가 의료서비스를 거부할 경우, 거부를 하는데 따르는 부정적인 결과에 대해 차분한 태도로 상세하게 설명한다. 하지만 환자가 질병의 속성과 치료 거부에 따른 결과를 잘 이해하지 못하는 것으로 보이는 경우, 환자가 이해력이 부족해서 치료를 거부하는 것이 아닐 수도 있다. 이 시점에는 법 집행 기관의 도움이 필요하다. 환자가 그 같은 결정을 내릴 수 있는 의식과 지각 능력이 있다면, 치료 거부 양식에 서명하도록 한다. 환

간단히 알아보는 병태생리

정신질환자

다양한 형태의 정신질환을 갖고 있는 문제 환자들과 마주하게 될 때가 있다. 알코올이나 약물 중독과 더불어 인격장애를 겪고 있는 문제 환자들이 많다. 이러한 장애들로 인해 판단력이 흐려지고 타인과의 소통 능력도 현저하게 감퇴하게 된다.

응급 의료 환자 치료 거부 확인 목록

환자 성명 : ______________________ 나이 : __________

신고 장소 : ______________________ 신고 일자 : __________

기관 사고 번호 #: ______________ 기관 코드명 : ______________

작성자명 : ______________________________________

I. 환자 평가 (각 항목에 적절한 답변을 기입하시오)

1. 지남력: 사람? ☐ 예 ☐ 아니오
   장소? ☐ 예 ☐ 아니오
   시간? ☐ 예 ☐ 아니오
   상황? ☐ 예 ☐ 아니오
2. 의식 상태의 변화? ☐ 예 ☐ 아니오
3. 두부 손상? ☐ 예 ☐ 아니오
4. 검사시 음주 및 약물 복용 발견 혹은 해당 이력 존재? ☐ 예 ☐ 아니오

II. 환자에게 제공된 정보 (각 항목에 적절한 답변을 기입하시오.)

☐ 예 ☐ 아니오 치료/평가가 필요함
☐ 예 ☐ 아니오 구급차 이송이 필요함
☐ 예 ☐ 아니오 치료/평가 없이는 건강상 위해가 발생할 것임
☐ 예 ☐ 아니오 구급차 외의 이송 수단을 사용하면 환자의 증상/손상에 해로움
☐ 예 ☐ 아니오 치료/이송 거부 정보 양식을 환자가 제공받음
☐ 예 ☐ 아니오 치료/이송 거부 정보 양식을 환자가 수락함

III. 배치 현황

☐ 모든 응급 의료 보조 조치를 거부함
☐ 현장 치료를 거부함. 하지만 이송을 허락함
☐ 이송을 거부함. 하지만 치료를 허락함
☐ 권장된 의료 시설로의 이송을 거부함
☐ 환자는 사설 차량을 타고 ______________로 이송됨
☐ 스스로 사고 현장을 떠남
☐ 친척이나 친구를 보호 아래 현장을 떠남
성명: ______________ 관계: ______________
☐ 법 집행 기관의 보호 아래 현장을 떠남
기관명: ______________ 법 집행관: ______________
☐ 여타 기관의 보호 아래 현장을 떠남
기관명: ______________ 기관 인력: ______________

IV. 비고: ______________________________________

● **그림 7–3** 일부 응급의료체계에서는 환자가 치료나 이송을 거부할 경우 기록해야 하는 체크리스트를 가지고 있다.

자와의 대화나 환자의 치료 거부 의사 표시는 경찰과 같은 제 3자가 있는 가운데 진행되어야 한다.

문제 환자의 유형에 상관없이 보고서는 항상 상세하게 기록되어야 한다. 보고서에는 환자의 신상 정보, 신체검진 결과(없을 경우 누락에 대한 이유), 환자나 현장에 있던 사람의 진술, 증인의 이름과 주소가 반드시 포함되어야 한다. 환자 처치 보고서에 환자나 증인의 중요한 진술을 포함시키는 경우에는 인용부호("….")를 사용하여 정확하게 인용한다.

모든 문제 환자가 있는 현장에는 경찰이 배치되고 증인으로서 환자 치료 보고서에 서명을 하거나, 응급구조사의 안전에위협이 되는 경우 경찰이 병원 응급실까지 환자와 응급구조사를 동행하는 것이 이상적이다.

전문가적 경계의 문제

환자와 그들을 돌보는 응급구조사 또는 다른보건의료 인력간의 상호작용에는 윤리적/사회적 한계가있다. 이것을 전문가적 경계(professional boundaries)라고 하며, 응급구조사와 환자를 보호하는 기능을 한다. 응급의료 전문가는 자신의 환자, 자기 자신, 그리고 응급의료체계에 대해 법적/윤리적 책임을 지니고 있다. 전문가적 경계를 넘어서는 것은 이러한 책임을 제대로 이행하지 못하는 결과를 낳는다. 경계를 넘어설 수 있는 위험 범위에는 피로가 심한 경우, 유혹을 당하는 경우, 대비가 안 된 경우 등이 있다.

- ***피로가 심한 경우:*** 축적된 피로는 투약 과오, 잘못된 판단, 차량 사고 등으로 이어질 수 있다. 응급의료서비스는 하루 24시간 상시 제공되어야 하기 때문에, 장시간의 근무와 함께 업무량이 과도한 것이 일반적이다. 충분한 휴식을 취하고 머리를 맑게 하는 것이 자기 자신과 환자에 대한 의무이다.
- ***유혹을 당하는 경우:*** 현대 사회에서 "유혹을 당하다"는 말은 대부분 성적인 유혹을 떠올리게 한다. 하지만 "유혹을 당하다"는 말은 자신의 원칙, 윤리, 신념, 충성이 흔들리는 것을 의미하는 것이다. 보건의료 제공자와 환자간의 성적인 관계는 어떠한 경우에도피해야 하는 비윤리적 행위임이 분명하다. 하지만 그 외에도 돈, 음식, 귀중품, 마약 등과 같이 불명예와 부적절한 행위에 빠지게 만드는유혹이 존재한다. 고립된 상태와 같은 응급의료 업무의 신체적/정신적 부담은 중독된 행동이나 판단의 오류를 유발할 수 있다.
- ***대비가 안 된 경우:*** 보이스카우트의 모토가 "항상 준비하자"인 것처럼, 준비성은 응급의료서비스의 기본이념이다. 응급의료제공자로서 일을 하다 보면 교육이나 훈련에 의해 준비되지 않은 상황에 처하는 경우가 있다. 안타깝게도 자신이 처한 상황에 대해 충분히 생각할만한 여유가 없을 때 오류는 발생한다. 예를 들어, 몇 년 전에 두 명의 응급구조사가 차량 사고로 사망한 임산부를 목격했다. 너무나 갑작스런 죽음이라 손을 쓸 틈이 없었다. 응급구조사들은 사후제왕절개를 통해 아기의 생명을 구하기로 결정했다. 사후제왕절개는 그들이 지금까지 한번도 교육을 받거나 경험해보지 못한 시도였지만 주 당국과 지역 의료지도 의사의 승인이 내려졌다.

전문가적 경계의 문제는 개인의 윤리와 도덕성을 유지하고 전문직에 기대되는 윤리 의식을 갖추는 것으로 해결할 수 있다. 앞을 내다보면서 기존의 생각, 행동, 상황들이 향후 어떤 부담으로 작용하지 않을지 예상해본다. 일반적으로 잠재적인 문제를 갖고 있는 것은 분명한 징후를 보이게 된다. 고독과 고립감은 전문가적 경계를 벗어나게 할 수 있다는 점을 명심한다. 항상 건강한 생활 방식을 유지하고 응급의료체계 밖에서도 친구들과의 친목을 도모할 필요가 있다. 항상 우선 순위를 분명히 하고 높은 기준과 윤리 의식을 유지한다. 에머슨(Ralph Waldo Emerson)의 말처럼 "지성보다는 인성이 더 중요하다".

동의와 관련된 법적 문제

치료에 대한 환자 동의와 관련하여 많은 법적 문제가 있다. 응급구조사가 환자로부터 치료에 대한 동의를 얻지 못하거나 적절한 치료를 지속하지 못하게 되는 경우, 유기, 폭행, 구타, 불법 감금과 같은 불법행위로 손해배상 책임이 주어질 수 있다.

유기

유기(abandonment)는 환자에게 지속적으로 요구되고 필요로 하는 처치를 적절하게 제공하지 않음으로써 응급구조사와 환자의 관계를 종결짓는 행위이다. 응급구조사는 정당한 사유가 없이 환자에 대한 처치를 시작하거나 중단할 수 없다. 자신보다 훈련 수준이 낮은 인력에게 환자를 처치하도록 넘기는 경우 유기 행위에 해당하는 법적 책임 문제가 발생할 수 있다. 예를 들어, 전문소생술을 실시하던 파라메딕이 응급구조사나 상급응급구조사에게 환자를 넘겨서는 안 된다.

현장이나 병원 응급실과 같이 환자와 접촉하는 곳에서는 어디에서든지 유기 행위가 발생할 수 있다. 환자를 잠시 동안이라도 물리적으로 방치하는 것 역시 유기의 혐의를 받을 수 있다. 예를 들어, 응급구조사가 의사나 간호사에게 환자 처치에 대해 제대로 인수인계를 하지 않고 환자 곁을 떠나는 경우에도 유기에 해당하는 법적 책임을 질 수 있다. 간호사나 의사에게 환자를 인계할 때는 환자 처치 보고서에 해당 간호사나 의사의 서명을 받는 것이 바람직하다.

폭행 및 구타

치료 전에 환자로부터 적절한 동의를 얻지 못할 경우, 응급구조사가 폭행 및 구타혐의를 받을 수도 있다. 폭행(assault)은 한 개인을 당사자의 동의 없이 신체적 위해의 불안을 느끼게 하는 불법적 행위이다. 예를 들어, 응급구조사가 정맥주사를 시작하려고 하는데 환자가 주사 공포증이 있기 때문에 이를 거부한다. 그런데 응급구조사가 정맥주사를 시작하려고 카테터를 보이면서 팔로 가져간다면, 폭행에 해당하는 법적 책임 문제가 발생할 수 있다.

구타(battery)는 한 개인의 동의 없이 다른 사람이 불법적으로 접촉하는 행위이다. 환자의 거부에도 불구하고 정맥주사를 시작하는 순간 구타가 성립될 수 있다. 이 경우, 응급구조사는 폭행 및 구타 혐의로 민형사상 소송을 당할 수 있다.

불법 감금

불법 감금(false imprisonment)은 동의 없이 이송된 환자나 정당한 근거 또는 권한없이 제압 당한 환자에 의해 제기될 수 있다. 불법 감금은 동의나 법적 권한이 없이 한 개인을 의도적이고 부당하게 감금하는 것을 의미하며, 민형사상 책임이 발생할 수 있다. 폭행 및 구타와 마찬가지로 적절한 동의를 얻으면 불법 감금의 혐의를 피할 수 있다.

이것은 정신질환자를 다룰 때 자주 발생하는 문제다. 대부분의 경우, 응급구조사는 법 집행 인력이 환자를 인도해서 병원까지 동행해 주도록 요청함으로써 불법 감금 혐의를 피할 수 있다. 하지만 경찰이 없을 경우, 응급구조사는 의료지도 의사와 상의하면서 환자를 억제한 뒤 치료하는 것의 장점과 불법감금의 위험성에 대해 충분히 비교하고 판단해야 한다. 응급구조사는 환자에게 즉각적인 의학적 처치가 필요한 것인지, 치료나 이송 과정에서 환자가 자기 자신이나 시민에게 위험을 초래할 수 있는지 여부를 판단해야 한다.

정당한 물리력

위험하지 않다면 응급구조사는 적절한 수준의 물리력을 사용하여 통제 불능이거나 난폭한 환자를 제압할 수 있다. 정당한 물리력(reasonable force)이란 환자가 자기 자신, 응급구조사, 그 밖의 타인에게 해를 끼치지 않게 하기 위해 필요한 최소한의 힘을 말한다. 과도한 힘을 사용할 경우에는 응급구조사에 대해 법적 책임을 물을 수 있다. 폭행 및 구타로 간주될 정도로 체벌하는 것 같은 힘을 사용할 경우, 환자는 손해 배상을 청구하고 응급구조사는 형사 처벌을 받게 될 수도 있다.

난폭한 환자의 경우에는 억제대를 사용하는 것이 바람직하다. 억제대 사용은 해당 지역의 지침에 따라야 한다. 응급의료제공자에 의해 흔히 사용되는 억제용 장비에는 고정끈, 조끼, 제압용 담요가 있다. 응급구조사는 제압된 환자가 체위성 질식에 빠지지 않도록 특별히 유의해야 한다. 이 장의 앞부분 "제압조치 관련 문제"에서 설명한 것처럼, 체위성 질식은 환자가 호흡이 불가능하거나 제대로 호흡할 수 없는 자세로 있을 때 발생한다. 일부 응급의료체계에서는 응급구조사가 신체적인 제압 대신 벤조디아제핀이나 항정신병약물 등을 이용한 화학적 제압을 할 수 있는 권한이 부여된다. 대부분의 응급의료체계에서 응급구조사는 수갑이나 족쇄와 같이 경찰이 사용하는 제압 도구를 사용할 수 있는 권한이 없다. 응급구조사가 수갑을 찬 환자와 동행하게 될 경우에는, 나중에 수갑을 제거해야 할 경우에 대비하여 경찰과 함께 행동하는 것이 필수적이다.

난폭한 환자의 경우, 응급의료팀의 목표는 환자의 불편을 최소화하면서 환자를 안전하게 통제하는데 필요한 최소한의 힘을 사용하는 것이다. 환자를 통제하기 위해 힘을 쓰거나 억제대를 사용하는 경우, 반드시 경찰이 함께 하도록 한다(그림 7-4●). 억제대 사용에 대한 더 자세한 정보는 4권 11장을 참고한다.

환자 이송

보건의료시설로 환자를 이송하는 것은 환자 치료의 연속성을 위해 중요한 부분이다. 환자를 보건의료시설로 이송하는 동안에도 현장에서 제공한 것과 동등한 처치 수준을 유지해야만 한다. 만약 현장에서 응급구조사에 의해 전문소생술이 시행되었다면, 응급구조사가 병원으로 이송되는 환자와 함께 구급차에 탑승을 하거나 다른 응급구조사가 환자와 동행할 수 있도록 해야 한다. 만약 이러한 조치 없이 환자의 상태가

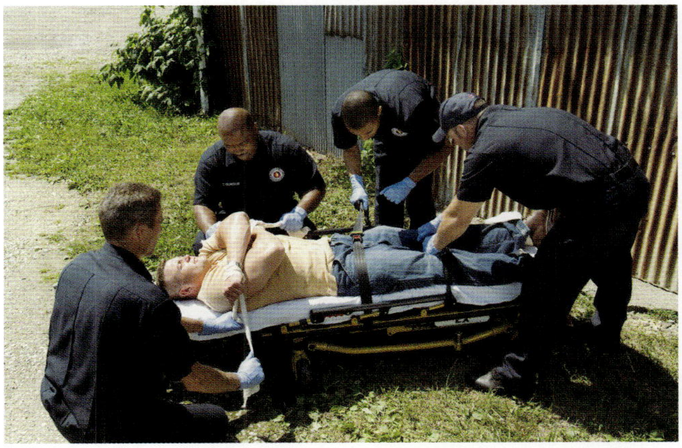

●그림 7-4 환자 제압 조치는 큰 위험이 따르는 행위이다. 이때 응급의료 인력과 환자의 안전이 가장 중요하다.

내용 요약

▶ 사전의료 의향서

- 생존 유서
- 보건의료 위임장
- 소생술포기지시
- 장기 기증 카드 또는 의향서 (운전면허증 등에 명시)

악화된다면, 유기에 해당하는 법적 책임 문제가 발생할 수 있다.

응급구조사에게 가장 많이 발생하는 법적 책임 문제 중의 하나가 구급차 운용이다. 응급구조사는 해당 지역의 법률에 대해 충분히 이해하고 있어야 한다. 운전 관련 법규의 예외 조항에 의해, 제한 속도를 초과할 수 있는 등의 예외가 있지만, 응급구조사가 구급차를 운전하는 동안 과실을 범할 경우 법적 책임을 피할 수 없을 것이다.

예상되는 또 다른 문제는 환자의 이송기관 선택에 관한 것이다. 병원이 하나밖에 없는 작은 지역에서는 응급구조사가 어려움을 겪지 않는다. 하지만 대부분의 응급구조사가 근무를 하는 지역에는 많은 병원과 의료시설이 운영되고 있기 때문에 선택하기가 쉽지 않다. 지난 몇 년 동안 환자에 의해 선택된 이송기관과 관련한 소송이 증가했다. 가장 가깝거나 가장 적절한 의료시설로 환자를 이송하지 않았다는 이유로 일부 응급구조사가 소송을 당하기도 했다.

고려해야 할 또 다른 문제는 환자가 가입한 보험회사의 지침이다. 상황에 따라서 환자의 보험회사가 선정한 의료시설에 따라 환자를 이송하는 것이 적절한 경우도 있다. 보험회사나 보건의료 관리조직의 지역제한 규정에 의해 비용지불이 가능한 이송 조건과 이송시설이 정해져 있을 수 있다. 아직까지는 대부분의 지역에서 서비스 제공에 대해 제한을 두지 않고 있지만, 그것도 시간 문제일 것이다. 하지만 보험상의 문제로 인해 의료 수준이 떨어지는 시설로 환자를 이송하여 위험에 빠뜨려서는 절대 안 된다.

일반적으로 이송 병원의 선정은 환자의 요구, 환자 상태, 의료기관의 수용능력에 따라 결정하게 된다. 이송 병원선정에는 지역의 문서화된 지침, 응급구조사, 온라인 의료지도 의사, 그리고 환자가 모두 관여하게 된다. 특수한 상황이나 환자의 상태 때문에 다른 의료시설을 선택해야 하는 경우가 아니라면, 가능한 한 환자의 선택을 존중해 준다. 이송하게 될 병원뿐만 아니라, 외상센터 또는 뇌졸중 센터와 같은 특수 의료시설의 수용능력에 대해서도 해당 지역의 지침을 숙지하고 있어야 한다.

소생술 관련 문제

의료기술의 발달은 수천명의 사람을 구했고 생명을 연장했다. 하지만 경우에 따라서는, 최신 의료기술의 사용이 단지 통증, 고통, 사망을 지연시킬 수도 있다. 중상을 입었거나 중증 질환을 앓고 있는 환자의 경우, 가족들은 생명 유지 장치의 사용이나 제거를 포함해서 환자에게 제공되고 있는 의학적 처치와 관련하여 어려운 결정을 내려야 할 수도 있다.

일반적으로 응급구조사는 현장에서 환자가 무반응, 무맥박, 무호흡 상태인 경우 소생 조치를 취해야 할 의무가 있다. 하지만 소생 조치가 권장되지 않는 상황도 있을 것이다. 여기에는 유효한 소생술포기지시(DNR) 문서를 소지한 경우, 사망이 명백한 경우(예를 들면, 목 절단 등), 조직 부패나 사지에 시반이 분명하게 나타난 경우, 접근이 어려운 위험지역에 환자가 있는 경우가 포함한다.

소생술에 대해 더 많은 것을 배우게 되면서, 현장에서 일부 특수한 경우를 제외하고는 소생술을 시작하지 않거나 소생 조치를 중단하는 경우를 흔히 볼 수 있다. 예를 들어, 둔상을 입은 무맥박 상태의 환자는 소생 가능성이 거의 없다. 그렇기 때문에 많은 응급의료체계에서는 현재 무맥박 둔상 환자에게는 상황에 따라 소생술을 시도하지 말도록 지침을 정해 놓고 있다. 이와 마찬가지로 최근 소생술 관련 연구에 따르면, 병원전 환경에서 표준화 된 전문소생술로 소생되지 않은 환자는 병원으로 이송해도 소용이 없음을 보여주고 있다. 역시 이러한 상황에 대해서도 대부분의 응급의료체계는 현장에서의 소생술 중단에 대한 지침을 마련해 놓고 있다.

항상 소속 지역의 법률, 지침, 의료지도에 따라 업무를 수행해야 한다. 의료지도 의사의 역할은 소속기관의 지침에 포함되어 분명하게 명시되어 있어야 한다. 만약 응급구조사가 소생술을 실시하지 않겠다고 결정을 내렸다면, 판단 배경과 함께 근거가 되는 기준을 상세하게 기록한다.

사전의료 의향서

미연방정부는 1990년 환자, 가족 구성원, 의료진 간의 소통을 증진하기 위하여 환자 자기 결정권법(the Patient Self-Determination Act)을 제정했다. 이 법에 따르면 병원과 의료진은 의학적 치료와 심폐소생술(CPR), 인공 환기, 수분 및 영양공급, 수혈 등과 같은 생명유지 조치를 실시할 경우 환자와 환자가족들이 합리적인 결정을 내릴 수 있도록 충분한 정보를 제공해야 한다.

그렇기 때문에 환자와 가족들은 앞으로 받게 될 의학적 처치에 대한 환자 자신의 선택을 서면으로 기록해 놓거나 사전의료 의향서(advance directive)를 준비해 놓아야 한다. 사전의료 의향서는 환자가 무의식 상태에 빠지거나 치료방법 선택 시의사 표명을 할 수 없게 될 경우 특정 치료방법을 선택하겠다는 내용을 담은 문서이다. 사전의료 의향서는 다양한 유형들이 있다. 현장에서 볼 수 있는 가장 흔한 유형은 생존유서,

보건의료 위임장, 소생술포기지시, 장기 기증 카드 등이다.

각 주에서 공인하는 사전의료 의향서의 유형은 주법과 지역 의료 지침에 의해 규제된다. 의료지도 의사는 현장에서 사전의료 의향서에 따라 환자를 다룰 수 있도록 정책을 개발하고 실행해야 한다. 이러한 정책에는 사전의료 의향서를 소지한 환자를 처치하는 응급구조사의 의무를 명확하게 명시해야 한다. 또한 환자에게 편안함을 주고 환자 가족과 유가족에게는 정서적 지지를 제공할 수 있는 합당한 조치가 마련되어야 한다. 일부 주에서는 응급구조사가 현장에서 생존유서에 따라 행동하는 것은 인정하지 않지만, 유효한 소생술포기지시

생존유서

본인(________________)은 가족, 의사, 병원 및 여타 의료서비스 제공자, 법정, 재판관에게 다음과 같은 생전 유언을 선언한다.

의식 수준이 명료한 상태에서 심사숙고 끝에 본인은 미래에 대한 건강과 관련된 의사 결정 과정에 더 이상 참여하지 못할 때를 대비하여 이와 같은 유언을 통해 확고한 결정을 남긴다.

희망 사항

말기 질환을 앓게 되는 경우, 치료를 담당한 의사가 회복 가망성이 희박하다는 소견을 내릴 경우, 사망을 지연할 뿐인 치료를 받지 않을 경우, 단기간에 사망하는 증상이 나타나는 경우, 자발적인 행동이나 인지적 행동 혹은 의도성을 띤 상호 소통 능력이 상실되는 식물 상태가 될 경우, 그리고 식물 상태가 영구적이고 비가역적인 무의식 상태일 경우, **본인은 인공적 수단으로 생명을 유지하지 않고 자연사를 허락할 것을 요청한다.** 의료적 보조가 없이도 먹고 마실 수 있는 능력이 회복될 가능성이 희박한 상황에서 의료적 보조를 통해 먹고 마시게 하는 등 모든 생명 유지 절차를 거부한다.

소생 조치

심정지나 호흡 정지가 발생할 경우, 심폐 소생술을 거부한다. 이 경우, 심폐 소생술을 하지 않는다는 명령에 본인이 동의하고 동의 사실을 의료 기록에 반영한다. 본인이 직접 확인이나 의사소통을 할 수 없는 상황이라도, 법적인 승인이나 권한을 요청하지 않고 소생 조치 거부에 대한 결정을 실시한다.

본인은 생명 유지 장치를 제거 혹은 거부하는 것 이외에도 다른 상황이 발생할 수도 있다는 점을 인지한다. 본 생전 유언은 그러한 상황에 대한 배타적 열거로 해석되어서는 안 된다.

철회 및 책임

본 생전 유언과 지시사항은 언제나 어떤 방식으로든 본인에 의해 철회될 수 있다. 하지만 본 생전 유언 혹은 본인이 직접 알려준 지시 사항에 의거해 생명 유지 장치를 제거하는 의사나 병원 및 여타 의료서비스 제공자는 제거 조치로 인해 본인을 포함한, 본인 사유지, 제 3자에게 법적 책임 소지를 물지 않는다.

본인은 의료적 치료 거부에 대한 법적 기본권을 행사함으로써 본 생전 유언이 심지어 본인이 직접 확인이나 의사 소통을 할 수 없는 경우라고 해도 상기된 상황에서 이행될 것을 희망한다. 본 생전 유언은 하단에 서명한 증인의 앞에서 작성된다.

서명일자: ______________________________

서명: ______________________________

증인: ______________________________

증인: ______________________________

● **그림 7–5** 생존유서의 예

에는 따르도록 하고 있다. 응급구조사는 반드시 소속 지역의 법과 지역의 정책을 숙지해야 한다.

생존유서

생존유서(living will)는 소생이 필요할 경우 자신에게 적용하기를 원하는 구체적인 의학적 처치의 유형을 사전에 지정해 놓은 법적 문서이다(그림 7-5●). 예를 들어, 많은 주에서 병원 혹은 집에서 생을 마감할 것인지, 심폐소생술을 받을 것인지, 장기를 기증할 것인지 등의 환자가 희망하는 내용을 생존유서에 포함시키도록 허용하고 있다. 또한 장기간 질병을 앓고 있는 환자들은 때에 따라 정신적 기능이 회복불능 상태에 빠질 경우에 대비하여 의학적 치료에 대한 결정을 대신 해줄사람을 지정하기도 한다. 이러한 환자들은 생존유서에 특별히 그 내용을 명시함으로써 결정사항을 명문화 할 수 있다(또한 보건의료 위임장이나 의사결정 대리인을 통해 문서로 제시될 수도 있다). 생존유서는 증인이 입회한 가운데 한 번 서명이 되면 환자 자신이 철회되지 않는 한 유효하다.

생존유서와 관련된 소속 지역의 의료 지침을 파악한다. 현장에서 의문점이 생기는 경우, 의료지도 의사와 접촉하여 지도를 받는다.

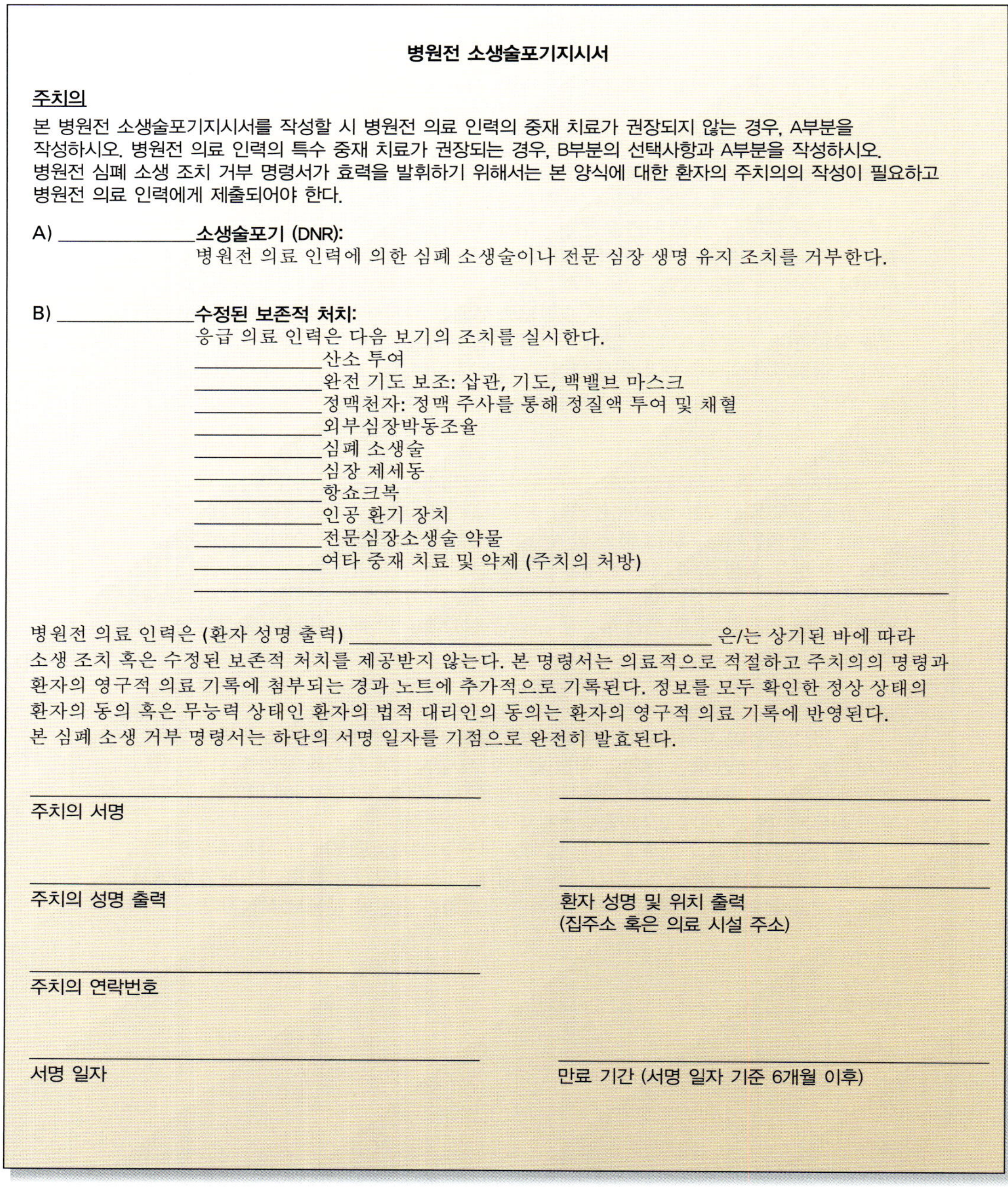
병원전 소생술포기지시서

주치의

본 병원전 소생술포기지시서를 작성할 시 병원전 의료 인력의 중재 치료가 권장되지 않는 경우, A부분을 작성하시오. 병원전 의료 인력의 특수 중재 치료가 권장되는 경우, B부분의 선택사항과 A부분을 작성하시오. 병원전 심폐 소생 조치 거부 명령서가 효력을 발휘하기 위해서는 본 양식에 대한 환자의 주치의의 작성이 필요하고 병원전 의료 인력에게 제출되어야 한다.

A) ____________ **소생술포기 (DNR):**
병원전 의료 인력에 의한 심폐 소생술이나 전문 심장 생명 유지 조치를 거부한다.

B) ____________ **수정된 보존적 처치:**
응급 의료 인력은 다음 보기의 조치를 실시한다.
____________산소 투여
____________완전 기도 보조: 삽관, 기도, 백밸브 마스크
____________정맥천자: 정맥 주사를 통해 정질액 투여 및 채혈
____________외부심장박동조율
____________심폐 소생술
____________심장 제세동
____________항쇼크복
____________인공 환기 장치
____________전문심장소생술 약물
____________여타 중재 치료 및 약제 (주치의 처방)

병원전 의료 인력은 (환자 성명 출력) ____________ 은/는 상기된 바에 따라 소생 조치 혹은 수정된 보존적 처치를 제공받지 않는다. 본 명령서는 의료적으로 적절하고 주치의의 명령과 환자의 영구적 의료 기록에 첨부되는 경과 노트에 추가적으로 기록된다. 정보를 모두 확인한 정상 상태의 환자의 동의 혹은 무능력 상태인 환자의 법적 대리인의 동의는 환자의 영구적 의료 기록에 반영된다. 본 심폐 소생 거부 명령서는 하단의 서명 일자를 기점으로 완전히 발효된다.

주치의 서명

주치의 성명 출력

환자 성명 및 위치 출력
(집주소 혹은 의료 시설 주소)

주치의 연락번호

서명 일자

만료 기간 (서명 일자 기준 6개월 이후)

●그림 7-6 소생술포기지시의 예

소생술포기지시

소생술포기지시(do not resuscitate (DNR) order)는 사전의료의향서의 일반적인 형태이다(그림 7-6●). 흔히 환자와 담당의사에 의해 서명된 소생술포기지시는 환자의 심폐 기능이 정지했을 경우 의료 인력이 어떠한 생명 유지 조치를 취할 것인지를 미리 정해놓은 법적 문서이다. 소생술포기지시가 있으면 일반적으로 심정지 상황에서 응급의료 인력에 의한 심폐소생술을 중지하도록 한다. 소생술포기지시가 있더라도 곧바로 장비를 챙기고 현장을 떠나서는 안 된다. 환자 가족과 친지들은 여전히 도움을 필요로 할 수 있다. 적절하게 정서적 지지를 제공해준다.

소생술포기지시는 현장에서 특별한 문제를 야기하기도 한다. 요양원이나 주택으로 출동한 응급구조사들은 흔히 심폐소생술이 필요한 심정지 환자를 목격하게 된다. 규정 상 응급구조사는 심폐소생술을 시행해야 할 법적 의무가 있다. 만일 의사가 심폐소생술을 시행하지 말라는 특별 처방을 내렸다면, 응급구조사에게 출동 지시를 하지 않을 것이다. 그럼에도 불구하고 당황한 사람들이 구조 요청을 하는 경우가 있다. 유효한 소생술포기지시는 해당 지역의 의료 지침이 허용하는 선에서 존중되어야 한다. 하지만 환자의 의도에 조금이라도 의심이 든다면, 심폐소생술을 적용한다.

때에 따라, 응급구조사는 처치를 "느리게" 혹은 "약물 치료만" 해줄 것을 요청 받기도 한다. 하지만 이것은 법적으로 허용되지 않는다. 심폐소생술을 시행하느냐, 하지 않느냐의 문제(all or nothing proposition)이다. 심정지 환자에게 약물 치료만 실시하는 것은 기도 관리와 제세동 조치를 포기하는 것을 의미한다. 그렇기 때문에 환자 가족의 요청이 있어도 그와 같은 과실 행위는 피해야 한다.

장기 기증

지난 수년 동안 의료 수준의 발전으로 인해 장기 이식의 횟수와 이식 환자의 생존율이 증가해왔다. 장기와 조직은 높은 수요에 비해 공급이 부족하기 때문에, 상당수의 응급의료체계가 장기 확보와 이식 과정에서 핵심적인 연결고리 역할을 하고 있다. 일부에서는 환자의 사망 이후 장기 생존기간을 특별히 지속시키는 지침을 개발해 왔다. 이 지침에는 정맥을 수액공급을 통한 순환 보조와 심폐소생술, 기관내 삽관을 통한 환기 보조를 포함한다. 해당 지역 응급의료체계에 장기 기증에 대한 지침이 있는지 여부와 상관없이, 온라인 의료지도 의사와의 상담을 통해 장기 기증 의사를 표명한 환자인지 확인하는 것이 중요하다(그림 7-7●).

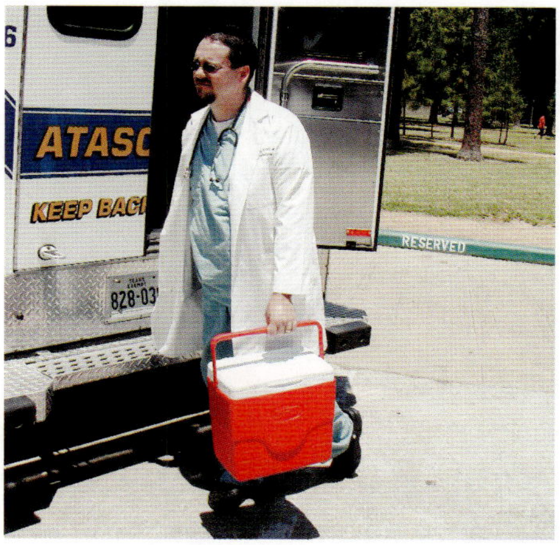

●**그림 7-7** 이식을 위한 장기 운송 *(© LifeGift Organ Donation, Houston, TX)*

현장에서의 사망

응급구조사가 현장에 도착하기 전에 환자가 이미 사망한 경우이든, 소생술포기지시를 받은 경우이든, 현장에서 사망자가 발생하면 적절한 대응과 함께 상세하게 기록을 해야 한다. 응급구조사는 주정부 및 지역 의료지침을 준수해야 한다. 또한 의료지도 의사와 온라인으로 접촉하여 지도를 받는 것도 중요하다.

범죄 및 사고 현장

범죄 현장에서 발견된 환자를 치료하는 것 역시 응급구조사의 의무이기 때문에, 범죄 현장의 보존에 대해서도 잘 알고 있어야 한다. 하지만 범죄 현장 증거를 보존하거나 수사 과정에 참여하기 위해서 환자 처치를 미뤄서는 안 된다. 환자를 적절하게 치료하면서 증거를 훼손하지 않도록 최선을 다하는 것이 수사관들을 도와주는 것이다. 범죄 현장에서 응급구조사의 책임은 다음과 같다.

- 현장에서 범죄가 발생했다고 믿어지는 경우, 신고가 되지 않았다면 법 집행 기관에 즉시 연락을 한다.
- 응급구조사 자신과 다른 응급의료 인력의 안전을 확보한다. 이것은 항상 최우선적으로 고려해야 할 사항이다. 만약 현장에 진입하는 것이 안전하지 않은 경우, 업무 수행을 하지 않았다고 해서 법적 책임을 지지 않는다.
- 범죄 현장의 안전이 확보되면 환자에게 다가가 의학적 처치를 시작한다.
- 환자 처치를 위해 필요한 것이 아니라면 범죄 현장에 있는 어떤 것도 이동시키거나 만지지 않는다. 동료에 의해

움직여진 물건이 있으면 원래 위치를 관찰하고 기록해둔다. 환자의 옷에 총상이나 흉기에 의해 뚫린 부분 있는 경우 가능하면 그대로 보존한다. 환자가 목이 잘리는 등 치명상을 입은 경우에는 신체에 손을 대지 않도록 한다. 범죄의 증거를 보존할 수 있도록 최선을 다한다.

- 현장에서 신체에 꽂혀있는 무기나 약병과 같은 물건을 제거해야 한다면, 응급구조사의 행동을 기록하고 수사관에게 알려줘야 한다.

사고 현장에서도 범죄 현장에서와 마찬가지로 행동해야 한다. 응급구조사의 목표는 자기 자신과 동료의 안전을 지키면서 환자에게 필요한 의학적 처치를 제공하는 것이다.이용할 수 있는 자원은 최대한 활용하고 필요한 만큼의 추가 인력과 구조 장비를 동원할 준비를 한다.

보고 의무

응급구조사에게는특히 취약 계층을 포함하여 위험에 처한 사람들을 보호해야 하는 윤리적 의무가 있다. 응급구조사의 업무를 수행하는 과정에서 학대를 당하거나 방치된 환자들을 만나게 된다. 학대나 방치가 의심되는 경우, 응급구조사는 환자에 대한 비밀유지와 관련 당국에 대한 신고 의무 사이에서 적절한 균형점을 찾아야 한다. 원칙적으로 응급구조사는 항상 환자에게 최선의 이익이 되도록 행동해야 한다.

노약자 및 소아에 대한 학대는 너무도 빈번하게 발생하고 있다. 많은 주에서 응급의료 인력은 학대가 의심되는 경우 관계기관에 보고하도록 규정하고 있다. 학대나 방치가 의심된다면, 응급구조사는 관계기관에 객관적이고 적절한 시기에 보고해야 한다. 가해자와 직접 맞서려고 해서는 안 된다. 보고 시점 이전에 학대나 방치가 발생했다는 사실을 응급구조사가 증명할 필요는 없다. 원칙적으로 응급구조사는 항상 환자의 편에서 행동하면 된다. 응급구조사는 소속 지역의 학대 및 방치의 신고에 대한 규칙과 규정을 익히고 기억해야 한다. 때로는 학대나 방치를 보고하지 않는 것이 보고한 것보다 더 큰 법적 책임을 유발한다.

문서화

훌륭한 문서 작성능력과 습관을 개발하고 유지하는 것은 아무리 강조해도 지나치지 않다. 응급구조사는 최초 반응에서부터 환자를 병원 응급실 직원에게 넘길 때까지 전 과정에 대해서 문서 작성을 마치기 전까지는 환자 치료가 끝난 것이 아님을 명심해야 한다.

완벽하게 작성된 환자 처치 보고서는 의료 과오 소송에 대한 최고의 방어 수단이다. 사실상 보고서가 완벽하다면 원고측에서는 처음부터 의료과오 소송을 제기하지도 않을 것이다. 일반적으로 원고의 변호사는 소송을 제기하기 전에 응급구조사의 환자 처치 보고서를 포함한 모든 의료 기록의 사본을 요구할 것이다. 응급구조사의 보고서가 엉성하거나 불완전하거나, 제대로 기록되지 않았다면, 설령 응급구조사의 행위가 의료 과실이 아니더라도 원고측에서 소송을 제기할 수 있다.

완벽하게 작성된 환자 처치 보고서는 다음과 같은 특징이 있다.

- ***환자와 접촉한 후 즉시 작성되어야 한다.*** 환자 처치 보고서는 처치가 제공된 지 오래 경과하지 않는 시점에 작성되어야 한다. 작성을 미루게 되면 중요한 관찰 사항이나 치료 내용을 잊어버릴 수 있다. 가능하다면 응급구조사는 병원을 떠나기 전에 완전한 보고서의 사본을 응급실 직원에게 남길 수 있도록 한다. 보고서 사본은 환자의 영구적인 의료 기록의 중요한 일부가 될 것이다. 적절한 기록은 너무나 중요하기 때문에 일부 응급의료체계에서는 먼저 보고 내용을 구술하도록 하고, 나중에 문자화하는 작업을 통해 환자의 영구적인 기록으로 남기도록 하고 있다. 일부 응급의료체계에서는 템플릿에 의한 전자 기록을 하고 있다(그림 7-8●).

  주의: 환자 처치 보고서 작성 때문에 환자 처치를 지연시켜서는 절대 안된다.

- ***완벽해야 한다.*** 보고서에는 환자의 상태와 제공된 처치 내용이 분명하고 완벽하게 설명되어 있어야 한다. 보고서

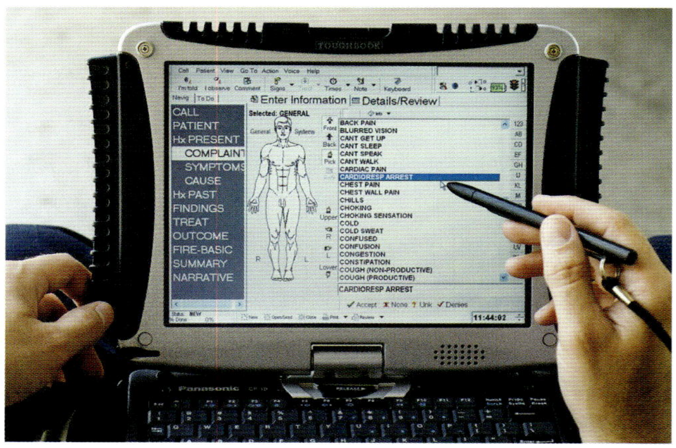

●그림 7-8 현대 응급의료서비스에서는 템플릿에 의한 전자 기록이 더욱 일반적으로 사용되고 있다.

의 주 목적은 단순히 환자의 정보를 기록하는 것뿐만 아니라, 환자에게 제공한 진단 및 치료에 대한 근거를 확보하는데 있다. 모든 행위, 절차, 투여된 약물 또한 기록되어 있어야 한다. 다음 격언을 반드시 기억한다. "기록하지 않은 것은 하지 않은 것이다."

- *객관적이어야 한다.* 감정적이고 편향적인 언급은 피한다. 이는 환자 처치와 관련이 없을 뿐만 아니라, 문서에 의한 비방 문제가 제기될 수 있다.
- *정확해야 한다.* 자신의 응급의료체계 내에서만 이해되거나 인정되는 약어나 전문 용어의 사용은 피하면서 가능하면 정확하게 기록한다. 또한 사적으로 보고 들었던 정보를 기록하는 것은 제한하도록 한다. 개인적인 지식이 없는 정보를 기록해야 할 경우, 정보의 출처를 명시해야 한다. 추정이 아니라 관찰에 의한 내용을 기록하고 자신의 능력으로 내릴 수 없는 의학적 결론을 내리지 않도록 한다. 예를 들어, 응급구조사는 환자가 폐렴에 걸렸다고 단정적으로 진단할 수 없다. 하지만 폐렴이 의심되는 점과 폐렴 증상과 관련된 평가 결과를 기록할 수 있다.
- *환자의 비밀이 유지되어야 한다.* 소속 기관은 환자 정보의 공개와 관련하여 확실한 정책을 수립해야 한다. 환자의 정보를 공개할 때는 항상 환자의 설명된 동의를 얻어야 한다.

의료 기록은 절대 수정되어서는 안된다. 기록을 의도적으로 수정하는 것은 응급구조사가 유죄를 인정하는 것과 다름없다. 만일 환자 처치보고서에 불완전하고 부정확한 내용이 발견된다면, 수정한 사항을 원본 보고서에 첨부해야 한다. 첨부 내용에는 원본 보고서의 작성 일자가 아닌 수정된 일자 및 시간이 표기되어야 한다. 또한 첨부 내용의 사본을 환자가 이송된 병원에 보내서 환자의 의료 기록에 포함될 수 있도록 한다. 일반적으로 전산화된 의료 기록에서는 수정된 내용이 자동적으로 표시되고 날짜가 기록된다.

의료 기록은 해당 지역의 법률에서 정하는 기간 동안 보존할 필요가 있다. 예를 들어, 뉴욕주의 환자 처치 보고서는 6년 동안 혹은 환자가 18세가 되고 나서 3년이 지날 때까지 응급의료기관에서 보존되어야 한다. 해당 지역의 기록물 보관에 대한 규정을 숙지해야 한다.

고용법

고용법(employment laws)은 고용자와 피고용자의 관계를 다루는 법이다. 심지어 봉사기관도 이와 같은 고용법의 적용을 받는다. 고용법은 복잡하기 때문에 문제가 발생하는 경우 이 분야를 전문적으로 다루는 변호사와 상담을 해야 한다. 응급구조사가 잘 알고 있어야 하는 고용관련 법에는 다음과 같은 것들이 있다.

- *미국 장애인법(ADA):* 1990년에 제정된 미국 장애인법은 민간 고용주, 주정부 및 지방 자치정부, 고용 기관, 그리고 노동조합 등이 입사 지원, 채용, 해고, 승진, 보상, 연수, 기타 계약조건, 환경, 고용 특례 등에 있어서 자격요건을 갖춘 장애인을 차별하는 것을 금하고 있다. 장애인법은 주정부와 지방 자치정부를 포함하여 15명 이상의 직원을 보유한 고용자에게 적용된다. 또한 고용 기관과 노동조합에도 적용된다. 미국 장애인법의 비차별 조항은 연방 기관의 직원에게도 똑같이 적용된다. 고용주는 입사 지원자나 직원이 겪고 있는 장애에 대해 업무 수행에 "과중한 부담"이 되지 않는다면 합리적인 편의를 제공해야 한다. 합리적 편의는 장애인도 동등한 고용의 기회를 누릴 수 있도록 고용주가 제공하는 조정 또는 수정 조치이다. 응급의료기관은 미국 장애인법을 준수해야 한다.
- *민권법 제7조(Title VII):* 직장 내 희롱 및 차별을 금지하는 연방법인 민권법 제7조는 1964년 민권법에 포함된 조항이다. 이 조항은 직원 규모가 15명 이상인 모든 민간 고용업체, 주정부, 지방 자치정부, 교육기관에 적용되는 것이며 인종, 피부색, 국적, 종교, 성별을 이유로 차별하는 것을 금하고 있다. 이 조항은 임신으로 인한 차별, 성에 대한 고정관념, 성희롱의 금지까지 적용의 폭이 확대되었다. 응급의료기관은 어떤 형태이든지 민권법 제7조의 규정을 충족할 수 있도록 효과적인 정책과 절차를 마련해야 한다.
- *민권법 제7조 수정조항:* 1964년에 제정된 민권법은 여러 차례 개정되었다. 1972년 제정된 고용기회 평등법에서는 고용 차별을 불법으로 규정했다. 고용기회 평등 프로그램은 고용 과정에 대한 차별 철폐 조치와 차별에 대한 불만사항의 처리 및 해결책을 포함한다. 감독자, 관리자, 기존 직원, 입사 지원자를 포함하는 모든 피고용자는 직급에 상관없이 민권법 제7장 수정조항을 적용받는다. 1967년 제정된 고용상 연령차별금지법(ADEA)과 1975년 제정된 연령차별금지법은 연령에 따른 차별을 금지하고, 40세 이상의 구직자들을 고용 차별로부터 보호하고 있다.
- *가족의료휴가법(FMLA):* 1993년의 가족의료휴가법은 1년 이상 근무한 직원은 출산, 가족 구성원의 간병, 심각한 질환에 대한 치료를 위해 최대 12주까지 휴가를 사용할 수 있다. 2008년에 수정된 가족의료휴가법에서는 치

료와 간병이 필요한 군인의 배우자, 자녀, 부모, 가까운 친척은 최대 26주의 휴가를 낼 수 있게 되었다.

- ***공정노동기준법(FLSA):*** 공정노동기준법은 대공황 이후인 1938년에 제정된 것으로 근로 기준을 규정하고 있다. 장기간 동안 여러 차례 수정되어온 공정노동기준법은 최소 임금, 초과근무 수당, 문서보존, 미성년자 노동기준 등을 포함하고 있다. 공정노동기준법은 민간 부분의 정규직/비정규직 노동자뿐만 연방정부/주정부/지방자지정부의 직원에게까지 적용된다.
- ***직업안전보건법(OSHA):*** 직업안전보건법은 1970년에 제정되었다.이 법은 고용주가 안전하고 건강한 근무 환경을 보장하게 하는데 그 목적이 있다. 또한 이 법에 의거하여 미국직업안전보건청은 산업장의 안전을 감시하고, 국립산업안전보건연구원(NIOSH)은 직업상 안전 및 보건 연구 지침을 제공해야 한다.
- ***라이언화이트법:*** 라이언화이트법은 에이즈 환자와 환자의 가족을 위한 보건의료의 유용성을 개선하기 위한 프로그램을 지원하기 위해 1990년에 제정되었다. 라이언화이트법에서는 응급의료 인력이 임무를 수행하는 도중에 치명적인 질병에 노출 여부를 점검해야 한다고 규정하고 있다. 라이언화이트법은 당초 2009년 12월 30일에 폐기할 예정이었으나, 같은 해 라이언 화이트 HIV/AIDS 치료확대법으로 수정되면서 4년 연장되었다.

CHAPTER REVIEW

요약

응급구조사는 직업 속성상 법 집행기관과의 접촉이 빈번하고 소송에 휘말릴 수 있는 상황에 자주 노출된다. 예를 들어, 경찰과 응급구조사는 차량충돌 현장이나 폭력 사고 현장과 같은 동일한 응급 현장에 자주 출동하게 될 뿐만 아니라, 응급구조사는 범죄나 가정 불화에 대한 중요 증인이 되기도 한다. 따라서 응급구조사는 응급의료 업무와 관련한 주법과 소속지역의 의료지침에 대해 잘 알고 있어야 한다.

보수교육 프로그램과 컨퍼런스에 참여하고, 전공분야 학술지를 구독하고, 주법에 의해 요구되는 재자격 혹은 재면허를 취득할 수 있도록 교육 과정을 이수하고 최신 경향에 뒤쳐지지 않도록 한다.

응급구조사는 의료과실이나 위법행위에 대한 책임으로부터 자유롭지 않다는 점을 유의해야 한다. 하지만 다음 지침을 준수한다면 법적 책임을 최소화하거나 면할 수 있다.

- 치료나 이송을 하기 전에 반드시 환자로부터 설명된 동의를 얻는다.
- 유사하거나 동일한 상황에서 합리적이고 분별력 있는 응급구조사와 같은 수준의 술기와 절차를 시행한다.
- 훈련을 받은 범위 내에서만 업무를 수행하고, 의료지도 의사가 지시하거나 또는 소속지역표준 지침에 의해 승인된 사항만 시행한다.
- 초기 대응에서부터 병원 응급실에 환자 처치를 인계할 때까지의 전체 과정을 정확하고, 식별 가능하고, 완전한 의료 기록으로 남긴다.
- 환자 정보는 알 권리가 있는 사람에게만 공유한다. 서면/구두 보고는 환자 처치의 필수적인 내용으로 제한한다.
- 의료과실 배상책임보험에 가입하고 자신의 소속 기관에서 동일한 보험 혜택을 제공하는지 확인한다.
- 환자와 환자의 가족들을 정중하게 대한다.

항상 선량한 의도와 상식의 범위 안에서 행동한다. 양질의 환자 처치와 엄격한 문서 작성은 과실 책임을 최소화 할 수 있는 최선의 방법이다.

현장 출동 후 결과 분석

응급구조사와 116응급구조팀의 동료들이 5세 소녀가 무의식 상태에 빠진 응급현장으로 출동 요청을 받았다. 현장에 도착한 응급구조사는 아이를 돌봤던 보모를 만났는데, 보모는 아이가 지난 1시간 동안 "이상한" 행동을 보이더니 잠이 들고는 깨어나지 않고 있다고 말했다. 그녀는 또한 아이가 오후 내나 혼자서 침실에서 놀고 있었다고 말한다. 응급구조사는 그녀에게 즉시 아이의 부모에게 전화하도록 부탁했다. 그녀가 통화 연결은 되지 않았지만, 부모가 20분 정도 지나면 집에 돌아올 것이라고 한다.

동료 응급구조사가 아이의 방을 조사하는 동안, 다른 응급구조사는 환자 평가를 실시하여 호흡 저하, 저혈압, 서맥, 동공 수축이 있음을 발견한다. 동료 응급구조사는 아이의 침대 밑에서 진통제인 다르보셋(Darvocet) 빈 병을 발견한다. 응급구조사는 약물을 과다 복용한 것으로 예상하고, 아이에게 즉각적인 의학적 처치를 실시하기 위해 적절한 병원으로 이송할 필요가 있다고 판단한다. 응급구조사가 정맥주사를 준비하는 동안, 보모가 치료에 대한 동의를 할 수 없으니 부모가 도착할 때까지 기다려 달라고 요청한다. 이때 현장에 도착한 이웃 주민이 아이의 부모는 오직 주치의의 치료만을 원하기 때문에 환자를 주치의에게 이송해줄 것을 요청한다.

1. 응급구조사는 아이에게 응급처치가 필요하다고 판단하지만, 현장에는 환자의 부모가 없다. 어떻게 해야 하는가?

2. 설명된 동의 없이 아이를 치료하기로 결정했다면, 응급구조사 행위가 소송을 당할 수 있는가?

3. 만일 환자의 부모가 집에 돌아왔지만 치료에 대한 동의를 하지 않을 경우 어떻게 해야 하는가?

이 책 뒷부분에 제시된 해설을 참고한다.

복습 문제

1. _______은 영국 법체계에 근거를 둔 것으로 미국에 의해 1700년대에 채택되었다.
a. 관습법
b. 민법
c. 형법
d. 헌법

2. _______은 행정부나 정부 기관에 의해 제정된다.
a. 민법
b. 형법
c. 국회법
d. 행정법

3. _______는 응급구조사가 법적 문제에 가장 자주 관여될 수 있는 분야이다.
a. 항소법원 체계
b. 주법원 체계
c. 연방법원 체계
d. 대법원 체계

4. 전문적으로는 환자의 증상과 연관이 없지만 응급현장의 환자 처치를지원하는 의사를 __________라고 한다.
a. 중재의사
b. 직접통제 의사
c. 온라인 의료지도 의사
d. 간접통제 의사

5. 응급의료 현장에서 아무런 대가없이 처치를 제공하는 사람을 일반적으로 보호하기 위하여 제정된 법은 __________이라 한다.
a. 의료행위법
b. 의료범위법
c. 선한 사마리아인법
d. 의료표준법

6. 응급구조사에 대한 의료과실 소송에서 원고가승소하기 위해서는 네 가지 핵심 요소를 입증해야 한다. 다음 중 이에 해당하지 않는 것은?
a. 주요한 원인
b. 직무 수행의 의무

c. 보상 수준
d. 직무 태만

7. 환자의 비밀유지 위반에는 법적 처벌이 따른다. 환자 정보의 부당한 공개로 인해 응급구조사에게 소송이 제기되는이유는?
a. 명예훼손
b. 사생활 침해
c. 비밀유지의 위반
d. 위의 모두

8. 정신질환 평가가 필요한 환자나 법 집행인력에 의해 체포된 상태의 환자의 경우 대부분 법원 명령에 의해 발생하는 동의의 유형은?
a. 묵시적 동의
b. 명시적 동의
c. 비자의적 동의
d. 후견제도

9. __________은 환자에게 필요하고 원하는 치료를 지속적으로 제공하지 않으므로써 응급구조사와 환자의 관계를 종결시키는 행위이다.
a. (문서) 비방
b. (구두) 중상
c. 무시
d. 유기

10. 엄격하게 문서화된 환자 처치 보고서는 __________.
a. 정확하다.
b. 객관적이다.
c. 완벽하다.
d. 위의 모두

이 책 뒷부분에 제시된 해답을 참고한다.

참고문헌

1. Sine, D. M. and N. Northcutt. "A Qualitative Analysis of the Central Values of Professional Paramedics." *Am J Disaster Med* 3 (2008): 335–343.
2. United States of America. *Constitution of the United States*. Available at: http://www.archives.gov/exhibits/charters/constitution.html.
3. *Miranda v. Arizona,* 384 U.S. 436 (1966).
4. Hoffman, S., R. A. Goodman, and D. D. Stier. "Law, Liability and Public Health Emergencies." *Disaster Med Public Health Prep* 3 (2009): 117–125.
5. Nagorka, F. W. and C. Becker. "Immunity Statutes: How State Laws Protect EMS Providers." *Emerg Med Serv* 36 (2005): 47–52.
6. Hall, S.A. "Potential Liabilities of Medical Directors for Actions of EMTs." *Prehosp Emerg Care* 2 (1998): 76–80.
7. Erich, J. Where Duty Ends: "The Perils and Pitfalls of the Off-Duty Response." *Emerg Med Serv* 33 (2004): 49–52.
8. Wang, H. E. and D. M. Yealy. "Out-of-Hospital Endotracheal Intubation: Where Are We?" *Ann Emerg Med* 47 (2006): 532–541.
9. Chan, T. C., G. M. Vilke, and T. Neuman. "Reexamination of Custody Restraint Position and Positional Asphyxia." *Am J Forensic Med Pathol* 19 (1998): 201–205.
10. Department of Health and Human Services. *Health Information Privacy Act*. Available at: http://www.hhs.gov/ocr/privacy/.
11. Ayres, R. J., Jr. "Legal Considerations in Prehospital Care." *Emerg Med Clin North Am* 11 (1993): 853–867.
12. Graham, D. H. "Documentation of Patient Refusals." *Emerg Med Serv* 30 (2001): 56–60.
13. Maggiore, W. A. "Professional Boundaries: Where They Are & Why We Cross Them." *JEMS* 32(12): 68–76, 2007. (This article is available on-line at http://www.jems.com. Click on JEMS/issues to locate a pdf of this article in Volume 32 Issue 12, December 2007.)

추가문헌

The Ambulance Service Guide to HIPAA Compliance. Mechanicsburg, PA: Page, Wolfberg, & Wirth, 2003.

Cohn, B. M. and A. J. Azzara. *Legal Aspects of Emergency Medical Services.* Philadelphia: W. B. Saunders, 1998.

Lee, N. G. *Legal Concepts and Issues in Emergency Care.* Philadelphia: W. B. Saunders, 2001.

Louisell, D. and H. Williams. *Medical Malpractice.* New York: Matthew Bender, 1995.

Page, J. O. "Anatomy of a Lawsuit." *JEMS* 1989: 14.

Schneid, Thomas D. *Fire and Emergency Law Case Book.* Albany, NY: Delmar Publishing, 1997.

Wang, H. E., R. J. Fairbanks, M. N. Shah, and D. M. Yealey. "Tort Claims from Adverse Events in Emergency Medical Services." *Prehospital Emergency Care* 11 (2007): 96–97.

chapter 8

응급구조학 윤리

Ethics in Paramedicine

Bryan Bledsoe, DO, FACEP, FAAEM, EMT-P

단원 표준

총론(의료/법과 윤리)

학습 역량

응급의료체계, 응급구조사의 안전과 안녕, 의료법적 및 윤리적 쟁점에 대한 지식을 통합함으로써 응급의료인력, 환자, 지역사회의 보건을 증진한다.

학습 목표

최종 목표

파라메딕으로서 자신의 업무에 응급구조학의 윤리적 원칙을 적용할 수 있다.

수행 목표

최종 목표를 달성하기 위해 다음 사항은 필수적이다.

1. 핵심 용어를 숙지한다.
2. 윤리, 도덕, 법, 종교 간의 관계를 설명한다.
3. 윤리적 의사 결정에 대한 다양한 접근법을 비교하고 대조한다.
4. 응급의료인력을 포함한 보건의료전문가에게 적용되는 윤리 강령을 알아본다.
5. 기본적인 윤리 원칙을 설명한다.
6. 다양한 상황에서 윤리적 딜레마를 판단한다.
7. 윤리적 딜레마를 수반하는 다양한 상황에서, 응급구조사의 기본 윤리 원칙과 윤리적 의사결정 기준에 의거하여 방어할 수 있는 행동을 취한다.

핵심 용어

자율성(autonomy)	윤리(ethics)	도덕(morals)
선행(beneficence)	정의(justice)	비불법행위(nonmaleficence)

사례 연구

웨인버그 부인은 고관절이 골절되었다. 그녀의 우측 하지는 눈에 띄게 짧아졌고 외회전이 되어 있었다. 다행히도 생명에 위협을 주는 치명적인 손상은 없어 보인다. 당신과 동료는 그녀가 기존의 환자들보다 비교적 심한 불안 증세를 보이는 것을 발견한다. 동료 구조사가 베개를 더 가지러 구급차로 가자, 환자는 "당신이 나를 치료해 주었으면 좋겠습니다"라고 속삭인다.

"왜 그렇죠?"라고 당신이 묻는다.

그녀는 소매를 걷어 올리며 왼쪽 팔에 있는 숫자 모양의 문신을 보여주면서, "이것 때문에 그렇습니다. 제가 어릴 때 독일의 나치 수용소에 있었습니다. 동료 분이 수용소 사람들을 떠올리게 하네요. 그들은 제 가족을 죽였고, 저까지 죽을뻔했습니다. 병원까지 저를 돌봐줄 수 있으신가요?"라고 말한다.

당신은 얼떨결에 그렇게 하겠다고 약속한다. 현장을 떠나기 전에 동료에게 조심스럽게 다가가서 말한다. "하인즈. 환자가 독일 나치 수용소의 생존자인데 자네가 머리가 금발이고 눈동자도 파랗고 말투에 독일 억양이 묻어나는지 그녀의 가족을 살해한 독일인이 연상된다고 하는군. 이번 건은 구급차 운전을 맡아 주겠나? 이번 교환 프로그램에 참여한 이유가 미국에서 환자 치료의 경험을 쌓기 위해서라는 것은 잘 알고 있지만, 다른 응급 건수도 많으니 이번만 부탁하네." 이에 하인즈는 거절하지 않고 구급차 운전을 맡는다. 당신은 구급차 뒤편에서 환자를 돌본다.

일을 마치고 동료와 이야기를 나눈다. "그런 식의 요구를 하는 환자는 처음인 것 같네. 배려해줘서 고맙네. 불편하지는 않았나?", 당신은 묻는다. "아니. 그래도 놀라긴 했다네. 홀로코스트(Holocaust)는 내가 태어나기도 훨씬 전의 일이니까. 홀로코스트는 아직도 모든 독일인에게 수치스러운 일로 남아 있지." 당신은 웨인버그 부인이 안정을 취하는 최선의 방법은 자신과 하인즈가 서로의 임무 위치를 바꾸는 것이었다고 생각한다. 그리고 하인즈와 함께 어려운 상황을 함께 유연하게 대처했다고 동의했다.

나중에, 이 출동에 대해 생각해보니, 이전에는 비슷한 일이 전혀 없었다는 것을 깨닫는다. 이러한 부탁은 들어주어야 하는 것인가? 하인즈는 그녀를 해하려는 의도가 전혀 없다. 당신은 환자의 공포감을 완화시켰던 것일까? 아니면 그녀의 편견을 오히려 확고하게 만들었을 뿐일까? 환자가 나이든 남성이었고 흑인인 동료보다는 자신을 선호했다면 어땠을까? 환자의 무지 혹은 편견으로 비롯된 부탁은 들어주어야 하는 것인가? 환자가 신나치즘에 빠진 스킨 헤드족이고 백인 응급구조사만을 고집한다면 어떻게 해야 하는가?

오늘은 그저 친절하게 환자를 대하면 되는 상황이었나? 아무도 다치지 않았고, 임무를 바꾼 자신과 동료에게 약간의 불편함이 있었을 뿐이다. 아니면 실제로 윤리적인 문제가 될 수 있는 것인가? 당신은 이러한 상황에는 무엇이 최선인지 판단이 쉽게 서지 않는다는 것을 깨닫는다. 윤리적 판단 기준을 되돌아 볼 시간이 된 것이다.

개요

다음과 같은 문제를 고민해보자. 의사는 곧 사망에 이르는 환자의 통증과 고통을 덜어주기 위해 모르핀 15밀리그램을 정맥 투여한다. 또 다른 의사는 죽어가고 있는 환자의 생명을 끝내기 위해 모르핀 15밀리그램을 정맥 투여한다. 두 상황에 차이점이 있는가? 단순한 질문이지만 답을 하기란 쉽지 않다. 두 의료 행위의 도덕적 차이는 무엇인가?

응급구조사의 일에서 가장 힘든 부분이 무엇이냐고 물을 경우, 대부분 윤리적 문제라고 답할 것이다. 그럼에도 불구하고 최근의 한 조사에 따르면 도시 응급의료체계의 전문생명소생술을 요하는 응급 상황 중 15% 정도가 윤리적 분쟁을 촉발한다고 한다. 다른 조사에서는 응급구조사는 환자의 치료 거부, 이송지에 대한 의견 충돌, 사전의료의향서 수행의 어려움 등과 관련해서 윤리적 문제를 자주 겪는다고 응답했다. 윤리적 문제를 유발하는 병원 전 치료의 또 다른 요소에는 환자의 비밀 유지, 설명된 동의, 치료 제공의 의무, 연구 등이 있다.

윤리적 문제는 법적인 요소도 있지만 대부분의 경우 법정이 아닌 현장에서 해결이 된다. 하지만 윤리적 문제가 법적인 문제로 불거지면서 입법이나 규제의 대상으로 이슈화되는 경우도 있다. 예를 들어 최근 연방정부는 응급 치료에 동의를 할 수 없는 환자를 보호한다는 내용을 골자로 법규를 제정했다.

윤리적 문제는 특수한 상황에서 시작되어 일반적인 규칙이나 행동 규범으로 자리잡게 되는 경우가 많다. 8장은 일반적인 원칙과 접근법이 병원 전 상황에 어떻게 적용될 수 있는지를 설명한다.

윤리의 개요

윤리와 도덕은 서로 밀접한 연관이 있는 개념이다. 도덕

(morals)은 일반적으로 옳고 그름에 대한 사회적, 종교적, 개인적 판단 기준이다. 도덕 철학이라고도 불리는 **윤리**(ethics)는 도덕성이라는 문제를 다루는 철학의 한 분야이다.

일반적으로 윤리는 특정 집단이나 직업군의 행동 및 제도가 기능해야 하는 방식을 관장하는 규칙이나 표준을 의미한다. 윤리와 도덕은 모두 소크라테스가 던진 질문인 "우리는 어떻게 살아야 하는가?"라는 문제를 다룬다.

법률 및 종교와 윤리의 관계

윤리와 법은 상당히 공통점이 많지만 분명히 다른 분야이다(그림 8-1●). 안타깝게도 윤리적 논의는 무엇이 합법적이고 누가 법적 책임이 있느냐와 같은 논쟁으로 변질되는 경향이 있다. 법은 사회의 시선에서 무엇이 잘못되었는가를 설명하는 경향이 있다. 윤리는 옳고 그름을 가리는 차원을 넘어서서 무엇이 옳고 바람직한 행동인가를 설명한다. 그렇기 때문에 법은 윤리적 문제에 대해 시사하는 바가 거의 없는 경우가 많다. 사실 법 자체가 비윤리적일 수도 있다. 예를 들어 수년 동안 미국에서는 인종에 따른 격리를 고착화시켰던 법이 존재했고 집행되었었다. 이러한 법은 윤리적으로도 잘못되었고 결국 법적으로도 잘못된 것으로 수정되었다.

윤리와 법은 서로 다르지만, 윤리적 논의는 수세기 동안 법을 통해 만들어진 방법에 도움을 받을 수도 있다. 특히 법은 공평성, 절차의 일관성, 상충되는 이해 관계를 발견하고 균형을 잡는 방법을 강조한다.

윤리는 법뿐만 아니라 종교와도 다르다. 미국과 같은 다원적인 사회에서 윤리는 폭넓은 종교적 신념을 가진 혹은 무교인 사람에 의해 이해되고 적용되어야 한다. 그렇기 때문에 윤리는 단 하나의 종교에서 비롯될 수 없다. 하지만 종교는 사람들의 윤리적 원칙과 가치를 더욱 강화하고 풍성하게 만들 수 있다.

윤리적/법적 문제와 의료의 관계

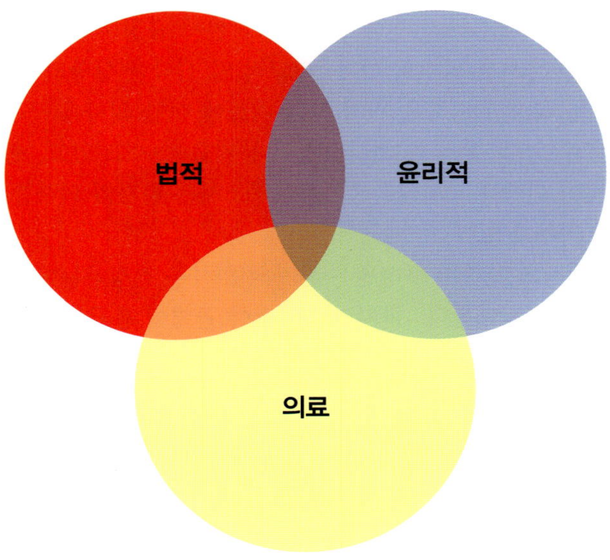

●그림 8-1 윤리적/법적 문제와 의료의 관계

문화적 고려 사항

북미의 인구는 문화적으로 다원화되고 있다. 응급구조사는 중증 질환이나 손상에 대한 다양한 반응을 보이는 사람들을 볼 수 있다. 몇몇 사람은 질환은 결과가 예측 가능한 질병 과정으로 보는 반면, 질병을 운명으로 받아들이는 사람도 있다. 어떤 이는 질병을 단순히 신의 뜻이라 믿는다. 일부 문화권에서는 특정 질병이나 손상은 악마의 소행이나 주술, 주문 혹은 저주의 결과로 본다. 이러한 신념을 가지고 있는 사람은 자신의 해석이 설득력이고 실제적이라고 굳게 믿는다. 이들에게 유일한 치료법은 주문이나 저주를 무효화 하는 것이다. 그렇기 때문에 응급구조사의 전문적인 병원 전 처치를 신뢰하지 않을 수도 있다.

응급구조사는 다양한 문화적 배경 때문에, 사람들은 질병이나 손상에 다르게 반응한다는 점을 기억해야 한다. 응급구조사의 신념과 다르다는 이유로 환자의 신념을 절대로 비난해서는 안 된다. 개인의 신념은 문화적으로 고착된 것이기 때문에 응급구조사와의 단 한 번의 만남으로 변하지 않는다. 이러한 신념의 차이를 인정하고 폄하하지 않는 것이 중요하다.

윤리적 결정

전문의료인력이 상황 별로 어떻게 행동을 해야는지를 결정하기 위한 다양한 접근법이 있다. 그 중 하나는 윤리적 상대주의(ethical relativism)이다. 사람들은 가끔씩 윤리적 상대주의를 믿는다고 하지만, 보통 윤리적 상대주의에 만족하지 않는다. 예를 들어 나치가 (특히 나치 정권의 의사가) 했던 행동은 아무런 문제가 없었다고 말하는 사람은 없을 것이다.

이와 비슷한 접근법에는 "옳은 것을 행하라"라는 방식이 있다. 이는 합당한 방식으로 들리지만, 현실적으로는 전문의료인력의 바람직한 행동이 무엇인가라는 질문에 대한 적절한 해답이 되지 못한다. 사람마다 "옳다"는 것에 대한 생각이 다르기 때문이다. 윤리와 도덕은 공통 분모가 있지만, 직업 윤리는 개인적 차원에서 바라본 옳고 그름의 문제를 훨씬 뛰어넘는다. "남에게 대접받기 원하는 대로 대접하라"는 황금 법칙마저도 절대적인 지침이 되지는 않는다. 결정을 내리는 사람의 가치와 희망 사항이 환자와는 판이하게 다를 경우 어떤 일이 일어나는가? 의사 결정 과정에는 감정을 배제하고 이성과 논리가 사용되어야 한다는 점이 분명해진다.

또 다른 접근법으로는 자신의 임무에 충실하는 방법이 있다. 이를 의무론적 방법(deontological method)이라고 한다. 간단한 예로 "오직 십계명만을 따르라"고 말하는 사람이 있다. 10계명이 유용한 윤리 지침인 것은 사실이지만, 안타깝게도 의료 상황에 맞는 윤리적 결정을 내려야 하는 전문의료인력의 고민을 모두 해결하기에는 충분한 지침이 되지 못한다.

또한 결과주의(consequentialism)라는 접근법이 있다. 결과주의 학파는 결과를 알기 전까지는 행동의 옳고 그름을 판단할 수 없다고 믿는다. 행동의 목표는 최대 다수의 최대 행복이라고 믿는 공리주의자는 결과주의자이다. 공리주의적 접근법의 문제는 행복의 구성요소가 무엇인지 제대로 정의하기가 힘들다는 점이다. 또 다른 문제는 한 사람의 행복이 다른 사람의 행복과 상충될 때이다. 공리주의는 결정을 내릴 때 마치 "통장을 정리" 하듯이 행복의 상대적인 "양"을 저울질하는 해결책을 제시한다.

윤리 강령

수년 동안 많은 조직과 기관은 구성원의 행동에 대한 윤리 강령을 수립해왔다. 미국의학협회와 미국정골의학협회(osteopathic association)는 의사를 위한 윤리 강령을, 미국응급의학회는 응급의학전문의에게 특화된 윤리 강령을, 미국간호사협회와 응급간호사협회는 모두 간호분야를 위한 윤리 강령을 제시한다. 미국응급구조사협회(NAEMT)는 1978년 응급구조사를 위한 윤리 강령을 채택한다(3장 참고). 대부분의 윤리 강령은 다양한 인도주의적 문제와 직업상 에티켓을 다룬다. 이 중 응급구조사가 흔히 마주치는 윤리적 문제에 대한 확고한 지침을 제시하는 것은 매우 드물다.

윤리 강령은 흔히 다음과 같은 문제를 다룬다.

- 정직성
- 객관성
- 성실성
- 신중성
- 개방성
- 합법성
- 비밀성
- 책임성있는 발표
- 책임성있는 멘토링
- 동료에 대한 존중
- 사회적 책임
- 비차별
- 숙련도
- 지적 재산권에 대한 존중
- 피실험자의 보호

위의 윤리적 문제 중 상당수는 응급의료서비스에도 그대로 적용될 수 있다

실무에서의 윤리의 영향

일관성있는 윤리적 행동을 보임으로써 응급구조사는 동료와 환자의 존경과 신뢰를 얻을 수 있다. 응급구조사는 직업상의 (명시적 혹은 묵시적) 책임을 이해하고 준수해야 한다. 때때로 이는 문제의 원인으로 작용하기도 한다. 예를 들어 위험할 수도 있는, 통제되지 않은 환경에서 응급구조사가 임무를 수행하는 것을 요구한다. 이 경우, 현장의 위험이 모두 제거되기 전까지 접근 혹은 진입을 하지 않으려는 것은 응급구조사의 기대치에 맞게 행동하는 것이 아니다. 반대로 매우 위험한 응급현장에서는 위험 요소가 제거되기 전까지 응급구조사가 접근 혹은 진입하지 않아야 한다. 상식에 기초한 행동이 이러한 문제를 해결할 수 있다.

근본적인 질문

응급구조사가 윤리적 딜레마에 빠질힐 때마다 "무엇이 환자를 위한 최선인가?"라는 질문을 하는 것은 대단히 중요하다. 대부분의 경우 이 질문에 대한 답은 분명하다. 환자는 안정을 취하고, 통증이 완화되고, 응급실로 신속히 이송되기를 원한다. 하지만 질문에 대한 답이 쉽지 않은 때도 있다. 예를 들어, 말기 환자에게 심정지가 발생한다면 무엇이 진정으로 환자를 위한 방법인가? 소생술을 해야 하는가? 아니면 더 이상 고통스럽지 않게 소생술을 하지 않아야 하는가?

이상적인 상황에서는 문서를 통해 환자의 희망 사항을 기록해야 한다. 많은 주에서는 응급구조사가 소생 조치를 취하지 않기로 결정하기 전에 (주정부와 현지 규정의 요건을 충족하는) 문서를 필수로 한다. 비교적 덜 심각한 상황의 경우, 환자는 희망하는 혹은 원치 않는 치료에 대한 의사를 구두로 전할 수 있다. 환자가 의사결정의 능력을 가지고 있고, 원하는 것이 선행에 부합하는 한, 응급구조사는 환자의 의사를 존중할 의무가 있다.

전통적으로 가족 구성원은 환자의 의사를 결정하는데 중요한 역할을 맡아왔다. 하지만 이러한 관행이 응급의료 현장에서 항상 적용되지는 않는다. 의사는 병원에서 (특히 환자가 입원하기 수년 전에) 환자와 환자의 가족과 시간을 함께 보내며 친밀한 관계를 형성하는 것이 가능하다. 하지만 현장에서는 응급구조사가 환자나 환자의 가족을 개인적으로 아는 것이 힘들다. 의사와는 다르게 응급구조사가 환자와 환자의 가족과 친밀한 관계를 형성 할만한 시간적 여유가 없다. 또한 응급구조사가 현장에 도착했을 때 환자의 가족은 이미 막대

한 스트레스에 시달리고 있는 것이 보통이다.

이러한 이유로 인해서 응급구조사는 환자의 의사에 대한 환자 가족의 설명을 유의해서 받아들여야 한다. 응급구조사는 소생처치에 대한 환자의 의사와 이의 기록에 대한 주법과 현지법을 반드시 고려해야 한다.

응급구조사가 환자의 의사에 항상 동의하기는 힘들지만 이를 존중하는 것이 중요하다. 응급구조사는 환자의 의사를 진정성있게 존중하는 모습을 보이는 과정에서 환자로부터 존중을 받을 수 있다. 응급구조사는 환자의 가족이 환자의 의사에 동의하지 않을 수도 있다는 점을 고려해야 한다. 이 경우 환자의 의사보다 환자 가족의 의사가 앞서게 될 수도 있다. 이는 응급구조사가 환자의 의사에 대한 환자 가족의 설명을 액면가 그대로 믿어서 안 되는 또 하나의 이유이다.

기본 원칙

현대 생명 윤리의 문제에 대한 일반적인 해결법은 4가지 기본 원칙 혹은 가치를 적용하는 것이다. 이러한 원칙은 자율성 존중(autonomy), 비불법행위(nonmaleficence), 선행(beneficence), 정의(justice)이다.

선행(beneficence)은 더욱 익숙한 단어인 자선(benevolence)과 연관이 있는 용어이다. 두 단어 모두 "좋은 일을 행함(bene)"이라는 라틴어 어근에서 파생되었다. 자선은 선한 행위를 하려는 의도(예. 사람들이 응급구조사가 되려는 이유)인 반면, 선행은 실제 선한 행위를 의미(예. 환자에 대한 응급구조사의 의무)한다.

악행은 선행의 반대 개념으로 악한 행위를 하는 것을 의미한다. 비불법행위(nonmaleficence)는 악한 행위를 하지 않는 것을 의미한다. 모든 치료는 어느 정도의 위험성을 내포한다. 하지만 비불법행위의 원칙에 따라 응급구조사는 위험을 최소화할 의무가 있다. 예를 들어, 반드시 현장 안전을 확보하고, 손상을 입거나 자격 미달인 의료 전문 인력으로부터 환자를 보호해야 한다. "무엇보다 사람을 해치지 않는다"라는 라틴어 문구는 비불법행위의 원칙을 잘 표현한다.

자율(autonomy)은 질병이나 손상에 대한 치료와 같은 일반성인 환자의 신체 결정권을 의미한다. 응급구조사는 환자의 자기 결정권을 존중할 의무가 있다. 특수한 상황을 제외하고 응급구조사는 처치를 시작하기 전에 환자의 동의를 반드시 구해야 한다. 물론 의식과 지각력이 감퇴되어 묵시적 동의의 원칙이 적용되어야 하는 등의 예외적인 상황도 있다. 하지만 의사결정 능력이 있는 환자는 합리적인 설명된 동의를 위한 정확한 정보를 제공받을 권리가 있다. 이는 응급구조사가 환자에게 증상과 치료의 혜택 및 위험을 최대한 자세히 설명해야 하는 것을 의미한다. 또한 환자의 사생활이 존중 받고 보호되어야 한다는 것을 의미한다.

정의(justice)는 응급구조사가 모든 환자를 동등하게 치료해야 하는 의무에 해당한다. 예를 들어, 응급구조사는 성별, 종교, 지불 능력, 문화적 배경 등의 이유에 상관없이 모든 환자에게 응급 치료를 제공해야 한다.

윤리적 갈등의 해결

설령 윤리적 문제의 해결을 위한 동일한 원칙과 절차에 모두가 동의한다 하여도, 특수한 상황에 따라 의견 불일치가 발생할 수 있다. 이러한 의견 불일치는 다양한 차원에서 해결될 수 있다. 공적인 차원으로 문제가 확대되는 경우 정부의 대책이 등장하기도 한다. 예를 들어 입원 환자나 의료기관들 직원의 권익을 보호하는 법이 최근에 제정되었다. 많은 주에서는 사전의료의향서의 사용을 허용하는 법 혹은 규정이 실행되고 있다. 연방정부는 임상 연구에 설명된 동의에 대한 의사 표시를 할 수 없는 환자의 권리를 보호하기 위한 원칙을 수립했다.

의료계에서도 이 문제에 대한 대응이 있었다. 응급의료 임상 실험자의 설명된 동의에 대한 연방 차원의 원칙이 수립되기 훨씬 전부터 병원과 대학은 임상윤리심의위원회(Institutional Review Boards, IRBs)를 설치하였다. 임상윤리심의위원회는 임상 실험자의 권익을 보호한다. 세계 곳곳의 병원은 환자의 의사 표시를 분명히 하고, 심각한 윤리적 딜레마를 유발하는 상황에 현명하게 대처할 수 있도록 윤리심의위원회를 운영하고 있다.

하지만 현장에서 근무하는 응급구조사는 이러한 위원회의 도움을 받을 여건이 되지 않는다. 응급구조사는 다양한 요소(모든 연관된 사실, 원칙, 가치 등)를 고려하고, 책임있고 추후에 방어가 가능한 행동을 이끌어 낼 수 있는 갈등 해소 체계가 필요하다. 윤리적 문제가 발생하기 전후에 해결책을 제공하는 체계는 다음 상황을 통해 확인할 수 있다.

응급구조사는 소속된 근무지의 대표자로서 지역 응급의료 협력 기관에 참석한다. 최근 회의에서는 미국에서 가장 큰 병원의 응급실 수 간호사가 지원 인력에 대한 최근의 감원 조치로 인해 환자 의료기록의 신속한 검색이 힘들어지고 있다는 의견을 제시한다. 연쇄적으로 환자 치료에도 어려움이 따르고 있다. 이에 따라 응급실로 이송하는 구급차 인력이 무선통신을 통해 환자의 성명과 생년월일을 보고하는 조치를 고려한다. 이를 통해 환자의 의료기록을 검색하는 시간이 단축될 것이라 기대된다.

회의를 마치고 나온 응급구조사는 회의 주제의 윤리적 측면에 대해 고민한다. 우선 윤리적 문제를 살펴본다. 의

윤리적 결정 방법

문제를 확인하고, 취할 수 있는 행동을 목록에 정리한다.

↓

여러 행동 중 하나를 실행한다.

↓

규격화된 양식에 실행 내용을 기술한다.

↓

행동을 취할 경우 발생하는 단기적 결과와 장기적 결과를 목록에 정리한다.

↓

핵심 가치와 조치를 대조한다.

↓ 가치에 부합하지 않는 경우, 해당 조치를 거부한다.

↓ 가치에 부합하는 경우, 해당 조치는 윤리적으로 타당하다고 (잠정적으로) 결론을 내린다.

↓

다른 행동을 실험한다.

↓

윤리적으로 타당한 행동이 없는 경우, 다시 실험을 한다.

(Adapted from Iserson, K. V., et al. *Ethics in Emergency Medicine.* 2nd ed. Tucson, AZ: Galen Press, 1995. Iserson adapted from Brady H.: *Ethical Decisions in Medicine.* 2nd ed. Boston: Little, Brown & Co., 1981, p. 10.)

● **그림 8-2** 윤리적 의사 결정 방법

료 기록의 검색 시간 단축이라는 목적은 환자의 비밀 정보 유지의 위반을 정당화할 수 있는가? 두 번째로 이러한 상황에서 취해질 수 있는 모든 조치를 하나의 목록에 정리해본다.

- 무선통신을 통해 모든 환자의 성명과 생년월일을 제공한다.
- 환자를 성별과 연령만으로 확인하는 현재 정책을 지속한다.
- 무선통신을 통해 특정 환자의 성명과 생년월일만을 제공한다.

윤리적 문제를 도출해내기 위해 우선 규격화된 양식에 특정 조치를 기술한다. 이 조치로 인해 예상되는 결과를 모두 적는다. 마지막으로 조치에 다른 결과에 대한 가치 평가를 한다(그림 8-2●). 윤리적 문제의 도출 방법을 다음의 상황에 적용해보자.

규격화된 양식으로 특정 조치를 기술할 때는 누가, 무엇을, 어떠한 조건에서 해야 하는지를 기술해야 한다. 예를 들어 응급구조사(누가)는 환자의 성명과 생년월일(무엇)을 무선통신(조건)을 통해 제공해야 한다.

단기적으로 볼 때, 응급실은 병원에 등록된 환자의 기록을 더욱 신속하게 확보할 수 있다. 병원의 의무기록은 응급처치에 무관한 경우가 많기 때문에, 대부분의 환자에 있어서 별다른 변화는 없을 것이다. 응급실 직원은 환자를 더욱 신속하게 입원시킬 수는 있다. 하지만 환자와 성명과 생년월일에 대한 정보는 스캐너를 사용하는 수천 명의 사람들에게 전파된다. 장기적으로 보면, 응급환자에 대한 정보가 스캐너를 사용하는 사람에게 노출된다. 환자의 개인정보가 노출된다는 우려로 인해 환자는 응급의료서비스 신고를 꺼리게 될 수도 있다. 심지어는 환자의 주소를 통한 집 도둑이 기승을 부릴 수 있다.

마지막으로 조치의 결과를 관련된 가치와 비교한다. 이번 사례와 연관이 있는 가치는 선행, 비불법행위, 자율, 비밀 유지 등이 있다. 무선통신을 통해 응급환자의 성명과 생년월일이 제공된다면, 환자에게 어떠한 혜택이 있는가? 일부 환자는 병원의 환자 기록이 신속해 검색되기 때문에 치료를 더욱 빨리 받을 수 있다. 하지만 병원에 등록된 의료 기록이 없거나 봉합 수술이 필요한 열상과 같이 시간의 문제가 아닌 상황에 처한 대부분의 환자는 정책의 변화를 통해 별다른 혜택을 누리지 못한다. 또한 법적으로 볼 때, 이러한 행동은 HIPPA와 같은 환자 비밀 유지법을 위반한 소지가 있다.

또한 새로운 정책으로 인해 환자는 설명된 동의 혹은 거부 의사를 밝힐 기회가 박탈되기 때문에 자율의 원칙이 훼손될 수 있다. 환자의 성명과 생년월일 정보는 설명된 동의도 없이 전파를 통해 퍼져나갈 수 있다. 이 경우 비불법행위와 비밀정보 유지의 원칙이 연관될 수 있다. 새로운 정책으로 인해 환자가 손해를 입거나 향후에 응급의료체계의 사생활 보호 능력에 대한 환자의 신뢰가 떨어질 수도 있다.

모든 응급환자의 성명과 생년월일을 무선통신을 통해 전달하는 행위의 결과가 중요한 가치에 부합하지 않기 때문에 응급구조사는 처음으로 돌아가 다른 정책을 놓고 동일한 방식으로 윤리성 판단을 해봐야 한다.

무선통신을 통해 오직 성별과 연령으로만 환자를 알리는 현행 정책을 유지하는 경우 다음과 같은 상황을 예상할 수 있다. 스캐너를 사용하는 사람들은 응급환자가 이송 중이라는 이상의 정보를 얻지 못한다. 병원의 의료 기록을 찾는데 시간이 소요되기 때문에 치료 시간이 다소 지연된 환자가 일부 발생할 수 있다. 환자의 의무기록을 신속히 얻지 못하는 응급실 직원은 스트레스를 받는다. 상대적 가치를 비교한 결과 환자 비밀 정보 유지 상태와 응급의료서비스에 대한 환자의 신뢰도는 기존과 차이가 없지만, 의무기록이 신속히 준비되었다면 혜택을 누릴 수 있었던 환자는 손해를 볼 수 있다.

목록에 정리해둔 조치들에 대한 평가를 지속적으로 수행한다. 이번 사례의 경우, 마지막인 3번 째 조치는 "특정 환자의 성명과 생년월일을 제공한다"이다. 상대적 가치를 비교한 결과, 특정 환자의 경우 어느 정도의 혜택이, 혜택이 제공되는 환자의 경우 비밀 유지의 위반이, 혜택이 제공되지 않는 환자의 경우 비밀 정보가 유지되는 효과가 있을 수 있다. 그렇기 때문에 현행 지침을 유지하는 시나리오의 결론은 다음과 같다.

> 세 번째 상황은 비교적 더 적합한 정책처럼 들리지만, 비밀 유지의 손실 부분을 추가적으로 제한하는 방안이 없는지는 의문이다. 세 번째 상황에 대한 기술을 "응급구조사는 다른 통신 수단이 여의치 않는 경우, 정해진 기준을 충족하는 특정 환자의 이름 약자와 생년월일을 무선통신을 통해 전달할 수 있다"라고 수정한다. 이를 통해 혜택을 누리는 환자의 비밀 유출을 엄격히 제한할 수 있고, 응급의료서비스와 응급실이 더욱 비공개적인 방식을 통해 환자의 신원 확인하게 한다. 예를 들어, 응급구조사는 환자의 연령, 성별, 병원 진료 카드 번호를 송신하거나, 환자가 병원 진료 카드가 없고 시간적 여유가 있는 경우 현장에 있는 사람이 전화를 통해 응급실로 환자의 성명과 생년월일을 비공개적으로 전달할 수도 있다.

내용 요약

- ▶ 간편한 윤리성 테스트
  - 공평성 테스트
  - 보편화 가능성 테스트
  - 상호 타당성 테스트

위에 기술된 방법은 새로운 윤리적 문제가 발생하고 시간의 단축 여부가 큰 문제가 아닌 경우 유용하다. 시간이 촉박한 경우, 간소화된 방법이 사용될 수도 있다(그림 8-3●). 우선 현재 발생한 문제가 이미 규칙을 세워둔 기존의 문제와 유사한 지 여부를 판단해본다. 유사한 경우, 기존의 규칙을 따른다. 유사하지 않은 경우, 시간적 여유를 벌 수 있는 방법을 모색한다. 마지막으로 문제 해결 시점을 미룰 수 있는 합리적인 방법이 있는 경우, 그 방법을 사용한다. 그럴 수 없는 경우에는 최선의 방법을 이서슨의 테스트(공평성, 보편화가능성, 상호타당성 테스트)를 통해 분석한다.

- **공평성 테스트**(impartiality test): 응급구조사가 환자와 같은 입장에 처하더라도 같은 의료 조치 및 절차를 원할 것인지를 판단한다. 공평성 테스트는 "남에게 대접받기 원하는 대로 대접하라"라는 황금법칙을 잘 보여주는 것으로 편향의 가능성을 감소시킨다.
- **보편화가능성 테스트**(universalizability test): 보편화 가능성 테스트는 응급구조사가 해당 조치를 모든 유사 상황에 적용할지 여부를 판단하는 것으로 판단의 편협성을 최소화할 수 있다.
- **상호타당성 테스트**(interpersonal justifiability test): 상호 타당성 테스트를 통해 응급구조사의 행동이 타인의 앞에서 변론 혹은 정당화할 수 있는지를 판단할 수 있다. 이는 자신의 행동에 대해 타인도 합당하다고 생각할 것이라는 응급구조사의 판단을 통해 행동의 타당성을 보장한다.

새로운 윤리적 문제를 고려할 시간이 부족한 경우, 이 세 가지 질문이 응급구조사로 하여금 짧은 시간 동안 합리적인 해결책을 찾을 수 있도록 도울 수 있다.

간편한 윤리적 의사 결정 방법

윤리적 문제를 고려한다.

* "이 문제에 적용될 수 있는 기존의 규칙이 있는가?"
* "기존의 규칙을 이번 상황에 확대 적용할 수 있는 합당한 근거가 있는가?"

하나의 질문 이상에 "예" 라고 답하는 경우, 기존의 규칙을 따른다.

두 질문 모두에 "아니오" 라고 답하는 경우,

* "환자에게 심각한 위험을 초래하지 않는 선에서, 해결방법을 고려하기 위한 추가적인 시간이 있는가?
* "시간이 없다면, 공평성, 보편화가능성, 상호타당성 테스트를 적용한다."

(Based on Iserson, K. V., et al. *Ethics in Emergency Medicine.* 2nd ed. Tucson, AZ: Galen Press, 1995.)

●그림 8-3 간편한 윤리적 의사결정 방법*(Based on Iserson, K.V., et al. Ethics in Emergency Medicine. 2nd ed. Tucson, AZ: Galen Press, 1995)*

현대 응급구조학의 윤리적 문제

8장의 앞부분은 문제 유형별 대처법의 설명을 통해 윤리적 결정을 내리는 방법을 중점적으로 다뤘다면, 이후의 논의는 앞서 설명된 원칙을 일반적으로 발생 가능한 상황에 적용하는 방향으로 진행된다. 이뿐만 아니라 비교적 발생 빈도가 떨어지는 상황에 대한 일부 윤리적 고려 사항도 제시된다.

소생 시도

다음과 같은 상황을 생각해 보자.

> 응급구조사가 구급차를 타고 응급실을 나서는 도중 병원 3층에서 뛰어내린 50세 정도의 여성이 구급차 바로 앞에 떨어진다. 동료 구조사가 구급차를 세우자마자 응급구조사는 응급의료 장비를 사용하여 환자 평가와 처치를 시작한다. 응급구조사가 환자에게 접근을 하는 순간 문을 박차고 나온 한 병원 직원이 숨을 헐떡이면서 "아무런 것도 하지세요! 그녀는 소생술포기지시(DNR order)가 내려졌어요!"라고 한다. 이는 당신이 시행한 처치에 어떠한 영향을 미치는가?
>
> 바닥은 환자의 피로 흥건해지고 환자는 의식이 없어 보이는 가운데 올바른 판단을 놓고 고민을 하기에는 너무 시간이 촉박하다. 응급구조사는 본능적으로 환자를 치료하기 시작하고 이후의 일은 병원에 맡기기로 한다.

이 경우 응급구조사의 본능은 몇 가지 이유에서 합당했다. 첫째로 소생술포기지시와 관련된 법과 규칙을 제정한 모든 주는 응급구조사가 소생술포기지시를 직접 보고 특정한 방식을 통해 지시서의 타당성을 검증해야 한다. 위의 사례에서는 소생술포기지시를 볼 수 없었기 때문에, 치료를 중단해야 하는 법적 의무가 발생하지 않는다.

두 번째로 환자가 아직 살아있다면 (혹은 사망하지 않은 것으로 보인다면) 소생술포기지시에도 불구하고 응급구조사는 환자를 평가하고 (안정 치료를 포함한) 기본 치료를 제공할 수 있다.

세 번째로 비불법행위의 원칙에 따라 환자에게 해를 끼쳐서는 안 된다. 환자에게 치료를 제공하지 않는다면 사망과 같은 돌이킬 수 없는 해가 발생한다. 선행의 원칙과 비불법행위의 원칙에 따라 응급구조사는 환자를 치료해야 한다. 문제는 응급구조사가 자율권에 대한 판단을 하면서 발생할 수 있다. 법적 연령에 도달한 일반 환자는 자신의 신체에 대한 결정권을 부여받는다. 응급구조사는 환자가 심정지시 소생시도를 원치 않는다고 결정한 것을 믿을 수도 있지만, 위와 같은 상황에서는 이러한 정보의 사실 확인이 불가능하다. 결국 이번 상황에 대한 결론은 다음과 같다.

> 검증 가능한 정보가 부족하고 시간이 매우 촉박했다는 점을 이유로 응급구조사와 동료 구조사는 환자의 평가를 진행한다. 환자는 언어적 자극에 신음 소리로 반응하고, 기도가 열려있고, 환기량은 적절하며, 몇몇 열상과 분명

한 골절을 입은 것으로 나타난다. 응급구조사는 병원 바로 앞에 있었기 때문에 처치는 환자를 척추고정판에 신속히 고정하고 지혈과 마스크를 통한 산소 공급으로 제한한다. 응급구조사는 환자를 신속하게 응급실로 이송하여 치료의 의무를 다한다.

응급구조사는 환자가 원래 발작 증세에 대한 진단을 위해 입원했었다는 사실을 나중에 발견한다. 의사가 뇌종양을 의심하자 환자는 소생술포기서에 서명을 했었다. 다행히도 뇌종양은 없었고 환자의 예후는 양호한 편이었다. 외상팀은 환자는 낙상으로부터 치명상을 입지 않았고, 퇴원 이후 정신과 치료가 예정되어 있다. 이 소식을 들은 응급구조사는 처치를 하기로 한 자신의 결정에 보람을 느낀다.

환자의 소생술포기지시가 있는 경우 병원 전 의료인력이 특정 치료를 중단하도록 하는 법안이나 규제 안을 통과시키는 주가 늘어나고 있다. 합법적인 소생술포기지시는 특정 환자가 거부하는 치료 방법을 서면으로 기술하고 관련 당국의 승인을 받아야 한다.

응급구조사는 소생술포기지시를 따르기 전에 다음과 같은 사항을 기억한다.

첫째, 소생술포기지시는 (보통 제공되는 규격화된 형식과 같은) 기술 방식과 증인과 관련한 주정부 및 현지 법규정을 준수한다. 둘째, 관할권에 따라 소생술포기지시의 효력 기간에 제한이 있을 수 있다. 소생술포기지시를 내린 환자는 특수 문양이 적힌 팔찌와 같이 거부 명령을 표시하는 도구를 소지하거나 착용해야 할 수도 있다. 어떠한 치료 방법을 어떠한 환경에서 중단해야 하는지에 대한 분명한 설명이 있어야 한다. 마지막으로 모든 환자는 여전히 편안하게 할 수 있는 합리적 처치를 받을 수 있다. 이와 마찬가지로 환자의 가족이나 유가족에게는 응급구조사가 감정적인 위로를 제공해야 한다 (7장의 소생술포기지시의 법적 측면을 참고 한다.).

응급구조사는 생명을 위협하는 질환의 평가 및 치료법을 배우는데 많은 시간과 노력을 들인다. 응급구조사의 입장에서 아무런 시도도 하지 못하고 환자의 죽음을 바라보는 것은 참으로 힘든 일이다. 그럼에도 불구하고 환자가 치료에 대한 자신의 의사를 분명히 밝혔다면 응급구조사는 이를 존중해야 한다. 소생술포기지시는 의사의 서명 혹은 승인을 필수로 하기 때문에 결정을 내리는데 충분한 심사 숙고의 시간이 있었다는 것을 반증한다. 그렇기 때문에 소생술포기지시가 있을 경우 응급구조사는 환자의 죽음을 받아들이기가 덜 어려워진다.

하지만 소생술포기지시가 없는 경우 응급구조사는 환자의 진정한 의사가 무엇인지를 판단하기가 어려워진다. 환자의 가족이 환자의 의사를 대신 설명해줄 수 있지만, 가족간의 이해관계 충돌로 인해 설명의 신빙성이 떨어질 수 있다. 예를 들어 환자는 자신의 가족이 마음의 준비가 되기 전에 이미 죽음을 받아들이기로 결정했을 수도 있다. 이 사실을 모르는 가족은 환자의 결정과는 다르게 소생술을 부탁할 수도 있다. 또 다른 예로 소생술을 원하는 환자와는 달리 환자의 가족은, 자신들의 고통을 멈추기 위해 혹은 이와 비슷한 이유로 소생술을 거부하는 경우도 있다.

이 경우, 응급구조사가 활용할 수 있는 일반적인 원칙은 다음과 같다. "확신을 할 수 없는 경우 소생술을 시행 한다." 이러한 명제는 응급구조사의 자의적 판단을 위해 선행의 원칙과 비불법행위의 원칙을 희생시키는 부분이 있다. 그럼에도 불구하고 기대할 수 있는 긍정적인 측면은 소생술은 되돌릴 없는 것이 아니라 것이다. 소생술의 시도를 중단할 경우, 환자는 분명히 사망한다. 소생을 시도하는 경우, 환자가 소생한다는 보장은 없다. 하지만, 차후에 적절하다고 판단되면, 생명을 유지시키기 위한 장비들을 제거할 수 있다. 이 원칙의 또 다른 장점은 추후의 문제를 해결할 시간이 더욱 많아진다는 점이다.

소생술이 무의미한 경우 이를 시도하지 않는 방법은 어떠한가? 얼핏 듣기에는 합리적으로 느껴질 수 있지만 이 방법은 복잡한 문제를 내포하고 있다. 사리 분별력이 있다 할지라도 개개인 혹은 사회는 소생술이 "무의미"하다는 것을 어떻게 정의하는가? 많은 논란이 되었던 이 문제는 극단적인 예를 제외하고, 무의미한 소생 시도로 여길 수 있는 합의점은 없다.

이뿐만 아니라 특정 상황에서 소생술이 무의미하다는 판단은 누가 내리는 것인가? 동일한 상황에서 소생술의 성공률이 매우 낮다는 것을 이미 경험한 숙련된 응급구조사인가? 아니면 매일 누군가의 생명을 구조하겠다는 희망찬 마음을 가진 신참 응급구조사인가? 소생술을 시도하지 않는 것과 같은 중요한 결정을 놓고서 응급구조사 간의 경험도가 이렇게 차이가 나는 것은 합당한 것인가? 무용성이란 개념이 소생 시도 여부를 결정하는 효과적인 척도가 되지 못한다는 것은 명백하다.

생각해봐야 하는 또 다른 문제는 소생술이 시작되고 나서 사전의료의향서가 제시되는 경우이다. 소생술포기지시의 타당성과 환자의 신원이 검증되면 응급구조사는 윤리적으로 (주에 따라 법적으로) 소생술을 중단해야 할 의무가 발생한다. 이는 응급구조사에게 감정적으로 매우 힘든 상황이 될 수 있지만, 반드시 환자의 결정권을 존중하고 환자가 원치 않는 조치는 취하지 않아야 한다. 소생술 중단 절차와 관련된 현행

의료 지침을 준수한다.

비밀 유지

다음과 같은 상황을 생각해보자.

> 새벽 1시에 1층 로비에서 무의식 상태에 빠진 (하지만 호흡은 멈추지 않은) 것으로 알려진 남성에 대한 신고를 받고 출동한다. 현장에 도착한 응급구조사는 현관에서 한 호텔 손님을 만난다. 그는 자신이 모닝콜을 요청하기 위해 로비에 전화했지만 아무도 전화를 받지 않았다고 설명한다. 로비에 도착한 응급구조사는 의식을 잃은 채 의자에 풀썩 쓰러져있는 호텔 직원을 발견한다. 그의 입김에서는 술 냄새 같은 것이 났다.
>
> 환자는 25세 가량의 남성이었고 무의식 상태이다. 환자의 피부와 호흡은 정상 상태이다. 명찰에 적힌 이름은 하워드였고, 이름을 불렀지만 환자는 반응을 하지 않는다. 환자의 요골 맥박은 규칙적이며 정상 범주 내에서 강하게 뛴다. 환자에게서는 희미하게 민트향이 났다. 응급구조사가 어깨를 흔들며 이름을 부르자 환자는 신음소리를 낸다. 어깨를 더 흔들며 큰 소리로 부르자 환자는 눈을 뜨면서 "누구십니까?"라고 묻는다.
>
> 응급구조사는 깨워도 일어나지 않아 호텔 손님의 신고를 받았다고 환자에게 설명을 한다. 환자는 이제 괜찮다며 병원에 가고 싶지 않다고 한다. 그는 의식이 돌아왔고 사람, 장소, 시간에 대한 정상적인 지남력을 보인다. 환자는 아무런 불편 사항이 없고 복용하는 약물도 없고 기존 병력도 깨끗하다. 활력 징후 또한 정상 수준이다. 환자는 술을 마시거나 마약을 한 적이 없다고 한다. 신체검사 결과도 별다른 내용이 없다.
>
> 현지의 의료 지침과 표준 업무 절차에 따라 응급구조사는 환자에게 병원 이송을 강제할 근거가 사라졌다. 응급구조사는 이송거부에 대한 문서를 기록하고 로비를 떠나는 길에 신고를 했던 호텔 손님을 다시 마주친다. "저 분 병원으로 안 데려가는 겁니까?", 손님이 묻는다. "예, 병원을 가고 싶지 않다고 하시네요.", 응급구조사가 대답한다. "나중에 호텔에 불이라도 나서 대피해야 하는데 로비 직원이 기절해있으면 어떻게 합니까?", 손님은 반문한다.
>
> 응급구조사는 다시 고민에 빠지고 호텔 손님의 권리와 환자의 권리를 비교한다.

환자에 대한 응급구조사의 의무는 처치 중 알게 된 환자의 비밀 정보를 보호하는 것이다. 응급구조사가 환자의 사생활을 위해 할 수 있는 최선의 방법은 비밀 정보를 발설하지 않는 것이다. 또한 응급구조사가 하는 보고의 정확성에 대한 문제도 있다. 환자가 알코올이나 마약의 복용을 부인하고 응급구조사는 환자의 주장을 반증할 객관적인 징후를 찾지 못한다. 환자는 그저 잠이 많은 것일 수도 있다. 환자에게서 알코올이나 마약의 복용이 의심된다고 보고할 경우 응급구조사는 면직되거나 법적 책임을 물게 될 수도 있다.

하지만 호텔에 응급 상황이 발생하였지만 로비 직원이 대처를 하지 못하는 상태에 있는다면 어떻게 할 것인가? 이러한 상황은 발생할 가능성이 그리 높지 않다. 현재로서는 보고를 할만한 가시적인 위험이 발생하지 않고 있다. 현지 법체계에 따라 이러한 경우 응급구조사는 환자의 비밀 정보를 보호할 의무가 있을 수 있다.

환자의 비밀 정보를 존중해야 하는 이유는 많다. 응급 상황시 환자는 자신을 구조해줄 사람에 대한 선택권이 거의 없다. 환자는 응급구조사가 자신의 사생활을 보호해줄 것이라고 믿기 때문에 솔직하게 대할 것이라고 생각한다. 합당한 이유 없이 이러한 신뢰가 깨질 경우, 환자는 당황하거나 수치심을 느끼게 된다. 이는 응급의료체계에 대한 전반적인 신뢰를 붕괴시키고 환자의 집에 들어오는 응급구조사에 대한 신뢰를 무너뜨린다. 민감한 사생활 정보가 쉽게 유출된다는 말이 돌기 시작하면, 환자가 자신의 기존 병력에 대해 솔직하게 얘기를 하지 않게 되면서 심각한 상황이 초래될 수 있다. 예를 들어 발기 부전 문제로 인해 비아그라를 복용하는 남성 환자는 응급구조사가 니트로글리세린을 투여하기 전에 발기 부전제의 복용을 부인할 수도 있다. 이 경우 니트로글리세린과 비아그라의 화학작용은 위험할 수 있고 치명적인 상황이 발생할 수도 있다.

하지만 환자의 비밀 정보를 공개하는 것이 적절한 상황도 있다. 모든 주는 법을 통해 출산, 사망, 특정 전염병, 아동 방임과 학대, 노인 방임과 학대와 같은 특정 보건 정보를 신고 및 보고할 것을 의무화하고 있다. 신고 및 보고의 의무에 대한 규정은 응급의료에 가장 자주 적용된다. 이러한 규정은 사회의 시선에서 볼 때 (위해나 사망으로부터의 보호와 같은) 취약 계층에 대한 혜택과 (아동에게 안전한 환경과 같은) 시민에 대한 혜택은, 특정 개인의 사생활 보호보다 중요하기 때문에 비밀 정보의 공개에 대한 합당한 이유로 작용된다. 또한 유효한 법원 명령은 비밀 정보의 공개에 대한 합리적인 근거로 인식된다. 특정인에 대한 환자의 위협이 분명하거나 동일 환자를 다른 의료 인력이 치료할 경우 환자의 정보를 공유해야 한다.

환자의 비밀 유지는 중요한 원칙임에 분명하지만 불가침 권리는 아니다. 비밀 유지 조항에 예외를 두기 위해서는 위해의 가능성, 예상되는 위해의 정도, (비밀을 유지하면서도) 위해를 피할 수 있는 대안 등을 고려해야 한다.

앞의 상황에서 설명된 요소들에 따르면 비밀 정보의 공개가 정당화되지 않는다. 하지만 119에 신고를 한 사람은 예외이다. 이 이야기의 끝은 다음과 같다.

> 응급구조사가 비밀 유지의 문제로 인해 더 이상 이야기를 할 수 없다고 설명하자 호텔 손님은 "당신이 못하면 제가 해야겠군요. 지배인에게 전화를 해야겠어요!"라고 말한다.

동의

다음과 같은 상황을 생각해보자.

> 58세 남성이 여러 시간 동안 좌측 팔로 전이되는 심각한 흉골하 통증을 겪고 있다. 그는 창백하고 땀을 흘리며 메스꺼워하고 있다. 그는 호흡곤란은 없다고 한다. 산소와 니트로글리세린이 투여된 뒤에도 증상은 변하지 않는다. 희망하는 이송지를 묻자 환자는 "병원에 가지 않겠다"고 대답한다. 응급구조사는 그렇게 심한 통증을 느끼는 환자가 병원에 가려 하지 않는다는 사실에 당황한다. 응급구조사는 통화를 통해 환자 친척의 도움을 얻으려 하지만 (환자는 독거 노인이다) 환자를 설득하지 못한다. 환자가 지정한 의사가 없기 때문에 다른 방법을 찾아봐야 한다. 결국 응급구조사는 유선으로 의료지도를 시도하기로 한다. 의사가 전화를 받기를 기다리는 동안 응급구조사는 "환자가 계속해서 고집을 피운다면 병원으로의 이송을 강제할 수 있는 것인가? 최선의 조치인 병원 이송을 거부하는 환자를 위한 최선의 행동을 무엇인가?" 생각해본다.

법적 연령에 도달한 일반 환자는 치료를 희망하거나 혹은 거부할 수 있는 권리가 있다. 이는 환자의 자율권에 해당한다. 자율권을 행사하기 위해서 환자는 합리적인 결정을 내리기에 충분한 사전 정보를 제공받아야 하고, 다양한 치료 방법의 위험과 혜택을 합리적으로 판단할 수 있는 지각력이 있어야 하고 위협과 같이 자율권의 행사를 방해하는 요소로부터 자유로워야 한다.

병원 이송을 강제하기 위해 묵시적 동의의 원칙을 적용하는 것이 적절한 경우도 있다. 묵시적 동의의 원칙을 사용하기 위해 환자는 동의 의사를 표현할 수 없는 상태여야 한다. 일반적으로 환자가 의사소통 능력을 상실한 경우 묵시적 동의를 사용하지만, 약물 복용, 질환, 혹은 질병과 같은 이유로 신체가 무능력해지는 경우에도 적용이 될 수 있다. 하지만 위와 같은 상황에서 환자는 무능력의 징후를 보이지 않고 있다. 환자는 의식이 명료하고 사람, 장소, 시간에 정상적인 지남력을 보이고, 주변 환경을 잘 인지하며, 판단을 내리고 질문에 대답하는 데에 있어 정상이다. 권장하는 치료를 환자가 거부하는 것이 반드시 환자가 무능력 상태임을 시사하는 것은 아니다.

환자의 곁을 떠나기 전에 응급구조사는 법적인 문제에 대비하기 위한 조치를 취해야 할 뿐만 아니라 환자가 당면한 문제를 모두 이해하고 합리적인 결정을 내리고 있는지 확인해야 한다. 쉽지 않은 일이겠지만 환자가 정상적인 지남력을 보이며 합리적인 결정을 내리고 있다면, 응급구조사는 환자의 의사를 존중하고 현장을 떠나야 할 수 있다.

자원의 배분

응급구조사는 자신이 한정된 자원을 수호하는 역할을 한다는 생각을 자주 하지 않지만, 때때로 그러한 역할을 해야 하는 경우가 있다. 가장 두드러지는 예로 응급구조사가 감당할 수 없을 정도로 많은 환자가 발생하는 다중사상자 사고(multiple–casualty incident)를 들 수 있다. 응급구조사는 같은 현장에서 발생한 다수의 환자에게 응급처치를 제공하는 방법을 기억하면서 다음과 같은 질문을 하게 될 수 있다.

"환자 분류에는 어떠한 윤리적 기준이 적용되는가?"

한정된 자원을 효율적으로 활용하는 몇 가지 방법이 있다. 우선, 모든 환자에게 동일한 양의 자원과 동일한 수준의 의료를 집중할 수 있다(사실적 분배). 환자의 필요에 따라 자원을 분배할 수 있다. 혹은 환자에게 미리 배정된 자원을 제공하는 경우도 있다.

손상의 중증도가 심각할수록 높은 수준의 처치를 제공하는 민간용 환자분류법은 환자의 필요에 따라 결정된다. 이는 최대 다수에게 최적의 치료를 제공하기 위함이다. 하지만 다른 유형의 분류법도 있다. 예를 들어 군대의 경우 최대한 많은 수의 군인이 임무에 복귀할 수 있게 하기 위해 가장 중증도가 낮은 환자부터 치료를 제공한다. 대통령이나 부통령이 마을이나 도시에 방문하는 경우 귀빈을 위해 구급차가 지원된다. 이 구급차는 오직 귀빈용으로만 사용된다. 귀빈은 많은 사람이 필요로 하는 중대한 역할을 수행하기 때문에 일반적인 치료의 순위에서 예외가 된다.

일반인보다 연예인을 우선 치료하는 문제를 놓고 논란이 있다. 찬성론자는 연예인의 등장으로 인해 응급실이 혼란스러워지고 치료 후 정상적인 운영을 위해 연예인을 밖으로 신속히 인도해야 하는 어려움이 발생한다는 점을 피력한다. 반대론자는 연예인에게 치료의 우선권을 부여하는 것은 형평성

법적 고려사항

관할권 밖에서의 처치

응급구조사는 지도의사의 감독 아래에서 응급의료체계 지침과 응급처치 수행 지침에 의거하여 임무를 수행한다. 자신의 관할권 밖에서 전문소생술 술기나 중재를 제공하는 것은 법적 문제나 소송을 유발할 수 있다.

과 정의에 어긋난다고 주장한다.

이 모든 방법은 상황에 따라 찬반이 갈리게 된다. 한정된 자원의 효과적인 배분을 하는 방법은 현 상황에 대해 첨예하게 대립되는 이론을 잘 분석하는 데에 있다.

치료 제공의 의무

응급구조사는 직업 특성상 타인을 도와야 하는 의무가 있다. 시민은 정부를 통해 전문가에게 특권을 부여하고, 여기에는 전문적인 행동에 대한 기대라는 전제가 있다. 응급구조사는 특히 많은 의무를 부여받는다. 응급의료를 제공하는 인력은 타인을 도와야 하는 의무가 있다. 많은 전문 의료 인력은 보험 상태나 지불 능력 등을 기준으로 환자를 선별할 수 있는 여지가 있는 반면, 응급구조사는 환자를 고를 수가 없다.

다른 응급의료 전문가와 마찬가지로 응급구조사는 지불 능력에 상관없이 의료적 도움이 필요한 환자를 치료할 의무가 있다. 또한 응급구조사는 보험 미가입을 이유로 공립 병원이나 자선 병원으로 환자를 이송하는 "환자 유기 행위"를 방지하고 신고할 의무가 있다.

건강관리기구(Health Maintenance Organization, 이하 "HMO")와 같은 관리의료기관(managed-care organization)에 속한 환자인 경우 특정 문제가 발생할 수 있다. HMO가 계약을 체결한 특정 의료시설에서만 환자 치료를 제공해야 한다고 주장할 수도 있다. 하지만 이로 인해 환자의 응급 치료가 방해를 받아서는 안 된다. 응급구조사는 HMO의 경제적 이익에 반하더라도 환자를 위한 최선의 치료를 제공할 의무가 있다.

비번일 때 제공하는 응급처치는 다른 차원에서 고려해야 한다. 응급처치를 필요로 하는 사람과 마주친 응급구조사는 처치를 제공한다고 법으로 규정한 주는 오직 두 개뿐이지만, 여전히 강력한 윤리적 의무는 남아 있다. 하지만 절벽에서 떨어질 것 같은 차량에 진입하는 것과 같이 응급구조사 자신이 위험할 수 있거나, 자신의 자녀를 차량에 방치해둔 채 응급처치를 제공하는 등 도움을 제공하는 것이 또 다른 사람에 대한 책임을 희생시키는 경우, 이미 타인에 의해 도움이 제공되고 있는 경우는 응급처치를 제공해서는 안 된다. 미국의 모든 주에서는 타인에 대한 도움을 제공할 경우 착한 사마리아인 법의 형태를 통해 제한적이나마 법적 보호를 받을 수 있다.

교육

응급의료체계에서 응급구조사는 교관 혹은 멘토의 역할을 수행한다. 이 역할과 관련하여 두 가지 문제가 발생할 수 있다. 응급구조 실습생이 치료를 제공하고 있다는 사실을 환자에게 알려야 하는가? 환자에 생명에 필수적인 치료를 제공할 때 파라메딕이 개입될 때까지 응급구조 실습생에게 몇 번의 치료 기회가 주어지는지를 설명해야 하는가?

환자가 응급의료체계에 신고를 할 때는 응급구조 교육을 이수하고 충분한 자격 요건을 갖춘 응급구조사가 출동을 할 것으로 기대한다. 응급구조 실습생의 존재를 알리지 않기로 결정하는 응급의료체계는 환자로부터 중대한 정보를 감추는 행위를 감수하는 것과 다름없다.

이러한 문제를 피하기 위해 실습생 제도를 운영하는 응급의료체계에서 실습생은 유니폼을 입는 등 자신의 신분에 대한 소개를 의무화해야 한다. 교관인 응급구조사는 환자에게 실습생의 존재를 알려야 하고, 실습생이 치료를 시작하기 전에 환자의 설명된 동의를 구해야 한다. 실습생의 치료를 진행하는 것은 생각보다 쉽지 않다. 동의 의사를 표현할 수 없는 상태에 있는 환자의 경우, 묵시적 동의의 원칙을 적용한다. 동의 의사를 표현할 수 있는 환자는 실습생에게 경험이 필요하다는 사실에 공감하는 경우가 많다. 응급구조사 자신이 감독을 엄격히 하고 있다는 점을 강조하면 대부분의 환자는 설명된 동의를 흔쾌히 한다.

또 다른 문제는 정맥주사의 사용이나 기도내 삽관과 같은 중재를 수행하는데 있어 응급구조사가 개입하기 전까지 실습생에게 허용되는 기회이다. 여기서 고려되어야 하는 사항에는 교실 환경에서의 마네킨 실습과 기존 현장실습 경험 등에 의해 결정되는 실습생의 숙련도, 환자에 따라 삽관술이나 정맥로 확보가 어려워지듯이 의료 중재의 예상 난이도, 모든 정맥주사 중재가 중요한 것이 아니듯이 의료 중재의 상대적 중요성 등이 있다. 실습생이 중재를 시도할 수 있는 기회의 허용 범위를 제한할 필요가 있다. 이러한 허용 범위는 각 응급의료체계의 지도의사와 상의를 통해 결정되어야 한다.

직업적 관계

응급구조사는 의료전문가로서 환자와, 의사의 대리인으로서 의료지도의사와, 피고용자로서(혹은 봉사 인력으로서) 응급의료체계와 소통한다. 이렇게 다양한 역할로 인해 상충되는 이해 관계는 응급구조사의 삶을 복잡하게 만들 수 있다.

각각의 관계마다 윤리적 딜레마가 존재한다.

일반적으로 응급구조사와 의사 사이에는 세 가지 유형의 갈등이 있다. 첫째로 의료 지도의사의 지시가 응급구조사의 판단으로 금기라고 여겨지는 경우이다. 예를 들어, 지도의사는 중증 둔상 환자에게 현장이 되든, 45분으로 예상되는 이송 과정이든, 아무런 정맥로 확보 없이 병원으로 이송할 것을 명령한다. 이는 의료 표준에 어긋나는 지시이다. 이 경우 환자가 외상을 입은 이후로 정맥 수액의 투여 없이 혹은 정맥로가 확보되지 않은 상태로 1시간을 보내야 하기 때문이다.

둘째는 의료지도 의사의 지시가 의료적으로 적절한 치료이지만 환자를 위한 최선의 방법이 아닌 경우이다. 예를 들어 응급구조사는 활력 징후가 안정적이고 복부 통증을 호소하는 환자를 이송 중이다. 의료 지침에 의거해 응급구조사와 동료는 각자 2회씩 정맥 확보 시도를 했으나 실패를 한다. 이렇게 정맥로 확보가 어려웠던 환자는 없었지만 좀 더 시도를 하면 정맥로를 확보할 수 있을 것 같은 생각이 든다. 정맥로 확보를 시도할 때마다 환자는 심한 통증을 느끼고 이제는 눈물을 흘리며 중단하라고 애원한다. 하지만 의료지도 의사는 정맥로 확보 시도를 계속하라고 지시한다.

세 번째는 의료지도 의사의 명령이 의료적으로 적절한 치료이지만 도덕적으로 잘못된 방법인 경우이다. 예를 들어 타박상을 입은 이후 심정지가 발생한 젊은 남성 환자에 대한 심폐소생술을 중단하라는 지시가 떨어진다고 가정하자. 환자의 초기 심전도는 무수축 상태로 변하지 않고 응급구조사는 이것이 죽음과 다름없다는 것으로 본다. 하지만 심폐소생술을 지속한다 해도 환자가 소생할 확률은 거의 없지만 여기서 소생 시도를 그만두면 평생 동안 죄책감을 견디지 못할 것 같다.

세 가지 사례의 경우, 응급구조사가 지시를 재확인해 줄 것을 부탁하는 것이 적절하다. 지시가 확정된 경우, 응급구조사는 첫 번째와 두 번째 상황(세 번째 상황의 경우 의료지도 의사의 판단과 목표가 상당히 분명했기 때문에) 의 특성을 고려할 때 의료지도 의사에게 설명을 요구해보는 것이 바람직하다. 다음 단계는 의료지도 의사의 설명, 환자의 상태, 응급구조사의 판단에 따른 중재의 필요성, (정맥로 확보와 같은) 처치의 실행가능성, 문제에 대해 상의할 수 있는 시간 등에 따라 결정된다.

안타깝게도 응급구조사는 환자를 위한 최선의 중재를 스스로 결정해야 한다. 보통 대립적인 상황이 연출되지는 않지만 앞서 설명한 상황이 발생할 수도 있다. 이 경우 응급구조사는 선행, 비불법행위, 자율, 정의의 원칙 간의 상충되는 이해 관계, 의사와 응급구조사의 역할, 응급구조사 자신의 의료 윤리적 판단에 대한 자신감, 환자에 편에 서고자 하는 응급구조사의 의지, 의료지도 의사의 지시에 이견을 제기할 수 있는 허용 범위 등을 고려해야 한다.

응급구조사는 어떠한 결정을 내리더라도 이를 변론할 수 있어야 한다. 의료지도 의사의 지시에 따르기만 했다는 설명(혹은 의료지도 의사의 지시가 맞는 것 같았다는 설명)은 충분한 변론이 되지 않는다. 응급구조사는 맹목적으로 명령에 따르는 로보트가 아니다. 의사의 대리인으로서 의사의 감독을 받음과 동시에, 의료 전문가로서 부적합한 의료 지시를 발견하고 의심할 수 있는 능력과 자율성이 있다. 응급구조사는 자신이 부도덕하다고 느끼는 행동을 하지 않는다. 하지만 전문 직업의 경우 개인의 도덕 관념보다 직업에 대한 기대가 앞선다.

의사의 지시에 대립하는 경우는 드물다. 있다면 (중의적 표현을 쓰거나 통신의 수신 상태에 문제가 있는 것과 같이) 의사 소통에 문제가 있거나 충분한 정보를 전달받지 못한 경우이다. 의의 사례처럼 의사와 응급구조사간의 대립이 발생하는 일은 거의 없다. 심한 대립이 발생하는 경우, 응급구조사는 환자의 편에 서서 환자에게 최선의 치료를 제공할 준비가 되어야 한다.

연구

아직 걸음마 단계인 응급의료 연구는 응급구조학의 발전에 핵심적인 역할을 한다. 연구는 의학을 포함한 모든 과학의 토대가 된다. 연구는 환자 결과를 개선하는 혁신을 도입하고 환자 결과 개선에 도움이 되지 않는 요소는 제거하는 기능을 한다. 응급구조사는 연구 지침을 수행하고 데이터를 수집하는 데 중요한 역할을 맡게 될 것이다. 연구 프로젝트에 참여하는 응급구조사는 임상 실험자의 명시적 동의(expressed consent) 확보의 중요성이나 묵시적 동의(implied consent)에 대한 연방, 주, 지방 자치 정부 규제의 중요성을 잘 이해해야 한다.

환자 치료의 목적은 환자의 증상을 개선하는 데 있다. 하지만 연구의 목적은 특정 중재 치료에 대한 지식을 습득하면서 미래의 환자에 대한 더욱 효과적인 치료를 하는데 있다. 이 두 가지 목적에는 차이가 있기 때문에 환자는 원치 않는 결과로부터 최대한 보호받아야 한다.

한 가지 중요한 환자 보호 방법 중 하나는 명시적 동의를 확보하는 것이다. 여기에는 몇 가지 어려움이 따른다. 우선 응급상황에 처한 환자는 감정적 동요를 겪고 있기 때문에 진정한 의미의 동의 의사를 표현하지 못할 수도 있다. 최대한 차분하고 객관적으로 설명을 하려는 응급구조사의 노력에 불구하고 환자의 감정적 동요는 불가피할 수 있다.

또 다른 문제는 환자가 동의 의사 표현을 할 수 없는 경우이다. 적절한 예로 심정지 연구가 있다. 연구 주제의 속성으로 인해 연구자는 환자로부터 설명된 동의를 얻지 못할 수도 있다. 이 경우, 연방정부는 지역사회에 대한 연구 전 고지나 환자가 연구에 참여한 이후 최대한 빨리 환자나 환자 가족으로부터 동의를 구해야 하는 등 엄격한 규칙을 가지고 있다.

많은 중재가 실험을 통해 생명을 구하는 효과가 검증되었지만, 불행히도 (터스키기 매독 연구처럼) 미국에서 연구라는 미명하에 임상 실험자에게 생명을 구하는 치료가 제공되지 않은 사례가 있었다.

CHAPTER REVIEW

요약

심폐소생술을 해야 하는가 아니면 중단해야 하는가? 필수적인 치료를 환자가 거부할 권리를 허용해야 하는가? 이는 응급의료에서 흔하게 당면하는 가장 난감한 윤리적 문제이다.

응급구조사는 자기 자신, 환자, 다른 사람들에게 영향을 미칠 수 있는 윤리적 결정을 현명하게 내릴 수 있어야 한다. 윤리적 결정은 항상 환자를 위한 최선의 이익을 반영해야 한다. 환자를 위한 최선은 생명 유지에 필요한 치료 그 이상을 의미한다. 문화적 민감성 또한 응급구조사의 개인 신념과는 반하더라도 윤리적 결정에 반영되고 존중되어야 한다. 환자는 자신의 신체에 가해지는 조치를 결정할 수 있는 법적 권리인 자기 결정권이 있다는 점을 명심한다. 윤리, 종교, 법은 공통 분모가 있음에도 불구하고 분명하게 구분된다는 점을 기억한다.

응급구조사로 일을 하다 보면 자기 자신을 변호해야 하는 상황에 자주 처하게 된다. 응급구조사의 행동이 합법적이고, 의료 행위의 범주를 넘지 않고(정의), 도움이 되고(선행), 해를 끼치지 않고(비불법행위), 환자의 의사를 그대로 반영(자율권)하는 경우 최선의 변호를 할 수 있다. 윤리적 기준으로 볼 때 변호가 가능하다면 응급구조사의 결정은 옳은 것이다.

현장 출동 후 결과 분석

응급구조사는 32세 남성을 이송 중이다. 환자는 오랫동안 신장결석을 앓아왔고 다시 결석이 발생한 전형적 징후를 모두 가지고 있다. 극심한 통증에 시달리고 있는 환자는 편안한 자세를 찾지 못하고 있다. 응급구조사는 환자의 증상이 매우 고통스럽지만 생명을 위협하지는 않는다는 점을 알고 있다. 하필이면 환자는 통증 완화를 위해 사용해야만 하는 마약성 안정제에 알러지가 있다. 환자는 "경광등이랑 사이렌을 써서 병원에 더 빨리 갈수는 없나요?"라고 묻는다. 현행 정책에 따르면 경광등과 사이렌의 사용은 신체나 생명에 대한 심각한 위협이 있는 상황으로 제한하는데, 환자의 증상은 이에 해당되지 않는다. 하지만 응급구조사는 통증이 심각한 환자를 위해 경광등과 사이렌을 사용해서라도 이송 속도를 높여야 하는지 고민에 빠진다.

1. 환자의 부탁을 들었을 때의 혜택은 무엇인가(선행)?

2. 환자의 부탁을 들었을 때의 위험은 무엇인가(비불법행위)?

3. 이 상황에서 정의의 원칙은 어떻게 적용되는가?

4. 응급구조사는 의료적으로 권장되지 않는 환자의 부탁에 어떻게 대응해야하는가?

이 책 뒷부분에 제시된 해설을 참고한다.

복습 문제

1. 일반적으로 ___________은/는 옳고 그름에 대한 사회적, 종교적, 개인적 기준이다.
a. 윤리
b. 도덕
c. 표준
d. 원칙

2. _________는 해를 가하지 않는 것을 의미한다.
a. 자율
b. 악행
c. 비불법행위
d. 선행

3. ___________단체는 연구 프로젝트에 참여하는 임상 실험자의 권익을 보호한다.
a. 임상연구심의위원회
b. 건강관리기구
c. 응급의료체계
d. 지속적 품질개선

4. 응급구조사가 환자와 동일한 상황이었더라도 같은 조치나 절차를 택했을 것인가라는 자문을 하게 하는 간편한 윤리성 테스트의 유형은 무엇이라 하는가?
a. 공평성 테스트
b. 길찾기 테스트
c. 보편화가능성 테스트
d. 상호타당성 테스트

5. 모든 주는 _________과/와 같은 특정 보건 정보에 대한 신고를 법적으로 의무화하고 있다.
a. 출생
b. 사망
c. 아동 학대와 방치
d. 위의 모두

이 책 뒷부분에 제시된 해답을 참고한다.

참고문헌

1. Adams, J. G., R. Arnold, L. Siminoff, and A. M. Wolfson. "Ethical Conflicts in the Prehospital Setting." *Ann Emerg Med* 21 (1992): 1259–1265.
2. Hilicser, B., C. Stocking, and M. Siegler. "Ethical Dilemmas in Emergency Medical Services: The Perspective of the Emergency Medical Technician." *Ann Emerg Med* 27 (1996): 239–243.
3. American College of Emergency Physicians. "Code of Ethics for Emergency Physicians." *Ann Emerg Med* 52 (2008): 581–590.
4. Touchstone, M. "Part 3: How to Adhere to a Code of Ethics in EMS." *EMS Magazine* 39 (2010): 75–76.
5. Iserson, K. V., et al. *Ethics in Emergency Medicine.* 2nd ed. Tucson, AZ: Galen Press, 1995.

추가문헌

Hope, T. *Medical Ethics: A Very Short Introduction.* Oxford, NY: Oxford University Press, 2004.

Larkin, G. L. and R. L. Fowler. "Essential Ethics for EMS: Cardinal Virtues and Core Principles." *Emerg Med Clin North Am* 20 (2002): 887–119.

chapter

9 응급의료체계 통신

EMS System Communications

Bryan Bledsoe, DO, FACEP, FAAEM, EMT-P
Kevin McGinnis, MPS, EMT-P

단원 표준

총론 (응급의료체계 통신)

학습 역량

응급의료체계, 응급구조사의 안전과 안녕, 의료법적 및 윤리적 쟁점에 대한 지식을 통합함으로써 응급의료인력, 환자, 지역사회의 보건을 증진한다.

학습 목표

최종 목표

응급구조사의 임무 수행을 위해 응급의료 통신 체계의 기술 및 지식을 활용할 수 있다.

수행 목표

최종 목표를 달성하기 위해 다음 사항은 필수적이다.

1. 핵심 용어를 숙지한다.
2. 환자 치료에 응급의료 통신 체계와 관련하여 효과적 비용편익을 설명한다.
3. 응급의료의 통신 체계와 관련하여 기대할 수 있는 미래 추세를 논의한다
4. 응급의료체계에서 반드시 통신을 해야 하는 대상을 확인한다.
5. 응급의료의 통신 체계에 기본 통신 모델이 적용되는 방식을 설명한다.
6. 효과적인 언어(verbal) 통신에 기여하는 요소를 설명한다.
7. 응급의료체계에서 통신을 할 때는 보고 절차와 형식을 따른다.
8. 환자 치료 보고서와 같은 응급의료체계의 서면 통신 사용법을 확인한다.
9. 국가응급의료체계정보망(NEMSIS)의 목적을 설명한다.
10. 응급의료 출동의 통신 순서를 보여준다.
11. 응급의료 통신 체계의 도전적 요소와 장애요인을 설명한다.
12. 응급의료 통신 상황실의 책임을 설명한다.
13. 환자치료 보고서를 인계 받는 응급의료 통신 상황실, 의료지시의사, 병원의료요원과의 효과적인 통신방법을 설명한다.
14. 상황 판단력과 통합운영체계가 통신 기술에 의해 어떻게 발전하는지를 설명한다.
15. 주파수의 유형 등을 포함한 응급의료 통신 체계에서 사용되는 장단점을 포함하는 특별한 장비를 기술한다.
16. 공공 안전 통신과 우리나라 전파법의 규정을 토론한다.
17. 다양한 기관과 관할권 간 쉽게 통신을 할 수 능력(시스템)의 중요성을 설명한다.

핵심 용어

가속계(accelerometers)
애드혹 데이터베이스(ad hoc database)
첨단자동충돌알림(advanced automatic crash notification, AACN)
자동충돌알림(automatic crash notification, ACN)
자동 위치 정보(automatic location information, ALI)
자동 번호 식별(automatic number identification, ANI)
대역폭(bandwidth)
콜 라우팅(call routing)
셀(cells)
셀룰라폰 시스템(cellular telephone system)
인지 무선(cognitive radio)
통합운영체계(common operating picture, COP)
통신(communication)
통신 지침(communication protocols)
데이터 사전(data dictionary)
사각 지점(dead spots)
디지털 통신(digital communications)
복식 통신(duplex)
복창(에코)과정(echo procedure)
응급의료통신관리자(Emergency Medical Dispatcher, EMD)
연방 통신 위원회(Federal Communications Commission, FCC)
지리 정보 시스템(geographic information system, GIS)
위성항법장치(global positioning systems, GPS)
핸드 오프(hand-off)
핫스팟(hotspot)
정보 통신 기술(information communications technology, ICT)
임무-위기 통신(mission-critical communications)
모바일 데이터 유니트(mobile data unit, MDU)
다중대역무선(multiband radio)
다중식 통신(multiplex)
국가응급의료정보시스템(National Emergency Medical Services Information System, NEMSIS)
도착전 지시(prearrival instructions)
병원전처치기록(prehospital care report, PCR)
우선순위 출동(priority ispatching)
공공안전응답지원(public safety answering points, PSAPs)
무선대역(radio bands)
무선주파수(radio frequencies)
재생중계기(repeaters)
세이프콤(SafeCom)
시맨틱(의미망)(semantic)
단식 통신(simplex)
상황 인식(situational awareness, SA)
스마트 폰(smart phone)
10-코드(10-code)
지상기반 삼각측량(terrestrial-based triangulation)
중계 통신(trunking)
극초단파(ultrahigh frequency, UHF)
초단파(very high frequency, VHF)
인터넷전화통화규약(voice over Internet protocol, VOIP)

사례 연구

오늘의 현재 상황

건조하고 온화한 날씨의 일요일 오후, 31세 남성은 시속 50마일로 운전하던 중 통제력을 잃고 교대에 충돌한다. 주요 도로에서 멀리 떨어진 곳이라 충돌을 목격한 증인이 없다. 20분 뒤에 사고 현장이 최초로 차량이 나타났고 목격자는 휴대폰으로 119 신고를 한다. 응급통신관리자 베른홀랜드는 사고 정보를 접수하고 기본소생팀과 전문소생 구급차를 현장으로 보낸다. 홀랜드는 구급차를 출동시키는 동안 그의 동료인 프레드휴즈는 신고자에게 기본적인 응급처치를 교육한다.

현장 구급팀은 응급 신고를 사고의 필수 핵심 정보가 담긴 컴퓨터 화면으로 확인한다. 20분 뒤에 현장에 도착한 구급 대원은 적절한 치료를 제공하고 항공 의료를 요청한다. 환자는 중증 머리 손상을 입었기 때문에, 응급구조사는 제한적인 환자평가를 하고 20분 뒤 헬리콥터가 오기로 한 착륙 지점으로 즉시 환자를 이송한다. 구급차가 출발을 하면서 응급구조사는 다음의 내용을 지역 외상센터에 근무하고 있는 지도의사인 전문의 도일 박사에게 송신한다.

응급구조사: 드퓨구급팀, 머시 병원으로 이송중이다.
도일 박사: 어서 보고하라, 드퓨.
응급구조사: 마운트버논 부근 17번 도로 차량 사고 현장에서 병원으로 이송중이다. 환자는 한 명으로 30대의 남성이다. 운전을 하던 중 길가로 빗겨나가 교대에 부딪혔다. 통증에만 반응하고 있다. 얼굴과 가슴 손상이 분명해 보인다. 개방된 두개골 골절과 함께 우측 안구위 측에 커다란 열상이 있다.오른쪽 귀에 출혈이 있다. 활력징후는 혈압 110/60, 규칙

적 맥박 분당 110 과분당 호흡 10으로 호흡이 힘들어 보인다. 동공은 확대되어 최소한의 반응을 보이며 양쪽 동공반응 균일하다. 목 척추 뼈 촉진을 통한 평가로 변형 없다. 기관 변형 없다. 호흡음 대칭적 이나 감소가 보인다.가슴 우측에 피부밑공기증(피하기종) 있고, 일부 늑골골절 촉진된다. 복부는 부드럽고 골반은 안정적이다. 하지 골절이 다소 있는 듯하다.경추보호대 착용 및 척추 고정 완료했다. 기도내삽관는 잘 삽입이 되어 있다. BVM을 통한 보조 산소로 호흡 환기 중이다. 15분 뒤 라이트플라이트2가 착륙지로 도착할 것이며, 이동하는 도중 정맥 투여하려 한다. 병원 이송 예정 시간 총 40분이다.

도일 박사: 알았다.드퓨. 정맥주사 시도하고, 전문적 특별 신속 이송하며, 추가적인 문제 발생시 보고하라.

응급구조사: 알았다. 정맥주사 시도하며 어떤 변화가 있으면 보고할 것이다.

도일 박사: 환자 도착시 전문응급손상팀이 응급실에 대기하고 있을 것이다.

응급구조사: 알았다. 머시. 드퓨클리어(통신 완료/이상끝).

환자는 헬리콥터로 신속히 이송되고 구급 인력 간의 정보 교류는 원활히 완료되었다.외상센터로 도착한 환자는 전문응급손상팀과 신경외과의에게 인계된다. 손상 발생부터 수술 시점까지 1시간 40분이 소요된다. 종합 치료에도 불구하고 환자는 머리 손상으로 인해 사망한다. 환자의 가족의 요청으로 사망자의 장기는 1,500 마일 떨어진 도시로 기증되어 두 개의 이식 수술에 사용된다.

가까운 미래의 경우

건조하고 온화한 날씨의 일요일 오후, 31세 남성은 시속 50마일로 운전하던 중 통제력을 잃고 교대에 충돌한다. 주요 도로에서 멀리 떨어진 곳이라 충돌을 목격한 증인이 없다. 차량의 첨단자동충돌알림(AACN) 장치는 AACN 콜 센터로 충돌 정보를 송신하고, 차량 충돌 사고로 인식된 메시지는 자동으로 공공안전지원(PSAP)으로 전달되어 사고 현장에 대한 GPS 추적이 시작된다. 음성/영상 링크 또한 공공안전지원으로 전달된다.

응급의료통신관리자 베른홀랜드는 전달된 음성/영상 링크를 시도하고 차량 데이터를 검토하지만 음성 반응이 없고 충돌 차량에 대한 중요한 이미지를 얻지 못했으나, 자동차로부터 보내온 자료에 의해서 즉, 차량 충돌 발생 1분만에 차량의 유형, 장소, 속도, 충돌의 방향을 확인한다. 응급의료통신관리자는 "예상되는 잠재적 주요 손상"이라는 경고 이미지를 보면서 경고에 맞는 대응지침을 실행한다. 그는 중장비 구조/구출 트럭, 지원 엔진 업체, 전문응급처치팀의 구급차를 현장으로 출동시킨다. 동시에 라이프 플라이트2에 대한 헬리콥터 지원 요청을 하고 머시병원손상센터를 긴급 대기시킨다. 대응교통팀은 현장으로 출동하여모바일 데이터 단말기를 통해 첨단자동충돌알림(AACN) 데이터를 확인한다(GPS 상에 사고 위치가 표시되고 지역 교통 당국이 실시간 업데이트하는 최단 거리가 제공된다). 구출팀은 이동하는 도중 모바일 데이터 단말기를 통해 "교육받은 대로"현장 위험 요소, 최선의 진입로, 사고 차량의 절단부위를 확인한다. 헬리콥터 인력과 손상센터 직원도 고성능 자동충돌알림정보를수신한다.

구급차는 현장에 20분 뒤에 도착한다. 파라메딕은 1차 평가를 하는 동시에 평가 결과를 목에 있는 마이크를 통해 보고하고(보고 내용은 위의 사례 오늘의 현장과 같음), 보호경의 비디오를 켜고, 탐침이 달린 무선 멀티 활력징후 모니터를 환자의 가슴에 위치시킨다. 파라메드은 환자가 착용하던 손톱만한 플래시 메모리 카드를 공공 안전 통신 장비(PSCD: 스마트폰과무선 PTT 기기의 결합형태)에 삽입하고 적절한 환자의 의료기록을 다운받는다. 파라메딕의 의무기록 보고서는 텍스트 파일로 변환되어 자신의 공공 안전 통신 장비에 저장되고, 환자의 영상, 활력 징후 데이터, 병력과 같은 정보와 함께 구급차의 모바일 데이터 단말기로 전송된다. 모바일 데이터 단말기는 즉각적으로 응급의료통신관리자에게 신호를 보낸다. 이에 응급의료통신관리자는 라이프 플라이트2와 머시 병원에 연락하여 환자 정보가 들어왔음을 알린다. 도일 박사는 PDA로 환자 4가지 정보를 받아들여 정맥주사 지시를 명령하는 확인 메시지를 보낸다. 항공의료인력팀은 환자 정보와 전문내과의의 명령을 검토하고, 예상 도착 시간(ETA)은 3분이고 아직 시행하지 못한 헬리콥터에서의 정맥주사 처치를 할 것이라는 메시지를 육지구급차 응급구조사에게 보낸다. 환자는 신속히 헬리콥터로 옮겨지고 구급 대원간 정보의 인계도 완료된다. 전문손상 센터로 바로 도착한 환자는 전문손상응급팀과 신경 외과의에게 인계된다. 손상 발생부터 수술 시점까지 50분이 소요된다. 환자는 생존하여 퇴원을 한다. 몇 달간의 집중적 재활 기간이 필요하지만 예후가 좋다.

(첨단자동충돌알림 체계, 공공 안전 통신 장비, GPS, 스마트폰, 모바일 데이터 단말기는 9장의 후반부에 더 자세히 설명한다.)

개요

지난 40년간 통신 기술은 급속히 발전하였다. 동시에 그 40년의 시간 동안 현대 응급의료도 걸음마 단계에서 성숙 단계로 변모하였다. 불행하게도 같은 기간 동안 응급의료 통신 체계는 크게 변함이 없었다.

사회에서는 사람간의 통신 방식이 면대면, 전화기, 전보, 무선 송수신, 우편에서 면대면, 전화기, 휴대폰, 무선전화기, 이메일, 문자전달 메시지, SNS로 진화했다. 응급의료체계에서는 사람간의 통신은 주로 면대면, 전화기, 음성 무선 송수신, 원격 계측 데이터의 사용, 서면 기록물로 이뤄지고 있다. 휴대폰(셀폰)이나 음성 무선 통신 체계는 여러 방편으로 강화하였으나, 응급의료체계는 여전히 1970년대와 큰 변화가 없었다.

응급의료 통신 체계의 부진으로 인해 현재 응급의료 행위에 두 가지 큰 영향을 끼칠 것이다. 첫째, 가까운 미래에는 면대면, (손글씨든 전자 작성이든) 서면 기록물, 음성 무선 송수신, 무선 전화기가 응급의료 분야에서의 주요한 통신 수단이 될 것이다. 9장의 초반은 효과적인 언어/서면 통신과 현장에서 발생하는 응급 상황에 따른 통신 연계에 초점을 맞출 것이다.

둘째, 정교하고, 고도화되는 진단/치료 기술과 더욱 바빠지는 파라메딕(paramedic), 의료지도 및 응급의료팀웍 환경으로 인해 응급의료 정보통신 기술에 강력한 변화가 일어날 것이다. 9장의 마지막 부분에서 이러한 변화를 논의한다.

효과적인 통신

통신에 대한 지식은 응급구조사 훈련에서 중요한 역할을 차지한다. 병원전 치료의 모든 면에서 효과적이고 효율적인 응급의료통신법이 필요하다. 일반적인 또는 치명상을 입은 환자를 이송할 때 응급구조사는 다음과 같은 다양한 사람들과 통신을 하게 된다.

- ***응급의료통신관리자(EMD):*** 응급의료통신관리자의 직무는 전화 연락뿐만 아니라 응급의료서비스의 전반적인 대응 및 준비상황 등을 전체시스템으로 관리한다. 응급구조사는 "출동", "현장 도착", "이송", "후방 서비스지원"라는 행정적인 정보를 통신교통하게 된다. 또한 응급의료체계를 효율적으로 관리하기 위해 모든 자원의 위치를 파악하고 있어야 한다. 심각한 응급 상황에 대한 신고의 경우, 응급의료통신관리자는 사고 관리에 필요로하는 자원을 적재적소에 배분해주는 최고의 연합적 종합상황 조정자 또는 지원자 역할을 한다.
- ***환자, 환자의 가족, 목격자 및 기타 인력:*** 이들은 응급구조사의 시행하려는 업무를 잘 이해 못하고 방해를 할 수도 있다. 상당히 종종이들은 응급구조사의 말과 행동을 오해한다. 응급구조사는 이들에게 정확한 정보를 알게 노력해야 한다.
- ***기타 대응 기관의 인력:*** 현장에 먼저 출동한 응급구조사 팀과 달리 정보를 공유하지 못한 경찰, 소방, 상호부조 구급차 등과 같은 팀들이다. 응급구조사는 이 기타 인력과도효과적인 의사소통을 하여 대응하며 환자치료 계획을 조율하고 실행한다. 이러한 의사소통은 면대면, 무선통신, 데이터 전달, 기타 데이터 송수신을 통해 이루어진다. 이러한 의사소통의 기술에는 응급구조사의 자신감과 권위가 요구된다.
- ***보건의료인:*** 병의원, 의료시설, 간호요양원 등 이들은 응급구조사의 교육 및 훈련 수준을 잘 모르는 경우에 응급구조사를 그저 구급차 운전수라고만 생각하는 경우도 있다. 이러한 경우, 응급구조사는 응급의료 전문가적 직무태도와 침착한 태도를 보이면서 적절한 의료적 질문을 하고 응급 상황에 대한 지적인 논의를 하면서 전문가임을 표출할 필요가 있다.
- ***의료지도의사:*** 응급구조사와 함께 협력하여 환자 평가를 하고 환자를 위한 최선의 치료 방법을 결정한다. 지도의

사인 의사 전문 지식과 조언은 응급 상황시는 응급구조사에게 대단히 중요한 자원이다. 응급구조사는 환자정보와 현장평가 정보를 의료지도의사에게 효과적으로 전달해야 한다. 응급구조사가 환자의 필요를 잘 전달할 경우, 의료지도의사는 도착할 환자에 대해 잘 준비할 수 있다. 예를 들어, 응급구조사는 서서히 의식이 감퇴되는 중증 두부 손상 환자를 이송 중이다. 이 정보를 보고하면 응급실은 환자가 도착하기 전에 신경 외과의가 포함된 외과 수술팀을 대기시켜놓는다. 이는 효과적인 환자 치료를 불러오는 바람직한 통신의 예이다.

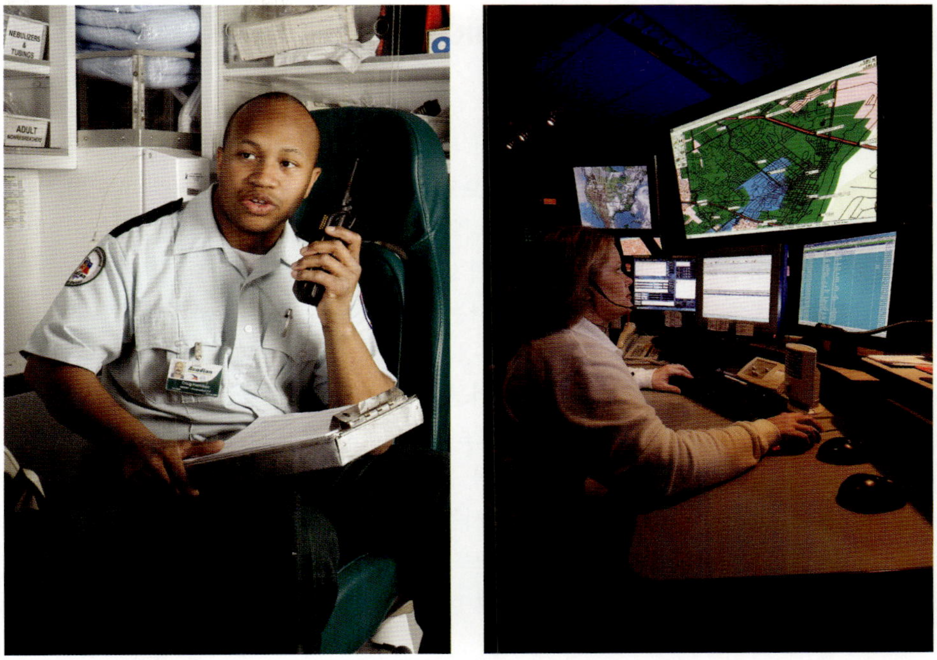

●그림 9-1 통신은 개인간에 코드화된 메시지를 통해 정보가 교환될 때 발생한다.

응급구조사는 구조 활동에 관여된 모든 인력과 효과적으로 통신을 하면서 단합된 노력과 협력을 통해 최고의 환자 치료를 제공할 수 있게 된다. 응급의료는 결국 팀워크인셈이다. 응급구조사 개인의 성과는 최고의 치료를 보장하는 여러 요소 중 하나일 뿐이다. 신고를 접수하는 응급의료통신관리자부터 재활 전문가에 이르기까지 모든 의료 당사자가 끊임없이 지속적인 협력을 하는 것이 중요하다.

통신은 단순히 응급의료 출동의 한 부분이 아니라 최선의 환자 결과를 위한 연결 고리의 기능을 한다. 효과적인 통신은 응급의료 출동의 모든 단계에 있어 최적의 환자 치료를 보장한다.

기본 통신 모델(Basic communication model)

통신(communication)은 개인 간 정보를 교환하는 과정이다. 통신은 한 사람이 다른이에게 전하고자 하는 아이디어나 메시지를 생각하면서부터 시작된다. 아이디어나 메시지는 상황에 맞게 언어로 표현되고, 사용되는 언어에는 말, 숫자, 기호, 특수 암호 등이 포함된다. 예를 들어, 응급구조사가 환자의 증상을 지도의사에게 설명하고 싶은 경우, 응급구조사는 일반 용어로 설명하는 대신 전문의학용어를 사용함으로써 전달하는 내용의 정확성을 높이고 시간을 단축시킬 수 있다. 일부 응급의료체계에서는 통신을 위해 암호가 사용된다. 예를 들어, "코드 블루"는 심정지를 의미한다.

메시지 전달의 유형뿐만 아니라 응급구조사는 통신의 수단도 선택해야 한다. 면대면, 팩스, 음성 메시지, 우편, 이메일, 전화, 무선 송수신 등 다양한 통신의 유형이 있다. 응급구조사는 단어나 숫자를 보낼 수 있는 삐삐를 통해 메시지를 전달할 수도 있다. 삐삐 중에는 음성으로 메시지를 녹음하는 기능을 지원하는 모델도 있다. 상대편은 응급구조사의 메시지를 받고 잘 이해해야 한다. 또한 메시지를 수신했고 이해했다는 것을 확인하기 위한 송신을 해주어야 한다. 이에 응급구조사는 메시지 전달을 확인하고 통신을 마칠 수 있다. 다음은 효과적인 무선 통신의 예이다.

응급의료통신관리자: 구급팀 192, 응답하라! 483 카운티 22번 도로, 캔필드 로드 교차 도로에 신속히 출동바란다. 심정지가능성 있다.

구급팀 192: 구급팀 192이 응답한다! 483 카운티 22번 도로, 캔필드 로드 교차로 신속히 이동중이다.

응급의료통신관리자: 구급팀 192, 응답시간 12 : 28시 이다.

위 사례에서 발신자(응급의료통신관리자)는 수신자(구급팀 192)가 이해할 수 있는 코드로 메시지를 전달한다. 구급팀 192는 메시지를 수신하고 핵심 정보를 반복함으로써 이해함을 확인시킨다. 마지막으로 발신자는 확인하고 통신을 마친다(그림 9-1●).

언어 통신(Verbal communication)

효과적인 통신을 강화하거나 방해할 수 있는 요소는 언어적(또는 **의미론적**(semantic))이거나 기술적(통신 장비 하드웨어)일 수 있다. 통신은 다양한 언어를 필요로 한다. 예를 들어, **10코드**(10-code)를 사용하는 도시단위와 지방단위 간의 다른 코드를 사용한다면 통신은 하기가 쉽지 않다. "10-10" 이란 의미는 한 쪽에서는 화재 다른 쪽에서는 심정지 응급 상황을 의미할 수 있다. 그렇기 때문에 많은 응급의료체계는 10 코드를 더 이상 사용하지 않고 단순한 영어를 사용하고 있다. 미미국토안보부의 **세이프컴**(SafeCom) 프로그램의 일환으로 모든 주요 공공 안전 협회는 단순한 영어를 응급의료 통신 언어로 채택하고 있다. 단순한 영어에 있어서는 지역별 차이가 있을 수 있지만, 복잡한 코드를 일상 영어로 단순화하는 작업은 응급의료 분야에서의 통신을 명료하게 하는 좋은 출발점이다.

환자의 증상을 지도의사에게 보고할 때는 의료 및 응급의료계에서 통용되는 용어를 사용한다. 지도의사에게 "MAC 10 drive-by(차량총격)"이나 "시그널 G(총기 공격)"와 같은 용어는 지도의사에게는 아무런 의미가 없다. 반대로 지도의사가 산모 환자의 EDC(출산 예정일)나 LMP(최종 월경)를 물어보면 이해하지 못할 수도 있다. 수신자는 발신자의 메시지를 이해할 수 있어야 한다.

보고 절차

응급구조사는 환자 수용 병원에 중요한 모든 의료 정보를 효과적으로 전달해야 한다. 처음에는 응급구조사는 무전기나 휴대폰을 통해 정보를 전한다. 이후에는 환자를 응급실로 이송하면서 병원 직원에게 추가적인 정보를 직접 전달할 수 있다.

응급구조사의 중요한 기술은 환자의 필수 정보를 수집 및 정리 후 지도의사에게 전달하는 것이다. 이에 지도의사는 환자 치료에 대한 명령을 내린다. 지도의사에게 전달된 정보의 양과 유형은 응급구조사가 사용하는 통신 기술, 환자의 우선순위, **통신 지침**(communication prototcols)에 의해 좌우된다. 예를 들어, 현재 지역 통신의 보안이 확보되지 않은 경우, 응급구조사는 환자의 기밀 또는 사적 정보가 유출 침해되지 않는 선에서 정보를 전달해야한다. 환자의 중증도와 전파법 규정무선통신량에 의해 응급구조사의 보고시간 및 길이가 달라질 수 있다. 중증 환자의 경우, 응급구조사는 의료적 필요에 더 신경을 쓰기 때문에 보고 내용이 간소화될 수 밖에 없다. 복잡한 의료 응급 상황인 경우, 응급구조사는 환자의 병력과 신체 검사 결과에 대한 더 많은 내용을 지도의사에게 전달할 수도 있다.

표준 형식

환자의 정보를 병원이나 지도의사에게 전달하는 것은 대단히 중요한 작업이다. 무선무전기나 휴대폰을 통한 언어 통신으로 환자의 상태에 대한 정보가 제공되면 병원은 이에 대한 준비를 할 수 있다. 이러한 통신 과정을 통해 응급구조사는 현장에서 환자 치료에 필요한 의료지도의 명령을 유도해 낸다.

환자 평가를 송신하기 할 때 정보의 표준형식은 여러 가지 방법상 이러한 목적을 위해 필요하다. 우선, 첫째 표준 형식을 갖추어야 효율적이다. 둘째, 지도의사가 환자상태에 대한 정보를 빠르게 파악할 수 있다. 셋째로 완벽한 의료정보를 확보할 수 있다.

일반적으로 의료지도에 대한 언어 보고는 다음 내용을 포괄한다.

- 구급팀과 응급구조사의 신원 확인
- 현장 설명
- 환자의 연령, 성별, 체중(약물 투여를 위해서)
- 환자의 주소(chief complaint)와 중증도
- 현재 질병이나 손상과 관련된 간략하고 적절한 과거 병력
- 중요한 과거 병력, 약물 복용 내역, 알레르기(SAMPLE)
- 적절한 신체 검사 결과
- 의료지도를 위한 지금까지 제공되거나 요구되는치료
- 병원으로의 도착 예정 시간
- 기타 적절한 정보

내과 환자와 손상 환자 정보의 보고는 형식과 내용 면에서 비슷하고, 응급 유형에 있어 차이가 있다. 내과환자 보고는 보고가 시작된 병력을 강조하는 반면, 손상 환자 보고는 손상과 신체 검사를 강조한다.

보고를 송신하고 난 응급구조사는 의료지도의사로부터 추가적인 질문과 명령을 기다린다. 병원에 도착한 응급구조사는 앞으로 환자 치료를 할 의료인에게 환자의 핵심 정보를 언어로 보고한다. 이는 간략한 병력, 신체 검사 결과, 응급구조사가 제공한 치료, 치료하고 난 후 환자의 반응 등이 포함된다.

무선 송수신의 일반적인 절차

모든 무선 통신을 통해 분명하고, 정확하고, 자세한 전문적인 내용만을 무선 송신하여야 한다(그림 9-2●). 효과적인 무선 통신을 위해 다음 지침 사항을 준수한다.

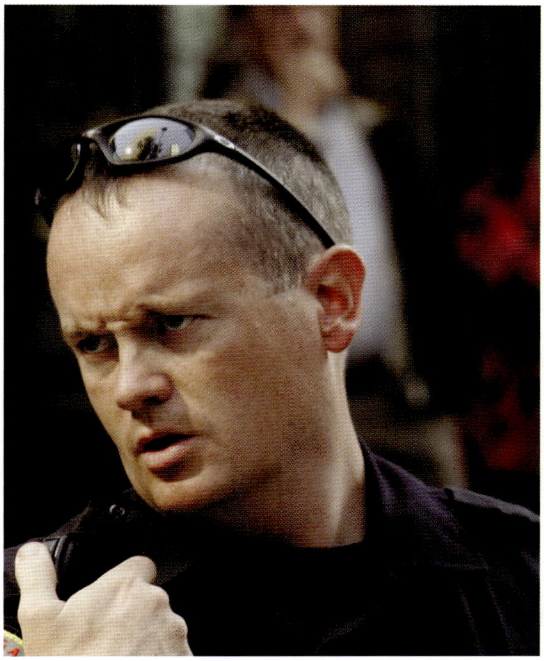

●**그림 9-2** 통신의 전문성은 환자 치료의 직무선문성에 따라 반영된다. *(© Kevin Link)*

1. 송신을 하기 전에 무전기의 채널이 혹시 사용되고 있는지를 확인하다.
2. 송신 버튼을 누르고 1초 정도 뒤에 말을 한다.
3. 마이크와 거리를 약 5~7.5 cm 정도 두고 마이크에 대고 말을 한다.
4. 천천히 명확히 발음을 또박또박하게 말을 한다. 이해하기 어려운 단어는 피한다.
5. 일반적인 높이의 목소리로 최대한 감정을 배제하고 말을 한다.
6. 간략하게 말한다. 송신 버튼을 누르기 전에 말하려는 생각으로 정리하여 말한다.
7. 같은 응급의료체계가 아닌 이상코드를 사용하지 않는다(같은 시스템이라도 평범한 일반 언어 표현[미국은 영어로/우리나라는 우리말로]으로 바꾸도록 노력한다).
8. 불필요한 정보로 통신 시간을 낭비하지 않는다.
9. 환자의 사생활을 보호한다. 필요한 경우:
   - 무선전화기보다는 휴대폰을 사용한다.
   - 외부 스피커는 꺼둔다.
   - 환자의 성명을 사용하지 않는다. 이는 (소속된 전파법[FCC]에 의해 폐쇄된 체계가 아니라면) 연방정부전파법(FCC) 규정의 위반 사항이다.
10. 적절한 유니트(unit)나 병원 번호, 정확한 이름 또는 제목을 사용한다.
11. 비속어나 은어를 사용하지 않는다.
12. 전파통신의 표준 형식을 사용한다.
13. 무선 통신 보고를 수신자가 집중할 수 있도록 보고 내용을 단순요약 한다.
14. 응급의료통신관리자의 지시나 의료지도의사의 명령을 들을 때는 **복창(에코과정**, echo procedure)을 하도록 한다. 수신되는 모든 말은 복창을 통해 반복되기 때문에 각자에게 정확한 응답을 확인하고 이해를 확인하는데 도움이 된다.
15. 항상 주소(addresses), 응급의료통신관리자의 중요한 전달 사항, 지도의사의 명령을 받아 적는다.
16. 통신을 완료할 때 자신의 메시지가 수신 및 이해되었음을 확인 한다.

가끔씩 통신 장비의 기능이 안될 때도 있으며, 배터리 부족으로 감도가 안 좋은 때도 있다.특히 기지국에서 멀리 떨어져 있는 상황에서 휴대용 무전기를 사용할 때는 높은 지대에서 송수신을 시도하여야 할 때도 있다. 철근이나 콘크리트로 구성된 구조물은 무선 전파를 방해할 수 있다. 건물 밖으로 나가거나 창가로 가는 것만으로도 통신 상태가 개선될 수 있다. 어느 것도 효과가 없다면 유선전화기를 사용한다.

서면 통신

서면 기록은 응급의료의 통신 체계에서 중요한 또 다른 부분이다. 응급구조사의 **병원전처치기록**(prehospital care report[PCR] 또는 환자 의무 기록)는 응급 상황 및 환자 치료에 대해 직접 펜으로 서면기록 작성하거나 전자 키보드/마우스를 통해 전산 입력된 자료이다. 서면 보고서는 또한 시간, 장소, 기관, 인력, 그리고 의료 정보를 포함한 행정 정보를 포함한다. 이러한 정보는 병원 직원, 기관 관리자, 시스템 품질 보증/개선 위원회, 보험 및 청구 부서, 연구자, 교육자, 변호사가 사용한다. 응급구조사의 병원전처치기록에 수집된 데이터는 의료 감사, 연구, 교육, 시스템 정책 변화를 통해 환자 치료를 감시 및 개선하는데 사용된다. 또한 서면 기록화는 사건의 법적 기록이 되고 환자의 영구적 의료정보의 중요한 일부가 된다. 응급구조사의 병원전처치기록은 환자의 기밀 유지 및 공개에 대한 모든 법적 규칙에 준수해야 한다. 언어 통신에 영향을 미치는 요소의 대부분이 서면 통신에도 영향을 준다. 항상 객관성을 유지하고, (언어 통신의 경우 또

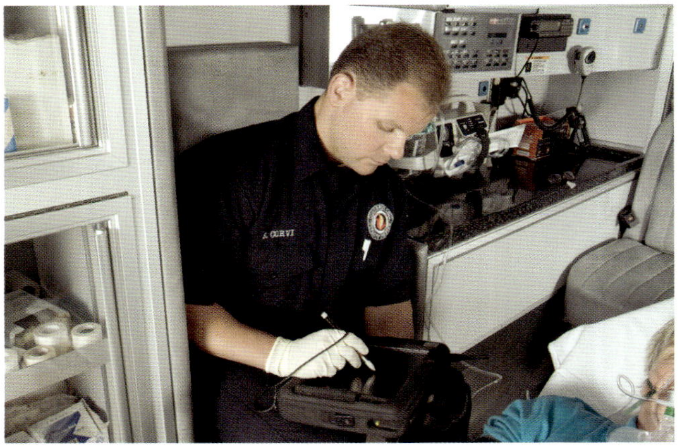

●그림 9-3 병원전처치기록는 환자 치료 못지 않게 그 자체로도 매우 중요하다. 알아보기 쉬운 필체로 즉각적으로 작성한다.

박 또박 말하듯이) 알아보기 쉬운 필체로 환자의 평가 및 치료 내용을 치밀하게 기록하고, 의료계에서 인정되는 용어를 사용한다(그림 9-3●). 마지막으로 응급구조사의 병원전처치기록은 전문가답게 작성한다. 부실하고 불완전한 병원전처치기록은 부실한 치료처럼 보일 수 있다. 10장의 문서화는 병원전처치기록과 다른 문서 통신 방법에 대해 더 자세히 설명해준다.

병원전처치기록에 수집된 데이터 요소와 이를 해석하는 방법은 보통 **데이터 사전**(data dictionary)에 정의되어 있다. 현장에서 수행한 임상기록을 모든 주와 지역은 **국가응급의료정보망 데이터 사전**(national emergency medical services information[NEMSIS])을 채택하고 국가응급의료정보망의 국가 데이터베이스에 데이터를 보고하기로 동의하고 있다. 이를 통해 최초로 국가적 차원의 응급의료서비스 성과를 평가할 수 있게 되었다.

용어

모든 산업에는 고유의 용어가 있다. 용어가 개발되는 이유는 산업내의 소통을 명확화 및 간결하게 하고 모호한 점을 해소하기 위해서이다. 예를 들어, 항공 업계는 여객기의 승객, 연료, 수하물, 화물 등의 중량의 합계를 페이로드(payload)라는 용어로 설명한다. 작곡가와 편곡가는 알레그로, 포르티시모, 아카펠라와 같은 용어를 통해 특정 템포나 스타일을 설명한다. 의료 분야도 다양한 용어가 있는데 축약어, 두문자어를 통해 복잡한 정보를 빠르고 정확하게 소통한다(10장은 표준 약어를 정리한 표를 제시한다). 응급의학전문의는 CBC(혈액 검사), ABG(동맥혈 가스 분석), CMP(종합 대사 패널) 등의 용어를 통해 환자에 대한 일반적인 진단 테스트를 요청할 수 있다.

응급의료 산업은 무선 통신을 위한 고유의 용어를 개발해왔다(표 9-1). 이러한 용어나 문구는 통신시간을 최소화하면서도 의견 및 의사를 신속하게 전달하게 한다. 예를 들어, "카피(copy)"라는 용어는 "네 말을 듣고 무슨 의미인지 이해했다. 알았다"는 표현이다. 업계 용어를 적절하게 사용하는 것은 여타 응급의료 인력 사이에서 통용되는 통신수단이 되기 때문에 효과적인 소통이 매우 중요한 것이다. 용어는 해당 분야의 범주를 벗어나지 않는 평범한 영어 표현이다. 용어는 늘 일상에서 사용되는 평범하고 용어를 사용하여야 하고, 10 코드를 사용하더라도 같은 시스템 내에서 사용되어야 한다.

응급의료 출동시 통신의 중요성

스트레스가 높은 응급의료 출동시 효과적인 통신을 하는 능력은 응급구조의 성패를 좌우한다. 통신 체계가 부실하면 아무리 훌륭한 평가 관리 계획이 수행된다고 해도 효과가 없게 된다. 환자와 주변 행인을 효과적으로 다루기 위해서는 공

표 9-1 | 일반적인 무선 통신 용어

용어	의미
Copy, 10-4, roger	알겠음. 이해했다.
Affirmative	예.
Negative	아니오.
Stand by	기다려 달라.
Repeat	방금한 말을 반복해달라.
Landline	유선 전화 통신
Rendezvous	만나다
LZ	착륙지 (의료 헬리콥터)
ETA	예상 도착 시간
Over	송신 끝
Mobile status	이동 중에 무선이다.
Stage	현장 진입을 멈추고 기다려라.
Clear	통신 끝
Unfounded	사고 지점현장/환자를 찾을 수 없다.
Be advised	주의 깊게 경청하라

감력, 자신감, 자제력, 권위(위엄) 및 인내심과 같은 다양한 소통 능력이 필요하다. 응급구조사는 임상경험을 기반으로 특정 상황에 맞는 소통 기술을 찾아야 한다. 예를 들어, 응급구조사는 통제하기 힘든 행인을 대할 때 어느 정도의 자신감과 권위(위엄)를 보여야 한다. 반대로 어린이나 고령의 여성에게는 온화하고 공감하는 태도를 보여야 한다. 사고 현장을 담당하는 응급구조사는 현장에 있는 구급의료 대원과 타기관 소속 구급의료 대원과 권위(위엄) 있는 소통을 해야 한다. 임무를 부여하고 초기 보고를 받고 현장에서 협력을 도모하기 위해서는 효과적인 소통 능력과 대인 상호관계 능력이 필요하다.

응급의료 출동에서 통신의 순서

응급의료 출동의 순서는 병원전 치료에서 통신의 중요성을 잘 보여준다. 전형적인 응급의료 출동을 아래에 설명한다.

문제 발견과 시민의 신고

응급 출동이 시작되기 위해서는 누군가 문제 사건을 발견 탐지하고 응급의료체계에 신고를 해야 한다(그림 9-4●). 응급의료적 도움이 시급한 시민은 누구나 응급의료체계에 접근할 단순하고 신뢰할 수 있는 수단이 있어야 한다. 미국에서는 대부분 사람이 응급의료체계에 전화로 접근한다. 그렇기 때문에 911과 같이 대국민에게 홍보된 통일된 전화번호는 통신센터로의 직접적인 접근성을 시민에게 제공한다.

911 체계는 1960년대 후반에 시작되었다. 최초의 911 체계는 기억하기 쉬운 범용적 신고 번호를 제공했고 연결이 되지 않는 경우 911 센터에서 자동으로 전화를 걸어주는 "링백(ring back)" 제도가 운영되었다.

새롭게 첨단 911(이하 E911)의 통신 센터에서는 컴퓨터 스크린에 신고자의 전화 번호(**자동 번호 식별 기능**(automatic number identification))과 위치 정보(**자동 위치 정보 기능**(automatic location information))가 출력된다.

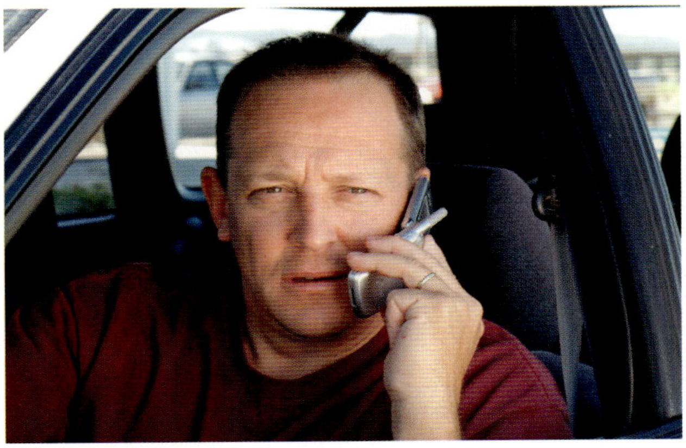

●**그림 9-4** 응급의료 출동은 응급 상황을 감지한 누군가가 응급의료체계에 신고를 했을 때 시작된다.

내용 요약

▶ 응급의료 출동에서 통신의 순서
- 문제발견과 시민의 신고
- 119(미국 119)
- 첨단자동충돌알림
- 응급의료통신관리
- 의료지도의사와의 통신
- 환자이송 중 통신

911

미국 인구의 99%와 미국 지리의 96%는 911 체계의 관할 구역에 속한다. 911 관할 구역 중 93%는 E911 서비스가 제공된다. 일부 지역에서는 고속도로변에 설치된 119 비상 전화기, 시민 밴드(CB)무선, 아마추어 무전기 등을 통해 응급의료체계에 대한 접근성이 확보된다.

점점 "도와주세요, 넘어졌어요. 일어날 수가 없어요"와 같은 장애 상황에서 노약자까지 인식하는 비상 호출기와 같은 수동식/자동식 경고 체계를 사용하는 빈도가 높아지고 있다. 기타 유형의 환자 자택 감시 도구에도 자동 알람 기능이 탑재되어 있다. 일반적으로 경고 체계나 감시 장치가 911에 직접 메시지를 송신하지 않고 변환되어 911를 호출하여 신고된다. **자동충돌알림**(automatic crash notification, ACN)은 응급 상황 시 응급의료통신관리소에 자동으로 신고하는 기능이 있다(또 다른 진보시킨 첨단자동충돌알림(AACN)은 이후에 설명 및 논의 될 것이다).

대부분의 911 센터는 **공공안전지원**(public safety answering points 이하 "PSAP")으로 불린다. 공공안전지원은 직접 출동 지령을 내리는 대신 119 신고 전화를 적절한 기관으로 배분하여 구급팀 출동 및 대응이 되도록 한다. 일부 응급의료체계의 경우 공공안전지원의 응급의료통신요원은 응급 상황의 정보를 묻고 필요한 대응의 속성을 파악한 뒤 적절한 기관에서 출동 대응을 하도록 한다. 다른 체계에서는 응급의료통신요원이 "경찰, 소방서, 응급의료팀 중 어떤 기관을 찾으십니까"라는 간단한 질문을 통해 신고자를 적절한 다른 응급의료통신관리소로 연결한다. 많은 응급의료체계는 공공안전지원의 컴퓨터 전산화 기술을 통해 신고자를 적절한 기관으로 연결시킨다. 심지어 무료 통역 서비스를 제공하는 체계도 있다.

일반 유선전화 체계와 밀접하게 연계되는 E119 기술은 신고자의 전화와 공공안전지원 간의 원활한 유선 통신을 돕는다. 유선 통신은 응급의료 출동을 할 수 있는 주소와 연계된 전화로의 유선 통신을 통해 자동 번호 식별 기능(ANI)과 자동 위치 정보 기능(ALI)을 활성화한다. 자동으로 제공되는 ANI와 ALI로 인해 응급의료통신관리소에서 병원전 지침이 내려옴과 동시에 응급 출동팀이 현장으로 출동된다. 유선 통신과 연계된 E911 덕분에 매년 수많은 환자의 목숨이 구해지고 있다는 사실에는 이견의 여지가 없다.

하지만 2010년까지 연중 2억 4천만 건의 미국 911 신고 전화 중 1/3은 무선 전화 또는 셀룰러 폰(핸드폰)으로 이뤄졌다. 신고자의 위치에 대한 유선 통신이 없다면, 조기 무선 전화 체계와 ANI과 ALI 기능이 연계되지 않는다. 휴대폰을 통한 신고 전화를 받은 응급의료통신관리자는 신고자의 설명 없이는 위치와 전화 번호를 파악할 방법이 없다. 신고자가 처음 와보는 장소에 있거나 의식 상태가 감퇴되거나 무능력 상태에 악화되어, 자신의 위치와 전화번호를 제대로 설명하지 못하고 조기에 소재가 파악되지 못하는 경우가 많다. 이 경우 환자 결과는 악화된다.

문제가 더 복잡해지자 **콜 라우팅**(call routing) 이라는 시스템이 구축되었고, 이는 유선상에서 911 콜이 오면 가장 인접한 기관으로 신고자를 자동으로 중계선과 특정 주소 데이터베이스를 통해 연결된다. 반면 주소가 없는 911 무선 전화 신고는 가장 인접한 911 센터로 자동 연결되지 않는다. 그렇기 때문에 조기 무선전화기 체계로 들어온 긴급 전화는 신고자의 위치에서 (다른 도시, 카운티, 주, 지역, 또는 국가일 수 있는) 무선 통신 서비스 업체를 통해서 신고자의 위치를 잡는다.

신고자가 지나치게 흥분하여 응급의료통신관리자에게 정확한 정보를 제공하지 못하는 경우가 많다. 한 예로, 뉴욕주 교외 지역에 살고 있는 19세 소녀가 오븐으로 인한 화재를 911에 신고한다. 소녀가 할머니 집에서 저녁 준비를 하던 중 화재가 시작되었다. 소녀는 할머니와 함께 집밖으로 빠져나오고 휴대폰으로 911 신고를 한다. 응급의료통신관리자는 그녀의 주소를 물었지만, 소녀는 할머니의 주소가 아니라 "자신의 주소"를 말한다. 이로 인해 발생하는 위치의 응급상황에서의 혼선은 구조적인 총체적 손실로 이어질 수 있다. 이러한 유형의 사고는 (트라이앵귤레이션[삼각추적법]이나 GPS 등을 통해–차후에 논의한다) 무선 전화의 위치를 추적할 수 있는 E911 체계의 확대에도 불구하고 심심치 않게 발생한다. 위 사례는 그리 오래 전이 아닌 2002년에 발생했다.

21세기 후반부에 일어난 휴대폰의 폭발적인 인기를 고려하여 연방 통신 위원회(FCC)는무선 통신 사업자가 ANI 기능을 사용하고 ALI의 두 가지 버전 중 하나를 적용할 것을 요구하는 규칙을 단계적으로 실행하고 있다. 공공안전지원 또한 전화번호와 위치 식별 데이터를 보여주고 사용할 수 있도록 ANI와 ALI 데이터를 수용해야 한다.

무선 전화의 위치는 **지상기반 삼각측량**(terrestrial–based triangulation)이나 **위성항법장치**(global positioning systems; GPS) 또는 두 기술 모두의 사용을 통해 추적될 수 있다. 무선 신호의 삼각측량에는 세 개의 휴대폰 기지국이 사용된다. 전화 신호의 강도와 기지국간의 신호 도착 시간에 따라 신호 위치는 몇 미터 안에서 계산될 수 있다. 계산된 위치는 위도 및 경도로 측정되어 특수 데이터베이스의 지도와 거리 주소 상에 표기된다. 전화는 단일 식별자가 있는 전화기에서 오는 것으로 알려져 있기 때문에, 또 다른 특수 데이터베이스는 이 전화기와 관련된 정확한 콜백 번호를 할당한다. (911 고정번호, ALI 및 ANI 데이터가 함께 딸려오는 전화와 같은) 일련의 정보는 디지털화되어 특정 라우터와 중계선을 통해 공공 안전 대응센터로 전송된다.

각각의 국가와 같은 지리적 지역은 전화를 연결시킬 공공안전지원(PSAP)를 결정해야 한다. 위성항법장치(GPS) 데이터를 사용하는 체계에서는 개인 전화기에 위성항법장치로의 접근이 가능하게 하는 하드웨어와 소프트웨어를 탑재해야 한다고 규정한다. 이러한 유형의 전화기에서 송신되는 긴급 911 전화도 여전히 동일한 방식으로 연결되고 ANI 데이터베이스의 접근을 필요로 하지만, ALI 데이터베이스를 필수로 하지 않는다. 911 고정번호가 신고 전화와 연관이 있는 경우, 위치 정보는 전화와 함께 오는 데이터와 함께 자동 전송된다. 이러한 유형의 전화기에서 얻는 데이터는 적절한 공공안전지원로 전송된다.

콜센터 담당수신자와 응급의료통신관리자는 유선 연결을 통한 E911 긴급 전화와 동일한 형식으로 무선 전화의 데이터를 다룬다. 즉, 데이터는 ANI/ALI나 유선 통신 방식 모두 동일한 형식으로 제공되기 때문에, 데이터 전송 방식은 응급의료통신관리자에게는 크게 중요하지 않다. 휴대폰 통신량이 증가하는 추세에 있기 때문에, 이러한 새로운 통신 기술을 통합하는 것은 E911의 신뢰도 강화에 있어 매우 중요하다.

최근에 911과 관련된 새로운 현상으로 등장한 것으로 **인터넷전화통화규약**(voice over internet protocol; VOIP) 기술로 인한 응급의료서비스 접근성 문제이다. 휴대폰 기술처럼 급격한 인기를 얻고 있는 VOIP는 컴퓨터나 모바일 인터넷 접근기기를 통해 (케이블, DSL, 무선에어카드, 무선 핫스팟 등) 유/무선 인터넷 접근 기술을 모두 사용하면서, 여타 전화 방식과 비슷한 품질의 음성 통신을 제공한다. VOIP는 저렴한 통화비용으로 인기 몰이를 하고 있다. 불행하게도 휴대폰의 초기 발달 과정에서 그랬듯이, 초기 VOIP는 ANI & ANI 기능과 호환이 안되고 가장 가까운 공공안전지원으로 연결되는 기능이 지원되지 않았다. 하지만 기술의 발전을 통해 호환 및 지원 문제는 해소되었고, 국가응급전화연합(NENA)와 공공안전통신협회(APCO)와 같은 기관이 필요한 수용역량을 통합하는 노력을 하고 있다.

통신 기술의 발달이 911 센터에 어려움을 야기하는 것은 단지 휴대폰과 VOIP 전화기뿐만이 아니라, 휴대 기기를 통해 911 번호로 사진, 영상, 문자를 보내거나 SNS 활동을 하는 기능도 비슷한 문제를 유발할 수 있다. 이로 인해 국가응급전화연합(NENA), 공공안전통신협회(APCO), 국가고속도로교통안전국(NHTSA) -NHTSA는 프로그램에 대한 연방책임 권한을 가진다- 에서 차세대 911(NG-911)이라는 새로운 구상이 응급의료 사무소의 지휘 아래 진행 중이다.

첨단자동충돌알림

질병관리예방 센터의 2009년 보고서인 전문가 패널의 권고추천 사항으로 첨단자동충돌알림과 손상 환자의 분류는 **첨단자동충돌알림**(advanced automatic crash notification, AACN)은 다음과 같은 요소를 통해 중증 손상 환자의 결과를 개선할 수 있다는 점을 주장한다.

- 차량 탑승자의 중증 손상 발생률에 대한 예상
- 병원전 치료 제공자의 출동 시간의 단축
- 현장에서 환자 분류에 따른 이송할 곳의 선정과 이송 결정에 대한 도움
- 환자가 최종적손상 치료를 받게 될 때까지의 시간 단축

보고서는 더 나아가 첨단자동충돌알림(AACN)과 같은 체계는 충돌 사고를 목격하고 신고를 할 사람이 드물고 심각한 충돌 사고로 인한 손상을 치료할 손상 센터[단계 1]가 너무 멀리 떨어진 교외지역(시골)이나 고립된 오지에서는 특히 중요하다는 점을 강조한다. 이 9장 초반의 사례 연구는 바로 이 부분을 잘 보여준다.

AACN 체계는 차량 충돌 사고의 환자를 평가하고 치료하는 방식을 변화시킬 수 있는 데이터 수집 및 전송 메커니즘이다. 이름에서 유추할 수 있듯이 AACN 체계는 차량 충돌 발생시 국가 콜센터나 현지 공공안전지원(PSAP)에 자동적으로 연락을 취하고 사고의 특정 데이터를 전송한다.

예를 들어, 운전수와 승객 한 명이 탑승한 차량이 고속도로에서 시속 45마일(약 74킬로)로 이동 중이다. 운전수는 갑자기 운전 통제력을 잃고 차선을 벗어나면서 차량이 전복하면서 나무에 부딪힌다. 차량에 탑재된 AACN 체계에는 전체 속도의 변화(델타 V 또는 ΔV)를 측정하는 **가속 센서**(accelerometers)가 있기 때문에, 차량에 가해진 힘, 힘이 가해진 방향, 차량의 전복 여부, 에어백 작용 여부, 차량이 최종적으로 놓여있는 모습을 확인할 수 있다. 가속 센서에는 GPS 기능을 지원하는 칩셋이 있기 때문에 차량의 정확한 위치 정보가 전송될 수 있다. 미래에는 AACN 체계에서 제공되는 여타 데이터는 중증 손상의 발생 여부를 판단하는데 도움이 될 수 있다.

두 번째 사례 연구에서처럼 자동 충돌 알림과 구조 대원과 병원으로의 AACN 데이터 전송하는 방법과 구급대원이 현장에 도착할 때까지 기다린 다음 결정을 내리는 대신 자동적으로 응급 및 구급 자원을 배분하는 것에 대한 법규 지침이 수립될 수 있다. 교외 지역의 경우, AACN은 최종적 외과적 치료에 필요한 시간(황금시간)을 상당히 아낄 수 있다.

응급의료통신관리(Emergency medical dispatch)

일단 911 신고 전화가 공공안전지원에 접수되고, 응급구조가 필요한 경우에는 충분한 훈련 및 교육과 자원을 갖춘 응급의료통신관리자가 상황을 관리해야 한다. **응급의료통신관리자**(emergency medical dispatcher; EMD)는 응급의료체계에서 가장 먼저 시민이 접근하는 사람이고 모든 응급의료출동에 있어서 핵심적인 역할을 하고 있다. **우선순위출동**(priority dispathing)이라는 협응체계에서응급의료통신관리자는 주요 불편 사항을 이끌어내는 의료적 검증을 거친 질문을 통해 위기에 빠진 신고자에게 정보를 물어본다(그림 9-5●). 이후 응급의료통신관리자는 적절한 응급출동을 위한 의료지도를 수립한다(그림 9-6●).

이러한 의료지도는 지도의사가 승인한 기준에 기초한다. 예를 들어, 심장 질환의 병력이 있고 왼팔까지 퍼지는 흉부 통증을 호소하는 고령의 남성 환자는 응급출동의 우선 순위가 높은 편이다(치명적 응급 상황, 경광등과 사이렌 허용). 일부 응급의료체계에서는 적절한 응급출동은 소방서의 기본 소생술 1차 반응팀, 응급구조 엔진업체, 환자 이송용 구급차의 현장 출동을 포함한다. 다른 응급의료체계에서는 구급차량만을 배치할 수도 있다. 다른 유형의 긴급 전화는 비응급 상황에 맞는 대응을, 또 다른 긴급 전화는 응급의료 자원의 사용이 적절하지 않다고 판단되어 단순히 간호사 통신전화로 연결된다.

이러한 신고전화 분류정책은 오직 필요한 자원을 적재적소에 사용함으로써 시간과 돈을 절약할 수 있다. 이는 경광등과 사이렌을 사용한 출동이 필요한 경우에만 승인함으로써 관련된 법적 책임을 치명적일 수 있는 응급 상황에만 한정시킬 수 있다. 이 경우 비응급 상황을 기준으로 대응하거나 응급출동 자체를 하지 않는 결정으로 이어질 수 있기 때문에, 효과가 검증된 우선순위 출동체계를 통해 주의를 해서 수행해야 한다. 미국의 많은 공공/사설 응급의료체계는 우선순위출동체계를 사용하고 있다.

도착전 지시 많은 응급의료체계는 처치기준으로 간주되는 **도착전 지시**(prearrival instructions)를 제공한다. 도착전 지시는 우선순위출동체계의 신고 전화 분류 과정을 보완하면서 응급의료통신관리소의 기능을 지원하는 핵심적인 역할을 한

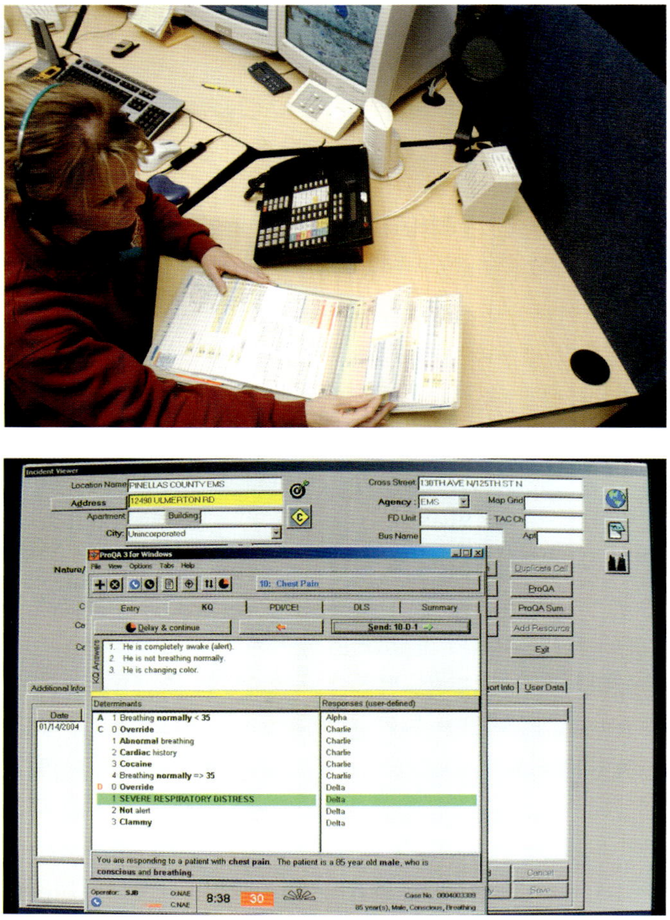

● **그림 9-5** 우선순위 응급대응과 도착전 지시는 응급의료체계에서 자주 사용된다.*(Top photo: © Jeff Forster)*

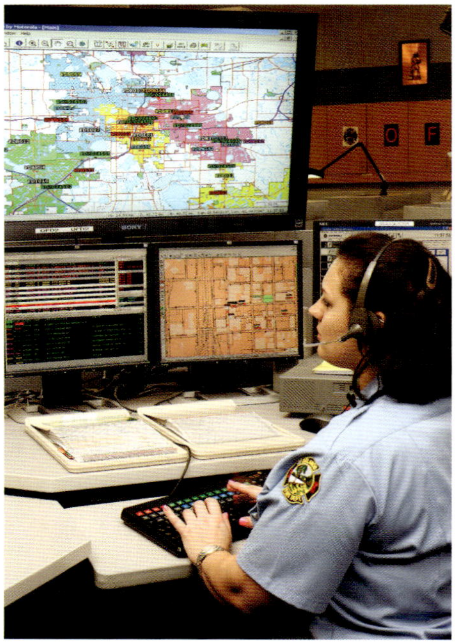

● **그림 9-6** 응급의료통신관리자는 현행 지침에 따라 적절한 응급대응을 결정한다.

다. 통신관리자가 적절한 응급출동팀을 출동시킬 경우, 신고자는 전화를 끊지 않고 응급구조팀이 현장에 도착하기 전까지 심폐소생술이나 지혈과 같은 적절한 응급처치에 대한 의료지도를 들어야 한다.

도착전 지시를 내릴 때 응급의료통신관리자는 추가적으로 확보한 정보를 출동하는 구조팀에게 전달해야 한다. 심정지의 경우, 응급의료통신관리자는 생전 유언, 소생술 대기지시, 여타 사전의료지도서와 관련된 정보를 전달할 수 있다. 다른 예의 경우, 응급구조사는 호흡이 정지한 유아 환자를 구조하러 출동하는 도중에 환자가 다시 숨을 쉬기 시작했고 의식이 돌아왔다는 소식을 듣는다면 구급차의 속도를 다소 늦출 수 있다.

출동조정과 사고 기록 적절한 구급팀을 현장으로 출동시키고 도착전 지시를 내린 응급의료통신관리자의 주 임무는 지원과 조정 작업이다. 통신관리자는 구급팀에게 필요한 추가 응급의료자원을 지원하고, 신고 전화의 횟수, 사고 위치, 출동 대응된 구급팀과 같은 사고 관련 정보를 기록해야 한다. 통신관리자는 응급구조사의 든든한 지원자가 될 수 있다. 통신관리자는 심정지 환자의 관리를 위해 추가 의료 인력을 지원하거나 특수구조작업을 위한 소방인력을 지원하는 등 사고 관리를 위해 필요한 자원을 할당할 수 있다. 응급의료통신관리자는 또한 다른 기관, 병원, 통신 센터, 지원청과의 소통을 원활히 한다.

지도의사와의 토의

현행 지침에 의거해 환자 평가 및 치료를 마친 응급구조사는 지도의사와 토의를 한다. 지도의사는 이후에도 응급구조사는 약물과 같은 중재 치료나 의료 절차에 대한 지령을 내릴 수도 있다. 이러한 지령은 무선전화기, 전화기, 휴대폰을 통해 전달될 수 있다. 통신을 한 내용은 녹음하는 것이 만일의 사태를 대비하는 방법이다. 예를 들어, 나중에 지도의사의 지령과는 일치하지 않는 일이 발생하는 경우, 녹음을 한 테이프를 증거를 제시하면 된다.

지도의사와의 상의를 마친 응급구조사는 치료를 계속하면서 환자의 이송을 준비한다. 준비를 마친 응급구조사의 연락을 받은 지도의사는 응급구조사가 현장을 떠난 시간과 이송지에 도착한 시간을 기록한다.

응급구조사와 지도의사 간의 직업적 관계는 신뢰에 기초해야 한다. 명확하고 정확하고 통제된 보고서는 지도의사로 하여금 응급구조사의 평가 결과와 현장 치료를 수용하게 한다.

효과적인 무선 통신을 하는 능력은 응급구조사의 평판을 크게 결정하는 부분이다. 제9장 초반에 제시된 일반적인 무선 통신 절차와 표준형식은 지도의사와의 통신과 환자 정보의 송신에 대한 지침을 제공한다(그림 9-7●).

환자인계 의사소통

환자의 치료를 수용 의료시설의 직원에게 인계할 때는 응급구조사가 간호사나 내과의에게 공식적인 언어 브리핑을 해야 한다(그림 9-8●). 소위 **환자인계**(hand-off)라고 알려진 이 보고는 환자의 활력 징후, 주요 불편사항, 병력, 신체 검사 결과, 제공된 치료 등을 포함해야 한다. 응급실의 간호사가 무전기를 통해 응급구조사의 보고를 들었기 때문에 환자에 대해 파악하였거나 응급구조사가 만나게 될 내과의에게 환자 정보가 전달되었을 것이라고 섣불리 가정하지 않는다. 일부 응급의료체계는 환자를 넘겨 받는 간호사가 병원전 치료보고서(PCR)에 서명을 하면서 이송치료기록을 입증한다. 많은 응급의료체계는 특히 모르핀이나 디아제팜과 같은 규제 약물이 포함되는 경우에 응급구조사가 환자에게 투여한 약물과 관련하여 지도의사가 병원전처치기록에 서명을 할 것을 규정한다.

응급구조사는 공식적인 치료의 인수인계가 있기 전까지는 환자를 떠나지 않아야 한다. 그렇지 않을 경우 유기죄가 성립한다. 항상 치료의무의 이전에 대한 정보와 함께 병원전 처치 보고의 문서 기록을 마친다. 환자가 즉각적인 치료를 받지 못하고, 걱정하거나 불안감을 느끼는 경우 환자와 작별을 위한 담소를 하고 있는 것도 적절한 방법이다.

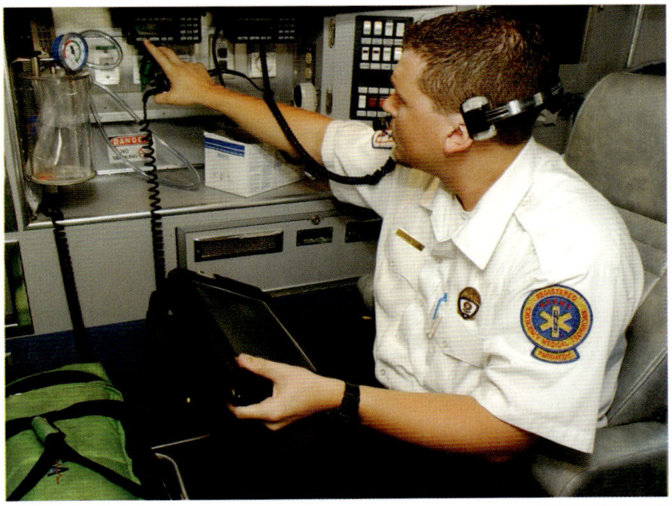

●**그림 9-7** 응급구조사는 추가적인 치료에 대한 내용을 가지고 지도의사와 논의를 해야 할 수도 있다 (© *Jeff Forster*)

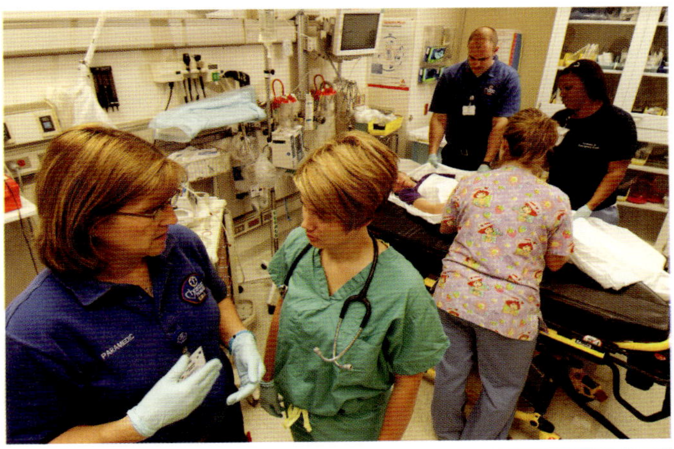

●**그림 9-8** 환자인계는 응급의료의 핵심적인 부분이고 병원전 환경과 병원환경간의 치료의 지속성을 보장한다.

정보 및 통신 기술

현대의 응급의학은 약 40년 전 부터 발달되었다. 현재 우리가 알고 있는 응급의료체계 이전에는 구급차가 주로 환자 이송 이상을 기대할 수 없었던 "누워가는 택시"에 불과했다. 손상 및 부상 현장에서 이송하면서 환자 수용을 할 병원으로 통신을 하는 것은 불가능했다.

현대 응급의료 초기에는 무전기가 구급차와 병원 응급실에 설치되었다. 1970년대에는 환자가 수용될 병원에 구급차가 곧 도착함을 알리는 조치가 도입된다. 1970년대에는 또한 의료지시 체계가 광범위하게 발전하고 현장의료기술이 발달한다. 구급대원은 VHF 무선을 통해 환자의 상태를 음성으로 설명하고, 일부의 경우 UHF 무선을 통해 원격 측정된 심전도 데이터를 전송하고, 응급실 의사로부터 실시간으로 소견을 듣고 의료적 지도를 받는다. 이러한 과정을 통해 현장치료 또는 응급처치가 탄생한다.

하지만 안타깝게도 응급의료의 통신체계는 대부분 응급의료의 세밀한 발달에 비해 뒤쳐졌을뿐만 아니라 통신 기술의 발전 속도에 따라가지 못하고 있는 형세이다. 실험용 프로젝트나 여타 실험적 형태의 작업과 같은 일부 분명한 경우를 제외하고, 응급구조사는 35~40년전과 마찬가지 방식으로 응급출동과 환자 치료에 필요한 자원을 파악하고 병원 지도의사와 직원과 소통한다.

누군가 응급의료의 통신 체계를 통해 적절한 지원을 받는지를 물어볼 경우, 응급구조사는 "그렇다"라도 신속히 답하는 경우가 많다. 송수신 상태가 열악한 **사각 지대**(dead spot)가 존재하지만, 이를 제외하면 응급구조사는 응급의료통신 관리자와 (직접 또는 응급의료통신관리자를 통해) 다른 의료

자원과 병원 직원과 필요한 통신을 할 수 있다. 만일 일찍 또는 더 수월하게 제공받을 수 있다면, 또는 응급출동과 환자에게 도움이 될만한 추가 정보를 생각해보라 한다면, 보통의 응급구조사의 대답은 긍정적일 것이다. 하지만 이에 대해 진지하게 고민해 본 응급구조사는 자신이 응급구조를 하면서 궁금해하는 정보를 쉽게 얻을 수 없어 답답한 적이 많다는 것을 깨달을 것이다.

응급구조사가 현장에 도착해보니 상황이 생각보다 심각하고 그제서야 (수용할 수 있거나 수용 불가능할 수 있는) 추가 자원을 요청하게 되는 경우가 얼마나 많았는가? 응급구조사는 얼마나 자주 응급 현장 도착 20분을 남기고 또는 현장 상황이 심각할 수도 있다는 생각에 추가 자원을 선제적으로 요청하지만 현장에 도착할 때쯤에는 요청 자원을 지원받지 못하는 상황에 처하는가? 하지만 현대의 음성, 데이터, 영상 기술 덕분에 "궁금해하는" 추측은 더욱 불필요해지고 있다.

상황 인식(situational awareness, SA)과 **공동운영화상**(common operating picture, COP)은 응급의료체계에서 중요한 고려할 지침 사항이다. 이는 응급 시간이 촉박한 경우 응급구조사와 구조구급팀이 특정 시점에 임무를 성공적으로 수행할 수 있는지의 여부를 다룬다. 상황 인식과 공동 운영 화상은 응급구조팀이 활용할 자원과 현 상황에 영향을 줄만한 사건 등 업데이트 정보를 적시에 제공받음으로써 개선될 수 있다(그림 9-9●).

응급의료를 요하는 긴급전화가 지속적으로 증가하고 환자로 혼잡한 응급실의 지도의사가 바빠지면서, 현장의 응급구조사와 의료지시를 담당한 응급실 의사 간에 통신 기회가 점점 더 줄어들고 있다. 응급구조사와 지도의사가 동시에 상의를 할 수 없는 상황이 늘어나고 있다. 이 경우, 응급환자 치료과정상 음성통신은 병목 현상을 야기할 수 있다.

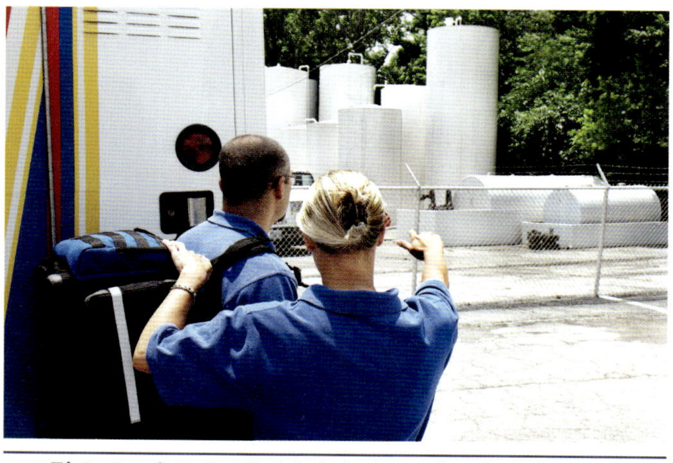

●그림 9-9 응급의료체계에서 응급구조사들의 상황 인식(SA)은 효율적인 환자 치료와 응급구조사 및 환자 안전을 보장한다.

또한 응급구조사가 임무에 영향을 미칠 수 있는 사건 및 자원 상태에 대한 실시간 정보에 일반적으로 얻을 수 없는 상황일 수도 있다. 예를 들어, 응급의료요원은 현장에 도착하기 전까지 환자의 수와 중증도에 대한 정보, 요청을 하기 전까지 의료/구조 자원의 수용성에 대한 정보, 병원에 직접 전화를 하기 전까지 병원의 수용성 여부에 대한 정보가 부족할 수 있다.

미래에는 사건이나 자원에 대해 실시간으로 업데이트되고, 구급 인력과 의사의 스마트폰/PDA/통신 장비, 구급차의 모바일 단말기, 응급의료 인력의 작전기지, 응급의료통신관리소, 병원의 컴퓨터와 호환되는 사용자 편의적인 **지리 정보 시스템**(geographic information system; GIS)을 통해 실시간 업데이트 정보를 확인할 수 있는 데이터베이스 네트워크 구축이 필요하다.

GIS 기반의 인터페이스 화면을 통해 구급서비스가 제공되는 지역에 대한 개괄적인 정보를 확인할 수 있다. GIS는 사용자의 관할 구역을 보여주고, 인근 지역 서비스, 병원, 기타 활용 자원을 목록화하고, 해당 지역 내에서 발생하는 사건에 대한 세부 정보를 제공한다. 아이콘을 선택하고 두 번째 화면을 열면 처음 화면에서 쉽게 볼 수 없었던 정보에 접근할 수 있다.

현재 병원 상황, 구급차, 의료 헬리콥터 서비스, 운영되는 응급의료통신 상에 대한 긴급 전화의 상황 등 같은 정보를 담은 데이터 베이스의 일련의 과정은 응급의료서비스체계의 자원 및 사건 감시체계시스템(EMS Resource and Event Monitoring System; EMREMS)라고 한다. EMREMS는 소방서, 경찰서, 이송부서, 기타 응급상황 출동 연합기관의 네트워크를 연결시키는 통합된 정보 통신 네트워크이다. 이러한 시스템의 구축은 희망 사항일 수 있지만, 이미 응급의료체계상 또는 응급의료계획 연구 문헌에서 응급구조사의 일상적 작업현장에서 상황 인식(SA)과 공동운영화상(COP) 체계를 보장하는 기술로 개념화되고 있다.

EMREMS의 경우, 응급 환자를 만날 때 각 시간별(특정한 상황에 맞는) **애드혹 데이터베이스**(ad hoc database)가 생성된다. 다양한 활력 징후, 영상, 전자 의무 기록, 의료 진단결과의 음성-텍스트 변환 정보는 EMREMS의 데이터 베이스에 입력되고, 의도한 수신자에게 전달되고(예를 들어, 항공의료요원이나 병원의 지도의사 등에게) 자료의 열람을 희망하는 사용자가 열어볼 때까지 보관된다. 자료 수신자는 데이터를 자신의 기기 화면에 끌어와 응급의료대원에게 질문이나 주문 지시를 할 수 있다. 응급상황시 필요하다면 당사자는 서로의 프로세스에 관여하고, 필요한 데로 음성 및 데이터 통신으로 변환할 수 있다.

앞서 설명된 통신의 몇몇 기능은 군부대에서도 사용되어

왔다. 병원과 보건관리 체계기반의 전자 의료정보 공유 네트워크는 많은 지역에 설립된 상태이다. 정보공유 네트워크 체계를 통해 응급실 의사와 1차 의료를 담당하는 의사는 치료해야 하는 환자의 정보에 접근할 수 있다. 이러한 네트워크 체계는 긴급 전화가 들어올 때 응급구조사에게 관련 의료정보를 실시간으로 제공한다. 인디애나 주의 응급의료체계는 이미 이러한 네트워크를 구축했다.

효과적인 상황 인식(SA)과 공동 운영 화상(COP)을 위한 현대 응급의료의 통신은 음성 및 데이터 통신 지원을 필요로 한다. 이를 위해 두 가지 직업 기술 시스템의 접목이 필요하다. (1) 텔레커뮤니케이션 엔지니어를 포함하는 전통적 통신 기술, (2) 하드웨어와 소프트웨어를 포함하여 시스템을 개발하는 전문적 데이터시스템 개발 기술. **정보통신기술**(information communications technology; ICT)은 전통통신기술(traditional communications technology; CT)과 시스템/정보통신기술(systems and information technology; IT)을 혼합한 새로운 개념이다.

현대의 기술

근무 지역에 따라 응급구조사는 1970년대 구식 기술(VHF 단식 음성 무선 시스템이거나 바이오 텔레메트리 기능이 있거나 없는 UHF 복식 체계)과, 1990년대 기술(중계기를 통해 다양한 통신 채널과 대화 상대를 수용하는 800MHz 통신시스템, 일상적으로 사용하는 휴대폰이며 동시에 12유도 심전도 자료의 송신할 수 있는 시스템)로 요약되며, 또는 공중파를 통해 무선 전화 업체에 접근하고 핫스팟을 통해 인터넷 그리고 그 이상의 통신에 접근하는 모바일 데이터 단말기, 응급실로의 영상 전송, 다수의 통신을 통해 응급구조사의 모니터에서 응급실로의 다중 활력 징후 전송 등의 첨단 기술을 접하게 된다.

응급구조사의 통신 네트워크는 응급의료체계 내의 모든 기관이 효과적인 통신을 할 수 있게 하는 신뢰할만한 장비로 구성되어야 한다. 이는 서비스 시스템이 지리적으로 넓은 지역이나 지형을 모두 감당하거나 전파 송수신이 방해되는 지역에서는 문제가 될 수 있다. 전국에 있는 구급팀과 통신을 하고 싶지만 자신의 무선 전파의 출력에 한계가 있는 경우, 불가능한 것은 아니지만 통신이 곤란한 경우가 있다. 지리적으로 넓은 범위를 다루는 시스템은 서비스 전 지역에 걸쳐 **재생중계기**(repeaters)를 전략적으로 설치한다. 재생중계기는 신호 강도가 낮은 전파를 받아 신호 강도가 높은 곳으로 보낸다(그림 9-10●).

응급구조사의 현지 응급의료체계를 구성하는 많은 기관을 수십년동안 다양한 **무선대역**(radio bands)과 **무선주파수**(radio frequencies)를 사용해왔다. 도시 지역의 구급팀은 (전파 간섭에 비교적 덜 취약하고 콘크리트나 철을 통과) **극초단파**(ultrahigh frequency)(이하 "UHF")를 통해 송수신을 해야한다. 근교 및 교외 지역의 구급팀은 (파장이 다양한 지형 위를 비교적 멀리 그리고 효과적으로 이동하는) **초단파**(very high

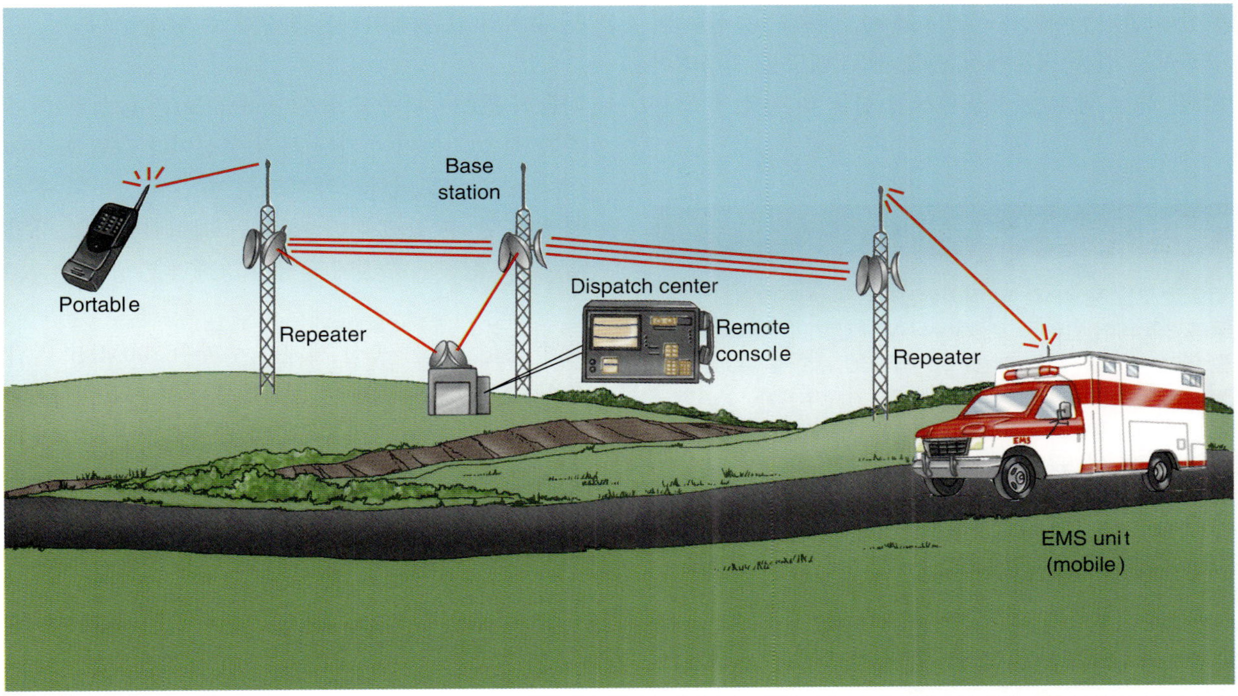

●**그림 9-10** 응급의료체계의 재생중계기 시스템의 예

내용 요약

▶ 무선 통신 유형
- 단식(simplex) 통신
- 복식(duplex) 통신
- 다중식(multiplex) 통신
- 중계기 통신
- 디지털 통신

frequency)(이하 "VHF")를 사용해야 한다. 통일된 주파수를 공유하지 않는한, 기관 간의 통신은 쉽지 않은 작업이다. 통신 장비의 범주는 구식 무선에서 구급차 내부에 탑재된 모바일 데이터 단말기에 이르기까지 매우 다양하다.

통신 네트워크의 지리적 통합은 응급의료체계, 소방, 경찰, 다른 공공 안전 단체 간의 일상적이고 신뢰할만한 통신을 가능하게 할 것이다. 이를 통해 일상적인 또는 대규모 구급 작업시 기관간 협응을 촉진할 수 있다. 필요한 하드웨어(장비와 네트워크)와 소프트웨어(언어)를 개발하는 것은 긴급 통신의 개선을 위해 필수적이다.

9장 후반부의 공공 안전 통신 체계에 대한 계획 및 재원 마련에 대한 추가적인 내용을 토론한다.

무선 통신

매일 새로운 기술이 개발되면서 무선 통신의 유형이 다양해지고 있다. 무선 통신의 사용법도 응급의료체계마다 다를 수 있다. 이번 단락에서는 현재 일반적으로 사용되는 일부 기술을 설명한다.

단식 통신 단식 통신은 가장 기본적인 통신 방식이다. **단식 통신**(simplex)은 동일한 주파수를 통해 송수신을 하기 때문에 쌍방향 통신이 불가능하다(그림 9-11●). 메시지 송신을 마친 응급구조사는 전송 버튼에서 손을 떼고 대답을 기다려야 한다. 이러한 통신 방식은 사용자가 송신을 하기 전에 모든 트래픽(통신혼잡)이 멈출 때까지 기다려야 하기 때문에, 의사 소통에 더 많은 시간을 소요시킨다. 반면 동시 다발적인 대화를 방지하면서 대화 내용을 더욱 공식적으로 만드는 장점도 있다. 단식 통신은 사고 지휘자나 응급의료통신자가 중간에 방해받지 않고 명령이나 지침을 내려야하는 응급의료 현장에서 가장 효과적이다. 응급의료통신소와 현장에서는 대부분 단식 통신이 사용된다.

법적 고려사항

일반적으로 모든 응급의료 및 공공안전기관은 VHF(155MHz)와 UHF(464/468의 페어 범위)를 포함하는) 512MHz 이하의 주파수를 사용하는 무선 시스템은 2013년 1월 이전에 FCC 규정 준수를 위해 "협대역(narrowbanding)"이라는 프로세스를 거쳐야 한다. 이러한 협대역은 1997년 이후의 모든 장비 및 라이센스 업데이트가 필요하지 않았을 수도 있으며, 또는 최소한의 장비의 재프로그래밍이나 대규모 시스템 교체가 있었을 수 있다. APCO, NENA, FCC, IMSA(국제자치신신호협회 *역주: FCC에 의해 응급의료체계의 주파수 관리국으로 지정됨*) 등은 주요 경찰과 소방과 똑같이 모든 컨텐츠를 협대역으로 하고, 웹사이트도 업데이트 했다. 응급의료체계의 통신서비스 단체들은 응급구조 업체 또는 각 응급의료 병원은 매번 전파 방해를 최소화하기 위해서 협대역 안에서 전파방해나 간섭을 최소화하기 위한 프로세스 조율 계획을 수립해야 한다.

복식 통신 **복식 통신**(duplex)은 각 사용자가 서로 다른 주파수를 사용하기 때문에 쌍방향 송수신이 가능하다(그림 9-12●). 각 무선무전기는 서로 다른 채널을 통해 송수신을 한다. 예를 들어, UHF 무선의 경우, 병원에서는 주파수 468.000MHz로 송신을, 주파수 478.000MHz로 수신이 된다. 반면 현장에서는 주파수 478.000MHz로 송신을, 주파수 468.000MHz로 수신이 된다. 무전기 사용자는 같은 채널을 통해 양방향으로 통신을 할 수도 있다.

복식 통신은 전화기 통신과 작동 원리가 유사하다. 현장에 있는 응급구조사와 지도의사 간에는 복식 통신이 사용되는 지역이 많다. 복식 통신의 장점은 송신을 하고 싶을 때 상대방이 송신을 마칠 때까지 기다리지 않아도 된다는 것이다. 이러한 속성으로 인해 응급구조사와 지도의사는 더욱 자유로운 토론과 상의를 할 수 있다. 예를 들어, 지도의사는 중요한 질문을 던지거나 우려를 표하기 위해 응급구조사를 보고 중간에 말을 할 수도 있다. 반면 서로의 말을 지나치게 무시할 경우 문제가 발생할 수 있다. 복식 통신은 음성 메시지나 심전도 수치와 같은 데이터를 전송할 수 있게 한다.

다중식 통신 **다중식 통신**(multiplex)은 음성과 데이터의 실시간 전송 기능이 추가된 복식 통신이다(그림 9-13●). 다중식 통신은 지도의사와의 대화를 하면서 심전도 수치 데이터를 전송할 수 있게 한다. 하지만 데이터를 전송하면서 말을 할 경우, 심전도 수치에 상당한 방해가 발생할 수 있다.

중계 통신 많은 통신 체계는 주파수 800MHz 범위 내에서 통신 속도를 가속화하는 중계기 통신을 사용한다. **중계 통신**(trunking)은 모든 주파수를 모은다. 무선 송신이 들어오면 이를 컴퓨터가 적절한 주파수를 자동으로 조절한다. 컴퓨터는 다른 송신을 또 다른 주파수로 조정시킨다. 송신이 끝나면 사용되던 주파수는 가용 주파수로 다시 모인다. 중계 통신은 응급의료통신관리자나 현장의 구급 대원이 가용 주파수를 찾아야 하는 수고를 덜어준다.

800MHz 중계 통신은 지난 20년간 (경찰이나 교통부) 단일 정부 체계의 지원에 의해 개발되었다. 1990년내 이후 주정부

가 재정난에 부딪히면서 "기기별 월/년 비용"으로 중계 통신을 이용할 추가 사용자를 찾아야 했다. 중계기 통신은 더욱 다양한 채널과 (단축키를 통해 미리 설정된 유저 그룹과 통신을 하는) 특수 "대화-그룹" 기능을 제공하기 때문에, 소방 대원과 응급구조 대원에게 이끌리게 하는 점이 있다.

초단파와 극초단파 통신을 사용하는 응급의료 인력은 중계 통신으로 전환하는 경우 시스템 개발의 계획, 설계, 조율에 대해 잘 알고 있어야 한다. 모든 지역 병원을 포괄하는 도시 관할권이 중계기 통신으로 전환하는 경우에 초단파와 극초단파를 사용하는 교외 지역의 응급의료팀이 도시 관할권에 속하는 병원에 환자를 이송할 때 문제가 발생할 수도 있다. 근교 및 교외 사용자는 800MHz 통신 장비는 초단파와 극초단파에 비해 송수신 거리와 범위가 짧기 때문에 새로 구매해야 하는 안테나의 비용을 감안해야 한다. 그렇기 때문에 통신 방식을 선택하거나 전환할 때는 신중해야 한다.

디지털통신 음성통신은 시간이 들고 상대방을 이해시키는데 어려움이 따를 수 있다. 무선통신기술과 컴퓨터기술을 접목시키는 추세에 힘입어 아날로그통신에서 **디지털통신**(digital communications)으로의 대전환이 가속화 되고 있다. 디지털통신 장비는 응급의료의 통신체계에서 더욱 빈번하게 사용되고 있다. 디지털통신 장비는 소리를 송신할 수 있는 디지털코드로 변환시킨다. 디지털통신은 아날로그 통신보다 더욱 신속하고 정확하다. 메시지가 응축된 형태로 전송되기 때문에 무선주파수의 병목현상이 쉽게 발생하지 않는다. 휴대전화업체는 일반적으로 디지털통신을 사용한다. 잡음이 많아 음성통신이 왜곡되는 환경에서 디지털 통신을 사용할 경우, 문제가 발생할 수 있다. 무선기술의 변화를 통해 잡음문제를 어느 정도 해소할 수 있을뿐만 아니라, 아날로그음성통신이 방치되는 것을 어느 정도 막을 수 있다.

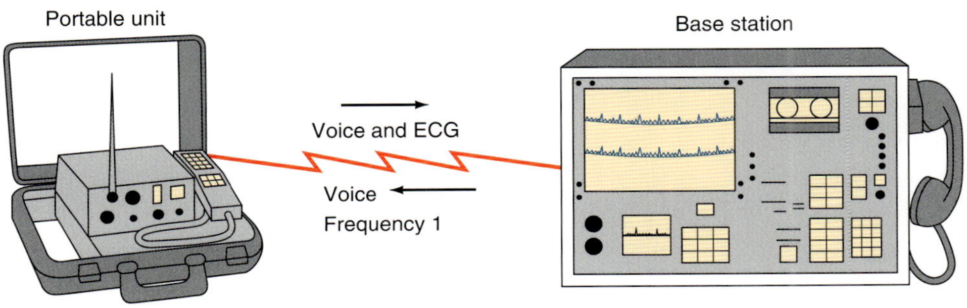

●**그림 9-11** 단식 통신은 동일한 주파수를 통해 송수신을 한다.

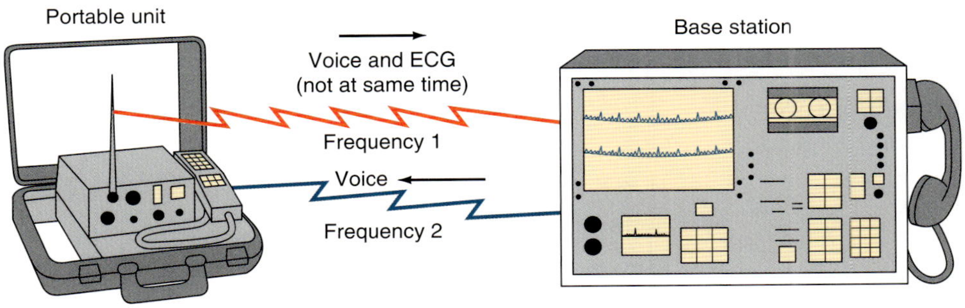

●**그림 9-12** 복식 통신의 각 채널은 서로 다른 두 개의 주파수를 사용한다.

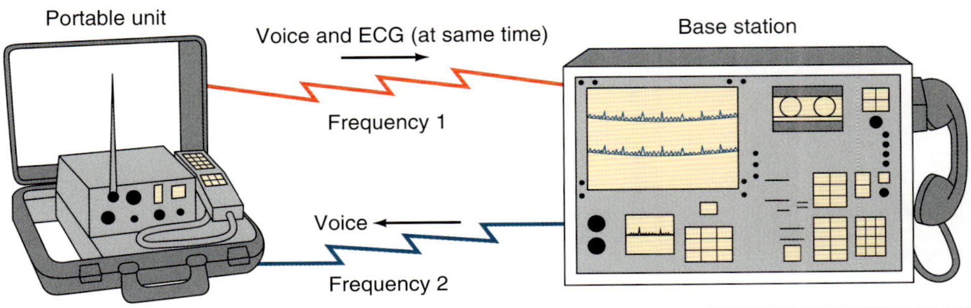

●**그림 9-13** 다중식 통신은 음성과 데이터를 실시간으로 전송할 수 있다.

여러 구급차에 구비된 **모바일데이터단말기**(mobile data unit; MDU)는 러기다이즈드 컴퓨터(우주선, 선박, 항공기, 농기계 등에서 사용하기 위해 주위의 악조건 환경에 대해서 신뢰성이 뛰어나고 특수한 전원 전압을 이용할 수 있는 특수한 컴퓨터) 또는 랩탑컴퓨터로 알려졌는데 이는 디지털통신의 강화된 형태이다. 구급차의 앞칸이나 환자칸에 설치된 MDU는 무선, (도시환경의 경우) 무선**핫스팟**(hotspot)모뎀, 무선공급자공중파 수신 카드와 연결되어 있다. MDU는 (경찰업무에 자주 사용되고) 협소한 대역폭으로 인해 적용범위가 제한되는 무선기반 장비를 대체하고 있다. 하지만 MDU는 긴급전화통신소의 지령과 여타정보를 수신하고 "이동중", "도착", "병원으로 이송중"과 같은 상태정보를 송신하는데 사용될 수 있을뿐만 아니라 PCR 전자데이터를 병원이나 본부로 전송하는데 사용 될 수도 있다.

응급의료에서 데이터통신을 일상적으로 사용하는 것은 기술적으로 긍정적 단계 진행이라 볼 수 있다. 최첨단기술적용은 더욱 광범위하게 사용되고 있기 때문에 모두가 디지털통신사용법을 잘 배울 필요가 있다. 구급구조 등 **임무-위기 통신**(mission-critical communications)에 필수적인 통신의 경우(예를 들어, 정보를 잘 받느냐 아니냐에 따라 환자의 치료나 건강문제가 좌우 될 수 있기 때문에), 일반 휴대 전화 및 무선 통신업체(공중파 수신 카드나 핫스팟)나 시의 무허가 핫스팟/"메시" 기술(2.4GHz 시스템)에 사용하는 것은 권장하지 않는다. 이러한 통신 체계는 공공 안전 신뢰성, 보안, 인프라 강화 표준을 지키지 않을뿐만 아니라, 일반 대중에 의해 급격히 공유되고 있으므로 응급의료체계 상 사용의 우선 순위가 높지 않기 때문이다. 임무-위기 통신이 필요하지 않는 경우, 도시 지역에서 공공 안전 허가를 받은 4.9GHz 통신을 사용하거나 5.9GHz 지능형 교통 체계 채널을 사용하기 위해 교통안전단체와 탐색과 협력을 하는 것도 방법이다. 현재 개발되고 있는 대안으로 FCC가 권고한 국가 공공안전 광대역망을 통해 700MHz로 통신을 하는 방법이 있다. 이를 통해 도시의 경계를 넘어 더 많은 응급의료 센터를 포괄한다.

디지털 통신 수단이 급속히 발달되고 있지만, 응급의료체계에서의 응급상황 현장의 시간, 장소 구분 없이 통신의 중요성을 인식하여야 한다. 응급의료종사자 들은 항상 동료, 의사, 간호사, 응급의료통신관리자와 연락을 할 필요가 있다.

휴대 전화(cell phones)와 모바일광대역 많은 응급의료체계는 **휴대 전화 시스템**(cellular telephone system)이 환자의 필수정보를 병원으로 전송을 함에 경제적 분석을 한 결과 비용-효과적 방법임을 알게 되었다(그림 9-14●). 휴대 전화 기술은 - 무선 통신 제공업체에 따라 사용 범위가 결정되지만 - 미국의 거의 전 지역에서 사용될 수 있다. 휴대 전화 서비스는 **셀**(cells)이라는 지역 단위로 구분된다. 셀은 이동전화와 통신하는 무선 기지국이다. 송신신호가 기지국의 범위를 벗어나면 이를 놓치지 않고 다른 기지국이 수신한다. 무선 통신 제공업체 간의 협약으로 인해 기지국 간 그리고 연안에서 연안까지 끊김없는 로밍이 가능하다. 하지만 무선통신 제공업체의 로밍 협약이 피할 수 없는 제한 사항으로 인해 일부 지역 또는 나라에서는 통신이 제한될 수도 있다.

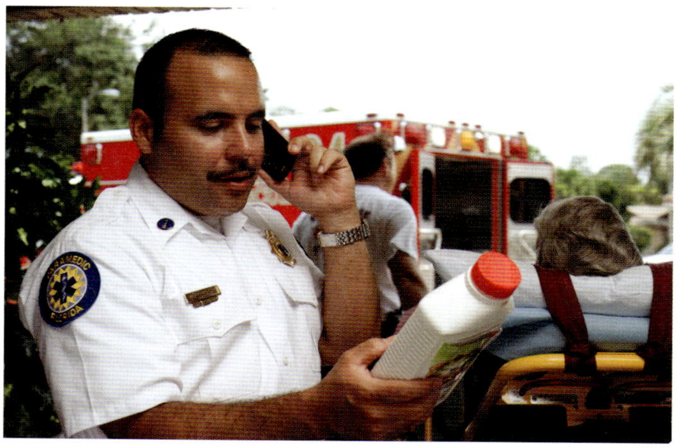

●그림 9-14 현대 휴대전화기술(cell phones)의 역량과 매우 정교한 기술은 놀라운 수준에 와 있다.

손으로 쥐고 쓸 수 있는 휴대 전화기는 단순한 음성 통신 수준의 기능을 갖추고 있다. 이 휴대 전화는 심장 모니터로부터 측정된 심전도 수치와 같은 제한적인 수준의 데이터를 전송할 수 있다. VHF/UHF 체계에서 흔히 사용되는 VHF/UHF/800-MHz무선 통신과 마찬가지로, 현재도 일반적으로 사용하는 휴대 전화는 협대역을 사용하고 제한적인 데이터 송신을 지원한다. 휴대 전화의 데이터 전송 속도는 20년전 사용된 다이얼 접속 인터넷 서비스보다 느리고 현재의 기본 다이얼 접속의 20% 정도이다.

요즘들어 널리 사용되고 있는 **스마트폰**(smart phone)은 휴대전화의 음성기능에 사진/영상 전송, 이메일, 문자 전송과 같은 다양한 데이터 메시지 기능, 인터넷 접속, 다양한 통신기능(예를 들어, 무선 핫스팟 VOIP를 통해 통화비를 절감하는 등)이 추가된 기기이다. 스마트폰은 기본적으로 "데이터가 흐르는 관"을 넓혀 더욱 많은 데이터가 빠르게 흐르게 하고 (고사양 그래픽 실시간 멀티플레이 게임, SNS를 통한 고화질 사진/영상 전송과 메시지/채팅 등) 데이터 및 대역폭 처리가 큰 작업을 수용하면서 광대역 데이터 기능을 통해 다양한 기능을 수행한다.

휴대 전화가 세대별(2G에서 3G 그리고 현재의 4G)로 발전하면서 광대역 데이터 기능은 급속히 확장되고 고도화되고 있다. 스마트폰, 스마트패드, 태블릿, 넷북이 인기를 얻으면서 컴퓨터 및 노트북에 의한 기존의 데이터 전송요구량이 확대되어 "전송량" 개선이 실질적인 문제로 부상하고 있다. 특히 도시 및 교외환경에서 하루 중 또는 일주일 중 무선데이터 송수신률이 급변하는 것이 종종 발생한다. 가끔씩 일어나는 시스템 크래쉬로 인해 일부 무선통신업체 사용자는 특정 기간 동안 데이터 통신을 못하게 된다. 대역폭이 좁은 구세대 휴대 전화의 경우처럼 신세대 데이터 통신의 가용성은 현지 무선통신제공업체에 따라 달라진다 (대도시 지역에서는 대역폭개선 작업이 가장 빠른편이다).

복식무선 통신처럼, 휴대폰과 스마트폰은 통신의 격식을 완화하고, 소통을 촉진하고, 송수신 시간을 줄이는데 기여한다. 휴대폰과 스마트폰은 지도의사가 환자와 직접 통화를 하게 하고, 더 넓은 지역에서 신속 정확한 통신을 가능하게 한다. 일반 휴대폰 기기값은 저렴하지만, 무선 통신 업체가 기본적으로 월별 요금과 데이터 서비스에 따른 부가 요금을 청구하기 때문에 비용이 들어가는 편이다.

데이터 통신에서처럼 무선 통신 체계에서 단순한 음성 통신의 신뢰도가 항상 높은 것은 아니다. 음성 통신의 주요 단점은 각 기지국에서 수용 가능한 통화량이 제한된다는 것이다. 지리는 휴대 전화 신호에 대한 방해 요소로 작용할 수 있고, 대도시 지역의 기지국은 (특히 통화량이 정점에 이르는 시간대에는) 통화량 초과로 인해 과부하에 걸리는 경우가 많다. 지역, 주, 연방 응급 대응 기관, 언론 기관, 시민으로부터 통신 요구량이 동시다발적으로 증가하는 재난 사태가 발생하는 경우, 기지국 혼잡 현상이 빈번하게 발생한다. 하지만 미국토안보부 산하의 국가 통신 체계는 지역 및 주정부 응급의료기관이 가입 신청을 통해 응급 상황시 유/무선 통신 서비스에 대한 우선 접근권을 제공받는 프로그램을 운영하고 있다.

또한 일부 무선 통신업체는 응급구조사가 사용하는 모바일 응급의료무선과 유사한 PTT(push to talk) 기능을 제공하지만, 휴대폰이나 스마트폰은 사용자가 근접해있더라도 서로 직접 통신을 할 수 없다. 모든 통화는 기지국 네트워크를 통해야만 한다. 또한 휴대폰과 스마트폰에는 무전기처럼 1대 다(one-to-many) 통신 기능이 없다. 여러 수신자에게 음성 메시지를 전송하고 싶은 경우, 발신자는 각 수신자에게 개별적으로 통화를 해야 한다.

제한이 있음에도 불구하고 상업적 무선 전화기는 현장 응급의료와 의료지시 작업을 위한 주요 통신 수단으로 인기를 얻고 있다. 온라인 의료지시 지침을 위해 무선 전화를 사용하는 경우, 녹화가 되는 회선을 통해 응급의료 종합상황실에 위치한 지도의사와 연락하는 것이 중요하다. 온라인 의료지시 지침에 대한 녹음 내용은 응급구조사에 대한 소송에서 중요한 법정자료로 도움이 된다. 이러한 시스템을 잘 파악하고 있어야 한다.

앞서 설명된 제한 사항 때문에 파라메딕이나 응급구조기관은 임무-위기적 음성 통신에 있어서 음성 통신을 위해 상업적 무선 통신에만 의존해서는 안 된다. 이는 도시 지역에서 시민에게 인터넷 접근을 제공하는 시의 핫스팟 또는 주파수 2.4GHz인 기타 비인가 핫스팟 통신 또한 마찬가지이다(주파수가 4.9 GHz이고 인가된 공공 안전 통신 체계는 음성 통신에 대한 제한이 있고, 도시의 핫스팟과 메시[핫스팟 안테나들을 연결하여 도시와 지역 전체에 걸친 네트워크를 형성]를 위한 잠재력이 있다).

컴퓨터 사용의 확대 어느새 컴퓨터는 일상의 모든 부분에 녹아 들었다. 응급의료의 통신 체계에서 컴퓨터는 시스템 관리와 사고 데이터 수집 체계에 대혁신을 몰고 왔다. 응급의료통신관리자는 더 이상 펜이나 연필, 시간-스탬프, 타자기 등을 통해 데이터를 입력하지 않는다. 대신 실시간으로 사건의 경과를 영구적인 방식으로 기록한다. 최근 병원전처치기록은 거의 모두 서면상이 아닌 전자상으로 입력된다. 환자 및 통화 데이터는 응급실이나 응급의료통신관리 본부에서 러기다이즈드모바일 랩탑이나 컴퓨터에 의해서 전산입력된다.

응급의료팀이 최근 발생한 응급 상황에 대한 병원전 치료 보고서상의 데이터를 컴퓨터나 무선통신 네트워크의 공중파 카드를 통해 본부로 "일괄" 전송시키는 일이 많아지고 있다. 현장의 구급 대원은 스마트폰, PDA, 랩탑을 통해 지역 보건 체계의 의료 기록 보관소에 접속하여 환자에 대한 과거 병력 데이터를 실시간으로 확인할 수 있게 될 것이다(최초의 공식적인 의무기록 전산화는 인디애나 주에서 시작되었으나, 현재는 의무기록의 전산화 자료를 보편적으로 활용할 수 있게 하려는 연방정부의 노력으로 인해 사실상 모든 주정부 및 지역 의무기록 체계가 발전되고 있다).

또한 컴퓨터는 연구를 더욱 빠르고 쉽게 하였다. 예를 들어, 대부분의 심장과 관련한 응급 전화가 어느 요일 가장 빈번한가? 하루에 가장 긴급 전화가 많은 시간대는? 도시 내에서 어느 지역이 응급의료서비스가 가장 필요한가? 하는 것을 알고 싶은 경우, 응급구조사는 컴퓨터의 의무통계 자료를 이용하여 즉각적으로 얻어낼 수 있다. 응급구조사는 얻고자 하는 데이터의 유형에 따라 원하는 대로 구성을 하여 처리하여 정보를 가공하여 얻어낼 수 있다. 또한 이러한 체계를 통해 연구를 수행할 때 후향적 데이터(과거의 자료)를 확인해야 하는 수고를 덜 수 있다. 예를 들어, 시간, 장소, 신고 전화의 세부 내용이 연구 프로젝트가 진행되는 동안 즉석에서 바로 사용할 수 있도록 이미 자료가 컴퓨터 파일의 형태로 저장되어 있는 시스템이다.

소프트웨어 무선(software-defined radio) 미국의 많은 지역에서 구급차에 다중 통신 기기가 설치되는 경우가 많다. 이는 서로 다른 주파수를 사용하는(VHF 대 800MHz 등) 여러 구급 기관과 통신을 하거나, 수신 상태가 열악한 지역을 해소하거나 기타 여러 이유를 위해서이다. 교외 지역에서는 응급구조 대원이 VHF 무선(현지에서 사용), 휴대 전화, 800MHz 중계무선통신(대도시의 병원들이 소통할 때)으로 이용되며, 기타 통신 수단으로는 "사각지대"에서 사용하는 위성 전화를 사용하는 것을 자주 보게 된다. 응급상황 시 필요한 유형의 통신 장비를 적재 적소에 사용하는 전략적 기술을 알고 있어야 한다.

모든 주파수를 잘 조절하며, 강도 높은 신호의 전파를 잘 처리하고, 공중파를 잘 잡아내며, 목표지("A 병원")와 사용자를 요구하는 대로 잘 연결하여 관련된 지침을 준수하게 하는 완벽한 통신 기기를 상상해보자. 다양한 범위의 주파수를 잘 조절 및 수용하는 기능은 "**다중대역무선**(multiband radio)" 통신이라 한다. 여러 공중파나 주파수 중에서 전파 탐색을 통해 신호 강도와 깨끗한 채널을 인식하는 기능을 소위 "**인지무선**(cognitive radio)"통신이라고 한다. 중계 통신처럼, "인지무선" 통신은 유저가 인식하지 못하는 사이에 가장 좋은 공중파 주파수를 선택하게 한다(유저는 자신이 병원 A에 통신을 할 것이다 라고 생각할 때). 결국에는 이러한 모든 기능을 통합하고 프로그램화 되어있는 추가적인 작업 지침을 활용하는 능력도 있어야 한다(예로,"위성 통신은 비교적 고비용이 들기 때문에 다른 방법의 신뢰도가 낮을 경우"에 만 선택한다).

다대역 무선 통신은 고주파로부터 VHF, UHF, 그리고 800MHz에 이르는 주파수 모두를 수용할 수 있는 것이다. 다대역 무선 통신은 채널간에 빠른 전환과 전체 채널 검색이 가능하도록 프로그램화 되어 있다. 새로운 공공안전 광대역 기능과 인공위성 기능을 통합하는 기기는 만능적인 공공안전 상호운용적 광대역을 커버한다."인지무선" 통신과 "소프트웨어 무선" 통신은 공공 안전 분야에서 더욱 넓게 이용되리라 보며 새로운 길로 안내를 할 것이라 본다.

신기술

2005~2010년 국가 전역 공공안전 광대역 체계의 구축 계획이 수립이 진행되면서 기획자들은 애플의 아이폰과 같은 인기있는 무선 통신 제품으로 인해 광대역 사용이 폭발적으로 증가하여 공유할 수 있는 수용 **대역폭**(bandwidth)이 늘어나는 현상을 파악하였다. 이로 인해 FCC와 응급의료 분야에서도 필요하게 된 대역폭을 조사연구하기 시작하였다.

이에 초창기 노력의 하나로 추진되어나가는 흐름이 국가 공공안전 통신위원회(national public safety telecommunication council; NPSTC), 국가 주정부 응급의료서비스체계연합회(NASEMSO), 국가응급의학협의회(NAEMSP)의 후원과 연방정부의 재정 지원을 통해 진행되었다. 2010년에 보고서를 발표하는 전문가 패널토의가 있었다. 전문가 패널토의에서"향후 10년 안에 음성/데이터 통신과 대역폭 사용에 대응하기 또는 활용하기 위하여 가장 적절한 미래 진단 및 치료 기술은 무엇인가"라는 문제를 제시했다. 패널 보고서는 2008년 미국의 지능형 교통 사회(ITSA)와 2006년 필수 공공안전 통신 진술서에 따른 미국토안보부의 세이프컴의 센서스 자료를 기반으로 한 것이다. 다음은 전문가 패널과 기타 여러 기관에서 전망한 신기술의 일부이다. 신기술은 연구자, FCC, 기타 전문가에 의해 현재 공공안전 광대역 체계에 필요하게 될 대역폭에 대한 다양한 전망을 제시하고, 그 연구를 위해 사용되고 있다.

한 가지 확실한 결론은 신기술은 주어진 영역에서 다양한 응급의료제공 기관에서 이러한 기술들이 꽤 빈번히 그리고 많이 사용될 경우, 광대역 접근성은 필수적으로 확보되어야 하는 것이다. 전통적으로 이용하는 응급의료체계에서 사용된 협대역 주파수 통신만으로 현재상태를 지속한다면 환자치료 운영시스템의 지원에 차질이 있을 것이다.

의료 질 영상 및 이미지(Medical quality video and imaging)

현장이나 구급차에서 영상을 통해 지도의사에게 환자 영상이미지를 전달하는 방법은 현재 텍사스 주, 아리조나 주와 루이지애나 주에서 사용되고 있다. 미국의 응급의료 분야에서 동영상의 유용성에 대해 일어나고 있는 논란이 벌어지는 상황으로, 이러한 동영상의 역할은 두 가지 이유(비교적 적은 응급신고 전화건수와 커뮤니티 응급구조팀의 등장)으로 인해 도시 지역보다 교외 지역에서 더욱 그 반향이 크다.

응급신고 건수(Call volume) 첫째, 도시 지역의 경우, 긴급신고 건수도 많고 이에 효과적으로 대응할 수 있게 하는 숙련된 응급의료종사 인력(파라메딕)이 준비되어 있다. 도시 지역에는 응급신고 건수가 많고, 병원으로의 이송거리가 짧고, 응급구조 인력의 숙련도가 높고 경험이 풍부하기 때문에, 응급 상황에 대한 효과적인 대응이 가능하고 추후에 치료에 문제가 될 수 있는 세세한 증상 징후가 파악되고, 몇 분 안에 이송을 하여 응급실의 지도의사에 의해 치료 또는 관리될 수 있다.

시골은 응급구조사와 같은 고급 응급의료 인력의 비용을 댄다거나 효과적인 응급의료처치를 제공할 만큼의 경험이 있는 지원을 제공할 만큼 응급신고 건수가 많지 않다. 또한 이송 시간도 길고, 숙련도가 떨어지는 응급의료 인력에 의해 미묘한 증상 징후가 간과되어 병원에 도착 전에 문제 있는 치료요인으로 나타날 지도 모른다.

그렇기 때문에 도시에서 비용투자와 동영상 통신운영의 비용-효과 분석은 시골보다 효과가 없다. 시골 또는 교외지역에서는 응급의사가 화면을 통해 환자를 진찰하거나 휴대용 CT 이미지로 진단(예, 내졸중 환자의 종류 및 등급 판정)과 초음파 동영상/화상을 진단(내출혈의 판단)은 환자의 이송이나 이송방법을 결정하여 치료하는 것은 응급상황에서 확실히 큰 차이가 날 것임은 자명한 사실이다.

오늘날, 집중치료 모니터링, 치료와 "원격-손상" 의료자문을 제공하는 도심지역센터의 전문가와 연결시키는 위성통신 기반의 광대역 음성/동영상/화상 시스템이 군사 및 민간 분야에서 운용되고 있다. 인공위성 백업과 노드가 원격 의료 및 기타 광섬유 네트워크 연계를 포함하는 공공안전 광대역 네트워크는 숙련도 및 경험 부족으로 인해 치명적인 위기상황에서의 효과적으로 대처할 수 있도록 시골 지역의 병원 및 의원 요원에 이러한 역량을 무선통신 시스템으로 제공할 수 있다고 본다.

커뮤니티 응급구조학(Community paramedicine) 커뮤니티 응급구조학은 교외 지역의 응급의료와 보건 분야에서 급부상하고 있는 새로운 개념이다. "가정의"라는 개념의 실행 및 재원 마련이 광범위하게 논의되는 현 시점에서, 파라메딕과 기타 응급의료 인력은 전문응급처치(ALS)를 제공할 뿐만 아니라 1차 보건서비스 간의 격차를 줄이는 데 기여할 수 있기 때문에 시골 지역에서 활용될 수 있다. 파라메딕과 기타 응급의료 인력은 시골 지역의 병원과 의료기관을 오가면서 지역사회에 예방치료 서비스를, 환자의 자택에서 후속 치료를 제공할 수 있다. 응급구조사는 원거리에서 환자의 상태를 모니터링하고 필요한 경우 환자의 집을 방문하면서, 환자가 의료기관에 방문해야 하는 수고를 덜고, 구급차를 통한 의료기관 또는 응급실 이송을 할 필요없이 미리 의료적 요구를 들어 줄 수 있다.

파라메딕이 응급상황에 대응하여 문제를 해결한다면 병원으로 이송할 필요가 없을 것이다(연구에 의하면 도시에서 응급구조사가 현장에서 환자의 문제를 해결할 경우 전체 환자 이송건수가 15% 감소할 것이라고 한다). 응급구조사를 독립적인 지역의 보건진료원처럼 육성하는 것은 경제적 측면에서 비효과적이기 때문에, 교외 지역병원 및 의료기관의 의사나 전문보건진료원과 의료 상담을 화상을 통한 원격진료가 커뮤니티 응급구조학의 실현을 위해 현실적으로 매우 중요하다 할 수 있을 것이다.

이러한 개념의 커뮤니티 응급구조학은 향후 시골 지역에서 지속적으로 그리고 아주 빈번히 광범위하게 이용될 필요한 응급의료체계 분야의 사업이라고 본다.

기타 응급의료서비스체계 운용 (Other EMS application)

다음은 국가적 차원의 응급의료서비스체계의 통신을 수립할 구상을 광범위하게 운용할 기술을 제안하는 기술 시스템으로 다음과 같다:

- ***환자 다중 활력 징후 모니터링:*** 환자에게 하나 이상의 매우 작은 소형 모니터를 부착시켜서 심전도, 호기말 이산화탄소 분압, 혈압, 기타 여러 활력 징후를 무선으로 수신하고 송신할 수 있으며, 디스플레이 할 수 있는 데이터베이스기술 시스템이다.
- ***위기 응급대응 다중 활력 징후 모니터링:*** 환자 다중 활력 징후 모니터링과 유사하지만, 위험한 환경에서 소방대원, 경찰대원, 기타 위기 응급 대응자를 모니터링(예로, 불타는 건물 안에 있는 소방 대원, 인질극이 벌어지고 있는 건물 안에 있는 SWAT 특수팀)하기 위해 사용되는 기술이다. 이 기술은 위기 응급대응자가 노출된 화학 물질, 가스, 방사선, 기타 위험 물질을 감지 및 발견하는데 사용되는 기술이다.
- ***원격(stand-off) 활력 징후 모니터링:*** 환자의 신체에 접촉 없이 무선으로 여러 활력 징후를 감지 및 수신하고 데이터베이스로 송신하는 기술이다.
- ***적외선 대중 질병 감지:*** 대중 사이에서 의심되는 질환을 적외선 기법으로 이용하여 개인의 체온을 무선으로 탐색하고, 데이터베이스로의 송수신을 하는 기술이다.
- ***무선 음성 텍스트 변환:*** 잡음이 심한 환경에서 마이크에 말을 하고 해당 음성을 텍스트로 즉석에서 적절하게 변환하는(ad hoc) 환자-사건 데이터베이스에 전송하여 현장의 의료 인력과 병원 응급실의 지도의사가 실시간으로 볼 수 있게 하는 기술이다.
- ***실시간 환자의 전자기록 수신:*** 응급의료체계상의 응급구조 인력이 무선으르 환자의 병력상의 의무기록을 지역 건강관리 의무기록 시스템에서 환자의 데이터 기록저장소에서부터 의료 내역을 수신하고, 핵심적인 기록을 적절히 이용할 수 있도록 활용할 수 있는 기술이다.
- ***환자의 다중적 구성 데이터를 '즉각 적절히 변환(ad hoc)' 관리하는 데이터베이스:*** 환자의 12 유도 심전도와 단순 활력 징후들을 단순히 각 전송을 하면 적절하게 조합하여 통합된 환자처치 이송기록을 전산 의무기록물로 병원에 전송하는 기술이다. 위 진보된 기술의 활용을 통하면, 영상, 다중 활력 징후, 환자에 대한 텍스트로 전환된 음성 기록, 관련된 환자 병력들을 현장에서 무선으로 전송되어 데이터를 즉시 단말 사용자를 위한 인터페이스 통해 디스플레이 되도록 하는 기술이다. 이러한 데이터베이스는 환자 이송을 위해 현장으로 이동하는 응급의료를 위임 받은 항공파라메딕, 현장의 특수절차를 지시하는 외과 전문의와 같은 원격으로 치료를 지시하는 의료 전문가, 응급의료체계내의 응급상황을 주기적으로 지시하는 응급의학전문의에게 실시간으로 제공될 수 있다.
- ***응급의료 중개 원격 환자 감시 체계와 '적시성' 환자 경고***

및 지침안내: 커뮤니티 응급구조학이나 기타 환경에서 그리고 병원치료 그리고 퇴원 후 또는 만성적 의료 모니터링이 필요한 환자에게 다중 활력징후 모니터, 영상, 증상에 맞는 특수 모니터 등의 원격 기술의 사용을 통해 관리될 수 있다. 이는 응급의료통신관리소나 간호관리 서비스센터로부터 모니터링되고, 활력 징후가 미리 정해진 범위를 벗어나는 경우 경고가 울려야 한다. 이러한 모니터링 기술(시골 지역에서는 거의 없지만)은 대부분의 유선을 통해 실현되어 왔었고 현장에서 대응하는 응급구조 인력에게 재전송하는 것을 무선통신을 통해 진행해 왔다. 추가적으로 환자의 병력과 현재 모니터링 결과가 기타 지침 정보나 현행 의료지도와 함께 또한 특정 환자와 증상에 맞는 치료 경고 메시지가 응급의료 인력에게 실시간으로 전송되어 왔다. 이와 유사하게 "복구 불가능"한 응급경고 시스템 즉, 현재로 유선기반이고 잘못된 경고 통해 응급 대응하는 요원들을 혼란케 하는 응급 경고 시스템은 응급의 대응 시 유선과 무선의 시청각 및 활력 징후 모니터링 인터페이스 구축으로 문제를 해결 할 수 있다.

- *첨단자동충돌알림(AACN) 데이터 재송신과 '적시성' 훈련 및 지침 자료 재송신:* AACN은 사고 발생 여부, 사고 현장의 위치, 특수 대응이 필요(예로, 구출 등 특수 응급재원)성 결정하는데 소요되는 시간을 절감함으로써 교외 시골 지역에서 발생하는 차량 충돌 사고로 인한 사망 및 장애를 통계적으로 의미 있게 줄일 수 있다. 이러한 잠재적 시간을 줄이고 궁극적인 비용 편익을 위해 AACN 데이터는 특정 지역에서 중증 수준 초과하는 충돌 사고가 발생하는 경우에, 정보가 필요한 모든 구급 출동 인력, 병원 및 특수 치료기관으로 동시에 송신되어야 한다. 추가적으로 일부 차량 충돌 관련 데이터는 자동으로 평가(assessment)되어야 하고, 평가에 기초한 정보는 응급 대응 인력이나 병원에 전송되어야 한다. 예를 들어, 속도/전복/충돌 관련 벡터 데이터는 차량 충돌의 중증도를 결정하는 자료 중 하나로 쓰일 수 있고, 그 결과를 이용해 응급의료통신관리센터는 항공 의료팀이나 기타 특수 구조팀을 자동적으로 출동시키고 외상센터에 알리게 된다. 차량 유형, 연식, 속도, 전복, 충돌 관련 벡터와 같은 여러 가지 차량 데이터는 환자에게 접근하고 차량의 위험 요소를 피하는 최선의 방법과 관련 그림자료와 함께 차량접근 전자매뉴얼을 전송하여 응급 대응하는 구출팀에게 제공한다.
    - *폐쇄 회로 텔레비전(CCTV) 현장 전송:* 현장에 출동하는 구급팀에 의해 교통, 경찰, 미국토안보부, 기타 공공 감시 CCTV 체계로부터 응급 현장의 상황을 실시간 영상으로 무선 전송받는 것은 사고현장에 적절한 접근, 차량대응 계획을 수립하는데 도움이 된다.
    - *로보트 원격 위험물 억제와 환자 구출:* 원격 조종이 되는 로봇을 통해 위험 요소를 제거 또는 억제하고 환자를 위험한 환경으로부터 구출하는 기술이다. 이를 위해 음성, 동영상, 로보트-조종 데이터 전송이 필요하다.
    - *무선 차량 시스템, 장비, 공급물품 감시:* 사실상 공공안전 차량의 모든 위기상황을 감시하는 기술이다. 무선주파수 확인(RFID) 및 기타 추적장치 기술을 통해 차량에 장착된 장비와 지원물품에 대한 추적 관리가 가능해졌다. 사건 관련 특별 경고 상황(환자 치료에 필수적인 장비가 구급차에 다시 비치되지 않은 것으로 기록되어있는 상황에서 "현장을 떠나 병원으로 이송 중"이라는 메시지를 전송 받은 경우, 타이어 공기가 적거나 필수 공급품이 부족한 상황에서 "현장 출동중"이라는 메시지를 받는 경우)에 있는 차량 운용자의 무선 통신팀에게 차량 정보를 무전하는 것은 차량 물품 보충으로 인한 지연과 장비 및 공급품 부족으로 인한 의료 과실을 감소시킬 수 있다.
    - *증후군 감시 및 특정 집단에 대한 신속한 경보장치:* 응급의료통신 및 전자의무기록(ePCR) 데이터를 특정 지역에서 환자의 주호소, 증상, 징후 등 특수패턴을 평가하고 감시하여 실시간 전송하는 기술이다. 특정 문제나 위험 사건의 발생이 예측되는 경우, 이러한 평가

법적 고려사항

사생활 보호유지

많은 응급의료 통신 체계에서는 사생활 및 보안을 위해 암호화 기술이 사용된다. 하지만 무전기나 휴대전화 못지 않게 기술이 발달하고 있는 스캐너와 같은 도구를 통해, 일부 휴대 전화 같은 특정 응급의료 통신내용이 타인에게 노출될 수 있다. 무선 통신을 비교적 안전하다고 믿고 있지만 실상을 그렇지 않다. 또한 응급실에서는 긴급 무선 통신이 환자, 응급실 직원, 방문자의 귀에 들리는 환경에서 사용되는 경우가 많다. 그렇기 때문에 응급구조사는 항상 의도적이 아니더라도 누군가가 무선 통신 내용을 듣게 될 수도 있다는 점을 의식해야 한다. 이 때문에 응급구조사는 특정 환자와 관련된 정보를 신중하게 한정시켜야 한다. 이는 환자의 이름, 인종, 재정 및 보험 가입 상태, 기타 정보를 포함한다. 이러한 정보는 환자 치료의 개선에 도움이 되지 않고, 환자 사생활 및 비밀보장에 관한 법안(HIPPA)과 같은 법에 의해 규정된 환자 비밀 정보 유지 의무를 위반하는 원인으로 작용할 수 있다. 무선 통신을 할 때는 – 특히 특정 환자를 다루는 경우 – 항상 신중하게 계획해야 한다.

(assessment) 내용을 응급의료기관이나 공공보건기관으로 전송한다.

공공안전 통신체계 기획 및 재정

9/11 테러 이후 상호운용성을 위한 국가 및 주정부적 차원의 역량 강화의 필요로 인해 공공 안전 통신 체계가 기획되고 수행되는 방식으로 변화했다.

응급의료의 통신 체계는 더 이상 "연통(굴뚝 난로) 조직(직원의 책임범위가 좁고 엄격한 조직 형태)"식 활동으로 기획될 수 없다. 오늘날 응급의료 통신체계는 보다 크게 국소지역, 지역, 주정부, 국가적으로 상호운용적인 공공안전/ 보건 통신체계의 일부가 되어야 한다. 결과적으로 응급의료는 소방 및 경찰에 비해 연방/주정부의 계획 및 재정마련 구상에 대한 참여와 이에 따르는 혜택을 추적 관리하는 체계가 부실하기 때문에, 현대의 응급구조사 및 응급구조기관의 의료인력은 통신 체계 설계 및 재원 마련에 참여할 수 있는 상황이나 기회에 대한 정보를 잘 파악하고 있어야 한다.

미국토안보부 산하 응급통신사무소(OEC)의 후원 아래 연방, 주, 지역, 국소지역 차원에서 상호운용적 공공 안전 통신 체계를 효과적으로 기획 및 개발하는데 큰 진전이 있었다. 2009년 최초로 OEC에 의해 국가응급통신 기획(NECP)이 수립된다. 또한 최초로 사실상 모든 주와 영토에서 주정부 차원에서 다분야를 포괄하는 주정부 공공 안전 위원회의 지도 아래 주정부 통신 상호운용적 계획(SCIP)이 개발된다(주정부마다 명칭의 차이가 존재하기 때문에 SCIP는 일반적으로 주정부 상호운용 실행위원회(SIEC)로 불린다). 주정부는 시스템 개발 및 재정 지원을 일임하기 위해 주정부 상호운용 조정 기관(SWIC)을 설립했다. OEC와 지원되는 보조금 혜택을 통해 모든 주에서는 SCIP, SIEC, SWIC의 수립을 권장하였다. OEC 지원금의 주요한 제공 통로인 재정 지원 구상에 따르면, 주정부는 지원금의 80%를 현지 기관 제공자에게 부여해야 한다. 이러한 지원금이나 기금의 기회편익 또는 혜택을 십분 활용하는 것은 전적으로 그 지역의 파라메딕과 응급구조기관의 몫이다.

공공 안전 통신 규정

연방통신위원회(federal communication commission: FCC)는 미국 내의 모든 민간 통신을 통제 및 규정한다. 이는 AM/FM 무선, 텔레비전, 항공, 해상, 차량 지상 주파수 범위를 포함한다. FCC는 각 무선 밴드범위 내에 특정 사용을 목적으로 한 주파수를 지정하고 있다. 이는 모든 대역폭에 있는 공공 안전 주파수를 포함한다. FCC는 2008년 공공 안전 문제를 다루는 사무소인 공공 안전 및 국토보안국을 설립한다. FCC의 주요 기능을 다음과 같다:

- 무선 통신 주파수의 허가와 할당
- 무선 통신 장비를 위한 기술적 표준의 설립
- 무선 통신 장비를 수리하고 운용하는 기술 인력의 허가 및 규정
- 적절한 활용을 보장하기 위한 주파수 감시
- 기지국과 응급의료통신 센터에 대한 적절한 허가 및 기록 상태 현장 조사

연방통신위원회(FCC)는 모든 응급의료 통신체계가 적합한 정부 규정과 법을 준수하도록 한다. 허가 제도를 통해서, 연방통신위원회는 공공안전 기관이 적합한 주파수 조정을 할 수 있도록 한다. 응급의료체계 내에서는 이러한 적절한 관련기관으로 국제적 지방자치체 신호 협회(international municipal signal association: IMSA)가 있다. 응급구조사는 응급의료 통신 운용을 항상 수준에 달하게 하고,응급의료통신에 적용되는 FCC 규정을 항상 준수해야 한다.

요약

지금은 응급의료통신체계가 그 어느 때보다 현격히 기대되는 시점에 와 있다. 통신 기술의 눈부신 발전으로 인해 환자, 파라메딕, 의사 간의 통신은 극적으로 개선되고 있다. 통신 체계가 향상되고 통신 기술에 대한 접근성이 높아지면서 파라메딕은 단 한번의 클릭만으로 몇 분도 안 되어 손상 발생 현장에 도착하고, 환자의 필요한 의료정보를 얻을 수 있을 것이다. 환자를 구급차에 싣고 이송하는 동안, 위성통신체계를 통해 응급실 전문의에게 동영상 및 음성 데이터가 연속적으로 제공된다.

병원전 치료의 기본 요소 중 하나인 정확성 및 효과적 응급의료통신체계는 응급의료서비스체계의 효율성을 보장하고 환자의 생존율을 개선한다. 응급의료통신은 응급구조사의 무선 통신 내역뿐만 아니라 언어/비언어적(바디랭귀지) 메시지까지 포함한다. 파라메딕의 통신은 항상 간결하고 전문가적이어야 하고, 완벽하며 현지 및 국가적 의료지도 지침을 준수해야 한다. 통신 체계와 기술이 지속적으로 발전되면서, 환자 치료 및 생존율도 향상될 것이다. 파라메딕은 최적의 의료기관과 의료지도에 대한 접근성을 신속히 확보하게 될 것이며, 병원에서 퇴원하여도 신속하고 끊어짐 없는 원활한 치료 계획을 수립할 수 있게 될 것이다.

현장 출동 후 결과 분석

응급구조사의 구급팀에 출동 요청이 들어왔는데, 11번 도로에서 "심장 마비로 의심되는" 환자가 발생했다는 내용이다. 응급구조사와 동료는 비이송용 최초-대응 차량인 팔레모레스큐에 탑승한다. 약 10분 뒤 현장에 도착한 응급구조사는 환자의 가족을 먼저 만난다. 그는 작은 농장의 창고로 응급구조사를 이끈다. 창고에서 응급구조사는 지나치게 두툼한 의자에 앉아 있는 환자를 발견한다. 응급구조사는 환자가 69세의 남성이고 고통스러워하고 있다고 인식한다.

응급구조사는 환자에게 병력에 대한 문진을 시작한다. 대답을 하는 환자를 관찰하던 응급구조사는 환자가 호흡곤란이 있음을 확인한다. 환자는 약 30분 전부터 시작된 심한 가슴 통증을 호소한다. 환자는 짓누르는 듯한 통증이 흉골하부 부위에 발생하고 있다고 손으로 알려준다. 또한 환자는 통증이 자신의 좌측 팔과 턱까지 전달된다고 설명한다. 환자는 심장병에 대한 이력이 있고, 기존에 두 차례나 심장 마비가 온 적이 있다고 말한다. 3년 전 환자는 심장 우회 수술을 받을 적이 있다. 환자는 현재 라녹신, 라식스, 카포텐을 투약 받으며, 그리고 하루에 한번 아스피린을 복용했다고 한다. 환자는 멜라릴에 알레르기 반응이 있다.

응급구조사와 동료는 환자 평가를 마친다. 환자는 자신의 체중이 약 250 파운드라고 설명한다. 환자는 의식이 명료한 편이지만 불안해 보인다. 환자는 목정맥팽창과 기저성수포음이 있다. 환자의 복부에는 압통이 없고, 원위부 맥박 상태는 양호하다. 활력 징후는 혈압이 210/110mmHg, 맥박이 규칙적으로 분당 70회, 호흡은 다소 힘들어하며 분당 20회이다. 산소 포화도는 93%로 나타나고 보조 산소가 공급된다. 응급구조사는 환자평가를 하는 동안 환자가 점진적인 호흡 곤란을 보인다는 것을 알게 된다. 이송용 구급차가 현장에 도착하여 한 응급구조사가 환자 이송을 준비하는 동안에 또 다른 응급구조사에게 환자 평가를 한 내용을 무전기를 통해 병원에 보고할 것을 요청한다.

- 제공된 정보와 구성을 기반으로 환자상태에 대해 병원에 전송할 무선 통신보고서 내용을 준비한다.

이 책 뒷부분에 제시된 해설을 참고한다.

복습 문제

1. 두 개인간의 정보 교환 과정은 ________이라고 한다.
   a. 암호화
   b. 암호 해독
   c. 통신
   d. 교감

2. 일반적인 무선 통신 절차에 해당하지 않는 것은 무엇인가?
   a. 말하기 전에 통신 상태를 경청한다.
   b. 말을 시작하기 전에 1초간 송신 버튼을 누른다.
   c. 천천히 명료하게 말을 한다.
   d. 송신 버튼을 떼기 전까지 응급구조사의 필요한 것과 상황을 상세히 설명한다.

3. 응급의료통신관리자나 지도의사의 명령을 받는 경우 응급구조사는 다음과 같은 행동을 해야 한다.
   a. 복창 절차(echo procedure)를 이용한다.
   b. 명령을 확인한다.
   c. 명령을 기록한다.
   d. 위 항목 모두 아님

4. "전문가 패널의 추천 사항"으로 첨단자동충돌알림과 손상 환자의 분류라는 최근 연구 보고서에 따르면, ________가 차량 충돌로 인한 중증 환자의 치료성과를 향상시키는데 효과를 있는 것으로 알려졌다.
   a. ACANN
   b. AACN
   c. ANCCA
   d. NCAS

5. "전문가 패널의 추천 사항"으로 첨단자동충돌알림과 손상 환자의 분류라는 최근 연구 보고서 따르면, 첨단자동충돌알림 장치가 ______에 의해서 중증 환자의 치료 결과를 개선하는데 효과가 있는 것으로 알려졌다.
   a. 차량 탑승자가 중증 손상을 입을 확률을 예측하면서
   b. 병원전 치료 제공자의 현장 출동 시간을 감축시키면서
   c. 현장에서의 이송 목적지 및 이송지 결정을 도우면서
   d. 환자가 결정적 외상 치료를 제공받는 시간을 감축시키면서
   e. 위의 이상 모두

6. ________ 주파수는 콘크리트와 철을 통해 더욱 전달이 잘되는 특성이 있기 때문에 도시와 지자체에 의해 사용될 수 있다.
   a. UHF
   b. VHF
   c. 800mHz
   d. 위 항목 모두 아님

7. ________ 주파수는 다양한 지형과 긴 거리를 통해 전달이 잘되는 특성이 있기 때문에 카운티와 근교의 기관에 의해 주로 사용된다.
   a. UHF
   b. VHF
   c. 800mHz
   d. 위 항목 모두 아님

8. 가장 기본적인 형태의 통신 체계로서 동일한 주파수를 가지고 송신과 수신을 하는 통신 방법으로 ________ 통신이라고 한다.
   a. 다중식
   b. 복식
   c. 단식
   d. 혼합식

9. 서로 다른 송수신 주파수를 통해 송신자와 수신자 쌍방간의 더욱 자유로운 통신을 가능하게 하는 통신 방법을 ________통신이라고 한다.
   a. 다중식
   b. 복식
   c. 단식
   d. 혼합식

10. ________ 통신 체계는 데이터와 음성을 동시에 전송할 수 있는 기능이 있다.
    a. 다중식
    b. 복식
    c. 단식
    d. 혼합식

이 책 뒷부분에 제시된 해답을 참고한다.

참고문헌

1. Department of Homeland Security. SAFECOM [Available at: http://www.safecomprogram.gov/default.aspx]
2. National EMS Information System (NEMSIS). The NEMSI Technical Assistance Center (TAC)... [Available at: http://www.nemsis.org/]
3. American College of Emergency Physicians (ACEP). "Automatic crash notification and intelligent transportation systems." *Ann Emerg Med* 55 (2010): 397.
4. National Emergency Number Association (NENA). National Emergency Number Association. [Available at: http://www.nena.org/]
5. Association of Public-Safety Communications Officials (APCO). [Available at: http://www.apco119.org/]
6. Department of Transportation, Research and Innovative Technology Administration. Next Generation 119. [Available at: http://www.apco119.org/]
7. Centers for Disease Control and Prevention. Recommendations from the Expert Panel: Advanced Automatic Collision Notification and Triage of the Injured Patient. [Available at: http://www.cdcfoundation.org/sitefiles/AACNReport.pdf]
8. Wilson, S., M. Cooke, R. Morrell et al. "A Systematic Review of the Evidence Supporting the Use of Priority Dispatch of Emergency Ambulances." *Prehosp Emerg Care* 6 (2002): 42–49.
9. Billittier, A. J., 4th, E. B. Lerner, W. Tucker, and J. Lee. "The Lay Public's Expectations of Prearrival Instructions When Dialing 119." *Prehosp Emerg Care* 4 (2000): 234–237.
10. Munk, M. D., S. D. White, M. L. Perry et al. "Physician Medical Direction and Clinical Performance at an Established Emergency Medical Services System." *Prehosp Emerg Care* 13 (2009): 185–192.
11. Cheung, D. S., J. J. Kelly, C. Beach et al. "Improving Handoffs in the Emergency Department." *Ann Emerg Med* 55 (2010): 171–180.
12. Chan, T. C., J. Killeen, W. Griswold, and L. Lenert. "Information Technology and Emergency Medical Care during Disasters." *Acad Emerg Med* 11 (2004): 1229–1236.
13. DREAMS Ambulance Project. [Available at: http://tees.tamu.edu/index.jsp?page=feature_dreams]
14. Haskins, P. A., D. G. Ellis, and J. Mayrose. "Predicted Utilization of Emergency Medical Services Telemedicine in Decreasing Ambulance Transports." *Prehosp Emerg Care* 6 (2002): 445–448.

추가문헌

Bass, R., J. Potter, K. McGinnis, and T. Miyahara. "Surveying Emerging Trends in Emergency-related Information Delivery for the EMS Profession." *Topics in Emergency Medicine* 26 (April–June 2004): 2, 93–102.

Fitch, J. "Benchmarking Your Comm Center." *JEMS* 2006: 98–112.

McGinnis, K. K. "The Future of Emergency Medical Services Communications Systems: Time for a Change." *N C Med J* 68 (2007): 283–285.

McGinnis, K. K. *Future EMS Technologies: Predicting Communications Implications*. National Public Safety Telecommunications Council, National Association of State EMS Officials, National Association of EMS Physicians: June, 2010.

McGinnis, K. K. "The Future Is Now: Emergency Medical Services (EMS) Communications Advances Can Be as Important as Medical Treatment Advances When It Comes to Saving Lives." *Interoperability Today* (SafeCom, U.S. Department of Homeland Security), Volume 3, 2005.

McGinnis, K. K. *Rural and Frontier Emergency Medical Services Agenda for the Future*. National Rural Health Association Press: October, 2004.

McGinnis, K. K., et al. *Guide to Information Communications Technology for EMS Officials*. NASEMSO/NHTSA: July, 2008-07-08.

chapter

10 기록

Documentation

Bryan Bledsoe, DO, FACEP, FAAEM, EMT-P
Jeff B-osius, MPS, EMT-P

단원 표준

총론 (기록)

학습 역량

응급의료체계, 응급구조사의 안전과 안녕, 의료법적 및 윤리적 쟁점에 대한 지식을 통합함으로써 응급의료인력, 환자, 지역사회의 보건을 증진한다.

학습 목표

최종 목표

환자처치기록을 완전하게 잘 작성 할 수 있다.

수행 목표

최종 목표를 달성하기 위해 다음 사항은 필수적이다.

1. 핵심 용어를 숙지한다.
2. 응급의료에서의 환자처치기록의 취지와 목표를 설명한다.
3. 문서작성 과정에서의 올바른 철자, 용어, 약어와 두문자어, 혹은 대안으로써 평이한 언어 사용의 중요성을 설명한다.
4. 시간과 무선 통신 내용의 정확한 기록의 중요성을 설명한다.
5. 주어진 일련의 환자처치기록을 보고, 양질의 기록에 요구되는 요소들을 밝힌다.
6. 주어진 다양한 환자처치 시나리오를 보고 표준형식에 따라 효과적인 환자처치에 관해 서술한다.
7. 치료거부 혹은 다량사상자 사고와 같은 특수한 상황에서의 기록 과정의 차이점을 논의한다.
8. 부적절한 기록이 야기할 문제점들을 예상한다.
9. 수기에 의한 환자처치기록과 비교하여 전자식 환자처치기록의 장단점을 논의한다.

핵심 용어

부록(addendum)
의사 충고와 상반된(against medical advice; AMA)
버블 시트(bubble sheets)
현장 진단(field diagnosis)
특수용어(jargon)
명예훼손(libel)
병원전처치기록(prehospital care report; PCR)
출동시간(response time)
비방(slander)
중증도 분류표(triage tags)

사례 연구

톰브류스터는 불안하다. 톰은 한번도 증인으로 법원에 출석한 적이 없고, 어떠한 법적 조치의 대상도 아니라고 모두가 그를 안심시켰지만, 변호사들이 무엇을 물을지 궁금할 수 밖에 없다.

회의실 밖에 앉아 출동상황을 되새긴다. 약 새벽 2시30분 이었다. 톰과 동료 에릭 빌링스는 위장관 출혈 환자에게 응급처치를 실시한 후 마무리 하던 중 단일-차량충돌 현장에 파견 되었다. 차량은 도로 왼편으로 이탈하여 배수로를 지나 나무에 부딪힌 상태였다. 운전자는 운이 좋았다. 그는 차량 밖 도로변에서 있었고 심각한 부상이 없는 것으로 보였다. 운전자는 톰과 에릭에게 "괜찮은 것 같습니다. 잠시 잠이 들어 도로를 이탈했습니다" 고 전했다. 그래도 톰과 에릭은 1차평가와 빠른외상평가를 잇따라 실시하였고, 환자고정 후 산소를 공급했으며 응급실로 이송하였다. 톰은 환자와 동승하였다. 이송 중 톰은 환자의 혈당량 측정 후 예방 조치로 정맥주사를 통해 수액을 투여하고 심전도 모니터를 부착하였다.

톰은 생각한다. "모든 것이 정상이었는데, 내가 무엇을 놓쳤지?" 이미 톰은 백번도 넘게 그 날의 병원전처치기록을 읽었다. 3년이 지났지만 톰은 이제 구조상황의 거의 모든 세부사항을 기억하고 있다. 2주 전만 해도 거의 잊혀진 일이었다.

변호사들은 예상보다 일찍 톰을 회의실 안으로 불러들이고, 자신들을 소개한 후 선서를 시킨다. 변호사 한 명이 질문을 시작한다. "당일 저녁에 있었던 충돌사건을 기억하십니까?"

"네, 기억합니다" 고 톰은 답변한다. 톰은 현장도착 당시 운전자는 승용차 밖에 있었다고 말한다. 여느 외상환자와 동일하게 대응하였고 운전자에게는 명백한 부상이나 병색이 없었다고 증언한다.

"운전자는 당뇨병이 있다고 말했습니까?"

"아니오," 라고 톰은 답변한다. "하지만 혈당량을 측정했고 정상 수치였습니다."

"운전자는 심장질환이 있다고 말했습니까?"

"아니오," 라고 답변한다. "하지만 심전도 모니터를 부착했고 정상리듬이 관찰되었습니다."

"운전자는 본인이 기절했기 때문에 도로를 이탈한 것이라고 밝혔습니까?"

"아니오, 그는 잠이 들었다고 말했습니다." 톰은 한결 기분이 나아진다. 모든 질문에 답을 할 수 있고 병원전처치기록이 톰의 말을 뒷받침하고 있기 때문이다.

몇 가지 질문 후 변호사들은 톰을 내보내고 귀가하도록 한다. 톰은 변호사들이 무엇을 알아내려 했는지 모르지만 모든 질문에 정직하게 답변했다는 점은 분명하다. 6년 혹은 8년전에 일어난 일이었다면 지금처럼 답변할 수 있었을지 생각해본다. 최근 몇 년간 톰은 문서화 작업에 많은 노력을 쏟아왔다. 그리고 병원전처치기록이 없었다면 그 모든 세부사항을 절대 기억할 수 없었다는 점을 톰을 잘 알고 있다.

6주 후 톰은 변호사로부터 감사의 편지를 받는다. 알고보니 운전자는 "명백한 당뇨병과 심장질환을 감지하지 못한 이유"로 그의 주치의를 고소한 상황이었다. 운전자는 이 질환들이 자동차 사고의 원인이었으며, 그 결과로 심각한 부상을 입었다고 주장했다. 톰의 진술, 그리고 그의 병원전처치기록은 이 사건이 기각되는 데 중요한 역할을 했다.

개요

병원전처치기록(prehospital care report; PCR)은 응급의료상황 혹은 그 외 상황에서의 환자와 접촉 중 일어나는 일들의 사실적 기록이다. 올바르게 작성된 병원전처치기록은 응급상황 중에 실시된 모든 평가와 처치를 정확하게 나타낸다. 병원전처치기록은 응급구조사에 의해 어떤 것이 왜 실시되었으며, 응급구조사의 중재로 어떤 결과가 있었는지 정확하게 기록한다. 이는 법정에서 응급구조사의 가장 중요한 동지가 될 수 있으며 적이 될 수도 있다.

병원전처치기록은 구급차 출동 상황 중 발생한 일들에 대한 응급구조사의 유일한 영구적이며 완전한 기록이다. 응급센터에는 출동시간 기록과 라디오 통신 녹취가 있을 수 있고, 환자는 출동 당시에 대한 기억이 있을 것이다. 응급구조사와 다른 구조대원들도 상황에 대한 여러가지를 기억할 수 있다. 하지만 응급구조사의 병원전처치기록은 언제나 상황에 대한 가장 종합적이고 신뢰도 높은 기록으로 취급된다. 또한 응급구조사의 전문성을 나타내기도 한다. 잘 쓰여진 꼼꼼한 병원전처치기록은 꼼꼼하고 효율적인 평가와 높은 수준의 처치를 뜻한다. 부실하게 쓰인 미완성의 병원전처치기록은 마찬가지로 부실하고 완벽하지 못한 처치를 뜻한다.

응급구조사는 의료계 일원으로 많은 경우의 상황을 환자와 가장 먼저 교류를 하게 된다. 응급구조사와 다른 응급구조 대원들이 갖는 환자와의 교류는 환자가 의료계 전반에 대해 갖게 되는 인상에 영향을 줄 것이다. 응급의료(EMS)는 당신에게 변화를 가져올 수 있는 직업이다. 각 응급 신고와 모든 환자 교류는 말 그대로 환자의 삶과 죽음을 결정할 수 있다. 이처럼 막대한 책임을 수반하는 직업은 몇 되지 않는다.

병원전처치기록은 크게 3가지를 목표로 둔다:

- ***다음 단계의 의료 전문가에게 환자와 병원전처치에 대한 정보전달.*** 이 정보는 병원에서 환자를 치료하게 될 간호 인력, 응급의료진, 그리고 의사들에게 도움을 제공한다.
- ***환자의 의료비 산정을 위한 정보제공.*** 상세한 병원전처치기록 내용은 환자의 치료 및 이송을 위해 제공된 의료비 산정과 직접적인 관련이 있다.
- ***출동상황에 대한 법적기록 제공.*** 법정에서 응급구조요원이 패소하는 경우 부실한 기록이 중요 요인이 될 때가 많다. 또한 좋은 기록은 응급구조요원의 승소를 가져오거나 애초에 고소 당하지 않도록 도움이 되기도 한다.

기록의 목적

응급구조사의 병원전처치기록은 의료 전문인, 응급의료 행정가, 연구원, 그리고 때로는 변호사 등 다양한 사람들에게 중요한 자원이 될 것이다.

의료적

병원 의료진(간호사 및 의사)은 응급구조사로부터 많은 정보를 필요로 하는데 이는 응급구조사가 병원을 떠날 때까지 그들이 얻을 수 있는 것 보다 더 많은 정보를 응급구조사로부터 얻게 된다. 예를 들어, 응급구조사가 현장에 도착한 시점에서부터 관찰된 환자의 정신 상태의 시간대 별로 기록이 요구될 수 있다. 이때 병원전처치기록은 병원에 도착하기 전 환자상태에 대한 정보를 응급실 인력에게 제공한다. 또한 이를 통해 환자 평가 결과의 비교와 환자 상태의 개선 혹은 악화를 나타내는 증상을 알 수 있는 기준을 확인할 수 있다. 외과 의료진은 손상의 기전 및 현장평가와 환자의 1차 평가 결과에 대해 알고 싶어할 것이다.

내용 요약

▶ 병원전처치기록의 목적

- 의료적
- 행정적
- 연구적
- 법률적

환자가 입원을 하게 될 때 각 병동과 집중치료병동(ICU)의 인력은 환자의 기존 상태에 대해 환자 스스로 기억하는 것 이상의 정보를 필요로 할 수 있다. 병원전처치기록은 병원 인력이 직접 연락할 수 없는 가족, 행인, 응급의료반응자와 그외 목격자들의 진술을 제공할 수 있다. 사고를 일으킨 상황 또는 손상의 기전을 이해하는 것은 또한 재활 전문가에게 더욱 양질의 치료를 제공 할 수 있도록 돕는다(그림 10-1●). 이처럼 병원전처치기록은 환자에게 효율적 치료가 지속적으로 제공될 수 있도록 도움을 준다.

행정적

응급의료행정가들은 질개선 및 체계관리를 위한 정보를 수집해야 한다. 출동시간(respmse times), 요청장소, 경광등과 사이렌의 사용, 날짜와 시간에 대한 정보는 당신의 응급의료 시스템이 생명을 위협하는 응급상황에 반응하도록 잘 준비되어 있는지 평가하는데 매우 중요하다. 또한 이는 지역사회의 요구에 관한 정보를 제공하는데 필요하다. 질개선(quality improvement) 또는 질보장(quality assurance) 위원회는 개개인의 파라메딕 혹은 응급의료시스템의 문제를 확인하는데 구급활동기록을 사용할 것이다. 몇몇 기관들에서는, 경리부서에서 지불 청구가 가능한 서비스인지 결정하기 위해 필요할 것

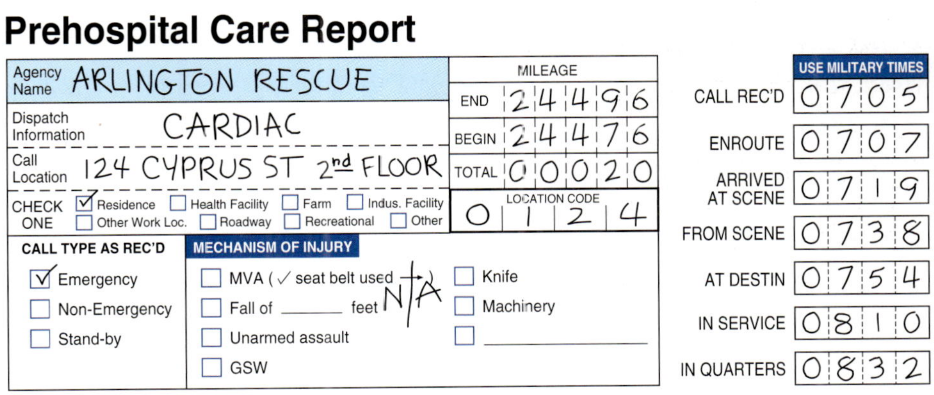
Prehospital Care Report

Agency Name	ARLINGTON RESCUE
Dispatch Information	CARDIAC
Call Location	124 CYPRUS ST 2nd FLOOR
CHECK ONE	☑ Residence ☐ Health Facility ☐ Farm ☐ Indus. Facility ☐ Other Work Loc. ☐ Roadway ☐ Recreational ☐ Other

MILEAGE	
END	24496
BEGIN	24476
TOTAL	00020
LOCATION CODE	0124

CALL TYPE AS REC'D: ☑ Emergency ☐ Non-Emergency ☐ Stand-by

MECHANISM OF INJURY: ☐ MVA (✓ seat belt used →) ☐ Fall of ______ feet N/A ☐ Unarmed assault ☐ GSW ☐ Knife ☐ Machinery ☐ ______

USE MILITARY TIMES	
CALL REC'D	0705
ENROUTE	0707
ARRIVED AT SCENE	0719
FROM SCENE	0738
AT DESTIN	0754
IN SERVICE	0810
IN QUARTERS	0832

●그림 10-1 병원전처치기록의 자료는 당신의 소속 기관의 환자치료 개선을 위한 필수적인 요소이다.

내용 요약

▶ 잘 쓰여진 병원전처치기록의 특성

- 적절한 의학용어 사용
- 올바른 약어와 두문자어 사용
- 정확하고 일관성 있는 시간 표시
- 상세한 의사소통의 기록
- 적절한 음성증상(pertinent negatives)
- 목격자, 행인, 환자의 연관된 구두진술
- 모든 추가적인 자원과 인력의 신분 증명 완료

이다. 보험 모집원들은 소송과정에서 질병이나 손상에 관한 더 많은 것을 알고자 할 것이다. 어떤 주에서는 지역시스템을 위한 자금의 배분을 위해 당신의 병원전처치기록의 데이터를 사용할 것이다.

연구적

병원전처치기록은 연구 인력에게 응급 신고의 다양한 측면에 대한 유용한 자료를 제공한다. 예를 들어 기록지에 기록된 정보를 분석하여 의료 장비 혹은 약물 및 침습적 처치의 효율성을 평가할 수 있다. 이러한 정보는 비용 절감, 인력의 대체와 대응시간을 줄이는데 활용되기도 한다. 일부 응급의료체계에서는 전자식 병원전처치기록을 쓰기도 하고 전산화된 데이터베이스를 통해 데이터를 분석하기도 한다(그림 10-2●).

입력 방식과 무관하게 응급구조사가 작성하는 병원전처치기록은 응급의료체계가 지속적으로 환자 치료를 개선하기 위한 토대(근거)를 제공한다.

법률적

병원전처치기록에 작성된 내용은 환자의 의료기록에 영구적으로 포함된다. 변호사들은 법적 조치를 취할 때 이를 참고할 수 있으며, 법정에서 이는 응급구조사의 유일한 참고자료가 될 수 있다. 응급구조사가 증인으로 출석이 요구될 수 있으며 이때 병원전처치기록은 핵심적인 증거자료로써 활용된다. 그외 형사사건의 증거로 쓰여 죄의 유무를 결정할 수도 있다. 병원별로 이러한 자료가 보관되도록 정해진 기간은 주마다 다르다.

언젠가 법정에서 참고로 쓰일 수 있다는 생각으로 항상 병원전처치기록을 작성해야 한다. 현장 도착 및 응급구조사의 처치 동안의 환자 상태를 기술하고 병원에 도착하면 이를 보고한다. 모든 중재 전·후의 환자 상태를 기록하고, "환자는 취해있었고, 불쾌했으며, 마약 중독자와 같았다"는 등의 주관적 견해를 기록하지 않도록 한다. 작성을 마치고 난 후 동료에게 완성도와 정확성을 확인하도록 부탁한다. 법정에서 원고의 변호인은 기록에서 발견될 수 있는 일관되지 않은 정보나 모호함을 찾을 것이다. 이때 응급 신고에 대한 완전하고 정확하며 객관적인 기록은 법정에서 응급구조사가 쓸 수 있는 최선의 방어책이기도 하고 유일한 방어책이기도 하다.

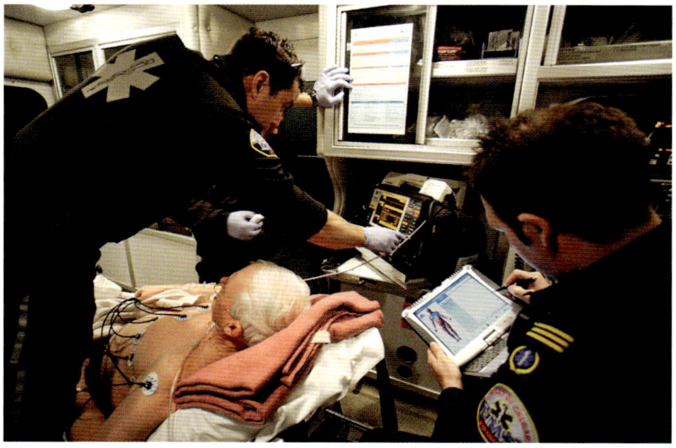

●그림 10-2 손바닥만한 전자클립보드는 병원전처치기록을 컴퓨터에 바로 입력할 수 있게 한다. (© Kevin Link)

환자 평가시 유의 사항

위생 장갑에 환자의 정보를 기록하지 않는다

응급구조사는 환자의 활력 징후와 여타 중요 정보를 위생 장갑에 적는 경우가 많다. 여기에는 몇 가지 문제가 있다. 첫째, 소독 장갑이 제대로 폐기 처리되지 않는 경우 응급구조사의 행위는 의료정보보호법에 저촉될 수 있다. 더욱 중요한 사실은 응급구조사가 환자와 직접 접촉하는 경우 클립 보드나 펜과 같은 개인의 물건을 사용하기 전에 소독 장갑을 제거하거나 새 장갑으로 교체해야 한다. 메모해 둔 정보를 나중에 읽어보기 위해 착용하고 있던 장갑을 벗지 않거나 응급실 선반에 올려둘 경우 감염 사고가 발생할 수 있다.

응급구조사는 장갑보다는 화이트 보드나 테이프를 통해 중요한 정보를 기록한다. 화이트 보드를 사용할 경우, 환차 치료시에만 펜을 사용하고 이후에 펜을 자주 세척한다. 테이프 녹음을 하는 경우 환자 치료시에만 사용하는 펜을 따로 정한다(평소에 다른 생각을 하면서 입에 물고 있던 펜을 사용하면 안 된다). 응급 환자의 처치가 끝날 때마다 화이트 보드를 깨끗하게 지우고 녹음된 테이프는 적절하게 폐기 처분한다.

일반 고려사항

모든 응급의료체계는 각기 다른 문서화 지침이 있다. 체계에 따라 신고기록의 종류 또한 다양하다. 체크할 수 있는 박스가 그려진 보고서가 사용되기도 하고, 버블시트가 사용되기도 한다. **버블 시트**(bubble sheets)란 스캔이 가능한 보고서로, 박스나 풍선 모양의 칸(버블)을 채워 환자 정보를 기록할 수 있는 보고서를 말한다(그림 10-3●).

응급의료체계에 따라 문서화 과정이 전산화되어 있을 수도 있다. 시간간격과 같은 실행자료 역시 체계에 따라 달리 쓰일 수 있다. 예를 들어, 사설 응급의료기관은 지역사회에 기반

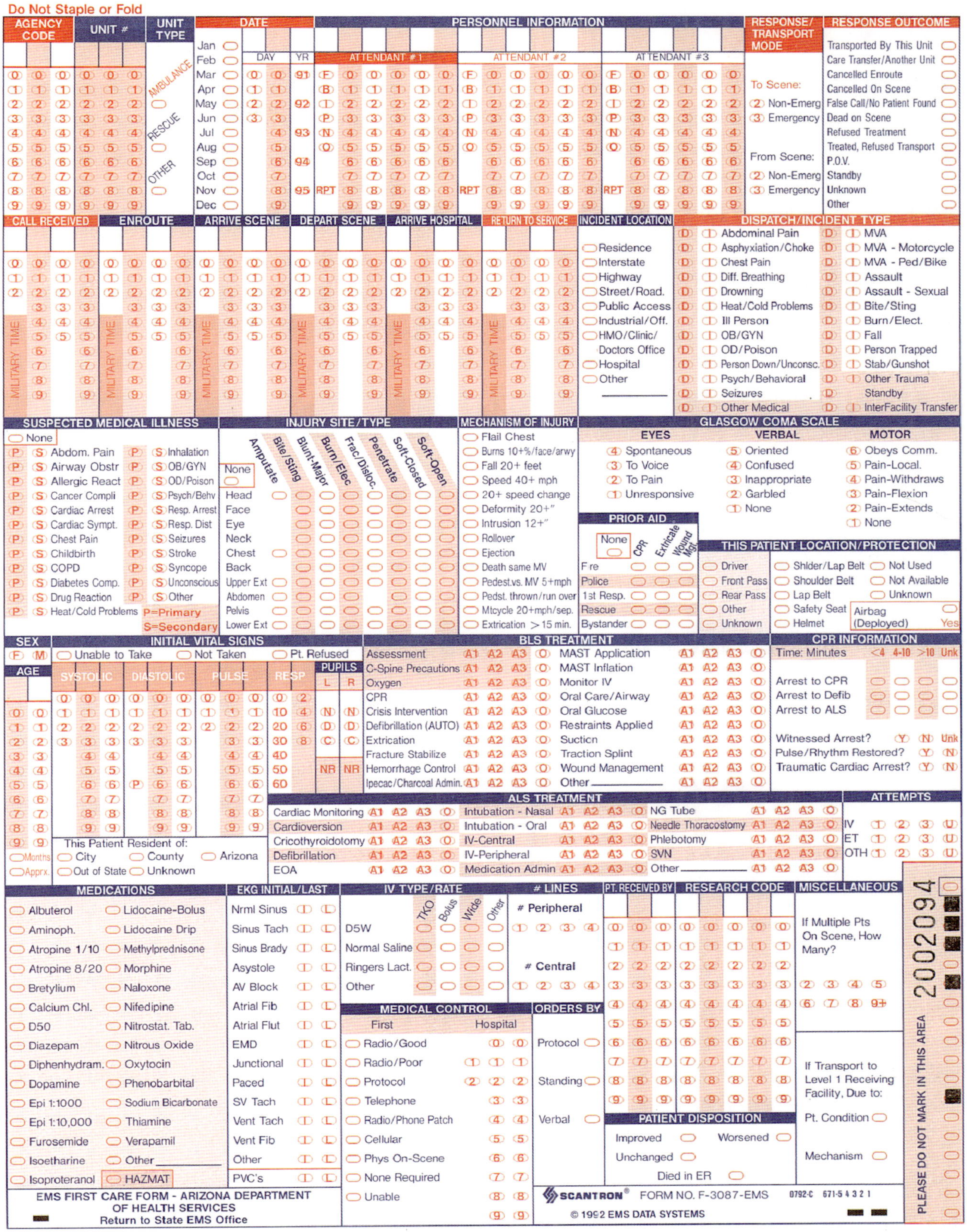

Do Not Staple or Fold

AGENCY CODE | UNIT # | UNIT TYPE: AMBULANCE, RESCUE, OTHER | DATE: Jan, Feb, Mar, Apr, May, Jun, Jul, Aug, Sep, Oct, Nov, Dec; DAY; YR 91, 92, 93, 94, 95

PERSONNEL INFORMATION: ATTENDANT #1, ATTENDANT #2, ATTENDANT #3 (F, B, I, P, N, O, RPT)

RESPONSE/TRANSPORT MODE: To Scene: (2) Non-Emerg, (3) Emergency; From Scene: (2) Non-Emerg, (3) Emergency

RESPONSE OUTCOME: Transported By This Unit; Care Transfer/Another Unit; Cancelled Enroute; Cancelled On Scene; False Call/No Patient Found; Dead on Scene; Refused Treatment; Treated, Refused Transport; P.O.V.; Standby; Unknown; Other

CALL RECEIVED | ENROUTE | ARRIVE SCENE | DEPART SCENE | ARRIVE HOSPITAL | RETURN TO SERVICE (MILITARY TIME)

INCIDENT LOCATION: Residence; Interstate; Highway; Street/Road; Public Access; Industrial/Off.; HMO/Clinic/Doctors Office; Hospital; Other

DISPATCH/INCIDENT TYPE: Abdominal Pain; Asphyxiation/Choke; Chest Pain; Diff. Breathing; Drowning; Heat/Cold Problems; Ill Person; OB/GYN; OD/Poison; Person Down/Unconsc.; Psych/Behavioral; Seizures; Other Medical; MVA; MVA - Motorcycle; MVA - Ped/Bike; Assault; Assault - Sexual; Bite/Sting; Burn/Elect.; Fall; Person Trapped; Stab/Gunshot; Other Trauma; Standby; InterFacility Transfer

SUSPECTED MEDICAL ILLNESS: None; Abdom. Pain; Airway Obstr; Allergic React; Cancer Compli; Cardiac Arrest; Cardiac Sympt.; Chest Pain; Childbirth; COPD; Diabetes Comp.; Drug Reaction; Heat/Cold Problems; Inhalation; OB/GYN; OD/Poison; Psych/Behv; Resp. Arrest; Resp. Dist; Seizures; Stroke; Syncope; Unconscious; Other; P=Primary, S=Secondary

INJURY SITE/TYPE: Amputate; Bite/Sting; Blunt-Major; Burn/Elec; Frac/Disloc.; Penetrate; Soft-Closed; Soft-Open — None; Head; Face; Eye; Neck; Chest; Back; Upper Ext; Abdomen; Pelvis; Lower Ext

MECHANISM OF INJURY: Flail Chest; Burns 10+%/face/arwy; Fall 20+ feet; Speed 40+ mph; 20+ speed change; Deformity 20+"; Intrusion 12+"; Rollover; Ejection; Death same MV; Pedest.vs. MV 5+mph; Pedst. thrown/run over; Mtcycle 20+mph/sep.; Extrication > 15 min.

GLASGOW COMA SCALE: EYES: (4) Spontaneous, (3) To Voice, (2) To Pain, (1) Unresponsive; VERBAL: (5) Oriented, (4) Confused, (3) Inappropriate, (2) Garbled, (1) None; MOTOR: (6) Obeys Comm., (5) Pain-Local., (4) Pain-Withdraws, (3) Pain-Flexion, (2) Pain-Extends, (1) None

PRIOR AID: None; CPR; Extricate; Wound Mgt. — Fire; Police; 1st Resp.; Rescue; Bystander

THIS PATIENT LOCATION/PROTECTION: Driver; Front Pass; Rear Pass; Other; Unknown; Shlder/Lap Belt; Shoulder Belt; Lap Belt; Safety Seat; Helmet; Not Used; Not Available; Unknown; Airbag (Deployed) Yes

SEX: F M | AGE: Months, Apprx.

INITIAL VITAL SIGNS: Unable to Take; Not Taken; Pt. Refused; SYSTOLIC; DIASTOLIC; PULSE; RESP; PUPILS L R (N, D, C, NR)

This Patient Resident of: City; County; Arizona; Out of State; Unknown

BLS TREATMENT: Assessment; C-Spine Precautions; Oxygen; CPR; Crisis Intervention; Defibrillation (AUTO); Extrication; Fracture Stabilize; Hemorrhage Control; Ipecac/Charcoal Admin.; MAST Application; MAST Inflation; Monitor IV; Oral Care/Airway; Oral Glucose; Restraints Applied; Suction; Traction Splint; Wound Management; Other (A1 A2 A3 O)

CPR INFORMATION: Time: Minutes <4 4-10 >10 Unk; Arrest to CPR; Arrest to Defib; Arrest to ALS; Witnessed Arrest? Y N Unk; Pulse/Rhythm Restored? Y N; Traumatic Cardiac Arrest? Y N

ALS TREATMENT: Cardiac Monitoring; Cardioversion; Cricothyroidotomy; Defibrillation; EOA; Intubation - Nasal; Intubation - Oral; IV-Central; IV-Peripheral; Medication Admin; NG Tube; Needle Thoracostomy; Phlebotomy; SVN; Other

ATTEMPTS: IV; ET; OTH (1 2 3 U)

MEDICATIONS: Albuterol; Aminoph.; Atropine 1/10; Atropine 8/20; Bretylium; Calcium Chl.; D50; Diazepam; Diphenhydram.; Dopamine; Epi 1:1000; Epi 1:10,000; Furosemide; Isoetharine; Isoproterenol; Lidocaine-Bolus; Lidocaine Drip; Methylprednisone; Morphine; Naloxone; Nifedipine; Nitrostat. Tab.; Nitrous Oxide; Oxytocin; Phenobarbital; Sodium Bicarbonate; Thiamine; Verapamil; Other; HAZMAT

EKG INITIAL/LAST: Nrml Sinus; Sinus Tach; Sinus Brady; Asystole; AV Block; Atrial Fib; Atrial Flut; EMD; Junctional; Paced; SV Tach; Vent Tach; Vent Fib; Other; PVC's

IV TYPE/RATE: TKO; Bolus; Wide; Other — D5W; Normal Saline; Ringers Lact.; Other

LINES: # Peripheral; # Central

MEDICAL CONTROL: First; Hospital — Radio/Good; Radio/Poor; Protocol; Telephone; Radio/Phone Patch; Cellular; Phys On-Scene; None Required; Unable

ORDERS BY: Protocol; Standing; Verbal

PT. RECEIVED BY | RESEARCH CODE

PATIENT DISPOSITION: Improved; Worsened; Unchanged; Died in ER

MISCELLANEOUS: If Multiple Pts On Scene, How Many?; If Transport to Level 1 Receiving Facility, Due to: Pt. Condition; Mechanism

PLEASE DO NOT MARK IN THIS AREA 2002094

EMS FIRST CARE FORM - ARIZONA DEPARTMENT OF HEALTH SERVICES Return to State EMS Office

SCANTRON® FORM NO. F-3087-EMS 0792-C 671-5 4 3 2 1 © 1992 EMS DATA SYSTEMS

●그림 10-3 위와 같은 병원전처치기록 양식은 스캔을 통해 컴퓨터에 입력될 수 있다. *(© 1992 EMS Data Systems)*

을 둔 자원봉사기관들보다 의료비 청구와 관련된 정보를 더 많이 요구할 수 있다.

의학용어

올바른 문서화의 필수적 요소는 의학용어의 적합한 사용이다. 의학용어는 쓰기 편하지는 않지만 작성된 병원전처치기록을 보편적으로 인정되는 의료 문서로 만들어준다. 일지에 쓰일 의학 용어의 뜻과 정확한 철자를 숙지하는 것은 매우 중요하다. 쓰임이 잘못 되었거나 철자가 틀린 의학 용어는 응급구조사의 전문성을 떨어뜨리며 독자를 혼란시킬 수 있다.

철자를 모른다면 사전을 찾아보거나 다른 단어를 사용해야 한다. 많은 파라메딕들은 바로 이런 이유에서 소형 의학용어 사전을 구급차에 구비해 놓는다. 정확한 의학용어나 그 철자를 모를 때에는 평이한 단어로 작성하는 것도 가능하다. "가슴"은 "흉부" 만큼이나 정확한 표현이고 "홍부"라고 쓰는 것보다 좋은 대안이다."배"는 "복부" 보다 전문성이 떨어져 보일 수는 있으나 "봇부"에 비하면 낫다.

약어와 두문자어

약어와 두문자어는 모두 원단어의 머리글자로 만들어진 말이다. 하지만 두문자어는 하나의 단어로서 발음할 수 있는 약어이다. 예를 들어, 심폐소생술(cardiopulmonary resuscitation)의 CPR은 약어이다. 후천성면역결핍증(acquired immune deficiency syndrome)의 AIDS는 두문자어이다.

의학용어의 약어와 두문자어를 통해 일지에 빨리 적을 수 있는 정보의 양을 늘릴 수 있다(표 10-1). 하지만 문제가 발생하기도 하는데, 이는 약어와 두문자어가 다양한 의미를 가질 수 있기 때문이다. 예를 들어 다른 의학 분야에서는 의미가 달라질 수 있다. CP는 가슴통증(chest pain)인가, 심혈관관류(cardiovascular perfusion)인가, 뇌성마비(cerebral palsy)인가? CO는 심박출량(cardiac output)인가, 일산화탄소인가(carbon monoxide)? BLS는 기본소생술(basic life support)인가, 화상, 열상, 종창(burns, lacerations, swelling)인가? 위 단어들은 통상적 의미를 하나 이상 가지고 있는 일반적 약어이다. 게다가 많은 약어들이 한 공동체에서 특정되어 있다. 반드시 소속된 지역응급의료체계에서 사용되는 용어에 익숙해져야 한다.

약어와 두문자어는 익숙하지 않은 사람이 일지를 읽을 때 혼란을 야기할 수 있다. 지역 관습이나 응급의료에 익숙하지 않은 의료인은 약어나 두문자어를 이해하지 못할 수 있다. 새로운 약어나 두문자어의 의미를 분명히 하기 위한 한 가지 방법은 처음 약어나 두문자어를 사용할 때 괄호로 의미를 적는 것이다. 그 후에는 일지에 약어만을 계속 사용할 수 있다. 다음 예시는 약어와 두문자어가 어떻게 설명을 짧게 줄일 수 있는지를 보인다. 일반적 언어로는 일지가 다음과 같이 작성된다.

> 환자는 의식이 있는 54세의 남성으로 20분 전부터 급성 가슴통증과 숨가쁨을 호소한다. 진통제 없이 니트로글리세린 2정을 복용했다. 구역, 구토, 현기증은 없다고 한다. 3년 전 관상동맥질환과 심장병의 병력이 있으며 고혈압이 있다. 필요한 경우 니트로글리세린과, 프로카디아 XL, 히드로클로로티아지드, 칼륨을 복용했다. 알려진 약물 알레르기는 없다.

약어와 두문자어를 사용하면 동일한 일지가 다음과 같이 작성된다.

> Pt. is 54 y/o CAO male c/o sudden onset CP/SOB × 20 min. Pt took NTG × 2 Ø relief. n/v, dizziness. PH: CAD,AMI ×3y, HTN. Meds: NTG prn, Procardia XL, HCTZ and K^+; NKDA.

시간

사고 시간은 병원전처치기록(PCR)에서 아주 중요하면서도 심각한 부분이다. 병원전처치기록에 기록하는 시간은 사고의 공식 시간으로 간주된다. 의료적·법적 목적을 위해 반드시 시간의 정확성을 보장해야 한다.

병원전처치기록에는 보통 전화수신시간, 출동시간, 현장도착시간, 병원도착시간, 서비스 복귀시간을 적는 공간이 있다(그림 10-1 참조). 기타 시간 간격도 중요하다. 동료와 함께 환자에게 도착한 시간은 보통 구급차가 현장에 도착한 시간과는 아주 다르다. 예를 들어, 환자가 엘리베이터가 없는 건물의 4층에 있거나 길에서 수백미터 떨어져 있는 장소에 있는 경우가 있을 수 있다. 이유를 막론하고 현장 도착시간과 환자에게 도착한 시간의 현저한 차이를 일지에 기록한다. 활력 징후 측정 시간, 약물 투여시간, 지역 지침에서 요청하는 특정 의료 절차의 시간, 환자상태 변화 시간 역시 중요하며 정확한 문서화를 요구한다.

시간기록에 있어 가장 일반적인 문제는 출동센터 시계와 구급차 시계, 그리고 자신의 시계가 일치하지 않는 것이다. 출동센터 시계에 따라 구급차가 현장에 도착한 시간이 20시 32분이고, 자신의 시계에 따라 심폐소생술이 시작된 시간이 20시 29분이며, 제세동기 내장 시계에 따라 제세동이 실시된 시간이 20시 43분이라고 기록된 일지를 생각해 보라. 우리가 이 현상을 인지하고 기록된 시간의 정확성을 무시한다 해도, 기록된 시간들은 공식적·법적 시간이 된다. 따라서 가능하면 같은 시계로 모든 시간을 기록한다. 만약 이것이 불가능

표 10-1 | 표준 차트 약어

환자 정보/카테고리			
아시아인(Asian)	A	투약(Medications)	Med
흑인(Black)	B	신생아(Newborn)	NB
주호소(Chief complaint)	CC	직업력(Occupational history)	OH
호소 증상(Complains of)	c/o	과거병력(Past history)	PH
현재 건강상태(Current health status)	CHS	환자(Patient)	Pt
생년월일(Date of birth)	DOB	신체검진(Physical exam)	PE
감별진단(Differential diagnosis)	DDx	주치의(Private medical doctor)	PMD
분만 예정일(Estimated date of confinement)	EDC	계통검사(Review of systems)	ROS
가족력(Family history)	FH	징후 및 증상(Signs and symptoms)	S/S
여성(Female)	♀	사회력(Social history)	SH
히스패닉(Hispanic)	H	시력(Visual acuity)	VA
병력(History)	Hx	활력징후(Vital signs)	VS
병력과 건강(History and physical)	H&P	체중(Weight)	Wt
현병력(History of present illness)	HPI	백인(White)	W
인상(Impression)	IMP	연령(Year-old)	y/o
남성(Male)	♂		
신체 기관			
복부(Abdomen)	Abd	부인과(Gynecological)	GYN
심혈관(Cardiovascular)	CV	머리, 눈, 귀, 코, 인후(Head, eyes, ears, nose, and throat)	HEENT
중추신경계(Central nervous system)	CNS	근골격(Musculoskeletal)	M/S
귀, 코, 인후(Ear, nose, and throat)	ENT	산과(Obstetric)	OB
위장(Gastrointestinal)	GI	말초신경계(Peripheral nervous system)	PNS
비뇨생식기(Genitourinary)	GU	호흡기(Respiratory)	Resp
일반 통증			
복통(Abdominal pain)	abd pn	하부 요통(Lower back pain)	LBP
가슴통증(Chest pain)	CP	구역/구토(Nausea/vomiting)	n/v
호흡곤란(Dyspnea on exertion)	DOE	명백한 통증 없음(No apparent distress)	NAD
불명열(Fever of unknown origin)	FUO	통증(Pain)	pn
총상(Gunshot wound)	GSW	숨가쁨(Shortness of breath)	SOB
두통(Headache)	H/A	심각한 가슴통증(Substernal chest pain)	sscp
진단			
복부대동맥류(Abdominal aortic aneurysm)	AAA	성인 호흡장애증후군(Adult respiratory distress syndrome)	ARDS
유산(Abortion)	Ab	알코올(Alcchol)	ETOH
급성심근경색(Acute myocardial infarction)	AMI	동맥경화성 심장질환(Atherosclerotic heart disease)	ASHD

(계속)

표 10-1 | 표준 차트 약어

만성 폐쇄성 폐질환(Chronic obstructive pulmonary disease)	COPD	대량사상자사고(Mass-casualty incident)	MCI
만성 신부전(Chronic renal failure)	CRF	승모판탈출증(Mitral valve prolapse)	MVP
심부전(Congestive heart failure)	CHF	차량충돌(Motor vehicle crash)	MVC
관상동맥우회술(Coronary artery bypass graft)	CABG	다발성 경화증(Multiple sclerosis)	MS
관상동맥질환(Coronary artery disease)	CAD	인슐린비의존형당뇨병(Non-insulin-dependent diabetes mellitus)	NIDDM
낭포성섬유증(Cystic fibrosis)	CF	기질적 뇌증후군(Organic brain syndrome)	OBS
도착시 사망(Dead on arrival)	DOA	중이염(Otitis media)	OM
심부정맥혈전증(Deep vein thrombosis)	DVT	과다복용(Overdose)	OD
진전섬망(Delirium tremens)	DTs	발작성 야간 호흡곤란(Paroxysmal nocturnal dyspnea)	PND
당뇨병(Diabetes mellitus)	DM	골반염증질환(골반염)(Pelvic inflammatory disease)	PID
자궁소파술(Dilation and curettage)	D&C	소화성 궤양 질환(Peptic ulcer disease)	PUD
십이지장궤양(Duodenal ulcer)	DU	임신/출산(Pregnancies/births (gravida/para))	G/P
말기 신부전(End-stage renal failure)	ESRF	임신성 고혈압(Pregnancy-induced hypertension)	PIH
엡스타인-바바이러스(Epstein-Barr virus)	EBV	폐색전증(Pulmonary embolism)	PE
이물기도폐쇄(Foreign body obstruction)	FBO	류마티스성 심장질환(Rheumatic heart disease)	RHD
B형간염 바이러스(Hepatitis B virus)	HBV	성매개병(Sexually transmitted disease)	STD
식도열공탈장(Hiatal hernia)	HH	일과성뇌허혈증(Transient ischemic attack)	TIA
고혈압(Hypertension)	HTN	결핵(Tuberculosis)	TB
감염병(Infectious disease)	ID	상기도감염(Upper respiratory infection)	URI
하벽심근경색(Inferior wall myocardial infarction)	IWMI	요로감염증(Urinary tract infection)	UTI
인슐린의존형당뇨병(Insulin-dependent diabetes mellitus)	IDDM	성병(Venereal disease)	VD
두개내압(Intracranial pressure)	ICP	WPW 증후군(Wolff-Parkinson-White syndrome (disease))	WPW
의약품			
안지오텐신전환효소(Angiotensin-converting enzyme)	ACE	젖산링거수액(Lactated Ringer's, Ringer's lactate)	LR, RL
아스피린(Aspirin)	ASA	마그네슘 황산염(Magnesium sulfate)	$MgSO_4$
중탄산나트륨(Bicarbonate)	HCO_3^-	몰핀 황산염(Morphine sulfate)	MS
피임약(Birth control pills)	BCP	니트로글리세린(Nitroglycerin)	NTG
칼슘(Calcium)	Ca^{2+}	비스테로이스성 항염증제(Nonsteroidal anti-inflammatory agent)	NSAID
칼슘길항제(Calcium channel blocker)	CCB	생리식염수(Normal saline)	NS
염화칼슘(Calcium chloride)	$CaCl_2$	페니실린(Penicillin)	PCN
염화물(Chloride)	Cl^-	페노바비탈(Phenobarbital)	PB
디곡신(Digoxin)	Dig	칼륨(Potassium)	K^+
다일랜틴(디페닐히단토인)(Dilantin (diphenylhydantoin))	DPH	탄산수소나트륨(Sodium bicarbonate)	$NaHCO_3$

(계속)

표 10-1 | 표준 차트 약어			
디펜다이드라민(Diphendydramine)	DPHM	염화나트륨(Sodium chloride)	NaCl
디프테리아-백일해-파상풍(Diphtheria-pertussis-tetanus)	DPT	타이레놀(아세트아미노펜)(Tylenol (acetaminophen))	APAP
하이드로클로로티아지드(Hydrochlorothiazide)	HCTZ		
해부/표지점			
복부(Abdomen)	Abd	림프절(Lymph node)	LN
전주와(Antecubital)	AC	내부측부인대(Medial collateral ligament)	MCL
앞겨드랑선(Anterior axillary line)	AAL	중수지절관절(Metacarpophalangeal (joint))	MCP
앞십자인대(Anterior cruciate ligament)	ACL	중족지절관절(Metatarsophalangeal (joint))	MTP
앞-뒤(Anterior-posterior)	A/P	중간겨드랑선(Midaxillary line)	MAL
원위지간관절(Distal interphalangeal (joint))	DIP	뒤겨드랑선(Posterior axillary line)	PAL
발등동맥(Dorsalis pedis (pulse))	DP	뒤십자인대(Posterior cruciate ligament)	PCL
쓸개(Gallbladder)	GB	근위지절간관절(Proximal interphalangeal (joint))	PIP
갈비사이공간(Intercostal space)	ICS	우폐 하엽(Right lower lobe)	RLL
외측측부인대(Lateral collateral ligament)	LCL	우하복부(Right lower quadrant)	RLQ
좌폐 하엽(Left lower lobe)	LLL	오른중간엽(Right middle lobe)	RML
좌하복부(Left lower quadrant)	LLQ	우폐 상엽(Right upper lobe)	RUL
좌폐 상엽(Left upper lobe)	LUL	우상복부(Right upper quadrant)	RUQ
좌상복부(Left upper quadrant)	LUQ	턱관절(Temporomandibular joint)	TMJ
좌심실(Left ventricle)	LV	고막(Tympanic membrane)	TM
간, 비장, 신장(Liver, spleen, and kidneys)	LSK		
신체검사/결과			
동맥혈가스(Arterial blood gas)	ABG	뇌파(Electroencephalogram)	EEG
양쪽 호흡음(Bilateral breath sounds)	BBS	날숨(Expiratory)	Exp
혈당(Blood sugar)	BS	외안운동(무손상)(Extraocular movements (intact))	EOMI
호흡음(Breath sounds)	BS	태아심박동(Fetalheart tones)	FHT
심장손상 형상(Cardiac injury profile)	CIP	완전 가동범위(Full range of motion)	FROM
중심정맥압(Central venous pressure)	CVP	만삭정상분만(Full-term normal delivery)	FTND
뇌척수액(Cerebrospinal fluid)	CSF	심박수(Heart rate)	HR
흉부 X선(Chest X-ray)	CXR	심음(Heart sounds)	HS
전체혈구계산(Complete blood count)	CBC	발꿈치-정강이(소뇌검사)(Heel-to-shin (cerebellar test))	H → S
컴퓨터 단층촬영(Computerized tomography)	CT	헤모글로빈(Hemoglobin)	Hgb
의식있고 각성 상태로 지남력 있음(Conscious, alert, and oriented)	CAO	들숨(Inspiratory)	Insp
늑골척추각(Costovertebral angle)	CVA	목정맥팽대(Jugular venous distention)	JVD
심부건반사(Deep tendon reflexes)	DTR	열상(찢김)(Laceration)	Lac
발등맥박(Dorsalis pedis (pulse))	DP	의식수준(Level of consciousness)	LOC

(계속)

표 10-1 | 표준 차트 약어

심전도(Electrocardiogram)	EKG, ECG	사지 모두 잘 움직임(Moves all extremities well)	MAEW
압통없음(Nontender)	NT	동공 같고, 둥글고 빛에 반응하며 원근조절 가능(Pupils equal, round, reactive to lightand accommodation)	PERRLA
정상 가동범위(Normal range of motion)	NROM	가동범위(Range of motion)	ROM
촉진(Palpation)	Palp	호흡(Respirations)	R
수동적 가동범위(Passive range of motion)	PROM	촉각 음성 진탕음(Tactile vocal fremitus)	TVF
최대박동점(Point of maximal impulse)	PMI	체온(Temperature)	T
후경골맥박(Posterior tibial (pulse))	PT	무의식(Unconscious)	Unc
맥박(Pulse)	P	요실금(Urinary incontinence)	UI
동공 같으며 빛에 반응(Pupils equal and reactive to light)	PEARL		
다양한 기술어구			
후(After (post–))	$\bar{p}$	해당 없음(Not applicable)	n/a
식후(After eating)	pc	숫자(Number)	No or #
각성, 지남력 있음(Alert and oriented)	A/O	가끔(Occasional)	Occ
전방(Anterior)	ant.	흡연량(Pack years)	pk/yrs, p/y
인접면(Approximate)	≈	당(Per)	/
필요시(As needed)	prn	양성(Positive)	1
전(Before (ante–))	$\bar{a}$	후방(Posterior)	post.
식전(Before eating(ante cibum, beforemeal))	a.c.	수술후(Postoperative)	PO
체표면적(%)(Body surface area (%))	BSA	도착전(Prior to arrival)	PTA
섭씨(Celsius)	C	–로 방출(Radiates to)	→
변화(Change)	Δ	우측(Right)	Ⓡ
감소(Decreased)	↓	제외(Rule out)	R/O
동등한(Equal)I	=	2차적(Secondary to)	2°
화씨(Fahrenheit)	F	상위(Superior)	sup.
즉시(Immediately)	stat	배(3시간 동안)(Times (for 3 hours))	×(×3h)
증가(Increased)	↑	일치하지 않음(Unequal, not equal)	≠
내측(Inferior)	inf.	건조하고 따뜻함(Warm and dry)	W/D
좌측(Left)	L	깨어있는 동안(While awake)	WA
보다 적은(Less than)	<	함께(With (cum))	$\bar{c}$
중등도(Moderate)	mod.	정상 범위 내(Within normal limits)	WNL
보다 많은(More than)	>	없이(Without (sine))	$\bar{s}$
음성(Negative)	–	영(Zero)	0
아님(No, not, none, null)	ø		

(계속)

표 10-1 | 표준 차트 약어

치료/처리			
전문심장소생술(Advanced cardiac life support)	ACLS	의학적 권고에 반하는(Against medical advice)	AMA
전문소생술(Advanced life support)	ALS	자동제세동기(Automated external defibrillator)	AED
백밸브마스크(Bag-valve mask)	BVM	이송거부(No transport—refusal)	NTR
기본소생술(Basic life support)	BLS	비재호흡 마스크(Nonrebreather mask)	NRM
심폐소생술(Cardiopulmonary resuscitation)	CPR	금식(Nothing by mouth)	NPO
목동맥동 마사지(Carotid sinus massage)	CSM	작업 치료(Occupational therapy)	OT
지속기도양압(Continuous positive airway pressure)	CPAP	구인두기도기(Oropharyngeal airway)	OPA
소생술포기(Do not resuscitate)	DNR	산소(Oxygen)	O_2
기관내관(Endotracheal tube)	ETT	1평방 인치당(Per square inch)	psi
도착 예정시간(Estimated time of arrival)	ETA	물리치료(Physical therapy)	PT
체외심박조율(External cardiac pacing)	ECP	호기말 양압(Positive end-expiratory pressure)	PEEP
간헐적양압환기(Intermittent positive-pressureventilation)	IPPV	짧은 척추고정판(Short spine board)	SSB
긴척추고정(Long spine board)	LSB	치료(Therapy)	Rx
비강캐뉼라(Nasal cannula)	LSB	처치(Treatment)	Tx
비위(관)(Nasogastric)	NG	-로 뒤집음(Turned over to)	TOT
비인두기도기(Nasopharyngeal airway)	NPA	구두 지시(Verbal order)	VO
투약 관리/측정법			
센티미터(Centimeter)	cm	정맥로 확보(Keep vein open)	KVO
입방 센티미터(Cubic centimeter)	cc	킬로그램(Kilogram)	kg
데시리터(Deciliter)	dL	리터(Liter)	L
방울(Drop(s))	gtt(s)	분당 리터(Liters per minute)	LPM, L/min, liters/min
분당 방울수(Drops per minute)	gtts/min	마이크로그램(Microgram)	mcg
매(Every)	Q	밀리당량(Milliequivalent)	mEq
그레인(Grain)	gr	밀리그램(Milligram)	mg
그램(Gram)	g, gm	밀리리터(Milliliter)	mL
시(간)(Hour)	h, hr, or °	밀리미터(Millimeter)	mm
수소이온농도(Hydrogen-ion concentration)	pH	수은 밀리미터(Millimeters of mercury)	mmHg
심장내(Intracardiac)	IC	분(Minute)	min
근육내(Intramuscular)	IM	구두로(Orally)	PO
골내(Intraosseous)	IO	피하(Subcutaneous)	SC, SQ
정맥내(Intravenous)	IV	설하(Sublingual)	SL
정맥내 주입(Intravenous push)	IVP	정맥로 유지(To keep open)	TKO
줄(Joules)	J		

(계속)

표 10–1 | 표준 차트 약어			
심장학			
심방세동(Atrial fibrillation)	AF	방실(Atrioventricular)	AV
심방빈맥(Atrial tachycardia)	AT	각차단(Bundle branch block)	BBB
완전심차단(Complete heart block)	CHB	조기 심방수축(Premature atrial contraction)	PAC
전기기계 해리(Electromechanical dissociation)	EMD	방실 접합부성 조기수축(Premature junctional contraction)	PJC
심실고유율동(Idioventricular rhythm)	IVR	조기 심실수축(Premature ventricular contraction)	PVC
접합부율동(Junctional rhythm)	JR	무맥성 전기활동(Pulseless electrical activity)	PEA
변형흉부유도(Modified chest lead)	MCL	상심실성 빈맥(Supraventricular tachycardia)	SVT
정상동율동(Normal sinus rhythm)	NSR	심실세동(Ventricular fibrillation)	VF
발작성 심방빈맥(Paroxysmal atrial tachycardia)	PAT	심실빈맥(Ventricular tachycardia)	VT
발작성 상심실성 빈맥(Paroxysmal supraventricular tachycardia)	PSVT	유주 심방성 심박조율기(Wandering atrial pacemaker)	WAP

하다면, 사용하는 모든 시계의 시간을 동일하게 확실히 관리한다. 모든 시계의 시간을 동일하게 맞출 수 없고 기록된 시간이 서로 다른 것 같다면 설명에 이를 포함한다. 다음과 같은 간단한 문장이면 충분할 것이다. "현장의 모든 시간 간격은 본인의 시계를 사용하여 기록되었으며, 다른 시간들은 출동 센터의 시간에 의거해 작성되었다."

의사소통

병원과의 의사소통도 중요한 항목이다. 소속된 시스템에서 의사소통에 음성 녹음을 사용할 수 있지만 녹음 자료는 보통 무기한 보관되지 않는다. 다시 말하건대, 병원전처치기록은 아마 의료지도 의사와의 논의 내용을 기록한 영구적인 자료가 될 것이다. 특히, 모든 조언과 지시를 기록하고 해당 조언과 지시를 실행한 결과를 작성한다. 어떤 상황에서는 지도의사에게 보고한 내용이나 그와 상의한 내용을 기록해서, 기록을 읽는 자가 의사결정 과정을 이해할 수 있도록 해야 할 경우도 있다. 마지막으로 병원전처치기록에 항상 지도의사의 이름을 적고, 가능하면 지도의사에게 서명을 받아 당신이 시행한 치료를 입증한다.

적절한 음성 증상(Pertinent Negatives)

환자평가와 의료중재는 응급의료 사건에서 필수이며 병원전처치기록의 핵심이 된다. 이 단원에서 앞으로 평가와 중재를 기록하는 특정 방법에 대해 논의할 예정이다. 그러나 몇 가지는 그 방법과 무관하게 일반적인 규칙이 적용된다.

평가에서 발견한 모든 사항은 정상적인 증상이라도 기록한다. 대부분 양성 증상이 고려 대상이지만, 음성 증상 – 적절한 음성 증상이라고 알려져 있다 – 역시 중요하다. 예를들어, 호흡 곤란 환자에게 발목 부종이나 수포음(crackle)이 없을 때 현장진단에서 울혈성심부전증을 제외시킬 수 있다. 또는 다리가 부러진 환자에게 감각 또는 운동기능상실이 없다면, 심각한 신경손상이 없다는 것을 의미한다. 해당 정보를 일지에 포함해야 한다.

환자의 주호소에 따라 해당되는 적절한 음성 증상은 각각 다르다. 일반적으로 주호소에 대한 양성 평가 결과가 중요하면 음성 결과 또한 중요하다. 이런 결과들은 치료 혹은 중재가 요구 되지 않지만, 이를 살펴보는 것은 문제에 대한 당신의 검사와 병력조사의 철저함을 보여주는 것이다.

구두 진술

목격자, 행인, 그리고 환자 스스로의 진술은 모든 병원전처치기록에 필수적이다.이들은 손상의 기전, 환자의 행동, 사고에 이르기까지의 상황과 응급구조사의 도착 전 실시된 응급처치나 치료에 대해 알려 줄 수 있다. 지갑과 가방과 같은 개인 소지품의 위치에 대한 정보를 알 수 있기도 하다. 범죄현장에서는 총의 위치와 같은 안전과 관련된 정보를 기록해야 한다. 응급구조사가 쓴 병원전처치기록은 살인무기에 대한 유일한 진술서가 될 수도 있다. 응급구조사가 피해자를 처음 본 지점, 피해자의 발견 당시 자세, 그리고 도착 시간과 같은 정보는 형사판결에 중요한 증거로 쓰일 수 있다.

가능하면 언제나 환자 – 혹은 그외 다른 목격자 – 의 말을 인용하되 직접 인용을 원칙으로 한다. 인용을 할 시에는 따옴

표로 표시하고 누가 한 말인지 명시하도록 한다. 예를 들어:

행인들의 진술에 의하면 환자는 "이상하게 행동하고 있었고 다음에 지나갈 차량 앞에 뛰어들겠다고 위협했다."

추가 자원

구조 작업에 참여한 모든 자원을 기록해야 한다. 항공의료서비스로 환자가 이송되었다면, 인계될 때까지의 모든 평가와 처치내용을 기록에 포함시켜야 한다. 어느 항공의료서비스인지 밝히고 알고 있다면 환자의 최종 목적지도 함께 적는다. 그 외 응급의료체계, 소방, 구조/구출, 경찰 인력이 동원되었다면 각각의 역할을 기록한다. 도착시 사망 (DOA)의 경우 경찰 인력과 검시관에 대한 정보를 명시한다.

의사가 지나가다 도움을 주는 경우 성명과 자격증을 확인하고 기록한다. 지도의사가 현장에 있고 처치를 지시하는 경우도 내용을 기록한다. 도움을 제공하는 자격이 있는 모두의 성명, 자격증명, 활동을 기록한다. 응급현장에서 자격있는 응급의료인력을 통합적 활용하는 것은 응급구조사의 임상경험과 지역별 지침에 의해 결정된다.이런 인력의 활용은 자세히 기록해야 한다.

좋은 기록의 요소

잘 작성된 병원전처치기록은 정확하고, 읽기 쉬우며, 시기가 적절하고, 변경이 없으며, 전문적이며 다음의 각 특성이 중요하다.

완전성과 정확성

정확한 병원전처치기록은 정확하면서도 포괄적이어야 한다. 누군가가 추후 필요로 할 수 있는 모든 관련 정보를 포함하고, 필요하지 않은 정보는 배제한다. 예를 들어, 환자의 발위로 잔디깎기 기계가 지나가는 사고가 발생한 경우, 사고를 당한 발의 엄지 발가락이 6년 전에 절단되었다는 정보는 중요할 것이다. 환자가 3살이었을 때 편도 제거 수술을 받은 사실은 아마 그렇게 중요하지 않을 것이다. 출혈이 발생한 발에 직접 압박을 가한 사실은 적절하지만, 잔디깎기 기계가 존 디어 6354모델이라는 사실은 중요하지 않다.

많은 병원전처치기록에서 체크박스와 서술을 위한 공간을 두고 있다(그림 10-4●). 모든 병원전처치기록에 서술 부분과 체크박스 부분을 전부 작성해야 한다. 출동 시 주어진 항목을 사용하지 않았더라도 문서의 모든 체크박스 부분에서 반드시 모든 항목이 처리되었음이 나타나야 한다. 체크박스를 통해 통상적이고 일반적인 정보가 출동 시 매번 기록되었다는 사실을 보장할 수 있게 된다. 하지만 어떤 병원전처치기록에도 모든 가능한 주호소, 평가 결과, 또는 중재를 기입하는 체크박스는 없다.

내용 요약

- ▶ 좋은 기록의 요소
  - 완전성
  - 정확성
  - 가독성
  - 시기의 적절함
  - 변경사항 없음
  - 전문성
- ▶ (무엇을, 언제 했는지, 그리고 의료 중재의 효과를 정확히 작성한다.)

문서화에 있어 핵심은 바로 서술이다. 어떠한 내용을 체크박스에 기입했다 해도, 해당 정보를 서술 부분에 반복할 가치가 있다. 그렇게 함으로써 체크박스에서의 예-아니오라는 한계를 넘어 시간, 평가 결과, 상황, 또는 지시된 행위와 관련한 환자상태의 변화 등을 설명할 수 있게 된다. 항상 체크된 박스의 정보와 서술 부분에 적힌 정보가 일관적일 수 있도록 한다. 정보들이 일치하지 않을 경우 특히 추후 법정에서 설명하는 것이 매우 어렵다.

정확한 철자, 공인 약어, 적절한 두문자어 역시 병원전처치기록의 정확성에 영향을 미친다. 철자가 틀린 단어는 뜻을 상실하며, 약어가 많으면 보편적으로 알아보기 힘들며, 다양한 두문자어는 하나 이상의 뜻을 가지고 있다. 약어나 두문자어의 뜻을 분명하게 한다.

가독성

못 쓴 글씨체와 읽기 힘든 일지는 문서를 조악하게 만든다. 일부 응급의료제공자는 이렇게 말한다. "내가 썼고 내가 읽을 수 있으면 된다." 이는 완전히 틀린 말이다. 병원전처치기록은 작성자가 참고하기 위한 자료만은 아니다. 병원전처치기록은 다른 수많은 사람들이 사용하는 영구 기록이다. 손글씨는 반드시 다른 사람들이 일지를, 특히 서술 부분을 읽고 이해할 수 있도록 깔끔해야 한다. 또한 손글씨는 수년이 지난 후, 기억 속에서 사건이 많이 지워진 후에도 스스로가 읽고 이해할 수 있을 정도로 깔끔해야 한다. 복사 시 내용이 모두 복사될 수 있도록 힘 있게 써야 한다. 가능한 한 볼펜을 사용하면 복사본이 좀 더 읽기 쉬워지며 문서의 임의 변경이 어렵게 된다. 체크 표시가 의미 없이 휘갈겨 쓴 것처럼 보이지 않게끔 확실하게 체크를 표시한다. 의료팀의 다른 팀원들이 의료 정보, 연구, 또는 질향상을 위해 일지를 사용할 수 있다는 사실을 기억한다.

시기의 적절성

일반적으로 환자를 이송하는 동안 구급차 안에서 일지를 작성하는 것은 다음의 두 가지 이유로 지양해야 한다. 첫째, 덜컹거리는 차 안에서는 깔끔하게 글씨를 쓸 수가 없다. 더

Prehospital Care Report

FOR BLS FR USE ONLY

M D Y — DATE OF CALL | RUN NO. | AGENCY CODE | VEH. ID.

Name | Agency Name | MILEAGE: END / BEGIN / TOTAL | USE MILITARY TIMES: CALL REC'D / ENROUTE / ARRIVED AT SCENE / FROM SCENE / AT DESTIN / IN SERVICE / IN QUARTERS

Address | Dispatch Information

Call Location

Ph #

CHECK ONE: ☐ Residence ☐ Health Facility ☐ Farm ☐ Indus. Facility ☐ Other Work Loc. ☐ Roadway ☐ Recreational ☐ Other

LOCATION CODE

AGE | DOB M D Y | SEX M ☐ F ☐

Physician

CALL TYPE AS REC'D. ☐ Emergency ☐ Non-Emergency ☐ Stand-by

COMPLETE FOR TRANSFERS ONLY: Transferred from ☐ No Previous PCR ☐ Unknown if Previous PCR

Previous PCR Number

CARE IN PROGRESS ON ARRIVAL: ☐ None ☐ Citizen ☐ PD/FD/Other First Responder ☐ Other EMS

MECHANISM OF INJURY: ☐ MVA (✓ seat belt used —▸) ☐ Struck by vehicle ☐ Fall of ____ feet ☐ Unarmed assault ☐ GSW ☐ Knife ☐ Machinery ☐

☐ Extrication required ______ minutes

Seat belt used? ☐ Yes ☐ No ☐ Unknown

Seat Belt Use Reported By ☐ Crew ☐ Patient ☐ Police ☐ Other

CHIEF COMPLAINT | SUBJECTIVE ASSESSMENT

PRESENTING PROBLEM
If more than one checked, circle primary

☐ Airway Obstruction ☐ Respiratory Arrest ☐ Respiratory Distress ☐ Cardiac Related (Potential) ☐ Cardiac Arrest

☐ Allergic Reaction ☐ Syncope ☐ Stroke/CVA ☐ General Illness/Malaise ☐ Gastro-Intestinal Distress ☐ Diabetic Related (Potential) ☐ Pain ______

☐ Unconscious/Unresp. ☐ Seizure ☐ Behavioral Disorder ☐ Substance Abuse (Potential) ☐ Poisoning (Accidental)

☐ Shock ☐ Head Injury ☐ Spinal Injury ☐ Fracture/Dislocation ☐ Amputation ☐ Other ______

☐ Major Trauma ☐ Trauma-Blunt ☐ Trauma-Penetrating ☐ Soft Tissue Injury ☐ Bleeding/Hemorrhage

☐ OB/GYN ☐ Burns Environmental ☐ Heat ☐ Cold ☐ Hazardous Materials ☐ Obvious Death

PAST MEDICAL HISTORY: ☐ None ☐ Allergy to ____ ☐ Hypertension ☐ Stroke ☐ Seizures ☐ Diabetes ☐ COPD ☐ Cardiac ☐ Other (List) ☐ Asthma

Current Medications (List)

VITAL SIGNS	TIME	RESP	PULSE	B.P.	LEVEL OF CONSCIOUSNESS	GCS	R PUPILS L	SKIN	STATUS
		Rate: ☐ Regular ☐ Shallow ☐ Labored	Rate: ☐ Regular ☐ Irregular		☐ Alert ☐ Voice ☐ Pain ☐ Unresp.		Normal Dilated Constricted Sluggish No-Reaction	☐ Unremarkable ☐ Cool ☐ Pale ☐ Warm ☐ Cyanotic ☐ Moist ☐ Flushed ☐ Dry ☐ Jaundiced	☐ C ☐ U ☐ P ☐ S
		Rate: ☐ Regular ☐ Shallow ☐ Labored	Rate: ☐ Regular ☐ Irregular		☐ Alert ☐ Voice ☐ Pain ☐ Unresp.		Normal Dilated Constricted Sluggish No-Reaction	☐ Unremarkable ☐ Cool ☐ Pale ☐ Warm ☐ Cyanotic ☐ Moist ☐ Flushed ☐ Dry ☐ Jaundiced	☐ C ☐ U ☐ P ☐ S
		Rate: ☐ Regular ☐ Shallow ☐ Labored	Rate: ☐ Regular ☐ Irregular		☐ Alert ☐ Voice ☐ Pain ☐ Unresp.		Normal Dilated Constricted Sluggish No-Reaction	☐ Unremarkable ☐ Cool ☐ Pale ☐ Warm ☐ Cyanotic ☐ Moist ☐ Flushed ☐ Dry ☐ Jaundiced	☐ C ☐ U ☐ P ☐ S

OBJECTIVE PHYSICAL ASSESSMENT

COMMENTS

TREATMENT GIVEN

☐ Moved to ambulance on stretcher/backboard
☐ Moved to ambulance on stair chair
☐ Walked to ambulance
☐ Airway Cleared
☐ Oral/Nasal Airway
☐ Esophageal Obturator Airway/Esophageal Gastric Tube Airway (EOA/EGTA)
☐ EndoTracheal Tube (E/T)
☐ Oxygen Administered @ ___ L.P.M., Method ______
☐ Suction Used
☐ Artificial Ventilation Method ______
☐ C.P.R. in progress on arrival by: ☐ Citizen ☐ PD/FD/Other First Responder ☐ Other
☐ C.P.R. Started @ Time ▸ ____ Time from Arrest Until C.P.R. ▸ ____ Minutes
☐ EKG Monitored (Attach Tracing) [Rhythm(s)______]
☐ Defibrillation/Cardioversion No. Times ___ ☐ Manual ☐ Semi-automatic

☐ Medication Administered (Use Continuation Form)
☐ IV Established Fluid ______ Cath. Gauge
☐ Mast Inflated @ Time______)
☐ Bleeding/Hemorrhage Controlled (Method Used: ______)
☐ Spinal Immobilization Neck and Back
☐ Limb Immobilized by ☐ Fixation ☐ Traction
☐ (Heat) or (Cold) Applied
☐ Vomiting Induced @ Time____ Method ______
☐ Restraints Applied, Type ______
☐ Baby Delivered @ Time____ In County ______
☐ Alive ☐ Stillborn ☐ Male ☐ Female
☐ Transported in Trendelenburg position
☐ Transported in left lateral recumbent position
☐ Transported with head elevated
☐ Other ______

DISPOSITION (See list) | DISP. CODE | CONTINUATION FORM USED YES

CREW: IN CHARGE ☐ EMT ☐ AEMT # | DRIVER'S NAME ☐ CFR ☐ EMT ☐ AEMT # | NAME ☐ CFR ☐ EMT ☐ AEMT # | NAME ☐ CFR ☐ EMT ☐ AEMT #

AGENCY COPY/WHITE

EMS 100 (11/86) provided by NYS-EMS PROGRAM
DOH 3822 (6/94)

●그림 10-4 모든 병원전처치기록의 서술 부분과 체크박스 부분을 작성한다. *(NYS Department of Health Bureau of EMS)*

중요한 것은, 환자와 의사소통하고 평가를 진행하는 일이 더 중요하다는 사실이다. 대부분의 병원에는 환자가 이송된 후 앉아서 서류를 작성할 수 있는 공간이 있다.

이상적인 것은, 응급출동을 완료한 직후는 정보가 아직 머리 속에 생생히 남아 있고 어떤 것에 대해 의문이 있을 경우 동료나 환자에게 확인하여 체크할 수 있을 때 일지를 작성하는 것이다. 때로는 호출 후에 즉시 문서 전체를 작성하기에 너무 바쁜 경우가 있을 수 있다. 만약 그렇다면 메모 용지에 메모를 해야 하며 나중에 완벽하고 정확하게 일지를 작성할 수 있을 만큼 충분히 적는다. 빨리 완료할 수록 사건에 대해 더 자세히 기억할 수 있고 더 훌륭한 일지가 될 수 있다.

수정의 부재

실수는 발생한다. 근무가 바쁘거나 한밤 중에는 잘못된 박스에 체크하거나 단어의 철자를 틀리고 중요한 정보를 누락한다. 어떤 한 가지 처치를 머리 속에 떠올리면서 일지에는 다른 이름을 적게 된다. 일지 작성 중에 실수를 한다면, 단순히 틀린 곳에 선을 긋고 서명한다(그림 10-5●). 일부 시스템에서는 수정 일자도 명시하도록 할 수 있다. 출동일지의 어느 공간에도 휘갈기거나 검은 칠을 하지 않도록 한다. 절대 실수를 감추려고 하지 않는다. 이는 읽는 사람으로 하여금 원래 적은 내용이 무엇인지 궁금하게 할 뿐이다. 틀린 곳에 줄을 긋고 나서 정확한 정보를 계속 적는다. 이미 여러 줄을 작성한 후에 실수를 발견했다면 **부록**(addendum)을 제시한다.

가능하면 출동에 관계된 모든 이들이 병원전처치기록을 제출하기 전에 일지를 읽거나 다시 읽게끔 한다. 병원 또는 응급의료 행정실에 일지를 제출하기 전에 모든 실수를 수정한다. 제출한 후 원본 일지의 내용을 수정하지 않는다. 어떤 이유로 일지를 제출한 후 수정을 해야 할 때는 부록을 제출한다. 단순히 원본 일지에는 "부록 참조"라고 메모하고, 원본 일지에 부록을 첨부한다. 별도 용지에 부록을 작성하고, 공식적 서식이 있을 경우 해당 서식에 작성한다. 이와 비슷하게, 일지를 제출한 이후에 더 많은 정보가 떠올랐다면 별도 일지 서식에 추가 내용을 기술한다.

실수를 깨달았고 추가 정보가 필요하다고 깨달은 즉시 일지에 부록을 작성한다. 다시 작성하는 목적과 해당 정보가 원본 일지에 왜 작성되지 않았는지 적는다. 부록에는 작성 일자와 시간, 작성 이유, 그리고 적절한 정보를 기재한다. 일지의 원본 작성자만이 부록을 첨부할 수 있다. 부록은 공식 출동기록의 일부이기 때문이다. 기타 응급의료인력, 관리자, 또는 시민이 어떠한 이유로 문서화에 기여하고 싶어 하는 경우를 위해 기관에서는 별도 서식을 갖춰야 한다.

전문성

일지는 전문적인 방식으로 작성한다. 언젠가 일지가 병원 직원, 질향상 위원회, 관리자, 변호사, 그리고 뉴스 미디어에 의해 면밀히 조사될 수도 있다는 사실을 기억한다. 환자의 가족이 일지의 복사본을 요구할 수 있고, 환자의 가족은 해당 자료를 받을 권리가 있다. 주의 깊게 작성하고 비하적으로 해석될 수 있는 발언은 지양한다. **특수용어**(jargon)는 혼동이 될 수 있으며 그 경우 자신의 이미지 향상에는 도움이 되지 않는다. 그에게 잘 알려진 환자를 "우수 고객"이라고 기술하지 않는다. 속어, 편견이 담긴 문장, 또는 부적절한 의견은 절대 포함하지 않는다. 객관적인 정보만을 포함한다. "환자는 맥주 냄새를 풍기고 발음이 부정확하며 잘 걷지 못한다."는 사실에 입각한 문장이다. "환자는 매우 취했다."는 추론이다. 정확할 지언정 이는 사견이다. **명예훼손**(libel)과 **비방**(slander)은 각각 사람의 인격을 해하기 위한 목적으로 말과 글로 행해지는 옳지 않은 악의적 발언이다. 항상 신중하게 글을 쓰고 말한다. 일견 무고한 말이나 의견도 자신에게 되돌아올 수 있다.

서술 기록

서술은 호출 내용을 상세히 서면으로 작성하는 부분이다. 체크박스 또는 기입 부분보다 덜 구조적이기 때문에 구체적으로 자유롭게 평가 결과를 기술할 수 있다. 다른 이들이 일지를 읽을 때, 보통 가장 관련 있는 정보에 대한 서면 기술에 의지하게 된다. 예를 들어, 응급의료센터로 환자를 이송하였을 때 간호사는 환자의 병력, 활력징후, 건강 진단에 대한 정보를 구하기 위해 병원전처치기록을 복사할 것이다.

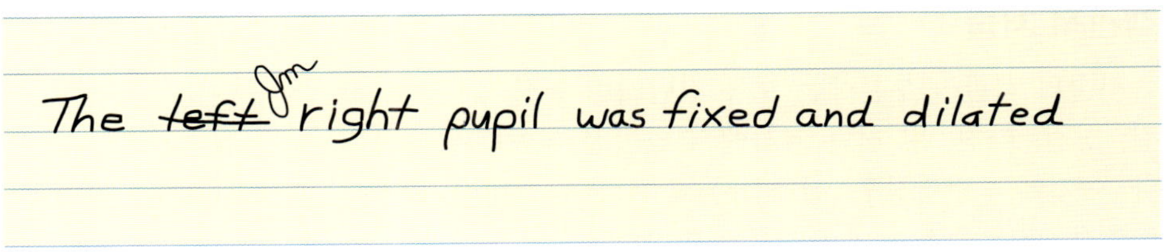

●그림 10-5 입원전 일지를 수정하는 적절한 방법은 틀린 곳에 한 줄을 긋고, 그 옆에 정확한 정보를 적은 후, 이름의 첫 글자를 서명한다.

서술 부분

모든 환자는 주관적 서술, 객관적 서술, 평가/처치 계획의 중요한 세 가지 부분이 포함된다.

주관적 서술

서술의 주관적 부분은 일반적으로 환자의 병력에서 이끌어낸 정보로 이루어진다. 여기에는 주호소(chief complaints, CC), 현병력(history of present illness, HPI), 과거병력(past history), 현재 건강 상태(current health status, CHS), 및 계통검사(review of systems, ROS)가 포함된다. 외상의 경우, 이 부분에 환자나 목격자에게 들은 손상기전(mechanism of injury, MOI)이 포함된다. 다음은 숨가쁨을 호소하는 환자에 대한 전형적인 주관적 서술이다.

주호소(CC)	환자는 의식이 있는 74세의 흑인 여성으로, "숨을 고를 수가 없다"고 호소한다.
현병력(HPI)	지난 3시간 동안 심각한 수준의 숨가쁨이 지속됨; 거실에서 TV를 보던 중 증상이 시작됨; 어떤 것도 호흡장애를 유발하거나 가라앉히지 않음; 환자의 아들은 평소보다 증상이 심각하다고 증언한다. 환자는 3일 동안 모호한 가슴 통증을 겪어 왔다. 흉부 압박, 구역, 현기증은 없다고 한다.
과거병력(PH)	5년 간 심장 질환과 심부전을 겪고 있다. 이 문제로 지난 5년 간 3번 입원했다. 수술은 받지 않음.
현재건강상태(CHS)	약: 이소소르비드, 니트로글리세린, 푸로세마이드, 다이옥신, 칼륨; 알려진 약물 알레르기 없음; 흡연량 연간 50팩; 비음주자; 비약물중독자.
계통검사(ROS)	호흡기: 하루 동안 비생산적 기침; 천명; COPD 또는 천식 hx 없음; 마지막 흉부 X선 촬영 1년 전. 심장계: 심계항진, 압박, 또는 통증 없음; + 기좌호흡; + 발작성 야간호흡곤란; + 지난 며칠간 부종; 1년 전 ECG. GU: 소변 패턴 변화 없음. 말초혈관계: + 지난 며칠간 요흔성 부종; 발시려움.

객관적 서술

서술의 객관적 부분에는 보통 전반적인 인상 및 검사, 촉진, 청진, 타진, 및 진단 검사에서 얻어진 데이터가 포함된다. 여기에는 활력징후, 신체검사, 및 심장 모니터링, 맥박산소측정, 혈당 측정 등의 검사를 포함한다.

신체검사를 문서화하기 위해 전신(head-to-toe) 또는 신체계통(body systems)의 두 가지 방법 중 어느 한 가지를 사용할 수 있다. 의료계에서는 두 가지 방법 모두를 널리 채택하고 있지만, 응급의료에서는 전신 방법을 더 자주 사용한다.

전신 방법 전신 방법은 전체 신체검사를 수행할 경우 모든 호출에 적절한 방법이다. 검사를 수행하는 순서, 즉 머리에서 발까지의 순서대로 결과를 작성할 수 있기 때문이다. 하지만 소아 건강 평가를 발에서부터 머리까지 수행했다 해도, 문서에는 머리-발의 순서로 작성해야 한다. 이 형식은 작성자가 체계적이고 철저해질 수 있도록 한다. 이 방법은 중증외상 및 심각한 응급 상황에서 모든 신체 부위와 기관을 검진해야 할 경우 적절하다. 작성하는 신체 부위 내에 혈액 순환 및 신경계의 모든 결과를 포함시킨다. 예를 들어, 사지에 대한 결과를 기록할 때 원위부 신경 혈관기능을 포함한다. 두부에 대한 결과를 기록할 때, 뇌신경검사 결과를 포함한다. 다음은 충돌 사고를 겪은 환자에 대한 전신 방법을 기술한 것이다.

일반	환자는 차량 앞 좌석에 있고, 중등도의 통증이 있으며 이마에 타박상을 입었고 일부 안면 열상이 있다. Pt.는 각성상태로 본인, 시간, 장소에 대한 지남력이 있다.
활력 징후	맥박 – 100, 강함, 규칙적; BP – 110/88; 호흡기 – 24 깨끗함; 창백하고 차가운 피부
머리, 눈, 귀, 코, 인후	전두골 우측 함몰, 도착 전 지혈된 경미한 출혈; 이루, 비루 없음. 안와 피하출혈 또는 배틀씨 징후 없음; 동공 양쪽 같으며 빛에 반응함; 무손상 외안운동, 뇌신경 II – XII무손상
목	기관 정중선; 경정맥 팽창 없음+경추통증
가슴	팽창 동일; 흉벽 전체 타박상; 양쪽 호흡음 동일
복부	부드러움, 만졌을 때 통증 없음, 팽창 없음
골반	불안정 골반환; 촉진 시 통증
사지	+ 사지 모두에서 혈액 순환, 감각, 운동 기능; 변형 나타나지 않음
엉덩이	명백하게 눈에띄는 부상 없음
검사실	동빈맥, 전위 없음, 산소투여상태에서 산소 포화도 97%

신체 계통 방법 신체 계통 방법은 이름에서 알 수 있듯 신체 부위보다 신체 계통에 더 중점을 둔다. 모든 신체 계통을 포

함한 종합검사를 시행하는 선별 검사 및 입원 전 검사에 적절하다. 각 신체 계통은 반드시 평가하고 문서화해야 하는 중요한 부분이 다르다.

응급의료에서 신체 계통 방법을 사용하는 경우, 보통 현재 질병 또는 현재 손상에 관계된 기관에만 중점을 둘 것이다. 예를 들면, 천식 환자는 호흡기계에 대한 심층 평가를 요구할 것이다. 하복부 통증을 호소하는 환자는 위장계의 정밀검사를 필요로 할 것이다. 두 환자 모두 전신 신체 검사를 요구하는 대신 문제가 있는 계통에 대한 철저한 문서화를 요구할 것이다. 신체 계통 방법은 문서화를 위한 가장 종합적인 방법 중 하나이다. 다음은 흉부 통증과 숨가쁨을 앓는 환자에 대한 신체 계통 방법을 설명한다.

일반	환자는 건강해 보이는 여성으로 의자에 똑바로 앉아 있으며 문장으로 말을 하지 못하고 짧은 구절로만 말할 수 있다.
활력 징후	맥박 – 불규칙, 90; BP – 170/80; 호흡기 – 28 부자연스러움; 혈색 – 붉고 발한
머리, 눈, 귀, 코, 인후	+ 입술이 청색이고 오므려짐; 코벌렁임; 거품 있는 분홍색 가래; 경정맥 팽창
호흡기	불규칙한 호흡 노력; 부가적 목근육 사용; 기관 정중선; + 늑간, 쇄골, 흉골상부 수축
	= 흉부 팽창;악설음 및 폐의 천명, 호흡음 감소
말초혈관	+ 복수액 파동; + 2 하지부종; 강한 말초맥박
검사	간헐적 단발성 조기심실수축을 동반한 동빈맥. 맥박 산소 측정 – 실내 공기 92%; 산소 보충으로 97%

평가/관리 계획

평가/관리 항목에는 응급구조사가 판단하는 환자의 문제점을 쓴다. 이것은 응급구조사의 **현장진단**(field diagnosis), 혹은 인상(impression)이라고 불린다. 예를 들어 흉통을 호소하는 환자에 대한 응급구조사의 현장진단은 "협심증 가능성, 심근경색 배제." 이때 정확한 진단은 필요하지 않다. 확실하지 않을 때에는 일반적인 문제점으로 간주되는 것을 쓰면 된다. 예를 들어 때로는 현장에서 받은 인상이 다음과 같을 수 있다: "급성 복통 혹은 발작 배제." 여기서 "배제"라고 작성하여 밝히면 응급의학의사가 반드시 확인했으면 하는 것을 뜻한다.

완전한 관리계획을 시작부터 끝까지 기록한다. 이는 환자를 어떤 방식으로 어떻게 구급차로 옮겼는지를 포함한다. 계단식 의자에 앉히고 운반되었는지, 들것에 고정하여 운반되었는지 스스로 걸어갔는지 기록해야 한다. 지도의사에게 연락을 취하기 전 실시한 모든 중재들을 기록한다. 예로, 직접압박으르 지혈을 하였는지, 정맥주사를 통해 수액을 주었는지 등을 기록한다. 그 후 지도의사의 지시사항을 적고 항상 의사의 이름을 기록한다. 환자를 어떻게 이송 하였고, 약물투여나 그 외 침습적 처치와 같은 중재의 결과를 기술한다. 진행 중인 평가와 환자상태의 변화를 포함하여 기록한다. 마지막으로, 응급의료진에게 환자 처치를 인계할 당시 환자의 상태를 기술한다. 다음의 예시는 병원으로 이송되면서 상태가 악화되는 골반골절 환자에 대한 관리계획이다.

현장

구출	승용차로부터 신속 구출, 백보드에 바로 누운 자세로 고정
기도	흡인으로 기도 청결, 비인두기도기 삽입
호흡	비재호흡 마스크로 분당 15 리터로 산소공급
순환	들것 발부분 30도 올림, 팔의 열상으로 인한 출혈은 건조한 멸균 드레싱과 직접 압박; PASG 적용; IV – 16ga. 좌측 전주와 – 생리식염수 주입, 의사 존슨에 의해 지시

이송

전신을 긴 척추고정대에 바로 누운 자세로 고정하여 구급차로 대학병원으로 이송 도착예정시간(ETA)은 10분이다.

진행중	환자 불안하고 초조해짐; VS: 맥박 – 120회 약하게 경동맥만 촉지됨, BP – 50 촉진, 호흡 – 28, 피부: 차고, 창백, 축축하고 반점 있음; PASG 공기주입,첫 번째 큰 정맥로 확보,두번째 IV 16ga. 우측 전주와 – 생리식염수 주입

도착

환자는 응급 센터 의료진 인계; 초조; VS: 맥박 120, 혈압 – 90, 호흡 – 26, 피부 반점이 있고 차가움.

일반서식

두문자어 SOAP과 CHART는 기억력을 도와주며 서술 보고서를 구성하는데 흔히 쓰이는 두 가지 양식을 말한다. 이는 대부분의 의료보고서와 외상보고서에 사용되는 서식이다.

즉, 병력, 의료검사와 관리계획을 논리적이고 명료하게 정리하는 것을 도와준다. 이 두 가지 양식이 널리 쓰이는 이유는 주관적 정보와 객관적 정보로 나누어 정리하기 때문이다. 예를 들어, 환자가 복용하고 있는 약물에 대해서만 알고 싶은 사람은 SOAP나 CHART서식의 병력이나 현 건강상태 부분을 확인하여 쉽고 빠르게 약물 목록을 찾을 수 있다. 두 양식 모두 공식적으로 받아들여지며 한 양식을 꾸준히 쓰는 것이 가장 효과적이다.

SOAP 서식

SOAP는 주관적(*S*ubjective), 객관적(*O*bjective), 평가(*A*ssessment)와 계획(*P*lan)을 나타내는 두문자어로 상세한 SOAP 서식은 다음을 포함한다:

주관적 정보	• 주호소 • 현병력 • 과거병력 • 현재건강상태 • 가족력 • 정신사회력 • 계통검사(ROS)
객관적 정보	• 활력징후 • 전반적 인상 • 신체검사 • 진단검사
평가	• 현장진단
계획	• 정규처방 • 의사지시 • 중재의 효과 • 이송 방법 • 이송중 평가

CHART 서식

CHART는 주호소(*C*hief complaint), 병력(*H*istory), 평가(*A*ssessment), 처치(*R*x), 와 이송(*T*ransport) 의 앞글자를 나타낸다. 상세한 CHART 서식은 다음을 포함한다:

주호소	• 일차적문제나 호소
병력	• 현병력 • 과거병력 • 현건강상태 • 계통검사(ROS)
평가	• 활력징후 • 전반적 인상 • 신체검사 • 진단검사 • 현장진단
처치	• 정규처방 • 의사지시
이송	• 중재의 효과 • 이송 방법 • 이송중 평가

그외 서식

환자 평가와 마찬가지로, 문서화의 경우 모두에게 딱 맞는 서식으로 나오지 않는다. 모든 상황에적합한 서술양식은 없다. 특정 경우에는 환자관리와 응급 출동건이라는 두 가지 서식이 추가되어야 한다.

환자 관리 환자관리 서식은 심정지 환자와 같이 중환자의 경우 필요하다. 신체검사를 실시하거나 병력을 상세히 살펴보지 않고 다양한 환자문제에 즉각적으로 대응해야 할 때 선호된다. 응급구조사가 현장에 도착한 시점부터 다른 인력이 환자를 담당하게 될 때까지 시간 순서대로의 기록이다. 발견된 상황들을 응급구조사가 어떻게 평가와 관리를 했는지 강조되는 서식이기도 하다. 사건에 대한 묘사와 그 외 해당 사항이 있는 정보로 차트를 쓰기 시작하고, 환자의 기도확보, 호흡 및 순환을 살피는 ABC 조치와 같이 응급구조사가 실시한 처치를 기록한다. 모든 것을 실시간으로 기록하되 절대적으로 시간 순으로 열거하도록 하고 모든 중재의 결과를 항상 포함시키도록 한다. 환자 관리 차트는 아래와 같이 기술될 수 있다:

환자는 89세의 히스패닉 남성으로 쓰러진 직후 아내에 의해 바닥에서 무의식인 상태로 발견되었다. 호흡과 맥박이 없는 것으로 보인다.

시간	중재
1320	모니터를 부착하는 동안 즉각적 CPR실시
1322	관찰 – 심실세동
1322	제세동 @ 200 줄 – 변화 없음
1323	CPR 재개; 왼쪽 팔 전주와에 18 게이지 정맥로 확보—생리식염수로 정맥로 유지KVO; 에피네프린 1:10,000 1 mg IVP.
1325	제세동 @ 200 줄 – 변화 없음

1326	CPR 재개; 아미오다론 300mg IVP.
1328	제세동 @ 260 줄—환자 심박수 72회 정상 동성 리듬으로 전환. 말초 맥박 강함, BP—110/76, 자발호흡 없음. ET 튜브 삽입. + BVM 환기시 양측 폐음 들림.
1330	환기 유지 @ BVM 으로12/min.
1332	환자 들 것 이용하여 구급차로 이동—대학 병원으로 이송.
1335	환자 자발호흡 있음 @ 20/min, + 양측 호흡음 있음; 점차 의식 돌아옴; HR—72, BP—120/76.
1340	대학병원에 도착—환자 의식 있음, 각성상태, 지남력 있으며 역행성 건망증 있음.

응급출동건 응급출동건 형식은 손상의 기전, 주변 환경과 사건이 어떻게 일어났는지에 초점을 준다. 심각한 손상의 기전이 있는 외상 신고를 기록할 때 쓰는 것이 좋다. 신고와 관련된 주변 환경이나 조건들이 중요한 경우 가장 적절하게 쓰일 수 있다. 거실에 앉아 흉통을 호소하는 남성이나 칼로 손가락에 상처낸 사람의 경우 적합하지 않은 서식이다. 병원전 처치기록의 주관적 객관적 정보란 모두에 이 서식을 쓸 수 있다. 다음은 자동차 충돌사고에 대한 응급신고건 형식에 따른 문서화의 예시다:

주관적 정보	46세의 환자는 의식 있으며 각성상태의 백인으로 안전벨트를 매지 않은 상태이다. 두 대의 차량이 저속으로 정면 충돌 하였음, 앞쪽 끝부위에 중간정도로 움푹 들어가 있으며, 조수석 쪽은 변형이 없었음, 앞 유리창 및 계기판, 핸들에 변형 있음. 환자는 "바닥에 떨어진 담배를 향해 손을 뻗었고 고개를 들었을 때 자동차 한 대가 앞에 있었다"고 진술함. 의식의 소실은 전혀 없었으며 충돌 전과 직후의 세부사항에 대해 기억할 수 있음. 환자는 계기판과 앞 유리창에 부딪혀 두부, 경부, 흉부, 골반 부위의 통증을 호소함.
객관적 정보	환자는 차의 앞좌석에 위치하며, 중등도의 통증을 호소하며 전두부 타박상, 안면 열상 및 좌측 하지 변형을 보임. 좌측 하지는 계기판 하부에 끼어 있으며 좌측 발은 브레이크 페달에 걸려 있음. 도착시 소방구조대원은 그의 두경부를 손으로 지지하고 있었으며 자동차를 고정시키고 있는 상태였음.

위에서 살펴본 서식들이 문서화 체계의 전부는 아니다. 물론 각 체계를 혼합하여 사용하거나 지역에 따라 응급의료체계를 위한 서식을 새로 개발할 수도 있다. 여기서 중요한 것은 문서화가 완전하고, 명확하고, 일관성 있어야 한다는 것이다. 매 응급출동마다 같은 문서화 체계를 사용하여 실수로 무엇을 빠뜨리거나 대충하는 것을 줄일 수 있을 것이다.

특수 고려사항

특정 상황들은 응급의료 문서화에 특별한 문제를 야기한다. 환자가 처치를 거부하는 경우, 이송이 불필요한 경우, 다수의 환자와 대량 사상자 사고가 흔한 예가 된다. 앞서 언급된 경우들과 그외 특수한 상황에서는 출동 중에 발생한 모든 일을 기록하도록 특별히 주의한다.

환자의 치료거부

치료를 거부하는 환자에는 크게 두 부류가 있다. 첫 번째는 질환이나 외상이 심하지 않아 단순히 병원에 가고 싶어하지 않는 사람들이다. 예로, 경미한 자동차 충돌사고에서 안전띠를 메고 있던 운전자가 자동차 계기판에 무릎을 박아 찰과상을 입는다. 운전자는 각성상태이며 몸을 가눌 수 있으며 추후에 불편하면 치료를 받겠다고 한다. 이런 환자는 병원전 처치기록의 특별한 "치료거부"란에 서명을 할 것이고 응급구조사는 돌아가면 된다.

주로 문제를 일으키는 것은 두 번째 부류의 환자다. 여기에 속하는 환자는 응급구조사가 느끼기에 치료가 필요함에도 불구하고 치료를 거부한다. 이것은 **치료의 거부**(against medical advise: AMA)라고 불린다. 몇몇 법률 전문가들은 치료의 거부를 응급구조사가 환자에게 필요한 치료와 이송의 혜택을 받도록 설득하는 것에 실패한 것으로 여긴다. 이러한 치료 거부의 경우는 좋지 않은 결말을 가져올 가능성이 높다. 그럼에도 환자는 의사결정의 능력이 있고 자살을 실천적으로 고려하는 경우가 아니라면 치료나 이송을 거부할 권리를 행사할 수 있다.

환자의 의사결정 능력은 응급구조사가 내릴 수 없지만 (때로 법정의 판결로 결정되기도 한다)응급구조사의 판단에 환자가 치료를 거부할 수 있을 만큼 의사결정 능력이 있었음을 기록해야 한다.

주 마다 관련 법안은 다르지만, 환자의 의사결정 능력은

내용 요약

▶ 신체 검사 문서화 방식

- 전신 방법
- 신체 계통 방법

표 10-2 | 치료거부 문서화 체크 리스트

- 면밀한 환자 평가
- 환자의 의사결정능력
- 치료와 이송에 대한 응급구조사의 견해
- 치료거부 시 발생할 수 있는 결과에 대한 설명 - 필요시에는 사망 가능성도 포함
- 치료를 위한 다른 제안들
- 환자 의사에 변화가 있을 때 재출동 의사
- 위의 설명과 제안에 대해 환자가 충분히 숙지하고 있다는 점과 그 이해를 바탕으로 환자의 의사결정능력을 통해 치료를 거부한다는 점

치료거부 결과로 발생할 수 있는 위험 요소들을 이해하고 받아들이고, 또한 치료거부에 대한 책임을 질 것을 보임으로써 증명될 수 있다. 이때 응급구조사는 정신상태와 행동에 초점을 두고 가능한 한 면밀하게 환자를 평가해야 한다. 특히 마약을 복용한 것으로 의심되거나 음주환자인 경우 더욱 주의를 기울여야 한다. 환자가 적절한 의사결정 능력을 갖추었고, 응급구조사의 현장진단, 대체적 치료방법과 치료거부가 가져올 수 있는 결과들을 숙지하고 있음을 명료하게 기록한다. 환자가 치료를 거부하는 이유 또한 기록한다(표 10-2).

환자의 의사결정능력을 기록했다 하더라도, 대부분의 치료거부 경우는 일반적 응급의료 활동보다 더욱 상세한 문서화를 요구 한다. 이는 환자 유기로 이어질 수 있는 가능성이 높을 뿐 아니라 그에 따른 결과들도 심각할 수 있기 때문이다. 환자가 병원전처치기록에 서명을 한 것으로 충분하지 않을 수도 있다. 응급구조사는 환자가 어떤 손상을 입었는지 환자에게 설명한 것을 기록하고, 치료와 이송 거부 결과에 따른 위험들을 환자가 이해했음을 함께 기록한다. 또한 당장 눈에 보이지 않는 손상이 가져올 수 있는 합병증에 대해 환자에게 알린다. 그와 관련된 위험요소 역시 환자와 함께 논의하고, 이 대화내용 또한 기록한다. 이때 환자의 가족일원이나 친구의 개입이 있었다면 그 또한 기록한다.

현장에서 환자의 심각한 손상을 배제하는 것은 불가능하지 않기 때문에 응급구조사는 환자의 사망 가능성 여부를 분명히 밝혀야 한다. 이는 다소 극단적으로 받아들여질 수 있으나 그만큼 위험요소가 심각하는 것을 시사한다. 처치 및 이동 거부시 사망 위험이 있다는 것을 응급구조사로부터 전달 받은 환자가 치료를 거부하고 염증이 원인이 되어 다리를 절단하게 되었다면, 법정 공방으로 이어졌을 경우 배심원에게 잇따를 위험에 대해 알지 못했다고 주장하기 힘들 것이다.

많은 응급의료체계에서 응급구조사는 환자가 이송을 거부할 경우 지도의사에게 연락을 취해야 한다. 의사와 상의를 한 경우, 의사가 제공한 모든 정보, 조언 및 지시를 기록해야 한다. 환자가 의사와 직접 대화를 나눌 경우에도 기록을 해야 한다. 환자가 충분히 상황과 위험요소를 이해하고 있으며 그럼에도 불구하고 이송을 거부한다는 것을 기록해야 한다. 상태가 악화되거나 마음이 바뀌면 구급차를 부르거나 응급센터를 방문하도록 지도했다는 내용 역시 적도록 한다. 항시 요구되는 사항은 아니지만, 응급구조사는 행인이나 경찰관에게 환자의 치료거부에 증인이 되도록 부탁할 수도 있다.

응급구조사의 문서화는 현장에 있던 다른 사람들의 말의 직접적 인용이나 진술을 포함한 완전한 기술을 포함해야 한다. 예를 들어, 환자의 아내와 아들이 환자에게 병원에 가라고 애원한다면 이들의 말 역시 일지에 포함시키도록 한다. 응급구조사가 소속되어 있는 응급의료체계가 특정한 치료거부 서식을 쓴다면 그 문서 역시 완성한다(그림 10-6●). 하지만 이 추가 문서가 상황에 대한 완전한 문서화를 대체하지는 않는다.

불필요한 서비스

응급의료체계에 따라 구급차가 불필요할 때 응급구조사에게 그 결정권이 주어지기도 한다. 이런 정책은 구급차 사용빈도를 줄이는데 도움이 되지만, 이송을 거절할 경우 환자의 치료거부보다 더 큰 위험을 수반한다. 이런 경우, 문서화 과정을 통해 이송이 불필요했음이 분명하게 드러나야 한다. 환자의 치료 거부와 마찬가지로, 응급구조사는 응급의료진과 나눈 대화와 환자에게 제공한 조언을 모두 기록해야 한다.

이송은 그 외 다른 이유에서 불필요할 수도 있다. 구급차는 전혀 부상이 없는 경미한 사고 현장에 출동하는 경우가 많다. 이 경우 소방구조대원 혹은 경찰과 같은 응급의료반응자가 구급차 이송을 취소시킬 수 있다. 신고 전화를 받고 가던 도중에 취소된 경우에는 공지를 받은 시각과 누구의 권한 하에 취소 되었는지 기록한다.현장에 도착했을 때 환자가 없는 경우에도 응급구조사는 이를 기록해야 한다.도착 시 이미 현장에 있던 인력에 의해 이송이 취소되는 경우에는 환자와의 접촉이 없었다는 것을 기록하고 취소를 지시한 사람과 소속기관을 기록한다. "발견된 환자 없음"과 "경미한 부상 외 없음, 환자는 이송거부" 은 의미하는 바가 상당히 다르다.환자가 이송을 거부한다 할지라도, 경미한 부상을 입은 환자도 충

RELEASE FROM RESPONSIBILITY

DATE ____________ 19 ______ TIME ____________ a.m. / p.m.

This is to certify that ____

is refusing ☐ TREATMENT ☐ TRANSPORTATION

against the advice of the attending Emergency Medical Technician and of the Phoenix Fire Department, and when applicable, the base hospital and the base hospital physician.

I acknowledge that I have been informed of the following:

1. The nature and potential of the illness or injuries.
2. The potential risks of delaying treatment and transportation, up to and including death.
3. The availability of ambulance transportation to a hospital for treatment.

Nevertheless, I assume all risks and consequences of my decision, including further physical deterioration, loss of limb, paralysis, and even death, and hereby release the attending Emergency Medical Technician and the Phoenix Fire Department, and when applicable, the base hospital and the base hospital physician from any ill effects which may result from my refusal.

Witness ______________________ Signed: **X** ______________________

Witness ______________________ Relationship to Patient ______________________

Refusal must be signed by the patient; or by the nearest relative or legal guardian in the case of a minor, or when patient is physically or mentally incompetent.

☐ Patient refuses to sign release despite efforts of attending Emergency Medical Technician to obtain such signature after informing patient of concerns listed in numbers 1, 2, and 3 above.

GUIDELINES — Patient Refusal Documentation

In addition to those items normally documented (chief complaint, history of present illness, mechanism of injury, physical assessment, etc.) the following items should be recorded, regardless of patient's cooperation:

- Mental Status (orientation, speech, etc.)
- Suspected presence of alcohol or drugs
- Patient's exact words (as much as possible) in the refusal of care OR the signing of the release form
- Circumstances or reasons (including exact words of patient, if possible) for INCOMPLETE ADVISEMENT (risk of injury, abusiveness, unruliness, risk of injury other than from patient, etc.)
- Advice given to patients' guardian(s)

● 그림 10-6 치료 거부 서식의 한 예

내용 요약

▶ 서술 형식
- SOAP
- CHART
- 환자 관리
- 응급출동건

실히 평가하도록 한다. 그들을 철저히 환자라 여기고 명확하게 기록해야 한다.

다중 사상자 사고

대량 사상자 사고 또는 다중 사상자 사고, 재난의 경우 기록에 특정한 문제점들이 발생한다. 위와 같은 상황에서는 치료와 이송이 필요한 환자의 수가 너무 많아 응급구조사가 부담을 느낄 수 있다. 또한 많은 경우, 다수의 환자를 한 명 이상의 구급 대원이 치료해야 한다. 어떤 응급의료요원은 보조 역할만 하고 실질적인 환자 치료를 하지 않을 수도 있다. 이런 경우 완전한 환자 정보를 얻는 것은 불가능할 수 있으며, 다른 환자로 이동하기 전에 한 환자에 대한 완전한 기록을 마치는 것은 현실적으로 어려울 수도 있다.

이런 경우, 환자 처치의 시급함과 완전한 기록의 필요성 사이에서 판단을 내려야 한다. 병원전처치기록에 최대 많은 내용을 최대한 신속히 기록하도록 한다. 기록의 완성은 추후에 부록으로써 마칠 수 있다. 특정 환자나 이송과정에 대해 상세 정보가 기억나지 않을 경우 추측하여 작성하는 일은 없도록 해야 한다. 사실임이 분명하고 명확한 내용만을 기록하도록 한다. 문서의 끝 부분에 상황에 대한 설명을 덧붙임으로써 빠뜨린 정보를 충분히 보충할 수 있다.

어떤 응급의료기관은 다중 환자 발생시 사용되는 특별한 서식을 사용한다. 대부분의 기관은 사건과 관련된 누구라도 기입할 수 있는 일반적 서식이나 일지를 사용한다. 이런 상황을 위한 기록을 올바르게 이행하기 위해서는 해당 지역의 관련 정책과 절차를 알아두는 것이 좋다. 많은 응급의료체계는 중증도 **분류표**(triage tags)를 활용하여 신속하게 각 환자에 대한 주요 정보를 기록한다(그림 10-7●). 중증도 분류표에는 성명, 주요 손상 부위, 활력징후, 필요한 처치, 및 우선순위(응급, 비응급)와 같은 환자의 주요 정보를 기입할 수 있는 공간이 있다. 응급구조사는 이것을 환자에 부착시키고, 이 분류표는 응급처치가 진행되는 동안 내내 쓰인다. 여기에 적힌 정보는 나중에 병원전처치기록에 옮겨 적으면 된다. 지역 정책과 무관하게 기록은 환자 처치에 방해가 되지 않는 선에서 언제나 가능한 한 완전하고 명확하게 기록 되어야 한다.

부적절한 기록의 결과

부적절한 기록은 의학적 및 법적 문제를 초래할 수 있다.

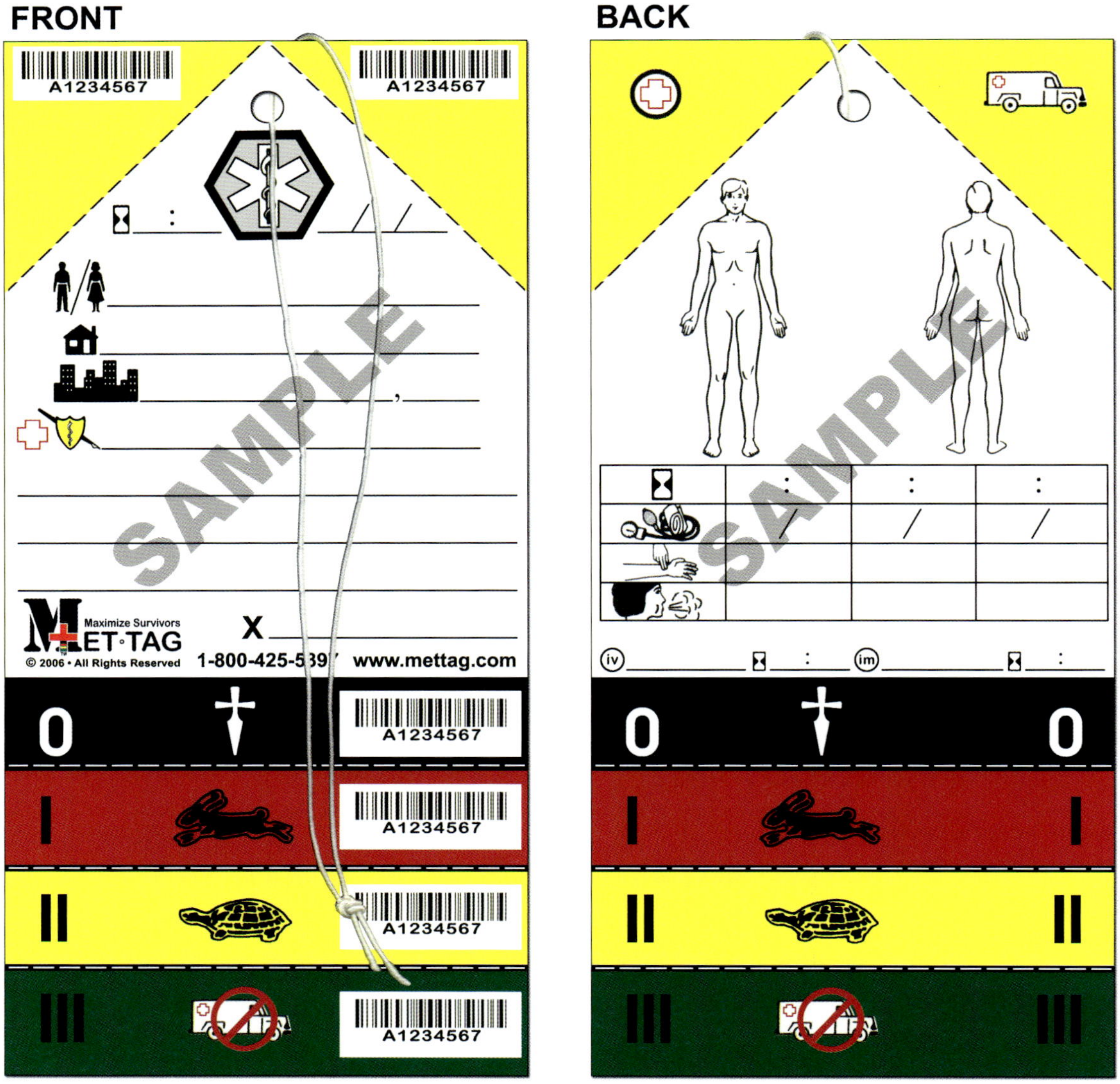

● 그림 10-7 중증도 분류표는 주요 정보의 신속한 기록을 가능하게 한다. *(Reprinted with permission of The American Civil Defense Association)*

부적절한 기록으로 인한 문제로는 의학적 영향이 가장 심각한 문제를 초래한다. 각종 의료인들이 환자 처치 방법을 계획할 때 응급구조사가 작성한 병원전처치기록을 참고하게 될 것이다. 응급구조사는 확신이 있지 않은 경우 환자의 의학적 상황에 대해 추측해서는 안 된다. 정확하지 않거나 미완성의 일지는 구급차 이송이 완료되고 나서도 환자 처치에 때로는 수일간 영향을 끼칠 수 있다. 환자의 약품 알러지를 기록하지 않거나 환자 병력을 틀리게 기록했을 때에는 중대한 결과로 이어질 수 있다. 또한 기록이 엉성하여 아무도 읽을 수 없는 상태라면 중요한 내용을 담고 있다 하더라도 전혀 쓸모가 없다. 현재의 좋은 기록은 추후 양질의 처치를 가능하게 한다.

부적절한 기록은 잠재적으로 많은 법적 문제를 초래할 수 있다. 형편없는 기록이 적절치 않은 처치로 이어지는 경우, 응급구조사가 책임을 지게 되는 경우도 있다. 또는 환자가 이송을 거부한 경우 그에 따른 위험에 대해 설명한 것을 응급구조사가 기록지에 명료하게 나타내지 않으면, 환자에게 일어날 수 있는 모든 나쁜 결과에 대해 응급구조사가 법적 책임을 지게 될 수도 있다. 일지에 심실세동 중이었던 환자가 즉시 제세동되었다고 분명하게 기록되어 있지 않다면, 응급구조사는 부적절한 처치를 실시한 것으로 혐의를 받을 수 있다. 응급구조사가 모든 과정을 적절하게 시행했다 하더라도 형편없거나, 완성되지 않고 불명확한 기록은 사소한 트집으로 법적 공방을 시작하려는 사람들에게 좋은 미끼가 된다. 반면 좋은 기록은 이런 사람들의 시도를 막는다. 기록 하지 않은 것은 실제로 실시 되지도 않은 것이라는 점을 꼭 기억해야 한다.

부정확한, 미완성의, 판독 불가능한 기록은 일지를 작성하는 응급의료종사자의 자질을 반영하기도 한다. 빠뜨린 정보, 틀린 철자와 형편없는 글씨체는 응급구조사가 엉성하고 무능력하다는 인상을 준다. 반면, 좋은 기록은 응급의료종사자의 전문성을 높여 준다.

전자식 병원전처치기록

응급의료체계의 최근 경향 중 하나는 전산화된 환자기록 보관 소프트웨어의 사용이다. 이를 전자식 병원전처치기록이라고 부르기도 하며 ePCR(electronic Patient Care Record)라고 쓰기도 한다. 이런 전자 플랫폼은 전통적인 종이 차트 보다 많은 이점을 가지고 있기도 하지만 단점이 없지는 않다. 현재 이미 많은 ePCR 시스템이 사용되고 있다.

전자식 병원전처치기록을 사용하는 데에는 많은 장점이 있다. 다음은 ePCR의 장점을 선별하여 나열한 목록이다:

- ***편한 데이터 수집과 분석.*** ePCR에 쓰이는 시스템은 데이터베이스 플랫폼을 기반으로 두고 있다. 그 때문에 특정 키워드를 찾기 위해 수백장의 종이 차트를 훑어보는 것 보다 데이터 분석과 보고를 훨씬 신속하게 할 수 있다.
- ***일관되고, 통일된, 읽기쉬운 높은 환자 기록***은 병원, 간호사, 의사들에게 도움이 될 수 있다.
- 손으로 직접 작성한 차트에서 흔히 볼 수 있는 알아볼 수 없는 글씨체와 철자 오류를 줄일 수 있다.
- 각 서비스의 특정 운영모델과 요구사항에 맞게 응급의료체계의 행정인력이 소프트웨어의 설정을 변경할 수 있다. 보고에 쓰이는 필수 데이터세트가 지역마다 상이하기 때문에 각각 다른 항목이 요구 될 수 있다.
- 응급의료통신용 소프트웨어, 청구서비스, 규제 기관들과 통합되어 사용된다.
- 의료장비와의 연동. 예를 들어 심장모니터 데이터는 ePCR 소프트웨어로 업로드 될 수 있다.
- 응급구조사 혹은 파라메딕에게 더 좋은 질보장 프로세스를 제공하고, 차트를 검토하고 피드백 받는 것을 용이하게 해준다.

ePCR 소프트웨어의 데이터는 다양한 방법으로 수집될 수 있다. 몇 항목은 목록에서 간단하게 선택할 수 있도록 되어 있을 것이다. 이 때 응급구조사는 제시된 값 중 가장 적절한 것을 하나 혹은 그 이상 선택하면 된다(그림 10-8●).

ePCR소프트웨어는 그래픽 인터페이스를 활용하기도 한다. 예를 들어, 환자 신체검진 시 사람 모양의 그림과 임상소견 목록을 이용하여 자료를 입력하게 된다. 올바른 소견을 기록하기 위해서 응급구조사는 그림에서 해당 신체 부위를 선택한 후 해당 되는 적절한 소견을 선택한다: 예를 들어, "우측 하지 – 절단"(그림 10-9●).

내용 요약

▶ CHART

- 주호소
- 병력
- 평가
- 치료
- 이송

응급구조사가 직접 입력을 하여 데이터를 기입할 수 있기도 하다. 이는 "활력징후" 혹은 "시간" 항목과 같이 값이 숫자로 나타나는 경우 흔히 볼 수 있다(그림 10-10●).

ePCR 시스템의 도입과 사용에 많은 장점이 있는 반면, 이미 언급된 바 있지만 단점도 없지는 않다. 첫 번째 단점이자 가장 명백한 문제점은 비용이다. 이런 프로그램은 비용이 각

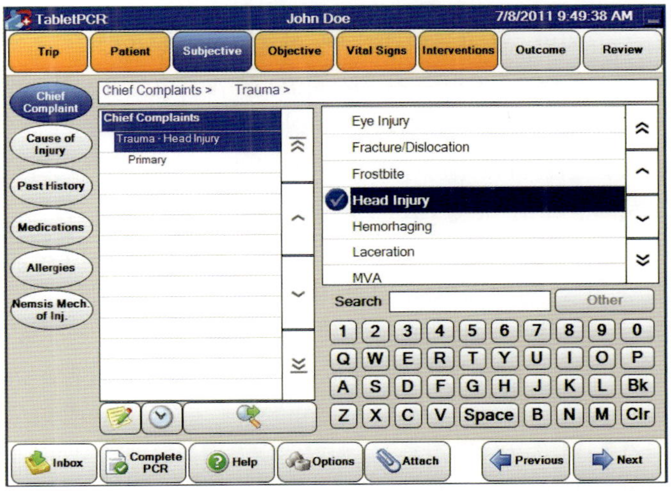

●그림 10-8 ePCR의 스크린샷 예시 *(© Zoll Medical Corporation)*

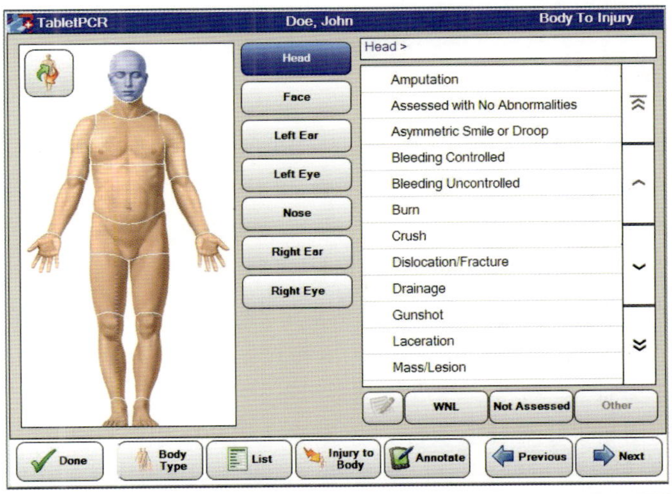

●그림 10-9 ePCR의 그래픽 인터페이스 *(© Zoll Medical Corporation)*

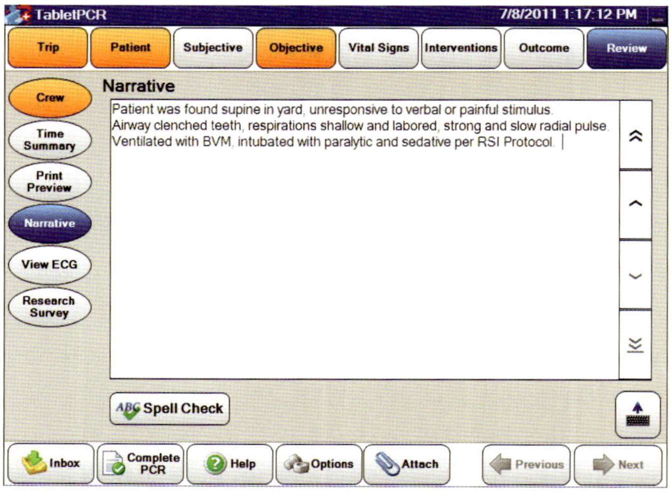

● 그림 10-10 ePCR의 수동 입력 화면 (© *Zoll Medical Corporation*)

각 다르지만, 몇 응급의료기관들이 감당하기는 어려운 금액을 요구한다. 초기 비용을 지불하고 난 후 기술 지원, 업그레이드와 소프트웨어 제공자로부터의 지속적인 지원을 위해 연회비를 지불해야 할 수 있다. 추가로 다른 고급 소프트웨어 프로그램과 같이, ePCR 시스템을 활용하기 위해서 각 기관마다 소소한 문제를 해결할 수 있는 기술자를 한 명 이상 두어야 한다. 마지막으로, 기관 차원에서 ePCR시스템을 꺼려하거나 변화에 저지하는 현장 대원들의 반발이 있을 수 있다. "우리는 계속 종이 차트를 써 왔는데, 왜 이제와서 바꿔야 하지?" 혹은 "너무 바빠서 새로운 시스템에 익숙해지는데 따로 시간을 낼 수 없다"고 할 수 있다. 각 응급의료체계 마다 개별적으로 ePCR 소프트웨어의 장단점과 비용을 평가해보아야 할 것이다.

맺음말

응급구조사는 기록에 대한 전적인 책임을 져야 한다. 기록이 비록 노력을 요하는 임무지만, 응급출동에서 가장 중요한 요소 중 하나다. 기록이 완전하고, 정확하며, 읽기 좋고, 적합하게 이루어질 수 있도록 하는 것은 전문가로서 응급구조사의 책임이다. 전문가로서, 응급구조사는 이런 책임을 충분히 이해하고 남에게 모범이 되도록 하는 모습을 보인다.

응급구조사가 작성하는 병원전처치기록은 철저히 비밀로 보장되어야 한다는 것은 거듭 강조될 필요가 있다. 비밀보장은 환자의 법적 권리다. 환자의 신고건과 직접적으로 관여되지 않은 그 누구하고도 병원전처치기록에 대해 이야기하지 말아야 한다. 일반적으로, 응급구조사는 처치를 계속할 의료

법적 고려사항

병원전처치기록: 응급구조사에게 최고의 친구 혹은 최악의 적.

장시간의 어려운 출동을 마치고 돌아와 병원 전 치료 일지, 즉 병원전처치기록을 쓴다는 것은 쉬운 일이 아니다. 하지만 이 기록지의 중요성은 거듭 강조할 필요가 있다. 수년이 지나 그 날의 치료가 가물가물한 기억에 불과할 때 병원전처치기록이 그 특정 환자에 관련된 사실과 상세 사항들을 제공할 수 있다. 따라서, 정확하고 명료한 기록을 위해서 병원전처치기록은 응급처치가 끝난 직후에 상황에 관련된 모든 사실이 아직 머릿속에 있을 때 완성되어야 한다. 단 몇 시간이라도 지체가 될 경우 보다 완성도가 떨어지고 정확도가 낮은 병원전처치기록이 쓰여질 수 있다.

병원전처치기록은 중요도가 높은 문서다. 의료진에게 병원 전 상황에서 환자에게 실시된 처치의 세부 사항을 알려줄 뿐만 아니라, 병원전 처치 제공자를 환자 방치의 혐의나 의료 과오의 혐의로부터 보호해주기도 한다. 흔히 하는 말로, 법정에서는 병원전처치기록에 기록되지 않는 이상 병원전 처치는 실시되지 않은 것이나 마찬가지다. 항상 적용되는 말은 아니지만, 병원전처치기록에 기록되지 않았다면, 어떤 특정 처치가 병원 전 상황에서 실시되었더라도 그 사실을 증명하기가 어렵다.

아직 비교적 흔하지는 않지만, 응급구조사를 대상으로 한 의료과실 소송이 증가하고 있는 추세다. 의료과실 혐의의 예로는 기도 확보 및 유지, 공인된 지침 불이행, 치료가 필요한 환자의 이송 실패와 공격적이거나 위험한 환자 저지 실패 등이 있다. 응급구조사는 이런 의료과실 혐의로 이어질 수 있는 응급의료체계의 다양한 측면을 인식하고 기록을 더욱 면밀히 해야 한다. 예를 들어, 기관 내관 삽입시 그 올바른 위치는 적어도 세 가지 방식으로 확인되어야 하고 병원전처치기록에 입력이 되어야 한다. 더불어, 지속적인 환자 평가와 호기말이산화탄소 분압측정이나 맥박산소측정과 같은 모니터링을 이용하여 기관 내관이 올바른 위치에 유지되었음을 기록해야 한다. 또한 적절하게 지침에 따라 치료를 이행했다는 것과 지시를 따랐다는 것 역시 기록되어야 한다. 이런 행동 지침에서 벗어나게 되는 경우, 응급구조사는 왜 이런 행동 이탈이 발생하였는지, 그리고 의료진에게 연락이 되었는지 기록해야 한다.

환자의 처치거부는 응급구조사에게 많은 어려움을 제시한다. 처치를 받지 않는 것이 위험을 수반하는 경우라도, 의사표현 능력이 있는 환자는 처치를 거부할 권리가 있다. 하지만, 환자의 의사표현 능력 유무는 응급구조사가 결정할 수 있는 것이다 (이는 법에 의해 결정된다). 이송을 취소하는 상황이 발생하면, 상황을 잘 기록하고 처치 거부를 목격한 제 3자인 증인의 진술을 받아내야 한다.

환자 처지는 환자와 응급구조사 모두에게 상당한 위험을 야기시킨다. 환자 처지와 관련된 지역의 법규를 따르도록 하고 올바르게 이행되었음을 기록한다. 처지가 필요한 상황에서는 가급적 경찰 인력을 관여시키도록 한다.

응급구조사를 상대로 의료과실 소송이 제기된 경우 병원전처치기록은 최고의 친구가 되거나 최악의 적이 된다. 일지가 잘 준비 되어 있고 특정 신고건에 대한 세부사항이 기록된 경우에 응급구조사는 염려할 이유가 없다. 하지만 작성된 병원전처치기록이 엉성하거나 완성되지 않은 경우, 응급구조사는 많은 질문에 대답을 할 준비가 되어야 한다. 정확한 환자 보고서를 쓰는데 시간을 충분히 쓰도록 한다 – 그래야 병원전처치기록이 필요한 순간이 왔을 때 후회가 없을 것이다.

인력, 의료비청구 관련 기관, 범죄 수사에 관여된 경우에는 경찰당국, 그리고 소환장이 발부된 경우 법정에서 환자 정보를 공유하는 것이 허용된다. 응급구조사의 병원전처치기록은 질보장을 위해 또는 연구에 사용될 수도 있다. 이런 경우에는 환자의 이름을 가리도록 한다.

미래에는 전자식 병원전처치기록이 점점 흔해질 것이다. 현재 시장에 나와있는 여러 시스템은 응급구조사가 정보를 전자 형식으로 입력하고, 바로 수신자에게 송신하고, 즉시 인쇄된 문서를 받아볼 수 있게 해준다. 이런 시스템을 활용할 때에도 효율적인 기록원칙이 여전히 적용된다는 것을 잊어서는 안 된다.

내용 요약

▶ 나쁜/ 좋은 기록의 결과

- 의학적 결과:
  - 형편없는 기록은 형편없는 치료로 이어진다; 좋은 기록은 양질의 처치에 도움이 된다.
- 법적 결과:
  - 형편없는 기록은 사소한 법적 공방을 부추긴다; 좋은 기록은 이런 법적 공방을 예방한다.

CHAPTER REVIEW

요약

어떤 기록 체계가 사용되어도 모든 응급처치 기록은 동일한 기본요소를 갖추어야 한다. 적절한 용어 사용, 올바른 철자 사용, 공인된 약어와 두문자어 사용은 매우 중요하다. 환자 평가, 적절한 음성 증상과 온라인 지도의사와의 의사소통과 같은 의료 중재에 대한 설명 역시 중요하다. 마지막으로, 응급처치에 관여되는 모든 인력과 자원은 기록에 포함되어야 한다. 내용 수정은 적절한 방법으로 이루어져야 하며, 필요시 부록의 형태로 쓰는 것이 좋다.

병원전 처치 제공자들은 CHART와 SOAP와 같은 여러 기록 방식을 사용할 수 있다. 어떤 체계를 사용하게 되더라도, 동일한 체계를 일관성있게 사용하는 것이 좋다. 일관성 있는 사용은 신뢰할 수 있는 완전한 형태의 기록을 가능하게 하고 중요한 정보를 빠뜨리는 실수를 막아주기도 한다. 현존하는 모든 기록 방식은 환자의 전체적 평가를 포함한다. 환자의 수가 많거나 다중 사상자 사고와 환자가 이송을 거부하는 경우는 응급구조사의 특별한 주의를 요한다. 이와 같은 상황들은 기록하기는 매우 어렵지만, 훌륭하게 기록을 마치면 가장 그 가치가 빛나는 경우들이기도 하다. 체크 박스 이외의 완전한 서술은 모든 필요한 정보가 기록되었음을 확인하는 가장 좋은 방법이다.

응급처치 제공자들은 흔히 기록하는 작업을 즐기지 않는다. 하지만 이는 응급처치에 있어서 가장 중요한 요소 중 하나다. 기록이 완전하고, 정확하고, 읽기 좋을 뿐 아니라 적절성을 갖추도록 하는 것은 응급처치 제공자의 전문가로서의 책임이기도 하다. 직접 집필되었거나 전자식으로 입력된 응급구조사의 병원전처치기록은 응급처치의 유일한 영구적 기록이고 그 대원의 전문성을 영구히 반영하는 것이기도 하다.

현장 출동 후 결과 분석

소속된 응급처치 기관의 품질 보증 담당을 도와주다가, 다음과 같은 서술내용을 보게 된다: "우리는 10-48로 출동, 검시관(coroner) 메인(Main)/스파이스(Spice). 차량은 거꾸로 놓여있다. 현장 PMD는 심각한 외상이 없다고 보고. 환자는 기분 나쁜 사람같고 말이 거칠다. 약물을 사용하는 것처럼 보인다. 여기저기 활보하여 불쾌하게 군다. 경미한 외상 발견 후 지침에 따라 처치. 경찰이 환자 체포. EMS 이송 불필요."

1. 이 서술의 문제점은 무엇인가?(적어도 10개의 문제점을 발견해야 한다)

2. 이 보다 좋은 기록을 위해서는 어떤 것들이 필수적인가?

이 책 뒷부분에 제시된 해설을 참고한다.

복습 문제

1. 응급구조사의 병원전처치기록은 다음에게 도움이 된다:
   a. 전문 의료진
   b. 응급처치 행정 인력
   c. 연구원
   d. 위의 모두

2. 병원전처치기록은 가급적 다음 중 언제 완성하도록 해야 하는가?
   a. 현장에서
   b. 병원 이송 도중
   c. 응급처치 직후에
   d. 그 날의 업무시간 끝나고

3. 병원전처치기록에서 발견된 오류는 다음과 같이 수정해야 한다:
   a. 그 즉시 실수를 완전히 까맣게 칠한다.
   b. 실수 위에 단일한 줄을 긋고 그 위에 수정 내용을 적은 뒤 이름의 머리글자를 쓴다.
   c. 오류를 형광색으로 칠하고 그 주변을 따옴표로 표시한다.
   d. 오류를 완전하게 지우고 맞는 정보를 입력한다.

4. 기록에 대한 응급 출동건 접근은 다음을 강조한다:
   a. 손상의 기전
   b. 주변 상황
   c. 사건 발생 경위
   d. 위의 모두

5. 환자가 이송과 치료를 거부하는 경우, 환자가 병원전처치기록에 서명하는 것은 충분한 조치가 아니다.
   a. 참
   b. 거짓

6. 다음 중 "방울"을 뜻하는 약어는 어느 것인가?
   a. Gtts b. Dps
   c. Drps d. Gms

7. "고혈압"을 뜻하는 의학용어의 약어는 어느 것인가?
   a. HBA b. H/A
   c. HPI d. HTN

8. 환자가 활동 시 호흡이 어렵다는 것을 뜻하는 의학용어의 약어는 어느 것인가?
   a. CHF b. MOI
   c. DOE d. DOA

이 책 뒷부분에 제시된 해답을 참고한다.

참고문헌

1. Frisch, A. N., M. W. Dailey, D. Heeren, and M. Stern. "Precision of Time Devices Used by Prehospital Providers." *Prehosp Emerg Care* 13 (2009): 247–250.
2. Brice, J. H., K. D. Friend, and T. R. Delbridge. "Accuracy of EMS-Recorded Patient Demographic Data." *Prehosp Emerg Care* 12 (2008): 470–478.
3. Graham, D. H. "Documenting Patient Refusals." *Emerg Med Serv* 30 (2001): 56–60.
4. Weaver, J., K. H. Brinsfield, and D. Dalphond. "Prehospital Refusal-of-Transport Policies: Adequate Legal Protection?" *Prehosp Emerg Care* 4 (2000): 53–56.
5. Barnhart, S., P. M. Cody, and D. E. Hogan. "Multiple Information Sources in the Analysis of Disaster." *Am J Disaster Med* 4 (2009): 41–47.
6. Wesley, K. "Write It Right: Keeping Your PCR Clinical and Factual." *JEMS* 24 (2008): 190–196.
7. Laudermilch, D. J., M. A. Schiff, A. B. Nathens, and M. R. Rosengart. "Lack of Emergency Medical Services Documentation Is Associated with Poor Patient Outcomes: A Validation of Audit Filters for Prehospital Trauma Care." *J Am Coll Surg* 210 (2010): 220–227.
8. Taigman, M. "Ending the Paper Trail. Electronic Documentation in EMS." *Emerg Med Serv* 31 (2002): 65–68.
9. Kuisma, M., T. Varynen, T. Hiltunen, K. Porthan, and J. Aaltonen. "Effect of Introduction of Electronic Patient Reporting on the Duration of Ambulance Calls." *Am J Emerg Med* 27 (2009): 948–955.

추가문헌

Snyder, J. EMS Documentation. Upper Saddle River, NJ: Pearson/Brady, 2007.

혈행성 병원체와 전염병에 대한 주의 사항

모든 의료 종사자와 마찬가지로 병원전 응급의료 종사자는 혈액 전염성 병원체와 전염병에 대한 위험에 노출된다. 응급 상황에서는 적절한 감염 관리법을 취하는 것이 어려운 경우가 많다. 하지만 응급구조사는 자신이 높은 위험에 노출되어있다는 점을 반드시 기억하고, 감염 관리에 대한 다음의 정보를 숙지한다.

감염 관리는 응급의료종사자와 그들의 가족 및 환자를 전염병에 대한 불필요한 노출로부터 보호하는데 목적이 있다. 이에 대한 법, 규제, 표준 지침은 다음과 같다.

- ***미국질병통제예방센터(Centers for Disease Control and Prevention; CDC) 지침:*** 미국질병통제예방센터는 감염 관리에 대한 폭넓은 내용의 가이드라인을 발표했다. 지침서는 감염에 대한 노출을 방지 혹은 최소화하기 위해 응급의료종사자가 사용 해야 하는 장비와 조치를 제시한다.
- ***라이언 화이트 법(The Ryan White Act):*** 라이언 화이트 법(1990)은 환자 치료를 해야 하는 응급의료종사자 자신이 전염병에 노출되었는지를 확인할 권리를 부여하는 법이다. 고용주는 치료를 제공하는 병원과 연락을 조율하는 "지정 사무관"을 지정해야 한다.
- ***미국 장애인 법(Americans with Disabilities Act):*** 전염병 환자를 포함한 장애인에 대한 차별을 금지하는 법. 전염병 환자가 기본적인 직무 기능을 수행할 수 있고 환자와 동료의 건강 및 안전에 위험이 되지 않을 경우, 평등 고용과 고용 보호을 보장한다.
- ***미국연방직업안전보건국(Occupational Safety and Health Administration; OSHA):*** 미국연방직업안전보건국이 실행하는 "혈행성 병원체에 대한 직무상 노출"이라는 규제는 응급의료종사자를 직무상 전염병 노출도가 가장 높은 직군으로 분류한다. 해당 규제는 고용주가 직원들에게 무료로 B형 간염 예방 접종을 제공하고, 감염 노출 통제 계획서를 서면으로 마련하고, 적절한 보호구를 비치할 것을 의무로 한다. 이러한 의무 조항은 주로 민영 부문 고용주에게 적용된다. 공무원에 대한 적용의 정도는 지역에 특성에 따라 다소 상이할 수 있다. 다수의 주는 미연방직업안전보건국의 규제를 현지 사정에 맞게 조절하여 적용하고 있다.
- ***미국방화협회지침(National Fire Protection Association; NFPA):*** 미국방화협회는 특히 소방서와 응급의료기관과 같은 응급 대응 기관을 위해 감염 관리에 대한 구체적인 지침과 의무 조항을 제시한다.

표준 주의 사항 및 보호 장비

구조대원은 모든 신체물질을 감염의 가능성이 있는 대상으로 간주하는 표준 주의 사항을 실천해야 하는 의무가 있다. 이를 위해, 모든 구조대원은 개인 보호 장비를 사용해야 한다. 적절한 개인 보호 장비는 모든 구급차에 비치되어야 한다. 최소한으로 요구되는 개인 보호 장비는 다음과 같다.

- ***장갑:*** 1회용 장갑은 응급처치를 시작하기 전에 모든 구조대원에 의해 착용되어야 한다. 발생한 환자의 수가 한 명이 아닐 경우, 환자를 다룰 때마다 새로운 장갑으로 교체 해야 한다. 장갑이 오염된 경우, 최대한 빨리 제거 해야 한다. 오염된 장갑을 제거하기 위해서는 한쪽 장갑을 손목관절에서 약 1인치 거리에서 붙잡는다. 장갑 내측을 만지지 않은체 장갑을 절반쯤 벗기고 멈춘다. 장갑이 반쯤 벗겨진 체로 반대편 장갑을 완전히 벗긴다. 벗겨진 장갑은 안이 밖으로 뒤집어진 상태로 나머지 장갑의 손바닥 부위에 올려둔다. 남아있는 장갑은 내측을 잡아서 벗겨낸다. 장갑을 모두 해제하고 나면 설령 장갑이 깨끗해 보여도 항상 손을 깨끗이 세척한다.
- ***마스크 및 보안경:*** 보안경은 항상 구급차에 비치되어야하고 감염에 대한 노출의 수준에 따라 사용이 결정되어야 한다. 마스크와 보안경은 동맥성 출혈, 출산, 기관내삽관, 침습적 시술, 구강 흡인, 심하게 긁거나 문지르면서 장비를 세척할 때 혈액이 튈 것으로 예상될 때 사용된다. 기행성 질환의 가능성이 낮든 높든 환자와 응급구조사는 보호 마스크를 착용해야 한다.
- ***HEPA/N-95 호흡기:*** 결핵의 재발에 대비하여 보건의료인은 미국 연방 직업 안전 보건국에서 승인한 N-95나 HEPA 호흡기의 사용을 통해 결핵 감염으로부터 스스로를 보호한다. 신체에 편안하게 착용된 호흡기는 결핵균을 여과해낼 수 있어야 한다. N-95나 HEPA 호흡기는 결핵이 확실한 혹은 의심되는 환자를 치료할 때 착용이 된 상태이어야 한다. 분무 약물의 투여, 기관내삽관, 흡인과 같은 고위험 치료 조치의 경우, 호흡기의 착용이 더욱 중요하다.
- ***가운:*** 가운은 혈액이 옷에 튀는 것을 방지해준다. 출산과 같이 다량의 혈액이 튀는 상황의 경우, 비침투성 가운을 착용한다.
- ***소생 도구:*** 응급처치시 인공 환기의 주요 수단인 1회용 소생 도구는 한번만 사용하고 폐기되어야 된다.

개인 보호 장비의 적절한 사용은 효과적인 감염 관리와 위험의 최소화를 돕는다. 보호 효과를 최대한 누릴 수 있도록 특정 상황에 사용이 권장된 모든 보호 장비를 반드시 착용한다. 모든 신체물질은 감염의 위험이 있기 때문에, 항상 표준 주의 사항을 준수한다.

현장 출동 후 결과 분석에 대한 모범 답안

다음은 1권 "전문응급구조학 총론"편 각 장에서 제시된 "현장 출동 후 결과 분석"이라는 시나리오별 판단 문제에 대한 모범 답안이다. 각 답안은 상황에 맞는 모범 답안일뿐 유일한 해답이 아님을 기억한다.

제 1장 – 전문응급구조학의 개요

1. 저개발 국가에 존재하는 응급의료체계와 미국, 캐나다, 그리고 다른 선진국의 응급의료체계 및 파라메딕(Paramedic) 사이의 넓은 격차에 대해 토론하시오. 이러한 차이의 인식은 당신 직업에 대한 당신의 태도에 어떤 영향을 미쳐야 합니까?

미국, 캐나다와 여타 선진국은 응급 의료 체계를 필수 사항이라 생각하고 높은 수준의 응급 의료 혜택을 받지만, 가난하거나 덜 개발된 국가의 경우 병원까지 이송되는 것 이외에 바라는 것이 없을 것이다. 북미 지역의 파라메딕(Paramedic)들은 이런 우월함에 대해 우쭐해하기 보다 이를 특혜라 여기고 그 높은 수준을 유지하기 위해 열심히 노력해야 한다. 미국과 전세계 국가들의 의료 수준을 끌어올리기 위한 지속적인 노력의 일환으로 국가간 혹은 응급의료체계간에 정보 교류의 기회가 있다면 참여하도록 한다. 많은 특혜가 주어진 자들에게는 그만큼 요구되는 것도 많은 법이다.

제 2장 – 응급의료체계

1. 이 시나리오에서 언급된 국가고속도로교통안전국(NHTSA)의 "10대 체계 구성요소"는 무엇인가?

교통 – 항공과 도로에서 운행 되는 두 가지 교통편이 사용되었다.

시설 – 특별 전달 센터를 지정하여 병원 전 인력은 특정 환자의 요구에 맞는 의료기관으로 이송하기 위한 결정을 내릴 수 있게 되었다.

통신 – 모든 응급의료체계 인력이 함께 소통할 수 있는 단일한 통신 수단 없이는 응급 신고건에 성공적으로 대응하는 것은 불가능할 것이다.

외과 체계 – 외상 환자를 위한 특별 치료 체계를 만들어 응급 신고건의 환자들은 적절한 치료를 보장 받을 수 있다.

의료 지휘– 활동 중인 의료 지도 의사가 응급구조사들에게 온라인으로 도움을 제공했다.

2. 최우선 순위 환자가 현장에서 멀리 떨어진 병원으로 이승이 가능한 이유는 무엇인가?

최우선 순위의 환자가 멀리 보내진 이유는 부상의 정도와 특별 치료의 필요성 때문이었을 가능성이 높다. 가까운 곳의 지역 병원은 특별 치료가 필요한 경우 (화상, 외상, 발작, 심장 관련 등) 효율적이지 않을 수 있다. 때로는 그 특정 상황을 더 잘 다룰 수 있는 기관으로 가기 위해 지역 병원에 건너뛰는 것이 환자를 위한 최선의 선택일 수 있다.

3. 이 시나리오에서 응급통신관리자의 역할은 얼마나 중요했는가를 설명해 보자.

응급통신관리자의 역할은 매우 중요하다. 상담원은 다중 손상 계획을 실행하고 그에 맞는 경찰 인력과 소방 인력을 보낸다. 중앙집중식 통신 체계의 주요 일원으로, 상담원은 체계 속에서 자원의 움직임을 지시하고 동시에 남은 사회를 위한 충분한 자원을 확보하기도 한다.

4. 사고의 평가를 통해 응급의료체계가 받은 수 있는 혜택은 무엇인가?

이 사고에 무사히 대응한다 하더라도 품질개선 담당자가 확인해야 한다. 최소한 이 사건을 평가하여, 앞으로 이런 사고가 어떻게 다루어져야 하는지에 대한 지속적인 교육의 기회가 될 수 있다. 배울 점도 없을 만큼 완벽하게 수행되는 사건은 없다. 구급차 혹은 헬리콥터의 좀 더 효율적인 배치 처럼 아주 단순한 문제일 수도 있다. 이처럼 품질개선 담당장를 통해 사고를 돌아보며, 의료기관은 현장에서 놓친 개선점들을 밝혀낼 수 있다.

제 3장 - 파라메딕의 역할 및 책임

1. 위 사례에서 알 수 있는 파라메딕의 핵심적인 책임은 무엇인가?

이 사례에서는 어느 사례와 마찬가지로 파라메딕과 동료의 주요 책임은 본인들의 건강과 안전 그리고 환자 치료와 환자와 주변 사람들의 안전이다. 파라메딕과 동료는 본인이 어떤 위험에 처해지지 않다는 것을 확인 후, 환자를 평가하고 치료하도록 한다. 이 사례의 경우 응급의료체계 내에서 파라메딕의 역할과 책임에 대한 가족의 무지 때문에 일이 더욱 복잡해진다. 이럴 때 전문적인 태도를 유지하고 환자의 상태를 무리를 해서라도 알리는 것은 진정한 전문가에게만 있는 외교 실력이라 할 수 있다.

추가로 파라메딕은 환자를 가장 적절한 의료시설로 이송하고, 의료 감독자에게 상황을 알린 후, 파라메딕으로서 동일하거나 더 높은 지위의 사람에게 보고하고 환자를 인도하여 치료가 지속될 수 있도록 할 의무가 있다. 지속적 치료에 대한 파라메딕의 책임은 신속하고 정확한 환자 평가와 치료에 대한 문서화, 그리고 그 기록이 병원의 환자 기록에 온전히 적용되었는지 확인하는 것이다. 마지막으로, 파라메딕은 모든 대원이 함께 다음의 신고건을 위해 업무에 돌아갈 수 있도록 해야 한다.

2. 이러한 응급신고에 정신 및 신체적으로 대비하기 위해 무엇을 해야 하는가?

이러한 응급 신고에 대비하기 위해서는 정신적 신체적 건강을 위한 훈련이 필요하다. 운동과 식이요법은 좋은 신체적 건강 상태를 유지시킬 수 있게 하여 일의 스트레스 요인을 감당하는데 도움이 된다. 이런 상황은 분명히 스트레스를 불러 일으키는 상황이며 주변에서 흔히 볼 수 있는 상황이기도 하다. 정신적 대비책으로는 지속적인 교육을 통해 스스로를 뒤쳐지지 않도록 하고 지침을 끊임없이 숙지하는 방법이 있다. 응급구조사가 행동과 치료에 자신감을 가진다면 가족과 주변 행인들이 소리를 지르는 것은 치료와 자신감에 방해가 되지 않는다. *자신감이 떨어지는 것 처럼 보이는 아주 경미한 신호에도 사람들은 반응하기 마련이다. 이는 곧 상황의 급격한 악화로 이어질 수 있다.

*자신감과 오만(건방짐)은 서로 혼동될 수 있는 개념들이다. 오만하지 않으면서 자신감있게 행동할 수 있도록 하는 것은 굉장히 중요하다. 오만함은 응급구조사 본인과 그 동료들, 최초 대응자, 병원 인력, 그리고 대중 사이를 멀어지게 하는 요인이 된다. 반면 자신감은 진정효과를 가져오며 신뢰감을 쌓게 한다.

3. 파라메딕과 동료는 전문가답게 행동하였는가? 그렇다면 어떻게 행동하였는지 설명해 보라.

그렇다, 파라메딕(Paramedic)들은 전문가답게 행동했다. 초기에 그들은 환자, 환자의 아내와 아들에 대응해야 했다. 가족일원들에 대응하는 것은 힘든 과정이었지만 그것이 환자 치료 과정에 변화를 주지 않았다. 가족에게 무례하게 대하지 않았으며, 환자에게 분풀이를 하는 행동은 없었다. 그들은 자신감있게 행동하였고, 내적 힘, 통제력, 훌륭한 소통 능력과 상당한 의사

결정능력을 보였다.

제 4장 - 응급의료인력의 안전과 건강

1. 응급구조사의 스트레스 수치는 지나치게 높은 편인가? 스트레스 수치를 알려주는 증거는 무엇인가?

그렇다, 응급구조사의 스트레스 수치는 지나치게 높은 편이다. 이를 나타내는 증거로는 쉽게 성내는 경향과 쓰린 속을 들 수 있다. 응급구조사의 스트레스는 좋지 않은 식단, 금전적 문제, 가족 내 문제, 나이 어린 사람의 죽음으로 더욱 심화되었다. 더구나 응급구조사는 사망자를 알았기 때문에 상실감의 지속된 영향을 받을 것이다. 이런 상황에서 응급구조사는 스트레스를 올바르게 감당하고 있지 않다. 스트레스를 풀 수 있는 운동, 취미, 여타 진정효과를 가지는 활동을 하지 않고 바로 연이어 오버타임 업무를 맡는다면 더욱 스트레스는 쌓여 갈 것이다.

2. 장례식에 참석하는 것은 좋은 생각인가? 왜 그런 것인가? 혹은 왜 그렇지 않은 것인가?

이 질문에 대한 답변은 사람에 따라 다를 것이다. 어떤 이는 현장에서 죽음을 맞이하는 것으로 끝을 맺을 필요성을 느낄 것이고 장례식에 참석하거나 적어도 장례식장에서 가족을 방문하는 것으로 비로소 안심할 것이다. 그 외 장례식장이나 장례식 자체를 꺼려하는 사람들도 있을 것이다. 장례식장을 찾지 않는 것이 오히려 감당하는데 도움이 된다고 느끼기 때문이다. 어떤 선택을 하게 되더라도 응급구조사는 어떤 방법이 본인의 스트레스 감당에 가장 도움이 되는지 알고 나서 실천에 옮겨야 한다.

3. 향후 스트레스관리를 개선하기 위해 응급구조사가 취해야 하는 방법은 무엇인가?

스트레스 관리 개선을 위해서는 건강한 식단, 꾸준한 운동 (하루 30분 이상), 가능한 스트레스 요인을 피하는 것, 진정작용을 하는 운동과 취미 활동 등의 방법을 취할 수 있다. 위의 사례와 같이 중대한 사건 이후에는 대화의 자리를 제안하거나 그에 참석하도록 한다. 정신상담 전문가에 연락을 취하거나 방문하는 것에 주저하지 않도록 한다.

제 5장 - 응급의료서비스 연구

1. 응급구조사의 연구 가설은 무엇인가?

응급구조사가 속한 응급의료체계의 마약성 약물 과다 사용 발생율이 낮다.

2. 응급구조사는 자신의 가설을 증명 혹은 반증하였는가?

사건 "발생"이라는 용어 사용이 부적절하지만 응급의료체계에서 보여지는 마약성 약물 과다 사용의 수는 상대적으로 낮다. 가능하다면 응급구조사가 속한 응급의료체계와 유사한 규모와 인구 분포를 가진 체계와 비교하는 것이 이 사안을 다루는 적절한 방법이다.

3. 연구의 부수적인 혜택은 무엇이었는가?

응급의료체계에서 마약성 약물 과다 사용 발생수가 낮다는 것에 대한 의식은, 적어도 임시적으로 날록손 사용의 전반적 감소를 가져왔다.

제 6장 - 공중보건

1. 두 응급구조사의 주장에 대해 당신은 어떻게 반박할 것인가?

소방서는 예방 및 안전 교육을 수년째 진행하고 있지만, 그 직업이 없어지지는 않았다. 사람이 있는 한 언제나 응급의료가 필요할 것이다. 예방 프로그램을 통해서 우리는 공익 사업에 보탬이 되고 있으며 지역사회를 더욱 안전하게 만들고 있다. 뿐만 아니라 사람들이 미끄러지거나, 넘어지거나, 어떤 장소에서 떨어지는 것과 같은 경미한 사고를 예방할 수 있다면, 응급구조사는 실로 생명과 직결되는 응급 사고에 더욱 집중할 수 있을 것이다. 파라메딕의 업무 폭은 계속 늘어나고 있지만, 환자 치료와 안전은 여전히 응급구조사의 최우선 임무다.

2. 예방이 응급구조사의 중요한 의무 중 하나인 이유는 무엇인가?

파라메딕은 의료 인력의 일부다. 의료계의 전문 일원으로 인정 받기 위해 응급구조사는 의료 활동에 참여해야 한다. 예방의학, 보건교육, 전염병 통제는 엄연히 의료활동의 일부다. 또한 이는 공공 보건의 기본 원칙들이며 응급의료체계에서 자주 과소평가되는 부분이기도 하다. 예방 전략은 표준주의조치(standard precautions)훈련을 통해 전염병 확산을 예방하는데 도움이 되기도 한다. 그 외 예방 전략은 부상과 그로 인한 장기적 장애 발생 빈도를 줄이기도 한다.

3. 현재 자신이 거주하고 있는 지역사회에 필요한 질병 및 손상 예방프로그램을 위한 10개의 방안을 제시 해 보자.

1. 안전띠 캠페인
2. 응급처치 및 심폐소생술 교육
3. 수영 교육
4. 승용차의 유아용 보조의자 안전 교육
5. 어린이를 위한 헬멧 및 보호대 교육
6. 노인을 위한 가정방문 평가
7. 일산화탄소 감지기 설치 교육
8. 노인을 위한 집안환경 평가(더운지 또는 추운지 평가)
9. 바이얼 오브 라이프(Vial of Life) 혹은 파일 오브 라이프(File of Life)와 같은 의학 정보 프로그램
10. 뇌졸증 및 심장마비 예방 교육

제 7장 - 병원전처치의 의료/법적 문제

1. 응급구조사는 아이에게 응급처치가 필요하다고 판단하지만, 현장에는 환자의 부모가 없다. 어떻게 해야 하는가?

묵시적 동의를 전제로 응급 치료를 진행한다.

2. 설명된 동의 없이 아이를 치료하기로 결정했다면, 응급구조사 행위가 소송을 당할 수 있는가?

소송은 갖은 이유로 제기될 수 있다. 하지만 이 경우 책임있는 가족 일원이 부재한다는 전제하에 응급구조사는 묵시적 동의라는 원칙으로 명백히 생명을 위협하는 부상이나 질병을 치료하게 되는 것이다.

3. 만일 환자의 부모가 집에 돌아왔지만 치료에 대한 동의를 하지 않을 경우 어떻게 해야 하

는가?

부모가 아이의 치료에 동의할 수 있도록 여러 차례에 걸쳐 진지하게 설득한다. 부모의 의사결정이 가져올 수 있는 결과들에 대해 충분히 이해시키고, 치료 거부시 발생할 수 있는 위험에 대해 알린다. 또한 온라인 의료 지도 의사와 상담한다. 부모와 경찰관 등의 증인이 "응급처치거부" 서식에 서명하도록 하고, 필요시 다시 응급 신고를 취해도 된다고 알려주어야 하며, 전체 상황을 구급활동일지에 상세히 기록하도록 한다.

제 8장 - 응급구조학 윤리

1. 환자의 부탁을 들었을 때의 혜택은 무엇인가(선행)?

환자의 요구에 응하여 얻는 잠재적 이점은 좋은 일(선행)을 하는 것과 관련있다. 이 경우 선행이란 병원에 더욱 신속하게 도착하여 환자가 고통 받는 시간을 줄여주는 것을 뜻할 수 있다.

2. 환자의 부탁을 들었을 때의 위험은 무엇인가(비불법행위)?

비불법행위의 원칙은 파라메딕의 첫 임무인 "먼저 환자에게 해가 되지 않도록 하라"는 말에 기초한다. 이 경우, 응급의료서비스의 정책 규정을 지키는 것이 필요이상으로 환자의 고통을 지속시키는 것으로 보일 수 있다. 하지만 이 때 경광등과 사이렌의 사용을 왜 정책적으로 규제하는지 생각해보면(자동차 충돌 사고 위험을 증가하므로), 원칙대로 해가 되지 않는 방법은 규정을 지켜 추가 부상이나 지체가 생기지 않도록 하는 것임이 분명해질 것이다.

3. 이 상황에서 정의의 원칙은 어떻게 적용되는가?

정의는 모든 환자를 공평하게 대해야 한다는 파라메딕의 책무를 말한다. 응급구조사가 필 코넉(Phil Cornock)을 위해 경광등과 사이렌을 사용하였다면, 그는 정책에 벗어난 예외적 상황을 만들게 된다. 이런 예외적 대우는 마찬가지로 최대한 빨리 이송되어야 하지만 응급구조사가 규정을 지켜 더 오래 고통을 느껴야 하는 환자들의 입장에서 보았을 때 공정하지 않다.

4. 응급구조사는 의료적으로는 권장되지 않는 환자의 부탁에 어떻게 대응해야 하는가?

그 상황에 적용되는 기준이나 지침이 없다면 응급구조사는 이성적으로 대응해야 한다. 먼저 요구되는 행동을 일반적으로 생각해보고 그 행동이 암시할 수 있는 것들이나 가져올 수 있는 결과들을 고려한 후 마지막으로는 관련된 소중한 가치들과 비교해 보아야 한다.

제 9장 - 응급의료체계 통신

- 제공된 정보와 구성을 기반으로 환자상태에 대해 병원에 전송할 무선 통신보고서 내용을 준비한다.

  응급구조사: 팔레르모 응급구조사가 데이비드슨 의료센터에 호출

  병원: 데이비드슨 의료센터에 스토우 의사입니다. 말씀하세요.

  응급구조사: 데이비드슨 의료센터, 저는 파라메딕 커크이고 흉통을 호소하는 69세 남자 환자와 함께 병원으로 가는 중입니다. 확인바랍니다.

  병원: 흉통을 호소하는 69세 남자 환자, 확인하였습니다.

  응급구조사: 스토우 선생님, 환자는 약 30분전에 휴식을 취하는 중 흉통이 시작되었다고 합니다. 환자는 흉골하지를 누르는 양상, 팔과 턱으로 방사되는 통증이라고 설명하였습니다. 그는 심장 질환과 관련하여 두 차례의 심근경색 및 2년전 혈관우회로술을 받은 병력 및 수술력 있습니다. 현재 복용중인 약은 라녹신, 라식스, 카

포텐 그리고 아스피린이 있으며 멜라릴에 대해 알러지가 있습니다. 환자 혈압은 210/110, 맥박 70회, 호흡수 20으로 약간 힘들어하시며 산소 투여 후 산소포화도 93% 입니다. 우리가 도착한 후로 환자분은 점차 호흡곤란이 심화되고 있습니다. 병원까지의 예상 도착 시간은 10분입니다. 현재 내리실 다른 지시는 없습니까?

제 10장 – 기록

1. 이 서술의 문제점은 무엇인가?(적어도 10개의 문제점을 발견해야 한다)

"10–48"이 무엇인가? 이는 모든 응급의료체계에서 뜻하는 바가 같은가?
구급차가 메인과 스파이스의 코너(corner)로 출동된 것인가?
구급차가 메인과 스파이스의 검시관(coroner)으로 출동된 것인가?
구급차는 메인 검시관에게 출동된 것인가? 그렇다면 스파이스는 누구의 이름인가?
PMD가 뜻하는 것이 무엇인가?
"환자는 기분 나쁜 사람같고 말이 거칠다"는 비판적 표현이다.
"약물 사용자처럼 보인다"는 비판적 표현이다.
"불캐"는 "불쾌"라고 고쳐 써야 한다.
"불쾌"는 비판적 표현이다.
정확히 어떤 외상을 입었는가?
처치가 실시되었다면 어떤 처치가 실시되었는가?
이송이 불필요했던 것은 환자가 다치지 않아서인가, 혹은 경찰이 이송했기 때문인가?
환자는 병원에 이송되었는가? 교도소로 이송되었는가?

2. 이 보다 좋은 기록을 위해서는 어떤 것들이 필수적인가?

코드 사용을 하지 않는다.
올바른 철자 사용을 익히고 철자가 확실하지 않은 단어는 사용하지 않는다.
명확하지 않은 약어는 사용하지 않는다. 처음 사용하는 경우 전체 철자를 모두 적고 괄호 안에 약어를 쓴다.
비판적인 태도를 가지지 않는다.
전신 평가를 완전하게 실시한다.
이송이 불필요한 경우에 신중하고 완성도 높은 문서화를 하도록 한다.

복습 문제 답안

제 1장 – 전문응급구조학의 개요

1. c
2. d
3. a
4. d
5. c

제 2장 – 응급의료체계

1. b
2. b
3. b
4. b
5. b
6. d
7. c
8. b
9. b
10. d

제 3장 – 파라메딕의 역할 및 책임

1. b
2. c
3. d
4. a
5. d
6. d
7. c
8. a

제 4장 – 응급의료인력의 안전과 건강

1. c
2. c
3. c
4. d
5. d
6. c
7. b
8. b
9. a
10. d

제 5장 – 응급의료서비스 연구

1. b
2. b
3. a
4. b
5. a
6. d
7. a

제 6장 – 공중보건

1. c
2. b
3. b
4. c
5. b
6. b

제 7장 – 병원전처치의 의료/법적 문제

1. a
2. d
3. b
4. a
5. c
6. c
7. d
8. c
9. d
10. d

제 8장 – 응급구조학 윤리

1. b
2. c
3. a
4. d
5. d

제 9장 – 응급의료체계 통신

1. c
2. d
3. a
4. b
5. e
6. a
7. b
8. c
9. b
10. a

제 10장 – 기록

1. d
2. c
3. b
4. d
5. a
6. a
7. d
8. c

핵심용어

유기 abandonment 동일한 혹은 전문적인 치료가 계속될 것이라는 보장도 없이 응급구조사-환자 관계를 종결짓는 행위

(논문) 초록 abstract (특히 과학 논문의 경우) 주요 내용을 정리한 문서. 전체 논문이 출간되기 전에 제출되는 논문 요약본

가속계 accelerometers 차량에 탑재된 센서로 전체 속도의 변화, 차량에 가해진 힘, 가해진 힘의 방향, 차량의 전복 여부, 에어백의 작동 여부, 차량이 마지막으로 위치한 모습을 측정할 수 있다.

인가 accreditation 응급구조사 및 다른 응급의료인력을 위한 교육 프로그램이 직원, 시설, 장비, 의료 감독, 임상 제휴, 재무 안정성의 최소 기준을 충족하게 하는 체계

실질적 피해 actual damages 물리적, 심리적, 재정적으로 보상이 가능한 손해

애드혹 데이터베이스 ad hoc database 기록물로 저장되어 구조 대원, 항공이송요원, 병원의사의 활력 징후, 영상, 전산 의료 기록, 음성-텍스트 전환 의료 기록 등의 환자 정보를 포함한 데이터베이스로 환자를 접할 때마다 생성된다.

추가 및 수정 부분 addendum 보고서의 원래 내용에 추가 혹은 수정하는 부분.

행정법 administrative law 정부 기관에 의해 연방정부 혹은 주정부 차원에서 제정한 법

사전의료의향서 advance directive 환자가 무의식 상태에 빠지거나 처치에 대한 의사 표시를 못하는 상태인 경우 특정 치료를 수행하도록 하는 문서

첨단자동충돌알림 advanced automatic crash notification (AACN) 자동적으로 국영 콜센터나 지역 안전 상담소에 연락을 취하고, 사고 차량의 유형, 충돌의 속도와 방향, 탑승자에게 예상되는 손상의 중증도 등 충돌 사고 관련 데이터를 상세하게 전송하는 데이터 수집 및 전송 체계이다. AACN 콜센터는 구조/구출 대원, 소방 대원, 의료 헬기 대원과 같은 다양한 구조 인력을 현장에 출동시킴과 동시에 환자의 도착에 맞춰서 최적의 병원이나 외상센터를 준비시킨다.

상급응급구조사 Advanced Emergency Medical Technician(AEMT) 제한된 전문응급처치를 제공하면서 응급구조사의 책임을 수행하는 응급의료인력

전문소생술 advanced life support(ALS) 정맥주사처치, 약물 처치, 기관내 삽관, 제세동과 같은 전문소생처치

의료 거부 against medical advice(AMA) 처치가 필요하다고 느낄지라도 환자가 처치를 거부하는 것

보건의료전문가 allied health professions 의사나 간호사를 제외한 응급구조사, 호흡치료사, 물리치료사와 같은 보건의료전문가

분산 분석 analysis of variance(ANOVA) 모집단에 대해 추론할 수 있는 집단간의 중요한 차이의 정도를 측정하는 모수치 통계

고정 수면시간 anchor time 야간 근무자가 방해받지 않고 편히 쉴 수 있는 시간

폭행 assault 환자의 동의 없이 즉각적으로 신체에 위해가 될 염려로 몰아 넣는 행위

자동충돌알림 automatic crash notification(ACN) 자동으로 국가의 콜센터 또는 지방 공공 안전 응답 지점에 연락할 수 있고 충돌이 있는지 어디에서 충돌이 있어났는지 등과 같은 제한된 특정 충돌관련 데이터를 송신하는 데이터 수집 및 전송 시스템

자동위치정보 automatic location information(ALI) 첨단 119 통신센터에서 발신자의 위치를 표시할 수 있는 컴퓨터 장치

자동번호식별 automatic number identification(ANI) 첨단 119 통신센터에서 컴퓨터로 발신자의 전화번호를 표시할 수 있는 장치

자율성 autonomy 자신에게 일어날 일에 대해 결정할 수 있는 정상적인 성인 환자의 권리

대역폭 bandwidth (1) 주파수 대의 범위로 헤르츠(hertz)로 측정된다. (2) 데이터 전송률로 bps(초당 비트)로 측정된다.

기본소생술 basic life support (BLS) 인공환기나 심폐소생술과 같은 기본소생처치

구타 battery 당사자의 동의없이 신체를 만지는 불법행위

벤치 연구 bench research 인간이 아닌 실험체를 통해 통제된 실험 환경에서 실시되는 연구

선행 beneficence 환자에게 선한 행위를 한다는 원칙

편향 bias 의도치 않게 혹은 불가피하게 연구 결과에 영향을 주는 성향

직무 태만 breach of duty 응급구조사에게 기대되는 치료의 기준에 위반되는 행동 혹은 의무 불이행

버블시트 bubble sheet 환자의 평가 및 치료 정보를 박

스에 표시하는 방식으로 기입하는 스캔 가능한 보고 양식

소진 burnout 방어기전이 더 이상 직업적 스트레스를 감당할 수 없기 때문에 개인의 건강과 안녕을 해치는 상태

목격자 bystander 의료적 응급 상황에 처한 환자의 주변에 있는 가족, 친지, 행인

콜 라우팅 call routing 응급신고 전화를 가장 가까운 119 센터로 연결하는 프로세스. 가끔씩 기술적 문제로 인해 통화권 밖 지역으로 전달되기도 한다.

사례 연구 case report 단일 단위, 주제, 사건, 환자에 대한 체계적 연구

사례 시리즈 case series 손상이나 질병에 노출된 환자를 추적 관리하거나 증상 및 결과에 대한 의료 기록을 조사하는 관찰 연구

통화권 cells 휴대 전화 서비스가 분할되는 지역

휴대 전화 시스템 cellular telephone system 각각의 통화권 및 지역을 담당하는 여러 복잡한 기지국에 기초한 무선 통신의 한 유형. 휴대 전화 사용자가 이동하면서 통화는 한 기지국에서 다른 기지국으로 전송될 수 있다.

자격 certification 기관이나 협회에 의해 개인의 자격 요건을 인정받는 절차

생존의 사슬 chain of survival 미국심장협회에 의해 정의 된 바와 같이 심장 마비 환자의 생존에 영향을 미치는 가장 중요한 다섯 가지 요소(1) 즉각적인 문제의 발견과 응급의료체계에 신고, (2) 조기 심폐소생술 (3) 신속한 제세동, (4) 효과적인 전문소생술, (5) 통합적인 심정지 후 치료

카이제곱 검정 chi square test 명목 데이터를 통해 실험군의 차이를 측정하는 비모수치 통계

서카디안 리듬 circadian rhythms 약 24시간을 주기로 나타나는 생리적 현상

민법 civil law 두 명 혹은 그 이상의 당사간 간에 발생하는 비형사상 문제 및 분쟁을 다루는 법체계의 한 분야

시민권 civil rights 미국 헌법의 13과 14번째 개정안과 일부 의회법에 의해 시민에게 보장되는 개인의 자유권

세척 cleaning 비누와 물과 같은 세척제를 통해 물체를 씻는 행위

임상지침 clinical protocols 의료처치지침과 같이 응급의료체계의 모든 구성 요소를 위해 지도의사가 설정한 정책 및 절차

인지 무선 cognitive radio 최적의 통신 채널을 제공하기 위해 방해되는 전파 없이 강력한 신호를 위한 전파를 찾을 수 있는 첨단 기기

코호트 연구 cohort study 하나 이상의 공통점을 보이는 피실험자 집단을 특정 기간동안 관찰하는 연구

관습법 common law 오랜 시간에 걸쳐 관습과 규범에 의해 사회적으로 수용된 법. 관습법은 판례법 혹은 상식법으로도 불린다.

통합운영체계 common operating picture(COP) 교통 사고와 이에 대한 응급출동과 같은 임무 수행 정보를 하나의 화면에 나타나게 하여 모든 대응 인력이 동일한 정보를 기반으로 작업할 수 있도록 실시간으로 공유하는 체계

통신 communication 개인 간에 정보를 교환하는 과정

통신 지침 communication protocols 환자의 기밀과 사생활을 침해하지 않는 선에서 다양한 수단을 통해 통신할 수 있는 정보의 유형에 대한 서면으로 규정한 지침

역량 있는 competent 치료에 대한 모든 정보를 고려하여 합리적 결정을 내릴 수 있음

신뢰 구간 confidence interval 샘플 추정치가 전체 모집단의 참값과 얼마나 일치하는지를 나타내는 것

비밀 유지 confidentiality 환자의 동의 없이 환자에 대한 의료 혹은 개인 정보의 유출을 금지하는 법

동의 consent 처치에 대한 환자의 허락

헌법 constitutional law 헌법에 기초하는 법

대조군 control group 실험군과는 다르게 처치나 중재를 제공받지 않는 실험 연구 집단

편의 표집 convenience sampling 전적으로 혹은 일정부분 연구자의 편의대로 피실험자를 선정하는 과정

형법 criminal law 사회나 사회 구성원들에 대해 저지른 잘못을 다루는 법 체계의 한 분야

중환자 이송 critical care transport 중증 질환이나 손상 환자의 이송

횡단적 연구 cross-sectional study 특정시점에 존재하는 모집 단의 변수와 관심있는 결과와의 관계를 추정하기 위해 통계적으로 유의한 표본을 사용하는 연구

데이터 사전 data dictionary 용어의 정의, 개별 데이터 간의 연관성, 유사 정보를 제공하는 구체적 데이터 세트에 대한 정보 출처

데이터 준석 data dredging 데이터의 연관성을 밝혀내기 위해 데이터 마이닝 기법을 부적절하게(경우에 따라 고의적으로) 사용하는 것으로 오류의 소지가 있다.

데이터 마이닝 data mining 방대한 데이터에 대한 연구를 통해 패턴이나 연관성을 찾는 과정

사각 지점 dead spot 라디오나 다른 신호의 송수신이 약한 지역

명예 훼손 defamation 타인의 평판과 명성을 훼손하려는 의도적인 사실 또는 허위사실 유포행위

미국토안보부 Department of Homeland Security(DHS) 미국의 위협이나 공격으로부터 국가를 보호하는 역할을 수행하는 정부의 부서

종속 변수 dependent variable 독립 변수에 의한 변화를 확인하기 위해 실험자가 평가하는 변수

기술 통계 descriptive statistics 연구 데이터를 요약하는 통계 자료

디지털 통신 digital communications 주로 0과 1로 구성된 이진법과 같은 디지털 코드로 데이터나 소리가 변환되는 것으로 각 수치는 전압 값에 상응한다.

소독 disinfection 물체 표면의 일부 미생물을 사멸시킬 수 있는 물질로 깨끗이 하는 것

소생술포기지시 Do Not Resuscitate (DNR) order 환자의 심장 및 호흡기능이 정지하는 경우 의료 인력이 어떠한 생명 유지술을 선택해야 하는지를 정해 놓은것으로 환자와 환자의 주치의에 의해 서명된 법적문서

이중 블라인드 실험 double blind study 두 개 이상의 치료법을 비교하는 연구로 실험자와 피실험자 모두 개별 피실험자가 어느 치료군에 배정받는지를 모르는 조건으로 진행되는 연구

복식 통신 duplex 양 채널을 위한 서로 다른 주파수의 사용을 통해 실시간 양방향 통신을 가능하게 하는 통신 체계

직무 수행의 의무 duty to act 치료를 제공해야 하는 공식 계약적 혹은 비공식적 법적 의무

복창(에코) 과정 echo procedure 라디오 통신 중 수신된 내용을 즉시 반복하는 것

독립된 미성년자 emancipated minor 기혼자, 산모, 환자, 군인, 혹은 타향에서 경제적으로 독립하고 살고 있는 18세 이하의 사람

응급의료통신관리자 Emergency Medical Dispatcher (EMD) 응급의료체계의 대응 및 준비를 관리하고 긴급의료 상황에 맞게 응급의료 자원을 적재적소에 배분하는 사람

응급의료반응자 Emergency Medical Responder(EMR) 응급처치 훈련을 받고 현장에서 응급처치를 바로 실시하는 응급의료반응자

응급의료체계 Emergency Medical Services(EMS) system 지역사회에 응급처치를 제공하기 위한 인력, 장비, 자원을 동원하는 총체적 네트워크

응급구조사 Emergency Medical Technician(EMT) 기본적인 응급처치와 이송을 제공하는 응급의료인력

고용법 employment law 고용자와 피고용자의 관계를 규정한 법

역학 epidemiology 모집단에서 발견되는 손상, 질병, 다른 건강 관련 사건의 빈도, 분포도, 원인에 영향을 미치는 요소에 대한 연구를 하는 학문

윤리 ethics 특정 집단이나 직군의 구성원의 행동을 관장하는 규칙이나 표준

증거중심의학 evidence-based medicine(EMB) 과학적 근거를 통해 치료에 대한 결정이 효과적인지를 양심적이고 분명하고 합리적이게 판단하는 것

흥분성 섬망증후군 excited delirium syndrome(ExDS) 주로 섬망, 정신운동초조, 생리적 흥분과 같은 세 가지 증상을 특징으로 하며 주로 각성제의 남용에 의해 유발된다.

실험 experiment 실험자가 실험 환경에 대한 일정 수준의 통제를 할 수 있고 관찰되는 독립 변수의 일부 요소를 통제할 수 있는 연구

실험군 experimental group 실험에서 특정 실험 조건이나 치료를 적용받는 집단

실험 연구 experimental study 연구를 통해 중재의 영향에 대한 인과 추론을 허용한다는 엄격한 논리에 따라 연구자에 의해 신중하게 통제된 중재를 경험하는 집단에 피실험자를 무작위로 배치하는 연구

노출 exposure 혈액이나 혈액이 섞인 체액이 상처가 있는 피부, 점막, 주사 바늘과 같은 비경구적 경로를 통해 접촉되는 것

명시적 동의 expressed consent 치료 받기를 희망한다는 의사를 구두나 비언어적 방식 혹은 서면으로 전달하는 것

외적 타당도 external validity 연구 결과가 피실험자와 실험 환경의 범주를 넘어서도 적용될 수 있는 정도. 보편화 가능성과 동의어.

불법 감금 false imprisonment 설명된 동의나 법적인 승인이 없이 특정 개인을 의도적으로 부당하게 감금하는 것

미국연방통신위원회 Federal Communications Commission (FCC) 미국 내의 모든 비정부적 통신을 관장하는 기관

현장 진단 field diagnosis 기존 병력과 신체검사 결과를 기반으로 응급구조사가 판단하는 환자의 문제

지리정보시스템 geographic information system(GIS) 특정 지리정보시스템 구축을 요청한 조직이나 집단 내의 의사결정을 돕기 위해 특정 지역의 정보를 저장하고 분석하는 정보 체계

위성항법장치 global positioning system(GPS) 지구 주변 궤도를 도는 위성을 통해 특정 시간 및 위치 정보를 제공하는 글로벌 내비게이션 위성 시스템

선한 사마리아인법 Good Samaritan laws 응급 상황시 현장에서 도움을 제공한 사람에게 면책을 부여하는 법

환자 인계 hand-off 환자를 이송한 병원의 의사에게 환자의 치료 의무를 넘기는 과정 혹은 응급구조사가 병원 간호사나 의사에게 구두로 보고하는 것

환자 사생활 및 비밀보장에 관한 법 Health Insurance Portability and Accountability Act(HIPAA) 1996년 미의회에 의해 제정된 법으로 개인 건강정보의 보안과 사생활을 보호하는 조항을 규정한다.

항공응급의료 helicopter EMS(HEMS) 환자를 헬기에 실을 준비하는 방법과 헬기 이송시 환자 처치법을 훈련받은 응급의료인력과 의료용 헬기 인력이 제공하는 치료

핫스팟 hotspot 인터넷 서비스 제공업체에 연결된 라우터를 통해 무선 로컬 지역에 제공되는 인터넷 접속

가설 hypothesis 기존 문헌의 이론 및 지식에 기반하여 연구자가 탐구하고 싶은 바를 실험 가능한 형태로 구상한 주장

면책 immunity 법적 책무로부터의 면제

묵시적 동의 implied consent 정신적, 신체적, 정서적으로 의사 표현이 불가능한 환자가 치료에 동의할 것으로 추정하는 것. 응급의료독트린이라고도 함

생체 외 연구 in vitro 주로 실험실에서 생물의 체외에서 진행되는 과정을 설명하는 용어. 생체 내 연구와 구분된다.

생체 내 연구 in vivo 생체 내에서 진행되는 과정을 설명하는 용어

잠복기 incubation period 병원체와 접촉한 뒤 최초 증상이 나타날 때까지의 기간

독립 변수 independent variable 종속 변수의 원인으로 추정되는 변수

감염병 infectious disease 사람에서 사람으로 전파되는 병원성 미생물의 생장으로 인해 유발되는 질병

추론 통계 inferential statistics 종속 변수의 변화가 독립 변수에 의해 유발되었는지 여부를 판단하는데 사용되는 통계

정보통신기술 information communications technology (ICT) 정보의 확산을 위해 정보 기술에 통신 기술을 융합한 것

설명된 동의 informed consent 모든 정보가 제공된 상태에서의 치료에 대한 동의

손상 injury 열, 기계, 전기, 화학 에너지에 대한 급성 노출 혹은 열과 산소의 부족으로 인한 고의성 혹은 비고의성 피해

손상 위험 injury risk 손상의 위험에 빠뜨릴 수 있는 위험한 혹은 위험할 수 있는 상황

손상감시프로그램 injury surveillance program 공공 의료 행위의 계획, 실행, 평가에 핵심적인 손상 데이터의 체계적인 실시간 수집, 분석, 해석

임상윤리심의위원회 institutional review board(IRB) 모든 연구 기관에 설치되어 연구의 윤리성을 감독하는 전문가 위원회

고의적 불법행위 intentional tort 한 개인이 의도성을 품고 타인에게 저지르는 민사성 불법행위.(불법행위법을 참고)

내적 타당도 internal validity 실험의 주제에 대한 정확한 해답을 구하도록 연구를 설계하는 능력

상호운용성 interoperability 서로 다른 관할권과 체계에서 근무하는 직원이 서로 효과적으로 통신할 수 있게 하는 응급 및 공공 안전 통신 인프라의 특성

중도개입의사 intervener physician 특정 응급의료체계 혹은 현장에 배치된 응급의료서비스와 제휴 관계가 없지만 응급 현장에 있는 의사

사생활 침해 invasion of privacy 한 개인이 타인의 사생활이나 개인 정보를 침해하는 행위

비자의적 동의 involuntary consent 관련 당국이나 법원의 명령을 통해 강제하는 치료 동의

등척성 운동 isometric exercise 근육길이의 변화없이 근육을 강화시키면서 일정한 저항에 반하는 능동 운동

등장성 운동 isotonic exercise 근육의 길이의 변화에 따른 수축운동으로 근육을 강화하는 능동 운동

반복 과정 iterative process 의도한 결과값에 근접한 실험 과정을 반복하는 사이클을 통해 원하는 결과값을 측정하는 과정

특수용어 jargon 특정 집단이나 직군에서 사용되는 용어

정의 justice 모든 환자에게 공평해야 하는 의무

국회법 legislative law 의회나 주의회와 같은 입법 기관에 의해 제정된 법.

법적 책임 liability 법적인 책임

비방 libel 악의를 품거나 사실 여부에 상관없이 문서나 언론을 통해 허위 주장을 퍼트림으로써 한 개인의 인격, 명성, 평판을 훼손하는 행위

면허제도 licensure 공공보호 보장을 위해 필요한 일정 수준의 능력을 갖춘 지원자에게 특정 거래나 직업을 수행할 수 있는 허가를 정부에서 부여하는 과정

생존 유서 living will 필요한 경우 환자가 원하는 처치 방법을 명시하는 법문서

불법행위 malfeasance 잘못된 혹은 불법인 행위를 통해 직무를 위반하는 것

평균값 mean 모든 항목을 더한 값을 항목의 총 개수로

나눈 값

중심경향척도 measures of central tendency 특정 집단의 대표적 수치에 대한 수리적 정보

손상기전 mechanism of injury(MOI) 손상을 유발한 힘

중앙값 median 오름차 순으로 정렬된 수치 집단의 가운데 값

지도의사 medical director 응급의료체계에서 모든 임상 과정과 환자 처치에 법적 책임이 있는 의사

의료감독 medical oversight 응급의료체계에서 지도의사에 의해 규정된 의료 정책, 절차, 행위

메타분석 metaanalysis 기존 관련 연구등의 결과를 수집, 선별, 종합하여 통합적인 결과를 도출하는 연구 기법

미성년자 minor 주법에 따라 차이가 있을 수 있지만 일반적으로 18세 미만의 사람을 의미함

부당 행위 misfeasance 해롭거나 손상을 유발할 수 있는 방식으로 법적 행동을 수행하는 직무 태만

필수 통신 mission-critical communications 환자의 생명에 관계된 반드시 전달되어야 하는 정보

혼합형 연구 mixed research 정량적이고 정성적 속성을 모두 담고 있는 연구

모바일 데이터 유닛 mobile data unit(MDU) 차량에 탑재된 컴퓨터 키보드와 출력 장치로 라디오나 무선 통신을 통한 대역폭 통신으로 구급차 상태나 환자 정보를 구급대 본부나 병원으로 전송하는 장치

최빈값 mode 데이터 세트에서 가장 자주 등장한 값

도덕 morals 옳고 그름에 대한 사회적, 종교적, 개인적 기준

이환률 morbidity 질병이 발생할 확률

사망률 mortality 특정 기간 동안 사망자 수

다중대역무선 **다중대역무선** 다양한 무선 주파수를 포괄함으로써 경찰서, 소방서, 응급의료체계와 같이 서로 다른 주파수를 사용하는 기관들이 서로 통신할 수 있게 해주는 무선 통신 및 체계

다중식 multiplex 음성 및 데이터를 동시에 전송할 수 있는 복식 통신 체계

국가응급의료서비스 교육표준 National Emergency Medical Services Education Standards: 응급구조사 교육 지침서, 응급의료반응자, 응급구조사, 상급응급구조사, 파라메딕 등 다양한 응급의료인력에 대한 교육을 위해 미국 교통부가 2009년에 개발 및 발표한 파라메딕 지침서(Paramedic Instructional Guidelines)

국가응급의료정보체계 National EMS Information System (NEMSIS) 미국 각 주에서 응급의료서비스 데이터를 수집 및 저장, 국가적 응급의료서비스 데이터 베이스의 구축, 개별 응급의료체계에 의해 접근 및 활용될 수 있는 데이터 사전을 구축하기 위해 사용되는 국가 기록 보관소

국가응급의료서비스연구 의제 National EMS Research Agenda 응급의료 연구의 과거와 현주소와 미래 응급의료체계의 요소를 연구하는 전략을 제공하는 문서. 국가고속도로교통안전국과 미 정부의 모자보건국의 요청에 의해 2001년에 출간되었다.

국가고속도로교통안전국 National Highway Traffic Safety Administration(NHTSA) 1970년 고속도로 안전법에 의해 설립된 미국 정부 기관으로 (특히 차량충돌사고 예방을 위해) 차량 및 고속도로 안전을 향상시키기 위한 안전 프로그램을 실행

국가사고관리체계 National Incident Management System (NIMS) 미국토안보부에 의해 관리되는 체계로 모든 지자체, 주정부, 연방정부의 재난 관리 직원이 효과적인 대응을 할 수 있도록 지속적인 접근법을 제공

국가교통안전위원회 National Transportation Safety Board(NTSB) 미국정부독립조사기관으로 항공기 사건사고, 특정 유형의 고속 도로 충돌 사고, 선박 및 해상 사고, 파이프 라인 사고, 도로상 사고 등의 조사를 포함한 민간 교통사고 조사를 담당

질병의 특성 nature of the illness (NOI) 환자의 전반적인 증상이나 불편 사항

과실 negligence 불합리한 손해의 위험으로부터 타인을 보호하기 위해 법규에 의해 인정된 치료의 표준에서 이탈하는 행위. 의료 행위에서 과실은 의료 과실과 다름없는 경우가 많다. 법정에서 과실을 증명하기 위해서는 4가지 핵심 요소인 직무 수행의 의무, 직무 태만, 실손해, 근인. 자체 과실을 참고한다.

자동 과실 negligence per se 손상을 수반하는 법규 위반으로 발생하는 과실. 자동 과실. 과실을 참고한다.

명목 데이터 nominal data 가령 남성은 1 여성은 2인 것처럼 임의로 범주가 설정되는 카테고리형 데이터

의무 불이행 nonfeasance 의무를 다하지 않음으로써 발생하는 의무 위반 행위

비불법행위 nonmaleficence 환자에게 해를 가하지 않는 직무 수행의 의무

비무작위 대조군 연구 nonrandomized controlled trial 피실험자가 무작위가 아닌 다른 방식으로 실험군에 배정하는 연구 지침

귀무가설 null hypothesis 관찰된 차이는 체계적인 인과관계가 아니라 단순한 우연에 의해 발생했음을 예측하는 가

설

관찰 연구 observational study 특정 현상이 기술되지만 해당 현상에 미치는 변수의 영향을 분석하는 시도가 없는 연구. 기술 연구로도 불림

교차비 odds ratio 사례 통제 연구과 관련된 측정으로 노출도와 비교 연구의 보건 결과 간의 관련성을 정량화한다.

간접의료지도 off-line medical direction 사전에 지도의사에 의해 규정된 의료 정책, 절차, 의료 행위

직접의료지도 on-line medical direction 무선 통신이나 전화상으로 공인된 의사에 의해 응급구조사에게 제공되는 지시

온타리오 병원전 전문소생연구 Ontario Prehospital Advanced Life Support Study(OPALS) 병원전 행위와 결과에 대해 캐나다 온타리오 주에서 실시된 연구

오픈 저널 open access journals 주로 인터넷 상에서 접근 제한이 없는 개방형 플랫폼으로 제공되는 과학 출간물

순위 데이터 ordinal data (경미, 보통, 중증과 같이) 오름차 순으로 순위가 정해지고 분류 유형이 한정적인 데이터 유형

결과 기반의 연구 outcomes-based research 특정 의료 행위와 중재의 결과를 이해하기 위해 설계된 연구

P값 P value 적어도 영가설이 참이고 실질적인 차이점이 존재하지 않은 극단적인 경우처럼 우연히 결과를 확보하는 확률. 가령 P값이 0.05인 경우, 표본 결과는 통계학적으로 유의한 것으로 고려되지만 귀무가설은 수용되지 않는다.

파라메딕 Paramedic 전문 평가 및 처치, 현장에서 환자의 첫인상 기록, 침습적 중재 처치 및 약물 투여를 포함한 최상의 수준의 병원전 처치를 제공하는 응급 의료 인력

응급구조학 paramedicine 의료, 공공 보건, 공공 안전과 관련된 응급구조사의 역할과 책임을 총괄하는 분야로 응급의료체계의 현장실무에서 가장 높은 수준의 학문

매개 변수 parameter 평균이나 표준 편차와 같이 확률 분포를 보이는 집단구성원의 특성을 가리키는 값

병원체 pathogens 박테리아나 바이러스와 같이 질병을 유발할 가능성이 있는 미생물

병태 생리 pathophysiology 정상적인 신체 기능에 질병이 미치는 영향을 연구하는 학문

동료 평가 peer review 같은 직업군에서 사용되는 자기 평가의 과정으로 해당 직군에서 자격이 인정된 구성원이 적정 수준의 서비스를 유지하고 성과를 개선하기 위해 현행 서비스 및 처치를 평가하는 과정

개인보호장비 personal protective equipment(PPE) 손상이나 전염병의 확산을 예방하기 위해 응급의료 인력이 사용하는 장비

플라시보 placebo 생물학적 활성이 있는 약물의 효과를 실험적, 임상적으로 연구하기 위하여 대조군에게 투여하는 약물 혹은 처치로 실질적인 효과는 없다.

모집단 population 실험자에 의해 연구되는 공통적 속성을 공유하는 사람이나 요소 혹은 사람과 요소의 집단

체위성 질식 positional asphyxia 제압된 혹은 구속된 사람에게 발생하는 무의식 상태 혹은 사망을 유발하는 산소부족 상태로 억제성 질식이라고도 한다.

사후 post hoc 실험이 끝난 뒤 데이터를 검토하는 것과 같은 사후 작업

도착전 지시 prearrival instruction 응급 인력이 현장에 도착하기 전까지 의료 훈련을 받은 응급 의료통신관리자의 지도에 의해 신고자가 현장에서 응급처치를 실시하도록하는 지시

병원전처치기록 prehospital care report(PCR) 병원전 응급의료에 대한 서면 기록

1차 처치 primary care 의료체계에 처음 접하는 환자에게 제공되는 기본적인 치료

1차 예방 primary prevention 손상을 사전에 방지하는 것

연구 책임자 principal investigator(PI) 연구 프로젝트의 설계와 진행에 대한 주요 책임을 맡는 과학자 혹은 학자

우선 순위 출동 priority dispatching 의학적으로 검증된 질문 사항과 미리 규정된 의료 지침을 통해 적절한 응급출동을 결정하는 체계

전문직 profession 특수 지식과 기술을 요하는 분야

전문가적 경계 professional boundaries 전문의나 응급구조사와 같은 전문가와 치료를 제공받는 환자 간의 상호교류 및 소통에 존재하는 윤리적 · 사회적 한계

전문성 professionalism 특정 분야나 직군의 전문가를 이상적으로 규정하는 행동 혹은 품성

전향적 의료감독 prospective medical oversight 인력, 비품, 훈련, 교육, 지침 개발과 같이 응급의료 신고 전화에 앞서 지드의사가 규정한 지침

전향적 연구 prospective study 연구의 대상이 되는 피실험자 집단에 대한 조사를 통해 나타나는 결과나 사건을 관찰하는 연구

주요한 원인 proximate cause 환자가 겪는 손상을 직접적으로 유발하거나 악화시키는 응급구조사의 행위 혹은 행위의 부재

공중보건 public health 예방 의료, 보건 교육, 감염병의 예방, 개인위생의 적용, 환경적 위험에 대한 감시를 통해 지역사회의 보건 증진 및 보호를 하는 학문과 실무

공공안전지원 public safety answering point(PSAP) 특정 지역의 시민의 응급신고를 받고 적절한 대응을 위해 응급의료 자원을 배치하는 기관

펍메드 PubMed 국립의학도서관에 운영되고 세계의 많은 과학 자료를 검색할 수 있도록 하는 전산 데이터베이스

정성적 연구 qualitative research 연구자가 정량적 데이터보다는 원문 데이터를 사용하면서 연관성을 조사하는 연구로 사례 연구, 관찰, 민족학은 정성적 연구

정성적 통계 qualitative statistics 비수치적인 데이터에 대한 분석

질개선 quality improvement(QI) 서비스를 강조하고 소비자 만족도를 시스템 성능의 궁극적인 지표로 사용하는 평가 프로그램

삶의 질 quality of life 개인과 사회의 전반적인 삶의 수준

정량적 연구 quantitative research 수치 용어를 사용하여 변수간의 연관성을 정량화하는 연구 유형

정량적 통계 quantitative statistics 수치 데이터의 분석을 사용하고 결론과 미래에 대한 예측을 하기 위해 사용되는 통계

유사실험 연구 quasiexperimental study 피실험자를 여러 실험군에 무작위로 배정하지 않는 연구

무선대역 radio band 라디오 통신 주파수의 범위

무선주파수 radio frequency 1분당 라디오 파동이 진동하는 횟수

무작위 표본 추출 random sampling 우연에 의해 피실험자가 선정되는 표집 방식. 무작위 대조군 연구(RCT) 참고.

무작위 대조군 연구 randomized controlled trial(RCT) 피실험자를 증상의 요소, 병력, 예후 등의 연관성에 상관없이 특정 처치, 중재, 증상에 임의로 배정하는 연구

정당한 물리력 reasonable force 통제가 안 되거나 폭력적인 환자가 타인에게 해를 끼치지 않도록 제압하기 위해 사용하는 최소한의 힘

상호자격인증 reciprocity 특정 기관이 타 기관에 의해 유사 자격 및 허가를 얻은 개인에게 자동적으로 자격 및 허가를 인정하는 과정

등록 registration 의료서비스 제공자의 초기 증명의 검증과 재증명에 대한 모니터를 위해 응급의료체계에서 특정 기록물에 한 개인의 성명과 핵심 정보를 입력하는 과정

중계기 repeaters 신호를 수신하고 더 높은 강도로 재송신하는 전자 기기

사실 추정의 원칙 res ipsa loquitur 과실 책임에 대한 원고의 주장을 뒷받침하기 위해 사용되는 법 원칙. 사실 추정의 원칙의 라틴어 용어인 res ipsa loquitu는 "그것은 그 자체로 자체를 설명한다(The thing speaks for itself)"를 의미한다.

연구 research 일반화 할 수 있는 지식을 개발하거나 이에 기여하기 위해 진행되는 연구 설계, 실험, 평가를 포함하는 체계적인 조사

출동 시간 response time 구급팀이 신고를 받고 현장에 도착할 때까지 소요된 시간

억제성 질식 restraint asphyxia 물리적으로 제압 혹은 구속당한 사람에게 발생하는 산소 부족 증세로 무의식이나 사망을 유발한다. 체위성 질식으로도 불린다.

후향적 의료감독 retrospective medical oversight 신고전화 청취, 동료 평가, 분쟁 해결, 질보장, 또는 질개선 등과 같이 처리 중인 혹은 이미 처리된 출동에 대한 평가를 위해 지도의사가 취하는 조치

후향적 연구 retrospective study (출생 신고서, 사망 신고서, 의료 기록, 학적 기록, 고용 기록과 같은) 기록물이나 연구 중인 질병, 증상, 혹은 다른 특성을 보이는 집단과 보이지 않는 대조군에 대한 인터뷰를 통해 수집한 과거의 사건에 대한 정보를 검토하는 연구

증거의 원칙 rules of evidence 응급의료체계에서 사용될 새로운 약물, 절차, 과정 등을 적용하기 위해 반드시 준수해야 하는 지침 사항

세이프콤 SafeCom 상호운용적 통신체계의 개발과 관련하여 연구와 지침을 제공하는 미국토안보부의 통신 프로그램

표본 오류 sampling error 표본으로부터 도출한 가치와 전체 모집단에 실제 존재하는 가치 간의 차이

과학 science 관찰, 실험, 측정, 법규의 마련을 기반으로 일반적 용어 설명을 통한 물질과 물리적 세계의 속성과 행태에 대한 체계적 연구

과학적 연구 방법 scientific method 문제를 먼저 발견한 뒤 문제를 해결하기 위한 가설의 구상 및 검증을 위해 관찰, 실험, 기타 데이터를 사용하는 연구 방법

의료행위의 범위 scope of practice 파라메딕이나 다른 응급구조사 자격에 의해 허용 및 기대되는 의무와 술기의 범위

2차 예방 secondary prevention 손상 및 질병 발생 이후 문제의 재발을 방지하기 위해 적용하는 의학적 치료

의미론적 semantic 단어의 의미와 연관된

단식 simplex 동일주파수를 통해 송수신하는 통신 체계

단일 블라인드 연구 single blind study 지정되는 처치를 연구자는 알고 피실험자는 모르는 연구

상황 인식 situational awareness (SA) 현장이나 상황의

모든 요소를 인식하는 능력

(구두) 비방죄 slander 악의를 품거나 사실 여부에 상관없이 허위성 혹은 비방성 주장을 퍼트림으로써 한 개인의 인격, 명성, 평판을 훼손하는 행위

스마트폰 smart phone 기본 휴대폰의 음성 기능에 이메일, 인터넷, 사진 및 동영상 전송 같은 다양한 데이터 메시지 기능을 추가해 강화된 기기

표준편차 standard deviation 평균값을 중심으로 수치가 분포된 정도를 나타내는 통계 개념

치료 표준 standard of care 같은 지역에 있는 유사 훈련을 받은 응급구조사에 의해 비슷한 상황에서 기대되는 치료, 기술, 판단력의 수준

표준주의조치 Standard Precautions 모든 혈액과 체액은 감염성이 있다는 점을 전제로 한 엄격한 감염 예방 조치

정규처방 standing orders 지도의사에 의해 사전 승인된 처치 절차

통계학 statistics 연구 데이터를 정리하거나 데이터가 실험자의 가설을 뒷받침하는지 여부를 판단하는데 사용되는 수리적 기법

멸균 sterilization 화학적 방법이나 압력 증기와 같은 물리적 방법의 사용을 통해 미생물이나 특정 물체를 사멸시키는 것

스트레스 stress 고난이나 긴장. 자극에 대한 물리적 혹은 감정적 반응

스트레스원 stressor 스트레스를 유발하는 자극

체계적 표집 systematic sampling 연구의 표본 선정에 질서가 있는 표집 기법. 가장 흔한 형태로는 특정 순서의 표본을 취하는 방법이다. (예를 들어, 전화 기록부의 모든 10번째 이름)

10코드 10-code 십(ten)이라는 단어로 시작하는 코드를 사용하는 통신 체계

t 검정 t test 단일 변수에 대한 두 집단의 평균 차이를 확인할 때 사용하는 통계

교육의 적기 teachable moment 손상 발생 직후이기 때문에 환자와 관찰자가 일어난 일에 대해 잘 알고 있고 유사한 손상이나 질병이 재발하지 않는 방법에 대한 설명을 잘 수용할 수 있는 때

지상기반 삼각측량 terrestrial-based triangulation 세 개의 휴대 전화 기지국에서 발생되는 기호의 강도를 사용하여 특정 휴대 전화의 신호 위치를 찾거나 조사 과정에 육분의와 같은 더욱 재래식인 방법을 사용하는 등 세 가지 지상 기반 관측점을 사용하는 위치 추적 체계

3차 예방 tertiary prevention 재활과 같이 손상이나 질병을 겪은 이후 문제의 재발을 방지하는 것

단계별 대응 tiered response 동일 사건에 여러 단계의 응급의료 인력이 출동하는 방식

시간 표집 time sampling (3시간을 간격으로 피실험자가 하고 있는 생각 혹은 매일 같은 시점의 30분 동안 피실험자가 하는 행동 등) 특정 기간 동안 표본을 수집하는 통계 표집 기법

불법행위법 tort law 한 개인이 타인에게 저지른 민사 범죄를 다루는 법 체계의 한 분야. 고의성 불법행위를 참고한다.

외상 trauma 외부의 힘이나 폭력에 의해 유발된 신체 손상

외상센터 trauma center 급성 손상 환자의 치료가 가능한 의료시설. 외상센터는 이러한 기능을 수행하기 위해 엄격한 기준을 충족해야 한다.

실험군 treatment group 실험 환경 속에서 실험 중인 치료나 중재를 받는 피실험 집단

중증도 분류표 triage tags 환자의 핵심 정보가 담긴 분류표로 다중환자사고가 발생하는 경우 환자에게 부착시킨다.

중계 trunking 모든 주파수를 풀 단위로 모으고 송신 신호를 사용 가능한 주파수로 우회시키는 통신 체계

극초단파 주파수 ultrahigh frequency(UHF) 300~3,000Mhz의 라디오 주파수 대역

타당도 validity 연구자의 실험 결과가 정확하고 실험의 본래 목적을 잘 반영한 정도

변량 variance 평균치에서 떨어진 편차의 제곱 값을 평균한 것으로 타당도의 척도가 된다.

초단파 very high frequency(VHF) 30~300Mhz의 무선 주파수 대역

인터넷전화통화규약 voice over Internet protocol(VOIP) 컴퓨터나 모바일 기기를 사용한 인터넷 접속을 통해 음성 통신을 제공하는 기술

노동가능연령 years of productive life 65세에서 사망시 연령을 뺀 값

찾아보기

INDEX

전문응급구조학 총론

PARAMEDIC CARE
PRINCIPLES & PRACTICE

INTRODUCTION TO PARAMEDICINE VOLUME 1

2014년 3월 28일 초판 발행

저 자 BLEDSOE | PORTER | CHERRY

역 자 전국응급구조과교수협의회

발행인 윤 진 영

발행처 도서출판 대학서림

(110-530) 서울시 종로구 혜화로 2길 8(혜화동 78-2)
전 화_ 02) 763-1220, 744-2812
팩 스_ 02) 744-1210
등 록_ 1965. 1. 20
번 호_ 1-88

정 가 35,000원

ISBN 978-89-6940-037-6 93510
www.daihaks.com